公認心理師必携

精神医療・臨床心理の知識と技法

編集
下山晴彦 東京大学大学院・臨床心理学
中嶋義文 三井記念病院・精神科

編集協力
鈴木伸一 早稲田大学・臨床心理学
花村温子 埼玉メディカルセンター
滝沢　龍 東京大学大学院・臨床心理学

医学書院

| 公認心理師必携 精神医療・臨床心理の知識と技法 |
発　行	2016年9月1日　第1版第1刷Ⓒ
	2018年4月15日　第1版第5刷
編　集	下山晴彦・中嶋義文
編集協力	鈴木伸一・花村温子・滝沢　龍
発行者	株式会社　医学書院
	代表取締役　金原　俊
	〒113-8719　東京都文京区本郷 1-28-23
	電話　03-3817-5600（社内案内）
印刷・製本	三報社印刷

本書の複製権・翻訳権・上映権・譲渡権・貸与権・公衆送信権（送信可能化権を含む）は株式会社医学書院が保有します．

ISBN978-4-260-02799-1

本書を無断で複製する行為（複写，スキャン，デジタルデータ化など）は，「私的使用のための複製」など著作権法上の限られた例外を除き禁じられています．大学，病院，診療所，企業などにおいて，業務上使用する目的（診療，研究活動を含む）で上記の行為を行うことは，その使用範囲が内部的であっても，私的使用には該当せず，違法です．また私的使用に該当する場合であっても，代行業者等の第三者に依頼して上記の行為を行うことは違法となります．

JCOPY 〈出版者著作権管理機構　委託出版物〉
本書の無断複製は著作権法上での例外を除き禁じられています．複製される場合は，そのつど事前に，出版者著作権管理機構（電話 03-3513-6969，FAX 03-3513-6979，info@jcopy.or.jp）の許諾を得てください．

執筆者一覧（執筆順）

中嶋　義文	三井記念病院・精神科部長
伊藤　弘人	国立精神・神経医療研究センター精神保健研究所・社会精神保健研究部部長
和田　耕治	国立国際医療研究センター国際医療協力局
石川　　澄	広島大学名誉教授（医療情報学）
瀧本　禎之	東京大学大学院准教授・医療倫理学
花村　温子	埼玉メディカルセンター・主任心理療法士
川島　義高	国立精神・神経医療研究センター精神保健研究所・精神薬理研究部
三浦　智史	小倉医療センター・精神科医長
井上　雅之	三井記念病院・精神科医長
前田　貴記	慶應義塾大学専任講師・精神・神経科学
宮田　　淳	京都大学大学院講師・精神医学
伊藤　文晃	東北大学病院・精神科講師
野村総一郎	六番町メンタルクリニック・所長
太田　英伸	静和会浅井病院・精神科
宇野　洋太	ハーバード大学マクリーン病院
門田　行史	自治医科大学准教授・小児科学
福田　正人	群馬大学大学院教授・神経精神医学
池淵　恵美	帝京大学教授・精神神経科学
鈴木　映二	東北医科薬科大学教授・精神科学
寺尾　　岳	大分大学教授・精神神経医学
滝沢　　龍	東京大学大学院准教授・臨床心理学
野田　隆政	国立精神・神経医療研究センター病院・精神科医長
音羽　健司	帝京平成大学大学院教授・臨床心理学
栃木　　衛	帝京大学准教授・精神神経科学
土田　英人	京都府精神保健福祉総合センター・所長
中尾　智博	九州大学病院・精神科神経科講師
西　　大輔	国立精神・神経医療研究センター精神保健研究所・精神保健計画研究部システム開発研究室室長
藤森麻衣子	国立精神・神経医療研究センター精神保健研究所・自殺総合対策推進センター室長
稲垣　正俊	岡山大学病院・精神科神経科講師
平島奈津子	国際医療福祉大学三田病院・精神科教授
西村　勝治	東京女子医科大学教授・精神医学
山内　常生	大阪市立大学大学院講師・神経精神医学
野間　俊一	京都大学大学院講師・精神医学
山寺　　亘	東京慈恵会医科大学葛飾医療センター・精神神経科診療部長
笹井　妙子	東京医科大学准教授・睡眠学
相良雄一郎	富士ゼロックス株式会社人事部労政グループ健康推進センター
小野　宏晃	東京大学・システムズ薬理学
神林　　崇	秋田大学大学院准教授・精神科学
織田　裕行	関西医科大学助教・精神神経科学
井上　勝夫	北里大学講師・精神科学
近藤あゆみ	国立精神・神経医療研究センター精神保健研究所・薬物依存研究部診断治療開発研究室室長
橋本　恵理	札幌医科大学准教授・神経精神医学
石井　貴男	札幌医科大学助教・神経精神医学
石川　智久	熊本大学医学部附属病院・神経精神科助教
田渕　　肇	慶應義塾大学専任講師・精神・神経科学
井上　弘寿	自治医科大学助教・精神医学
東本　愛香	千葉大学社会精神保健教育研究センター
野村　俊明	日本医科大学教授・医療心理学
松尾　幸治	山口大学大学院准教授・高次脳機能病態学
内海　雄思	和康会三橋病院・副院長
山下　英尚	広島大学病院・精神科講師
安田　和幸	山梨大学医学部附属病院・精神科助教
松田　康裕	奈良県立医科大学助教・精神医学
神尾　　聡	JR東京総合病院・メンタルヘルス精神科部長
立森　久照	国立精神・神経医療研究センター精神保健研究所・精神保健計画研究部統計解析研究室室長
宮川　真一	市立豊中病院・精神科部長
加藤　祐介	赤城高原ホスピタル
横山　太範	さっぽろ駅前クリニック・院長
高野　洋輔	こころのホームクリニック世田谷・院長
小林　清香	国立精神・神経医療研究センター精神保健研究所・社会精神保健研究部社会福祉研究室室長
中山　秀紀	久里浜医療センター・精神科医長
山下　　洋	九州大学病院・子どものこころの診療部特任准教授
管　　　心	東京大学医学部附属病院・リハビリテーション部精神科デイホスピタル助教
井藤　佳恵	東京都立松沢病院・精神科医長
高柳陽一郎	富山大学大学院講師・神経精神医学
日詰　正文	厚生労働省社会・援護局・障害児・発達障害者支援室発達障害対策専門官
石井　礼花	東京大学助教・こころの発達医学

執筆者一覧

北　洋輔	国立精神・神経医療研究センター精神保健研究所・知的障害研究部治療研究室室長
五十嵐禎人	千葉大学教授・社会精神保健教育研究センター
夏堀　龍暢	鉄祐会　祐ホームクリニック
舩田　正彦	国立精神・神経医療研究センター精神保健研究所・薬物依存研究部依存性薬物研究室室長
堀口　寿広	国立精神・神経医療研究センター精神保健研究所・社会精神保健研究部家族・地域研究室室長
下山　晴彦	東京大学大学院教授・臨床心理学
金沢　吉展	明治学院大学教授・臨床心理学・健康心理学
袴田　優子	国立精神・神経医療研究センター精神保健研究所・成人精神保健研究部外来研究員/日本学術振興会
林　潤一郎	成蹊大学准教授/学生相談室専任カウンセラー
杉浦　義典	広島大学大学院准教授・行動科学
冨岡　直	三井記念病院・精神科
日下華奈子	東京大学大学院特任助教・心理教育相談室
稲田　尚子	日本学術振興会/東京大学大学院教育学研究科・特別研究員
中野　美奈	東京大学大学院特任助教・臨床心理学
国里　愛彦	専修大学人間科学部准教授・臨床心理学
黒田　美保	名古屋学芸大学教授・心理学
松澤　広和	まいんずたわーメンタルクリニック
田中　志帆	文教大学准教授・臨床心理学
原井　宏明	なごやメンタルクリニック・院長
井上　雅彦	鳥取大学大学院教授・臨床心理学
高橋　美保	東京大学大学院准教授・教育学
熊野　宏昭	早稲田大学教授・臨床心理学
中坪太久郎	淑徳大学准教授・実践心理学
吉田　沙蘭	東北大学大学院准教授・臨床心理学
川崎　隆	東京大学・学生相談ネットワーク本部学生相談所
小山　徹平	鹿児島大学病院・臨床心理室助教
小堀　彩子	新潟大学准教授・人文社会・教育科学
髙岡　昂太	産業技術総合研究所人工知能センター・研究員
鈴木　伸一	早稲田大学教授・臨床心理学
清水　栄司	千葉大学大学院教授・認知行動生理学
吉永　尚紀	宮崎大学テニュアトラック推進機構講師・看護学
伊藤　正哉	国立精神・神経医療研究センター認知行動療法センター・研修普及室室長
岡嶋　美代	千代田心療クリニック
市井　雅哉	兵庫教育大学教授・臨床心理学
小関　俊祐	桜美林大学講師・臨床心理学
石川　信一	同志社大学准教授・臨床児童心理学
松永　美希	立教大学准教授・臨床心理学
石垣　琢麿	東京大学大学院教授・精神医学・臨床心理学
谷　晋二	立命館大学教授・応用人間科学
戸ヶ﨑泰子	宮崎大学教授・障害児心理学
筒井　順子	東京女子医科大学・精神医学
富家　直明	北海道医療大学教授・臨床心理学
岡島　義	早稲田大学助教・臨床心理学
大江　悠樹	国立精神・神経医療研究センター認知行動療法センター
大塚　明子	心療内科病院　楽山
松本　俊彦	国立精神・神経医療研究センター精神保健研究所・薬物依存研究部部長
後藤　恵	翠会ヘルスケアグループ精神医学研究所・副所長
神村　栄一	新潟大学教授・臨床心理学
菊池安希子	国立精神・神経医療研究センター精神保健研究所・司法精神医学研究部専門医療・社会復帰研究室室長
嶋田　洋徳	早稲田大学教授・臨床心理学
堂谷知香子	東京大学医学部附属病院・小児科
澤田　梢	広島県立障害者リハビリテーションセンター・高次脳機能センター
巣黒慎太郎	住友病院・臨床心理科
栁井　優子	国立がん研究センター中央病院・精神腫瘍科心理療法士
原田　誠一	原田メンタルクリニック・院長

序

　本書を手に取られた方は，ぜひ最初に目次をご覧いただきたい．類書にはない，斬新な内容となっているとの印象をもっていただけると思う．それととともに，「これ1冊あれば大丈夫」といった安心感ももっていただけるはずである．

　本書は，チーム医療とエビデンスに基づく心理的支援を基本コンセプトとし，専門性の高いメンタルヘルス活動を実践するためのレファレンスブックとして編まれたものである．より質の高いメンタルヘルス活動を，より多くの方に提供することを目標とし，心理職と医療職が協働して編集を行い，現場で活躍している多様な専門職の協力を得て執筆作業を進めた．実際にできあがった内容をみて，臨床現場においてメンタルヘルス活動を適切に実践するための専門的な知識と技法を網羅し，しかも最新かつ実践的な臨床情報をコンパクトにまとめることができたと確信している．

　わが国は多くのメンタルヘルスの問題を抱えており，その解決は社会全体の重要な政策課題である．そのような状況と関連して2015年9月に公認心理師法が国会で成立・公布され，心理職が国家資格を有する専門職である公認心理師となることとなった．心理職の国家資格化が先進国のなかで非常に遅れていたわが国においても，ようやく公認心理師として心理職がメンタルヘルス活動に正式に参加することになったのである．

　医療・保健領域におけるチーム医療に参加する場合は言うまでもなく，福祉や教育などの他領域においても，適切な実践活動をするためには精神医療の基本的な知識と技法は必須である．また，より専門性の高い心理的支援を実践するためには，従来のカウンセリングや心理療法の知識と技法だけでなく，エビデンスに基づく臨床心理学の最新の知識と技法の習得が必要となる．本書は，公認心理師が高い専門性を備え，多職種協働チームによるメンタルヘルス活動に貢献するための知識と技法を整理し，簡潔に解説した必携書となっている．特に，幅広い精神医療の制度や実践的手続きに加えて，今や社会的要請となっているエビデンスベースド・プラクティスのための最新プロトコルが問題別で解説されている点は，他書にはない本書の特徴である．

　このように本書は，公認心理師を目指して教育を受けている訓練生や若手心理職のテキストだけでなく，現場で働く中堅・ベテランの公認心理師が活動の最前線で困った際に参照できるレファレンスブックともなっている．さらには，公認心理師と協働して，より質の高い活動を展開することを目指す医療職をはじめとする他職種にとっても，大いに参考にできる内容となっている．本書が多くのメンタルヘルス専門職に活用され，わが国のメンタルヘルス活動の改善や向上に少しでも貢献できることを祈念して筆を擱く．

2016年7月

編集者を代表して　下山晴彦

目次

第1部 チーム医療と心理師の役割 …… 1

第1章 医療の基本知識 2

医療とは …… 2
 現代の医療の特性 …… 2
 制度としての医療―保険医療制度 …… 4
 制度としての医療―公衆衛生 …… 6
医療の質 …… 8
 医療安全総論 …… 8
 感染対策 …… 10
 診療録などの書き方 …… 12
 医療倫理の考え方 …… 14

第2章 チーム医療 17

現代のチーム医療と心理師の役割 …… 17
チーム医療を構成する専門職 …… 19
チーム医療の理論と方法 …… 21

第3章 医療における メンタルヘルス 24

病むこと …… 24
 患者の心理 …… 24
支えること …… 26
 精神科医療における心理的支援 …… 26
 救急医療における心理的支援 …… 28
 一般医療における心理的支援 …… 30
 スタッフの心理的支援 …… 32

第2部 精神医療の基本 …… 35

第4章 精神症状のみかた 36

感情・気分障害 …… 36
意識障害 …… 38
 せん妄 …… 38
認知障害 …… 40
 記憶障害 …… 40
 記憶障害以外の認知障害―幻覚・妄想 …… 41
 記憶障害以外の認知障害―神経心理症状 …… 43

第5章 診断とその経過 46

精神科診断の方法論 …… 46
神経発達症群 …… 49
 知的能力障害 …… 49
 自閉スペクトラム症 …… 51
 注意欠如・多動症 …… 53
統合失調症スペクトラム障害および
 他の精神病性障害群 …… 55
 統合失調症 …… 55

双極性障害および関連障害群 …………………… 59
　双極Ⅰ型障害 ………………………………… 59
　双極Ⅱ型障害・気分循環性障害 …………… 62
抑うつ障害群 ……………………………………… 65
　うつ病 ………………………………………… 65
　持続性抑うつ障害（気分変調症） ………… 68
不安症群 …………………………………………… 70
　社交不安症 …………………………………… 70
　パニック症・広場恐怖症 …………………… 72
　全般不安症 …………………………………… 74
強迫症および関連症群 …………………………… 76
　強迫症 ………………………………………… 76
心的外傷およびストレス因関連障害群 ………… 79
　心的外傷後ストレス障害 …………………… 79
　適応障害 ……………………………………… 82
解離症群 …………………………………………… 84
　解離性同一症 ………………………………… 84
身体症状症および関連症群 ……………………… 86
　身体症状症 …………………………………… 86
食行動異常および摂食障害群 …………………… 88
　神経性やせ症 ………………………………… 88
　神経性過食症 ………………………………… 90
睡眠-覚醒障害群 ………………………………… 92
　不眠障害 ……………………………………… 92
　睡眠時随伴症群 ……………………………… 94
　睡眠時無呼吸症候群 ………………………… 96
　ナルコレプシー ……………………………… 97
性機能不全群・性別違和 ………………………… 98

秩序破壊的・衝動制御・素行症群 ……………… 99
物質関連障害および嗜癖性障害群 …………… 101
　薬物関連障害 ……………………………… 101
　アルコール関連障害 ……………………… 102
神経認知障害群 ………………………………… 104
　軽度認知障害 ……………………………… 104
　認知症 ……………………………………… 106
パーソナリティ障害 …………………………… 108
パラフィリア障害 ……………………………… 111

第6章　治療のあり方　113

予診・初診の進め方 …………………………… 113
入院適応・行動制限の判断 …………………… 115
自殺リスクの評価 ……………………………… 117
精神症状に影響を及ぼす諸要因 ……………… 119
身体療法 ………………………………………… 121
精神科リハビリテーション …………………… 123
精神科救急 ……………………………………… 125

第7章　薬物療法　128

抗うつ薬 ………………………………………… 128
抗不安薬・睡眠薬 ……………………………… 130
抗精神病薬 ……………………………………… 132
その他の向精神薬 ……………………………… 134
　気分安定薬・抗認知症薬・精神刺激薬 …… 134

第3部　精神医療システム　137

第8章　精神医療資源　138

精神科病院 ……………………………………… 138
総合病院 ………………………………………… 139
精神科診療所・メンタルクリニック ………… 141
精神科アウトリーチ …………………………… 142

第9章　精神保健サービス　143

医療外資源 ……………………………………… 143
　公助の仕組み ……………………………… 143
　互助の仕組み ……………………………… 145
小児・児童に対する精神保健福祉サービス … 147
成人に対する精神保健福祉サービス ………… 149
高齢者に対する精神保健福祉サービス ……… 151

第10章　関連する法規と制度　154

精神保健福祉法・精神障害者保健福祉手帳 154
障害者総合支援法 156
発達障害者支援法 159
知的障害者福祉法・知的障害者更生相談所・
　児童相談所・療育手帳 161
心神喪失者等医療観察法・司法精神医学 162
成年後見制度 163
物質乱用・依存関連法規 164
介護保険法 166
障害年金・生活保護 167

第4部　心理師の専門技能　169

第11章　心理師の役割とスキル　170

精神医療にかかわる心理師の必須技能 170
心理師の倫理 172
生物−心理−社会モデル 175
機能分析 176
ケース・フォーミュレーション 178
エビデンスベースド・アプローチ 181
報告書の作成 183

第12章　心理アセスメントの技法　187

初回面接 187
行動観察 189
心理評定尺度 190
知能検査 193
神経心理学検査 195
脳画像検査 197
発達検査 198
認知症にかかわる検査 201
投映法 202
アセスメント結果のフィードバック 203

第13章　個人心理療法　205

動機づけ面接 205
応用行動分析 207
認知行動療法 208
第3世代認知行動療法 210
行動医学 211
認知リハビリテーション 212
対人関係療法 213
森田療法・内観療法 215
精神分析的心理療法 216

第14章　家族・集団支援技法　218

カップル療法・家族療法 218
患者の家族支援 219
ペアレント・トレーニング 221
集団療法 223
ソーシャルスキル・トレーニング 224
心理教育 226

第15章　コミュニティ・アプローチ　228

コンサルテーション 228
危機介入 229
リエゾン 230
アウトリーチ 231
サポートネットワーク 233
デイケア 234

第5部 問題別心理介入プロトコル　237

第16章　不安関連障害　238

- 総論　238
- パニック症・広場恐怖症　240
- 社交不安症（対人恐怖症）　243
- 全般不安症　248
- 強迫症　250
- 心的外傷後ストレス障害　252
- 選択性緘黙　255
- 分離不安症　257

第17章　抑うつ障害　260

- 総論　260
- うつ病　263

第18章　統合失調症スペクトラム障害　266

- 総論　266
- 統合失調症　269

第19章　発達障害　272

- 総論　272
- 自閉スペクトラム症　275
- 注意欠如・多動症　277
- 限局性学習症　279

第20章　心身症　282

- 総論　282
- 神経性やせ症　284
- 神経性過食症　286
- 不眠障害　288
- 過敏性腸症候群　290
- 緊張型頭痛　292

第21章　物質関連障害および嗜癖性障害　295

- 総論　295
- アルコール関連障害　297
- 薬物関連障害　299
- ギャンブル障害　302

第22章　触法精神医療における心理的アプローチ　305

- 総論　305
- 触法行為を伴った精神疾患　307
- 性犯罪者の再犯防止　311

第23章　身体疾患に伴う心理的問題　314

- 総論　314
- がん　316
- 循環器疾患　318
- 高次脳機能障害のリハビリテーション　320
- 生活習慣病の行動管理　322
  - 糖尿病　322
- 小児疾患　324

第24章　プロトコルの適用が困難な事例への対応　327

- プロトコルによる対応が困難に陥った際の心得　327

- 付録　脳の構造　332
- 付録　略語集　334
- 和文索引　339
- 欧文索引　344

第1部

チーム医療と心理師の役割

第1章 医療の基本知識 　　　　　　　　　　　　2

第2章 チーム医療 　　　　　　　　　　　　　　17

第3章 医療におけるメンタルヘルス 　　　　　　24

第1章

医療の基本知識

医療とは
現代の医療の特性

> **この項目で学ぶべきこと・理解すべきこと**
> - 現代日本の医療制度の問題を学ぶ
> - 医療サービスの特性について学ぶ
> - 説明と診療録記載の重要性について理解する
> - EBM の3要素を理解する

A. 日本の医療制度の問題

1 高い高齢化率と比較的低い医療費

池上[1])による日本の医療制度の問題点を示す(**表1**).患者の自己負担分(3割の窓口負担分)が医療費が「高い」という印象を与えている.民間医療保険の高い普及率(成人の1/3)もその印象による.実際には,日本の医療費は OECD 加盟国中で最も高い高齢化率(65歳以上)24.1%(2012年)にもかかわらず,比較的低い水準にある.GDP(国内総生産)に占める医療費の割合は 10.3%(2012年,加盟国平均 9.3%,米国 16.9%),購買力平価による1人あたりの医療費(2010年)は 3649 米ドルであり米国(8745)の4割,ドイツ(4811)やスウェーデン(4106)よりも低い.

2 医療従事者の不足と偏在

2012年の同じ国際比較によれば医師数や看護師数は人口千人対比では 2.3, 10.5 と比較的充足しているものの,病床数の多さ 13.4(2014年病床数 168万床)から相対的に不足し多忙となっている.病床数は毎年万単位での削減が推し進められており,病院・診療所の廃院,統合,施設転換が進んでいる.産婦人科・小児科は多忙で訴訟リスクも高いため施設数は減少しているが,従事する医師数は保持されている.看護師は非就業者(潜在看護師)数が 70万以上であり,これらの再就業が取り組まれている.

3 医療事故

医療事故には,システムエラーとして医療安全対策によって予防できるものと,そのような対策では予防不可能なものとの2種類がある.前者の例は 1999年の都立広尾病院における医療事故であり,これ以来患者が医療事故で死亡した場合には「異状死」として警察に届け出ることが義務化された.後者の例は 2006年の福島県立大野病院の産婦人科医逮捕・起訴であり,産婦人科・小児科の医療萎縮の引き金を引いた.

2014(平成 26)年の医療法改正によって医療事故調査制度(院内調査後,民間の第三者機関である医療事故調査・支援センターが収集・分析)が開始された.ここでいう医療事故とは,医療従事者が提供した医療に起因し,または起因すると疑われる死亡または死産であって,当該管理者が予期しなかったものと定義されている.当該管理者(病院長など施設の長を指す)の予期は,患者への説明と診療録への記載があれば証拠となる.現病の悪化や本人の意図による自殺は医療事故に含まれていないが,心理師は診療録へリスクについて記入することが必要となる.

B. 医療サービスの特性

1972 年のノーベル経済学賞受賞者である Kenneth

表1 日本の医療制度

分類	内容
患者の不満	不十分な説明 高い医療費（自己負担）
医師・医療機関の特徴	開業の自由 医局制度による縦の関係 弱体な専門医体制 「公」と「私」による病院の分断 初期研修の影響
保険者	社会保険への加入義務づけ 職場・居住地域による保険者の分立 公平性の確保のための税の投入 高齢者の医療費を賄うための保険者の拠出
診療報酬	医療行為・薬の価格の細かい規定 医療費の抑制と経済誘導 包括払いの導入・拡大
国の取り組み	補助金の仕組みと弊害 医療計画 予防の取り組み

〔池上直己：医療・介護問題を読み解く．日本経済新聞出版社，2014 をもとに作成〕

表2 医療サービスの特性

特性	特性に伴い発生するもの
生命財産性（生命に直接関与）	モラルと医療安全への高い欲求度
情報の非対称性	情報格差是正への高い欲求度
医療の不確実性	過剰な期待やその結果としての不満

〔Arrow KJ：Uncertainty and the Welfare Economics of Medical Care. American Economic Review 53：941-973, 1963 より改変〕

Arrow[2]は医療サービスの特性として3つの特性を挙げている（表2）．

1 生命財産性

まず，医療が生命というかけがえのないものを取り扱うことが挙げられる．例えばファミリーレストランで店員が顧客の服にコーヒーをこぼしてしまった際には，丁重にお詫びをして，クリーニング代を立て替えることでそれなりに折り合いがつくかもしれない．しかし，医療ミスが直接生命に結びつく際には，それは「取り返しがつかない」ことになりうる．生命財はほかの財産と比してその一回性，不可逆性において価値が唯一無二とみなされている．したがって，心理師を含む医療従事者は，高いモラルと高い医療安全への圧力に常にさらされることになるのである．

2 情報の非対称性

Arrow は医療サービスの提供者である医療従事者とサービスの受け手である患者との間には，保有する情報の間に大きな格差があることを指摘した．専門職である医療従事者は疾病や治療についての情報をもっているが，非専門家である患者は情報をほとんどもっておらず，医療従事者からの説明に依存するしかない．このように情報の分布にばらつきが生じている状態を情報の非対称性とよび，この状況では医療サービスのゆがみ（医療保険の効率的運用の阻害）が起こるとされる．

医療サービスの内容を十分に説明したうえで同意を得る手続き（インフォームド・コンセント）や，サービスの受益者である患者自身が積極的に情報を得ること（いわゆる「賢い患者になる」こと）が進められていることは，情報の非対称性を改善するために情報格差を縮小する試みである．しかし一方で，専門職と非専門家の間には専門職を成り立たせている越えられない壁があり，いかに医療従事者が十分に説明をしても，患者が積極的に情報を集めたとしても情報格差は常に存在する．そこでは医療における支配-応諾関係は不可避である．このようななかで心理師を含む医療従事者は，情報格差を縮小する圧力に常にさらされることになる．

3 医療の不確実性

医療が応用科学であり人の行う営為である以上，医療サービスは完全ではあり得ない．そこには科学としての理論上の，またヒューマンエラーを含んだ不確実性がある．医療の不確実性に対してサービスの受け手である患者は自らの生命財を預ける立場から「きっとうまくいくに違いない」「失敗するはずがない」と希望的観測を抱き，好ましくない結果をあらかじめ認めないようにする．これは自然な心理であり，選択的否認とよばれる．

医療従事者がエビデンス（多数例による報告や自

らの臨床経験)において大数の法則に従い,90%の生存率のある「確実な」治療を患者に勧める場合を考えてみよう.患者にとっては生命財を賭けた一回性の治療であるため,90%という確率は主観的には意味をなさず,「生」か「死」かの真に二分法的事象となる.そのため患者にとって治療の失敗は非常な失望となる.医療の不確実性に対する意識的または無意識的な否認は,過剰な期待やその結果としての不満と結びつく.医療従事者の側でもまれに不確実性を無視する(「傲慢」)こともあり,その場合も「裏切られた」患者は強い不満をもつ.心理師はこのような医療の不確実性を理解したうえで医療者と患者との間をとりもつことが期待されている.

C. EBM

保険医療制度においては,医療行為の治療効果と経済効果はエビデンスベースド・メディスン(EBM)によって検討される.EBMは現在の医療において主要な理解の方略であり,Sackettらのワーキンググループにより1992年にJAMAに報告された[3].EBMは多数の報告をまとめて検討するメタアナリシスなどに代表される科学的吟味を意味し,事例や個別性を無視するかのような誤解がある.EBMの3要素とは①科学的根拠(research evidence),②臨床上の経験・技能(clinical expertise),③患者の価値観(patient preferences)であり,メタアナリシスは①の一部にすぎない.事例や個別性に基づくアプローチは②③に含まれているのである.心理師にはコミュニケーション能力のみならず,このような複数の視点からの多角的理解力が求められる.

■ 引用文献

1) 池上直己:医療・介護問題を読み解く.日本経済新聞出版社,2014
2) Arrow KJ:Uncertainty and the Welfare Economics of Medical Care. American Economic Review 53:941-973, 1963
3) Evidence-Based Medicine Working Group:Evidence-based medicine. A new approach to teaching the practice of medicine. JAMA 268:2420-2425, 1992

(中嶋義文)

医療とは
制度としての医療—保険医療制度

この項目で学ぶべきこと・理解すべきこと
- ヘルスケア(保健・医療・福祉・介護)の主要要素である保険医療制度の概要について理解する
- 医療保険制度における心理師の役割と社会的な期待を理解する

A. 日本の保険医療制度の特徴

海外ではヘルスケア制度(health care system)を総体として理解することが一般的であるが,わが国では保健・医療・福祉・介護制度がそれぞれ独立性の高い制度として組み立てられている.保健と福祉は主に税で,医療と介護は保険(insurance)で(半分は公費)運用されている(p.6, 第10章参照).日本の医療保険(medical insurance)は1961年から国民皆保険となり,国民の誰もが被保険者として医療が受けられる[1].

B. 保険医療制度の概要

1 診療報酬

診療報酬とは保険診療における個別医療サービスの公的価格である.価格と基準は2年に一度改定されており,多くのサービス内容の基準の1つに,医療専門職の配置が記載されている.医療組織の多くは,診療報酬を軸に運営体制が構造化されている.

2 診療報酬の支払いの流れ

患者は,保険医療機関で医療サービスを受け,診療報酬に基づく医療費の自己負担分を支払う.保険医療機関は,レセプト(診療報酬明細書等)に基づい

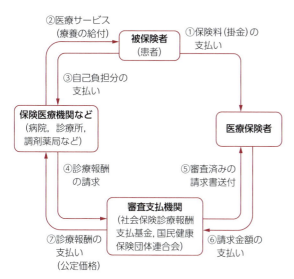

図1 保険診療の概念図
〔厚生労働省：我が国の医療保険について．http://www.mhlw.go.jp/stf/seisakunitsuite/bunya/kenkou_iryou/iryouhoken/iryouhoken01/index.html を一部改変〕

て，審査支払機関に診療報酬を請求する．審査支払機関ではレセプトを審査して保険医療機関へ診療報酬を支払うとともに，医療保険者へ支払いを請求する（図1）．

3 医療保険者の種類
● 保険者の種類

公的医療保険制度は，自営業者などが加入する「国民健康保険」，会社員や公務員などの被用者が加入する「被用者保険」，75歳以上で加入する「後期高齢者医療制度」に大別できる（表1）．

● 医療機関での自己負担割合

病院等の窓口で支払う医療費の一部負担金の割合は，被保険者の年齢によって異なり，義務教育就学後70歳未満および現役並みの所得のある高齢者は3割である．また，義務教育就学前（6歳に達した日以降の最初の3月31日）までは2割負担，高齢者で所得が現役並みではない場合は2割（70歳以上75歳未満）か1割（75歳以上）である．

4 保険医療機関・保険薬局

保険医療機関・保険薬局とは，厚生労働大臣の指定を受けた病院，診療所，調剤薬局のことをいう．

表1 保険者の種類

大分類	具体的な名称
国民健康保険	市町村国保（国民健康保険運営協議会）
	国民健康保険組合
被用者保険	全国健康保険協会管掌健康保険（協会けんぽ）
	組合管掌健康保険（組合健保）
	共済組合
後期高齢者医療制度	75歳で医療保険制度から脱退して加入（都道府県）

なお，病院とは「医師又は歯科医師が，公衆又は特定多数人のため医業又は歯科医業を行う」病床数20床以上の入院施設（病棟）をもつ場所と定義されている．無床もしくは19床以下の同様の場所が診療所である．

保険医療機関・保険薬局では，地方厚生局長に登録された保険医が保険診療を，保険薬剤師が保険調剤を行う．保険診療を行う際は，保健医療機関および保険医は厚生労働省の定める療養担当規則（「保険医療機関及び保険医療養担当規則」）に従わなければならない．同様に，保険調剤についても「保険薬局及び保険薬剤師療養担当規則」が定められている．

C．保険医療制度の評価と課題

日本の医療保険制度に対する評価は高く，世界トップクラスの長寿国であり，乳児死亡率の低さなどの健康指標も上位を占めてきた．

ただし，急速に進展する少子高齢化に伴い社会保障費が増大しているために，制度的な課題も認識され，効率的な医療の模索が続けられている．医療保険制度の基本が診療報酬に基づく出来高払いであることも課題の1つである．

提供した医療サービスにどのような効果があるのかを意識することは，これからの保険医療制度において求められる観点である．

D．公認心理師と保険医療制度

保険医療制度は，関連する法律の総体であり，公認心理師法を含む身分法もその一翼を担う．公認心理師法に関連する可能性が高いと考えられる，現行

表2　臨床心理技術者の記載がある診療報酬

外来
- 臨床心理・神経心理検査
- 通院集団精神療法，精神科ショート・ケア，精神科デイ・ケア，精神科ナイト・ケア，精神科デイ・ナイト・ケア，重度認知症患者デイ・ケア

入院
- 精神科リエゾンチーム加算
- 入院集団精神療法，入院生活技能訓練療法
- 包括病棟（精神科急性期治療病棟入院料，精神療養病棟入院料，認知症治療病棟入院料）
- 退院調整加算，救急支援精神病棟初期加算，精神保健福祉士配置加算
- 重度アルコール依存症入院医療管理加算，摂食障害入院医療管理加算，児童・思春期精神科入院医療管理料

診療報酬ではないが，精神障害者アウトリーチ推進事業も関連すると思われる．

における「臨床心理技術者」の記述のある主な診療報酬を示す（表2）．

外来医療では，臨床心理・神経心理検査および集団療法において臨床心理技術者の記述がある．入院医療においては，アルコール使用障害・摂食障害などの専門病棟における専門職として位置づけられている．なお，精神病棟の機能分化は，1日定額の包括病棟の新設・改定によって進められてきた．

精神科リエゾンチーム加算は，身体疾患患者への精神科の関与に関する診療報酬である．現段階では対象がせん妄，抑うつ，精神疾患と自殺企図に限定されている．今後はがん患者への緩和ケアに加え，心不全，脳卒中や糖尿病の患者への疾病受容や治療への動機づけへの寄与が考えられる．

医療の基本には対人サービスが含まれており，医療全般において，公認心理師の役割は大きいと考えられる．ただし，医療は保険医療制度の中で組織として運営されており，医師・看護師をはじめとする他の専門職との協働・役割分担を円滑に進める姿勢が求められる．

■ 引用文献
1) 厚生労働省：我が国の医療保険について．http://www.mhlw.go.jp/stf/seisakunitsuite/bunya/kenkou_iryou/iryouhoken/iryouhoken01/index.html

（伊藤弘人）

医療とは
制度としての医療—公衆衛生

この項目で学ぶべきこと・理解すべきこと
- 公衆衛生での介入方法を理解する
- 関連する課題の統計を見つけられるようにする
- 集団に対する健康教育のあり方を理解する

本項では，心理師にとって必要な公衆衛生の考え方，関連分野の統計，健康教育について取り上げる．公衆衛生は多岐にわたるため，さらなる学びのためには成書を参照いただきたい[1]．

A．公衆衛生での介入方法

米国の公衆衛生局長官だった Dr. Everett Koop は，「医療はすべての人にとってあるとき不可欠になる．公衆衛生はすべての人に常に必要である」と述べた．臨床は，患者個人を対象にするが，公衆衛生は，患者全体や地域社会などの集団を対象とする．しかし，臨床と公衆衛生は背反する視点というわけでなく，2つの視点をもつことにより心理師としての活動の幅は広がる．また，公衆衛生は，予防を目的とするが，治療に関連した仕組みづくりや治療後の支援なども幅広く包含する．

健康へのインパクトとなるものを5つの段階に分けて示す（図1）[2]．下の段階にあるものほどより多くの人が対象となる．

一番下にあるのは社会経済的要因であり，収入，教育，職業などである．わが国でもこうした社会経済的要因によって健康格差が生じていることがすで

に指摘されている．臨床現場においてもこうした要因がさまざまな面で課題になることをわれわれは日常的に経験する．しかし，社会経済的要因への介入は容易ではない．例えば，経済的に困窮している場合には医療従事者だけの対応では限界があることもあるため，心理師も情報収集をし，かつ必要であれば福祉などの支援につなげる必要がある．

次の段階にあるのは，健康に関する認識や決定を健康的なものに変化させる取り組みである．米国のある州では，ファストフード店のジュースのカップサイズを大きくしないように法律で制限を行った．それにより，糖分を多く含むジュースの摂取量が減り，肥満の予防につながることが期待されている．さらに，こうしたジュースに税金をかけることも検討されている．このように，人々の健康への認識や決定に影響を与え，より健康になるようにすることが介入として行われている．また，ソーシャルネットワークと生活習慣との関連も注目されている．肥満の人の友人や普段付き合う人は肥満の人が多く，喫煙する人の周りには喫煙する人が多い．心理師としても集団の認識や意思決定に関与し，よりポジティブな考え方を取り入れる介入などさまざまな応用が考えられる．

その次の段階にあるのは，ワクチンなどの長期的に継続する予防効果の得られる介入である．心理的側面においては現在あまりないが，今後こうした介入方法の検討が期待される．

臨床的な介入には，内服薬の処方があり，降圧薬や向精神薬の処方が挙げられる．より個人の要素が強くなる．臨床的な介入では，潜在的な患者が受診しないことや，受診しても継続して治療がなされることが難しいなどさまざまな課題がある．また，治療の質といった側面も大きく関連する．

カウンセリングと教育では，より健康的な食事を食べさせたり，運動を促すことなどを対象としている．健康教育は重要な介入であるが，実際には，個人の行動変容に向けた努力を必要とすることや実際に影響を及ぼし期待する変化ができる人は限られているなどの限界もある．

心理師においても，活動をこうした分類により整理することで，個人だけでなく集団に関与すること

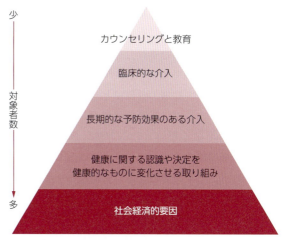

図1　健康への影響に関するピラミッド
〔Frieden TR：The future of public health. N Engl J Med 373：1748-1754, 2015 より一部改変〕

ができる．

B．関与する課題の統計を理解する

精神保健に関する統計資料は数多く存在する．例えば，精神保健，統計などを検索すると，精神保健福祉の相談内容において社会復帰に関する相談が多い，また電話による相談が多いといった傾向もわかる．都道府県や市町村などのデータを得られるものもある．一度は仕事をしている地域の課題の統計を確認しておくことが望ましい．

精神保健にかかわる者にとって基本的なデータを紹介する．精神科医療は，1日でみると入院患者が外来患者よりも多いという特徴があり，推計入院患者数は27万人，推計外来患者数は26万人である（2014年）．入院患者の内訳は，統合失調症（62％），血管性および詳細不明の認知症（11％），感情障害（11％）であった（2014年）．外来患者の内訳は，感情障害（32％），統合失調症（27％）であった（2014年）．精神科関連の病床数は全病床数の2割を占め，病院数は全病院の1割（9割以上が民間）を占める（2014年）．

C．健康教育

心理師の集団への介入例としては，健康教育の実施が挙げられる．健康教育の定義は，「個人，家族，集団または地域が直面している健康問題を解決する

にあたって，自ら必要な知識を獲得して，必要な意思決定ができるように，そして直面している問題に自ら積極的に取り組む実行力を身につけることができるように援助すること」とされている．健康教育の成果としては，知識の習得にとどまらず，対象者の認識の変化ならびに行動の変化が重要となる．

健康教育で多く用いられる方法は学習援助である．行動変容に向けて，対象者自身が気づくように援助を行うことが重要となる．価値観やその背景について専門家が整理するのではなく，個人が気づいて行わなければ行動は変わらない．そのため，対象者についてはさまざまな要因を考慮して健康教育を行う必要がある．例えば，個人の要因としては，性，年齢，社会経済的要因（学歴，所得，家族構成など），病態・自覚症状，知識の程度，態度の現状がある．また，行動変容を始める，さらに継続するために大きく関連する環境要因としては，社会資源（地域などの支援・医療体制，専門家へのアクセスの程度など），関係者の援助の有無（家族，友人，同僚など）が挙げられる．

健康教育の手順としては，① 問題行動の特定，② 問題行動が起こる際のきっかけや頻度の分析，③ 目標となる行動の選択，④ 継続支援の4つの段階がある．個人の認識の変化や行動変容は容易ではない．しかし，われわれはあきらめることなく取り組む必要がある．

■ 引用文献
1) 相澤好治（監修），和田耕治，太田 寛（編著）：臨床医のためのパブリックヘルス．中外医学社，2010
2) Frieden TR：The future of public health. N Engl J Med 373：1748-1754, 2015

（和田耕治）

医療の質
医療安全総論

この項目で学ぶべきこと・理解すべきこと
- 医療安全を確保するための組織的取り組みを理解する
- 患者確認，インシデント・アクシデント報告，KYT，5S活動など，心理師も関与する取り組みを理解する

A．医療安全の必要性

医療の現場ではこれまでも，通常ではあり得ないと思われるような事故が発生し，最悪の場合には患者が亡くなることがたびたび起きている．例えば，手術中の事故は，リスクと隣り合わせであることもあり，最悪の場合は死亡にまで至ることも珍しくない．1999年には，患者を取り違えた結果，別の人への手術を間違えて施行したことや，注射器に入っていた消毒液を血液凝固阻止薬と間違えて患者に注射して死亡させたといった事故が発生し，メディアでも大きく取り上げられた．そうしたことを契機として医療安全のためのさまざまな取り組みが強化されることとなった．

それでも，右の乳房を手術するはずが，左の乳房を誤って手術したといった事故や，がんであるという検査情報が患者に伝えられなかったりといった事故が現在も報告されており，継続した改善活動が求められている．「人は誰でも間違える」という前提のもと，医療において発生する事故により患者に生命の危険および病状の悪化などの影響を及ぼさないことは，心理師も含めて医療従事者すべての責務である．

B．医療安全を確保するための組織的取り組み

医療の安全を確保するために，医療機関としてさまざまな取り組みを行うことが求められる．

まず基本として挙げられることは，医療機関としての方針を明確にし，職員の間に浸透させることで

ある．例として国立国際医療研究センター病院における「医療に係る安全管理のための指針」から，安全管理のための基本的考え方を抜粋した（表1）．

こうした方針のもと，組織や委員会などが設置されている．例えば，医療安全管理室，院内感染管理室，リスクマネジメント委員会，リスクマネジャー会議，医薬品安全管理小委員会，医療機器安全管理小委員会，医療事故調査委員会等の組織横断的な会議が定期的に開催され，改善に向けた活動を継続している．

表1　国立国際医療研究センター病院における医療に係る安全管理のための基本的考え方

1. 患者と医療従事者間のコミュニケーションを図り，日頃から信頼関係を構築していくものとする．
2. 医療事故が起きてから対策を立てるのではなく，問題が起きる可能性がある場合に事前に対処する「事故防止型」を医療従事者全員が目指す．
3. 病院全体として医療事故防止に取り組むために，各診療科，病棟および各職種横断的な組織を設け，アクシデントおよびインシデントに関する報告システムにより，リスク情報を早期に把握，分析し，医療事故防止対策に活用する．

C．患者確認

患者を間違えることがないように，投薬の前はもちろん，診察や検査の前は，患者に「名前」と「生年月日」を自ら言ってもらうことで患者確認を行っている医療機関もある．自ら言ってもらうのは，こちらから「○○さんですね」と聞いて，患者が聞こえなかったにもかかわらず，「はい」と回答して患者を間違えた事例などに対応してのことである．また，同姓同名は実際には珍しくない．こうした対応はすべての医療機関で行われているわけではないが，目標は患者を間違えないということであり，それぞれの医療機関での対応に従うこととなる．

D．インシデント・アクシデント報告

インシデントとは，ヒヤリとしたり，ハッとした体験であり，患者には障害が起きていない状況である．アクシデントとは医療事故であり，インシデントに気づかなかったり，適切な処理が行われなかった状況である．

医療事故の予防において潜在的なリスクを把握して，その対策を検討することで大きな事故を減らす取り組みを行っている．しかし，まずは現場からの報告がなければ対策の検討につながらないため，インシデントとアクシデントという言葉を定義して報告をよびかけている．現場からの報告件数が施設においてどの程度医療安全文化が浸透しているかを測る目安として語られることもあるが，数だけでなく，その分析と改善活動が重要であることはいうまでもない．当然，心理師も院内で同様のことがあれば報告が求められる．なお，こうした報告は，その本人を罰することなどを目的としていない．

E．KYT（危険予知トレーニング）

KYTとは，危険（Kiken）＋予知（Yochi）＋トレーニング（Training）という意味がもととなっている．KYTは，それぞれのアルファベットを読んで，ケーワイティーとよばれる．作業のなかに潜む危険を予知し，対策を考える訓練である．元来は建築現場での安全確保で始まった取り組みであるが，医療現場でも積極的に行われている．

イラストを用いたKYT活動では，イラストに含まれる危険を予知し共有することで，普段は気づかない危険を認識できるようにトレーニングを行っている．例えば，患者が転倒する可能性や点滴台が倒れる可能性，点滴が外れる可能性などを挙げる．そして，最も危険な項目を選び，それに対して具体的な対応策を立てることとなる．こうしたトレーニングにより危険に対する集中力や問題解決力を高め，さらにはチームワークの強化を目指す．

F．5S活動

医療の質を高めるための普段からの行動として，医療機関では5S活動が積極的に行われている．5S（ゴエスとよばれる）とは，整理，整頓，清掃，清潔，躾（しつけ）の5つの項目からなり，すべてがSで始まる言葉になっていることに由来する．

整理は，必要なものと不必要なものを分け，不必要なものを捨てる．整頓は，必要なものを決められた場所に置き，すぐに使えるようにする．清掃は，掃除をして職場を清潔に保つ．清潔は，整理・整

頓・清掃を維持する。躾は，決められたことが守られるように習慣づけることである。これらにより，職場環境の美化はもちろんこと，モラルの向上，能率の向上などの効果がある．

G. 転倒・転落の防止

患者の転倒や転落は，場合によって死亡や障害を招く可能性のあるきわめて有害な事象である．院内で起こらないように看護師や事務職などは転倒リスクを評価し，対応を行っている．心理師も，転倒の可能性のある障害物を見つけたり，床面がぬれていることを確認した場合は速やかに対応を行う．心理師が患者を移動することがあった場合には，細心の配慮を行い，転倒することがないように看護師とも連携する．

H. チーム医療

チーム医療とは，医療において多職種のスタッフがそれぞれの専門的な知識や機能をもとに，お互いの立場を尊重しながら，1つのチームとして質の高い医療を提供することである．患者自身，そして患者の家族もチームの一員とする考え方もある．近年は，診療報酬においてもこうしたチーム医療の実践に加算をする傾向があり，心理師においても今後ますますかかわりが増えてくる可能性がある．チーム医療は，志の高い医療従事者がいても自然発生的に醸成されるわけではなく，医療機関のトップならびに1人ひとりがチーム医療を重要とする価値観をもち，そしてそれを支える仕組みがなければ浸透しない．

（和田耕治）

医療の質
感染対策

この項目で学ぶべきこと・理解すべきこと
- 標準予防策と感染経路別の対策を理解する
- 正しい手洗いを実践できるようになる
- 体液に曝露された場合や自分の体調が悪いときの対応を理解する

A. 心理師にとっての感染対策の必要性

心理師の活躍の場が広がり，患者と接触する機会が増えるなか，自分自身を感染から守るだけでなく，患者を感染から守るといった認識とそのための行動が必須となっている．心理師も気づかないうちに感染を広げ加害者になったり，逆に感染して被害者にもなり得る．そのため心理師にとっても感染対策は必須となっている．

B. 標準予防策
（スタンダードプレコーション）

標準予防策とは，すべての患者を対象に実施する感染予防策である．患者はどのような病原体をもっているかわからないため，血液，汗以外の体液・分泌物・排泄物はすべて感染性があるとして扱う．また患者の皮膚に触れる場合には，傷がなくても，触れる前，触れた後には手洗い（手指衛生）をする．

必要に応じて手袋，エプロン，ガウンなどを用いることも標準予防策に含まれる．心理師は，医師や看護師らと相談して，患者と接する際にこうした防護具を着用するかどうかを決める．

目に見えないと汚染がないと思いがちだが，環境も体表面も相当に汚染されている．病棟を訪問した際にエレベーターのボタンや，環境に触れることで手が病原体で汚染されている可能性もある．

手洗いは，感染対策で最も重要な対策である．流水と石鹸，またはアルコール消毒液を用いて手洗いをこまめに行う．アルコール消毒液を用いた手洗いの方法を図1に示した．

病棟の医療従事者は，ポケットやポケットに常

に携帯用のアルコール消毒液を入れるなどして，手洗いをこまめに行っている．手洗いは，目に見えて汚れていたり，血液や体液が付着していたり，べとついている場合には流水と石鹸による手洗いが基本である．それ以外は，アルコール消毒液を用いた手洗いのほうが除菌効果もよく，手荒れも起こりにくいため勧められる．

C．感染経路別の対策

病原体の感染経路としては，接触感染，飛沫感染，空気感染が院内では起こり得るため，それぞれに対する対策を標準予防策に追加する形で行う．

接触感染は，感染者，また環境（ドアノブや手すり）などに触れることで，病原体が自分の手に付着し，それでさらに自分自身の鼻や口を触れることで体内に取り込む経路である．私たちは無意識に顔に触れることが多いため，接触感染は身近に起こり得る．

院内感染として深刻な問題となっている多剤耐性菌（MRSAなど）や，クロストリジウムディフィシレは接触感染によって環境中に広がり拡大する．病原体によっては，こうした感染の可能性のある患者を個室に入室させていたり，個室が足りなければ同じ病原体に感染した人を大部屋に入室させることもある．また個室患者専用の聴診器や血圧計などがあったりすることから，入室の際の対応などについては看護師などと相談してルールに基づいた行動を行う．

飛沫感染は，咳やくしゃみによって出る飛沫を吸い込むことによって感染する経路である．咳によって飛沫は1～2mほど飛ぶことがある．患者の2m以内に近づく場合には，標準予防策に追加して飛沫予防策を行う．飛沫感染する代表的な感染症はインフルエンザ，風疹，マイコプラズマ感染症などである．対策としては，咳をしている患者に咳エチケットとしてマスクの着用を推奨する（マスクを提供することで他の患者を守ることも必要）．心理師が，咳をしている患者に対面する際には，他の医療従事者と同様にサージカルマスクを着用する．

空気感染は，飛沫の水分が蒸発してさらに細かくなった病原体を含む粒子が長期間浮遊し，それを吸

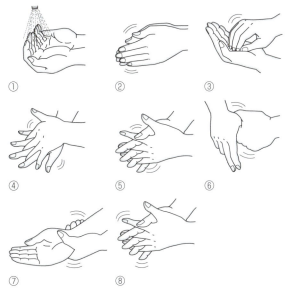

図1　アルコール消毒液を用いた手洗い
① 噴射するアルコール消毒液を指を曲げながら適量手に受ける．
② 手のひらと手のひらをこすり合わせる．
③ 指先，指の背をもう片方の手のひらでこする（両手）．
④ 手の甲をもう片方の手のひらでこする（両手）．
⑤ 指を組んで両手の指の間をこする．
⑥ 親指をもう片方の手で包みねじりこする（両手）．
⑦ 両手首まで丁寧にこする．
⑧ 乾くまですり込む．

入して感染する経路である．結核，麻疹，水痘が空気感染する．対策としてはサージカルマスクよりも密閉性の高いN95マスクを医療従事者が着用することとなる．N95マスクは，顔に十分フィットしないと期待される効果が得られないため，フィットテストにより顔に十分フィットしているかを確認する．なお，N95マスクは患者が装着するものではない．患者が咳をしている場合にはサージカルマスクの着用を推奨する．心理師がN95マスクを装着するような状況はあまり想定されないため，必要である場合には現場の看護師や医師と相談する．

D．体液に曝露された場合の対応

もし万が一，患者に使用したあとの針が落ちていたりして，自分自身に刺さったり，血液などが手などに触れた場合には直ちにその部位を流水で洗い流し，速やかに看護師や医師に報告し，対応について相談する．

できるだけ早い対応が必要となるため，もし自分や同僚がそういう事態に直面した場合には隠すことなく速やかに報告する．状況によっては肝炎ウイルスなどの感染が起こり得る．

E．自分の体調が悪いときの対応

自分自身が発熱や下痢をしているなど何らかの病原体の感染による症状がある場合には，患者や他の職員に感染をさせないために職場を休む．症状が改善傾向にあるなら，手洗いや咳エチケットとしてマスクの着用をするなどして感染対策を十分に行う．院内に心理師の数が多くなければ予約などの変更は難しいであろうが，他の人に感染させないようにする必要がある．治癒後の復帰については医師や産業医に相談して決める．

F．身だしなみ

医療機関で働く場合には，感染対策として身だしなみにも注意が必要である．爪を切り，短く整え，マニキュアは使わない．時計や指輪もしないのが原則である．髪の毛は手で触れることがないよう束ねるなどする．ユニフォームは清潔なものを着用する．ネームプレートやPHSなどが患者に接触しないようにする．

（和田耕治）

医療の質
診療録などの書き方

この項目で学ぶべきこと・理解すべきこと
- 医療の質を証すチーム医療を推進するため多職種で記載する診療録などの理解を深める
- 問題志向型システム（POS）によるSOAP法の意義と読み手に伝わる書き方を理解する
- 情報開示とプライバシー保護の配慮を理解する

A．医療における診療録などの位置づけ

1 診療録などの臨床における意義[1]

診療録は医師が記載するいわゆるカルテというイメージが強い．しかし最近の医療現場では専門職が多職種で，①患者からの多角的な情報収集，②集まったデータの整合と分析，③データベースとの照合に基づく評価と判断，④指導，治療など，行為の実施を螺旋状に回し個々の患者の問題点解決を目指している（図1）．さらにICT（情報通信技術）の発達により，最近では医師の診療における記録ではなく，看護師，薬剤師，リハビリテーション専門職などの医療専門職が記載するEHR（電子医療記録），日本語で「電子カルテ」という概念が強くなっている．

さらに，医師法第24条により，医師には患者を診療したら遅滞なく「経過を記録すること」が義務づけられている．診療録は単なる備忘録にとどまらず，医療訴訟においても証拠としての重要性は高い．たとえ必要な処置を行っていたとしても，診療録に記載がない場合には，行っているとの主張は認められがたい．医師以外の専門職も同じである．

2 医療のその他の諸記録

診療録以外の検査記録や画像写真，手術所見，および安全管理の体制確保の状況などの「診療に関する諸記録」（医療法第21条）については，病院管理者に対して作成日から2年間の保存が義務づけられている．助産師には保健師助産師看護師法第42条に，妊娠の経過，保健指導，分娩の経過などを助産録に，リハビリテーション専門職には，リハビリテーション実施計画書および実施記録に，行った指導内容の要点を記録することが規定されている．また薬剤師も薬剤師法第28条に基づき3年間の調剤記録の保存が義務づけられている．

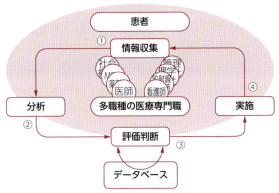

図1 目標志向型の医療過程の模式図

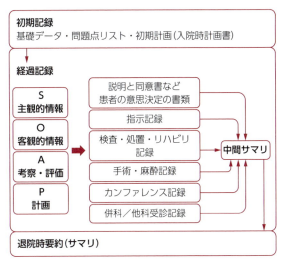

図2 入院診療記録等の構造化された記載手順

2015（平成27）年9月に法制化された時点では，公認心理師法にはその規定はない．しかし第42条には，「公認心理師は，その業務を行うに当たっては，その担当する者に対し，保健医療，福祉，教育等が密接な連携の下で総合的かつ適切に提供されるよう，これらを提供する者その他の関係者等との連携を保たなければならない」とある．そのよりどころが記録である．

診療録などの医療記録は，以下のような役割を担っている．

① 医療専門職の思考過程の共通媒体
② 患者と医療専門職の意思伝達の共通媒体
③ 他の医療専門職との間の情報交換の共通媒体
④ 診療行為の証明文書
⑤ 学術，教育，行政の原資料

B．診療録などの書き方

1 構造化された記載方式[2]

診療録などは単に診療の事後記録ではない．POSは，日本語では「問題志向型システム」と訳され，患者の視点に立って，その患者の抱える問題を解決することをいう．その際，構造化された記録様式を，問題志向型診療記録（POMR）とよんでいる．POMRは1968年に米国のLawrence L Weedによって提唱され，1973年に日野原重明によってわが国に紹介され新風を巻き起こした．煩雑なため一般化しなかったが，ICTの発達とともに電子的にフォーマット化され，最近ではSOAP方式として定着するようになった．

2 SOAPによる経過記録の書き方[2]

SOAP方式は，患者の問題点に医療専門職がどのように寄与したかを読み手に伝え，評価を受けるための代表的な記載方式の1つである．以下のような構造化された経過記録に様式化されている（図2）．

S Subjective Data：主観的情報
・患者からの相談事，要望，患者の主訴
・体調などの自覚症状，生活歴，家族病歴

O Objective Data：客観的情報
・血圧，脈拍数，酸素飽和度，体重
・検査値，画像データ，併用薬品など

A Assessment：考察・評価
・S，Oに基づく現在の患者の状態の考察
・薬物の副作用・重複投与，相互作用

P Plan：計画
・精密検査，服用薬品，指導事項，情報提供の計画
・他の専門職に対する問い合わせ，引き継ぎ事項

C．記載情報の利活用とプライバシー保護

1 情報開示：開かれた医療へ[3]

情報開示は，クライエントへの医療サービスを展開するうえで，看護師をはじめ，薬剤師，検査技師や放射線技師など直接の医療行為に携わる者のほか，医療保障，福祉介護，労働災害など社会保障にかかわる各方面の従事者から求められる．さらに

は，遺伝子医療や置換医療など新たな技術を適用していく際に，「開かれた医療」をキーワードに，社会は医療のプロセスと成果に情報開示を求めている．

2 プライバシー保護[4]

一方，医療情報は人間の最も深遠な情報である．プライバシー保護に対する要求は個々に異なる．「プライバシー権」は，古くは「そっとしておいてもらう権利」に発し，「守秘」を経て，現代では「自分の情報を知ったうえで，自分の行動態度を決定できる権利」すなわち自己情報のコントロール権を意味するまでに変化した．患者が社会的な不利益を被らないために，次の3点を保証することに集約される．
① 自己情報の開示を求める権利
② 自分の健康状態が周りから誤解されるような，誤ったまたは不完全な情報を排除する権利
③ 自己情報の流通を支配する権利

なかでもマイナンバー法の成立によって，自分の健康に関する情報の使われ方，伝わり方を支配する権利に対する関心が高まっている．インフォームド・コンセントがその具体的表現とされ，ひいてはそれがプライバシー権保護の具体策につながるのである．

■ 引用文献
1) 石川 澄：医療と医療記録文書(情報)．江川 寛(監修)：医療科学．第2版．pp263-284，医学書院，2000
2) Weed LL：Medical records that guide and teach. N Engl J Med 278：593-652, 1968
3) Barber B, Bakker A, Benqtsson S(eds)：Caring for Health Information：Safety, Security and Secrecy. International Journal of Biomedical Computing vol. 35. Elsevier, 1994
4) 石川 澄：医療情報システム・電子カルテ．シリーズ生命倫理学第16巻 医療情報．pp160-181，丸善，2013

〈石川 澄〉

医療の質
医療倫理の考え方

この項目で学ぶべきこと・理解すべきこと
- 医療倫理を実践する際にどのような手順を踏めばよいかを理解する
- 医療倫理の基本四原則を理解して，問題を四原則の観点から説明できるようになる
- Jonsenの四分割表を使用して，問題の情報を整理できるようなる

表1　臨床現場における医療倫理実践の手順
① 情報を漏れがないように集める
② 情報を整理する
③ 決められた手順でケースを分析し問題を抽出する
④ 抽出された問題を規範倫理の観点から検討する
⑤ ①〜④の過程の記録を残しておく

A．臨床現場における医療倫理の実践

臨床現場において医療倫理を実践するためには，手続き的正義を満たしながら，問題を規範倫理の観点から考察することが必要になる．

手続き的正義とは，情報の収集の仕方や決定の仕方といった手続きの公正さを指す概念である．臨床現場での医療倫理は，答えが1つだけに決まらないことも多いものである．そのようなときこそ，手続き的正義を満たしながら考えることが大切である．

それでは，どのようにすれば手続き的正義を満たすことができるのであろうか．それは，具体的なケースに対して医療倫理について考える際の手順を決めておくことである．

B．医療倫理実践のための方法

臨床現場において医療倫理を実践するための手順を示す(表1)．このように手順を決めていること自体が手続き的正義を担保しているが，特に①〜③と⑤が手続き的正義にかかわっているといえる．

④の規範倫理の観点からの検討は,「〜すべき」といった道徳的な観点から価値について検討をするものである.臨床現場において,規範倫理に基づいて検討する際には,医療倫理の基本四原則が用いられることが多い[1]).

C. 医療倫理の基本四原則[2])

医療倫理の基本四原則[1])はBeauchampとChildressによって提唱された「自律尊重原則」「善行原則」「無危害原則」「正義原則」の4つである.これら4つの原則を用いて問題を分析・検討して,どう行動するか決定することによって,臨床現場において規範的に問題に対応したことになる.

1 自律尊重原則

自律尊重原則は,「自律的な人の意思決定は尊重すべきである」というものである.臨床現場において何らかの介入を行う際に得なければならないインフォームド・コンセントは,自律尊重原則に基づいた倫理的概念である.自律尊重原則はそのほかにも「真実を語ること」「他人のプライバシーを尊重すること」「守秘情報を保護すること」などを要求し,医療者による真実告知や個人情報保護や守秘義務といったものに関連している.

2 善行原則

善行原則は,他人の利益のために行為すべきであるという道徳的責務である.この原則は,最善の結果をもたらすために,利益と害悪を比較考量することを含んでいる.善行原則は「害悪や危害を防ぐべきである」「害悪や危害をなくすべきである」「善を促進すべきである」という3つの形をとる.医療者が,最も医学的に適切で患者にとって利益が多いと思われる治療行為を行うように努めること,あらかじめ患者の危険を回避するように努めることは,善行原則に基づいた行為である.

3 無危害原則

無危害原則は,自ら手を下して「危害を引き起こすのを避ける」ことであると定義される.医療者が治療行為を行うにあたって,患者にできるだけ痛みや苦痛を与えないように配慮することや,合併症や副作用を可能な限り避けるように配慮しなければならないのは,この無危害原則に基づいている.

4 正義原則

正義原則は,「社会的な利益と負担は,正義の要求と一致するように配分されなければならない」という道徳的責務である.正義原則は,公平性に関連しており「等しいものは等しいように,等しくないものは等しくないように扱う」ことを要求する.臨床現場では,正義原則に基づいて医療資源を公正に配分しなければならない.

D. Jonsenの四分割表[3])

表1②のプロセスにおいて情報を整理し,問題点を抽出するために有効なツールがJonsenの四分割表である.

Jonsenの四分割表においては,分割された4つの項目「医学的適応」「患者の意向」「QOL」「周囲の状況」ごとに情報を分類して記入していく(表2).「医学的適応」欄には,診断と予後,治療の目標といった医学的事実を確認して情報を記入する.この欄の情報は,医療倫理の基本四原則の善行原則にかかわることが多い.特に,医学的介入の目的を達成可能かどうかという無益性の判断は,善行原則の要請の強さに関係する.「患者の意向」欄には,患者の判断能力,インフォームド・コンセント,代理決定などについて記入する.この欄の情報は,医療倫理の四原則における自律尊重原則と関係している.「QOL」欄には,QOLの定義,QOLに影響する因子などについて記入する.最後に「周囲の状況」欄には,家族,法律,守秘義務,経済的側面など,他の3項目に収まらない情報をすべてここに記入する.

四分割表を使用して情報整理する際に重要なことは,漏れなく情報を記入することであって,この段階で情報が倫理的に重要かどうかは検討しなくても構わない.情報を埋め終わると,次に,それぞれの項目について,不明確な情報を調査し,検討を加えていくためにさらにどのような情報が必要かを確認する.十分な情報が集まった時点で,表1③のプロセスに移行する.

表2 Jonsenの四分割表

医学的適応	患者の意向
1．病歴，診断，予後 2．病気の性質（急性/慢性，重症度，可逆性） 3．治療の目標と達成可能性 4．介入の効果 5．介入に伴うリスク 6．無益性はどの程度か	1．患者の意向 2．患者の判断能力と法的対応能力 3．与えられた情報，理解度合い 4．治療への協力姿勢 5．（判断能力がない場合）代理意思推定者の情報や事前指示の有無
QOL	周囲の状況
1．QOLの定義と評価 　例：治療した場合，しなかった場合の通常生活への復帰の見込み 2．誰がどのような基準で決めるのか 3．QOLに影響する因子	1．家族の意向 2．守秘義務 3．コスト・経済的側面 4．法律 5．公共の利益 6．医療者の意向・心理面の問題 7．その他あらゆる問題

〔ジョンセンAR，シエグラーM，ウィンスレイドWJ（著），赤林 朗，蔵田伸雄，児玉 聡（監訳）：臨床倫理学—臨床医学における倫理的決定のための実践的なアプローチ，第5版．新興医学出版社，2006より一部改変〕

E．倫理的問題点の抽出と分析

　情報が整理されたJonsenの四分割表の各項目を確認し，(1)どの項目に不確定な問題が存在しているのか，(2)どの項目とどの項目が対立しているのか，の2点について明らかにする．これは「どのような価値観が不明確なのか」「どの価値観と価値観が対立しているのか」ということを明らかにする作業であり，倫理的問題点を抽出する作業である．

　そして，抽出された問題点を医療倫理の基本四原則によって説明・詳述する．多くの場合は，ある倫理原則とある倫理原則が対立している．原則が対立した場合は，比較考量が行われる．比較考量は，対立し合っている原則のうち，当該事例において優先すべき原則を明らかにするというものである．分析が終了したあとは，原則の比較考量を行い，当該事例ではどの原則に従うのがよいかを検討し，最終的な方針を決定する．これが，表1③と④のプロセスに該当する．そして，これまでのプロセスをすべて記載し，のちに参照可能なように残しておく．これが⑤のプロセスに該当し，これもまた，手続き的正義を担保するために必要である．

■ 引用文献

1) 瀧本禎之：臨床倫理の実践―ケースを検討する．心身医学 54：945-947, 2014
2) ボーチャンプTL, チルドレスJF（著），永安幸正，立木教夫（監訳）：生命医学倫理，第5版．麗澤大学出版会，2009
3) ジョンセンAR, シエグラーM, ウィンスレイドWJ（著），赤林 朗，蔵田伸雄，児玉 聡（監訳）：臨床倫理学―臨床医学における倫理的決定のための実践的なアプローチ，第5版．新興医学出版社，2006

（瀧本禎之）

第2章

チーム医療

現代のチーム医療と心理師の役割

> **この項目で学ぶべきこと・理解すべきこと**
> - 医療から地域包括ケアへの流れを理解する
> - 多職種協働の必要性について理解する
> - 医療化と医師の特性について学ぶ
> - 優れたチームプレーヤーになるために必要なことを理解する

A. チーム医療：病院から地域へ

チーム医療は医療サービスの高度化・専門化とともに重要視されるようになった．専門職の分化・発展はもちろん学問的な背景もあるが，実務的な要求によって生じている．一専門職のみでは達成できない全体的なケアが，多職種協働によって達成できる可能性が高まるのがチームの機能である．チーム医療の実践は医療機関内にとどまらず，アウトリーチの潮流・国策が「病院から地域へ」とチーム医療を後押ししている．

1 地域包括ケア

現代の日本の医療の進む方向を示す2つのキーワードは「地域包括ケア」「多職種協働」である．世界で最も早く超高齢社会に直面する日本では，65歳以上人口は2042年の約3,900万人でピークを迎え，その後も75歳以上の人口割合は増加し続ける．団塊の世代（約800万人）が75歳以上となる2025年以降，国民の医療や介護の需要がさらに増加することが見込まれている（「2025年問題」）．

可能な限り住み慣れた地域で，自分らしい暮らしを人生の最期まで続けられるように，医療のみならず住まい・医療・介護・予防・生活支援を一体的に提供することを地域包括ケアという．このシステムは保険者である市町村や都道府県が地域の自主性や主体性に基づき，地域の特性に応じてつくりあげていくとされている．チーム医療も地域での暮らしを前提として行われることとなる．

2 多職種協働

疾病を抱えても，自宅などの住み慣れた場所で療養し，自分らしい生活を続けられるためには，医療や介護サービス以外にも日常的な生活支援（配食，見守りなど）も含んだ多職種協働による包括的かつ継続的な在宅医療・介護の一体的提供が必要となる．そのためにはフォーマル（地域ケア会議など），インフォーマル両面からの連携が必要となる．心理師は連携を積極的に行うことで地域包括ケアを推進する役割を期待されている．

B. チーム医療における多職種協働

1 医療化

医療が医療機関内にとどまらなくなり広がることを，社会の医療化とみる見方もある．

ConradとSchneiderは1980年に『逸脱と医療化』[1)]を著し，従前は非医療的な問題とされてきた出生，死亡，加齢，閉経といった「通常の人生上の過程」や精神障害，アルコール使用障害，肥満，嗜癖，摂食障害，児童虐待，子どもの問題行動，学習障害，不妊，性的機能障害といった「逸脱」，その他よくみられる問題が病気や障害という観点から医療

17

の対象となる過程を「医療化」として定義した．医療が自ら（医療従事者のみならず時には患者からの圧力によって）その対象を広げ続けていることは，新しい疾患概念や新しい治療法やケアが提案され続けていることでよくわかる．ヒトゲノムプロジェクトが初期の段階を終えたことで，遺伝子に基づく新しい分類や治療法やケアの提案はさらに加速している．

医療化は医療従事者の影響力の範囲を増大したが，同時に責任と業務を増大させることとなった．当然の帰結としてチーム医療において医療従事者はさまざまな問題に対しあたかも医療の対象であるかのように対応することを要求される圧力にさらされることになっている．心理師はこの圧力をわきまえて振る舞う必要がある．

2 医師の特性を理解する

Friedsonは『医療と専門家支配』[2]で医師の専門職意識は3組の態度・価値・志向から構成されると論じた．
① 医師が専門職として重視する伝統的理念としての役割・価値．例えば，人々を助けること，医療にかかわることで知的刺激を受けること，創造的かつ独創的であることなど．
② 職業としての医師職業集団（以下，職業集団）への積極的な参加（献身）．例えば，職業集団の内部または外部での価値への関心やそれに伴う職業集団の規範に規定された活動に現れる．具体的には医療サービスの提供は，その時点で医療として妥当な（一般的な，ガイドラインに沿った，診療報酬内の）ものに限定されるなど．
③ 個人的判断と自律性の強調．例えば，医師の仕事は複雑で非定型であるがゆえに，特別であるとみなされ，そのなかでは経験に基づく裁量が与えられるべきという考え方．職業集団の特別視ともいえ専門職としての自尊感情が専門職としての理念と連動することで，職業集団が他の職業集団と全く異質であり，より優れているとみなすようになり，管轄権を確保しようとする動機の基盤となる．

医師は自らのやれること，やることを拡大して考える傾向がある．極端な自我の肥大を示し，困難な事例はなく，他職種の業務も医業と同様に実行可能で，疲れを知らず働き続けられるかのごとく錯覚する場合もある（スーパードクター症候群）．

医師は無意識的に情報を抱え込み，情報の非対称性を強化してしまう傾向がある．留保つきで情報を共有する，多忙のためにコミュニケーションの時間がないなら，医師の業務を委譲するという選択が望ましい．

医師はしばしば強迫的特性（自己不信感と罪悪感と過度の責任感の組み合わせ）をもち，完璧主義的なパーソナリティ特性をもつ場合がある．一般にこれらの特性をもつ医師は，頑固でワンマンで仕事に没頭するあまり人間関係や余暇がおろそかになる．これらの特性は医療安全対策には有利に働くが，一方でうつ・自殺・不安・バーンアウト（燃え尽き症候群）に結びつく．

これらの特性は心理師にも程度の差はあれ認められる．心理師はこのような専門職としての医師の特性を踏まえて協働する必要がある．他のチーム医療を構成する専門職についてはp.19および福田[3]を参照されたい．

3 チーム医療において心理師に求められること

チーム医療を構成する職業集団の間では，対人援助という軸からして役割の重複が認められる．チーム医療の実践とは，これらの異同に囚われず職業集団の優劣を廃して，互いに業務の委譲を行うことである．自らにしかできないことに囚われず，自らもできることを積極的に行うことが望ましい．多職種協働のチーム医療においては「優れた専門職」であると同時に，「優れたチームプレーヤー」であることが要求される．

専門職としての必須技能については本書内で下山によりまとめられている（p.170）．一般医療の現場で特に重要なものは「不安」「抑うつ」「せん妄」「認知症」の4つの病態アセスメント（→それぞれp.36, 37, 38, 106），能力としては① 多角的理解力，② 力動理解と協同能力，③ 疎通困難な患者との疎通能力，が挙げられる（p.231）．

福田[3]はチーム医療における専門職の働き方のシステムとして，責任分配モデルの理解の重要性を強調している．これは医療領域で働く専門職としてベースラインを共通にしつつ，自らの専門性を高めていくという考え方である．医療の基本知識，診断や治療やケアのあり方について共通の理解をもつ．そこで初めて，多様性という多職種協働の最大の強みがチーム医療に発揮されるのである．その意味でも心理師にも心理的側面を専門的に取り扱うという専門職コンピテンシーモデルではなく，すべてのチーム構成員が重層的で多様な援助を行う協働コンピテンシーモデルが要求されている．

チーム医療の実践は激流下りに似ている．ボートに乗り合わせたチームメンバーそれぞれが櫂（かい）をしっかり握っていなければならない．櫂（oar）とは，開放性（open），利用可能性（available），自主性（responsible）という3つの重要な態度の頭文字を組み合わせたものである．

■ 引用文献
1) コンラッド P, シュナイダー JW（著），進藤雄三（監訳）：逸脱と医療化．ミネルヴァ書房，2003
2) フリードソン E（著），進藤雄三，宝月 誠（訳）：医療と専門家支配．恒星社厚生閣，1992
3) 福田祐典，坂本沙織：医療（特に精神科医療）で働くさまざまな専門職とその役割．臨床心理学 13：64-71，2013

（中嶋義文）

チーム医療を構成する専門職

この項目で学ぶべきこと・理解すべきこと
- チーム医療において心理師が働くうえで，知っておくべき他の専門職の役割を理解する
- 支援における多職種連携の大切さを理解する
- 具体的な例を挙げて，そのなかで各専門職がはたす役割について理解する

A．チーム医療とは

厚生労働省は，2010（平成22）年3月19日付の「チーム医療の推進に関する検討会 報告書」のなかで，チーム医療について「医療に従事する多種多様な医療スタッフが，各々の高い専門性を前提に，目的と情報を共有し，業務を分担しつつも互いに連携・補完し合い，患者の状況に的確に対応した医療を提供すること」[1]と定義している．さまざまな職種のメディカルスタッフが連携・協働し，それぞれの専門スキルを発揮することで，患者の生活の質（QOL）の維持・向上，患者の人生観を尊重した療養の実現をサポートしていくことになる．目標を1つにするメンバーが集まって支援にあたることで，初めてチーム医療が成り立つ．ここでは，心理師が連携，協働することの多い職種を中心に，各職種の役割について説明を行う．

B．各専門職の役割：事例を中心に

医療機関においては，多数の専門職が働いている．今までは医師がリーダーシップをとり，その指示のもと各職種が分業するという色彩が強かったが，現在，多職種が連携し情報共有を行いながら支援にあたることが求められており，「緩和ケアチーム」「精神科リエゾンチーム」「NST（栄養サポートチーム）」など，全科横断型の多職種チームによる活動が診療報酬上でも評価の対象となっている．

1人の患者が病院で治療を受けるときに，どのような職種がかかわるのか，一例を挙げて考えてみたい．登場する専門職は太字として強調した．

Aさんは統合失調症で，精神科クリニックに通っている40歳代の女性である．ある日Aさんは，自立支援医療の更新手続きについてクリニック所属の**精神保健福祉士**と面談した際に「最近食欲がない」と身体的な不調を訴えた．Aさんは内科受診を勧められ，クリニック院長である**精神科医師**の紹

介状を持って，地域の中核病院を訪れた．受付**事務職員**に初診であることを告げ，Aさんは消化器内科を受診した．初診担当の**消化器内科医師**はX線と，血液検査のオーダーを入れた．Aさんは，放射線科で**診療放射線技師**から説明を受けX線を撮影し，採血コーナーで**臨床検査技師**から採血を受けた．検査の結果，悪性腫瘍が疑われ，さらなる検査を受けたAさんは大腸癌と診断され，入院による治療を行うことになった．消化器内科と消化器外科の合同カンファレンスで手術が決定され，Aさんとその家族に対して医師より「化学療法とともに手術療法を行う．その際，人工肛門（ストーマ）となる」とインフォームド・コンセントがなされた．入院中のケアは**看護師**が中心となって行い，**薬剤師**は化学療法の説明や服薬指導を行い，**管理栄養士**はAさんの病状に応じて食事内容を工夫した．また，精神疾患を併せもつことから，入院治療の当初から**精神科医師**が併診することになった．手術は無事終了し，ストーマのケアについては，**皮膚・排泄ケア認定看護師**が指導を行った．Aさんは手術後，たくさんのケアや説明が施されるなかで不安定になったので，病棟カンファレンスで心理的側面のさらなる支援が提案された．Aさんも了承し，**心理師**による面談も開始された．心理師の面談のなかで，今後の療養に対する金銭的な不安や，自分でストーマの管理ができるか不安であると述べたため，**医療ソーシャルワーカー（社会福祉士）**が関与して医療費や制度の説明を行った．退院に向けて**理学療法士**，**作業療法士**によるリハビリテーションも開始された．理学療法士は主に歩行訓練を中心に行い，作業療法士は塗り絵などの作業と生活動作の訓練を導入した．食事中，むせることもあったため，**言語聴覚士**による嚥下評価も行ったうえで，自宅に退院することになった．退院前には主治医，病棟看護師など現在かかわっている主な職種と，地域の支援機関のスタッフが一堂に会し，Aさんとご家族も交えた合同カンファレンスが行われ，情報を共有した．今後は基本的には**往診を行うクリニックの医師**と，**訪問看護ステーションの看護師**による支援が中心となり退院後のAさんを支えるが，入院希望のときにはいつでも病院に連絡を入れてほしいと主治医や**病棟看護師長**からAさんに伝えられた．

以上，精神科に通院中だった患者ががんと診断されて退院するまでを追っただけでも，さまざまな職種がかかわっている．各職種の担う役割は，重なり合う業務もあり，医療機関ごとに役割分担が異なる場合もあるが，基本的な業務を列挙した．チーム医療の考え方としては，患者やその家族を中心におき，それを各専門職が囲む形で支援や援助を提供するイメージで理解されることが多いが，患者や家族もチームの一員となり，ともに問題点に向かって対処していくというイメージになっていけることが望ましい．また，Aさんの例では登場しなかったが医科歯科連携も重要と見なされており，院内に**歯科医師**が常駐していない場合も，地域の歯科医師と**歯科衛生士**が入院患者のもとを訪問して口腔ケアを行うことがある．そのほか，人工透析が必要となる患者の支援には**臨床工学技士**の存在が不可欠である．

C．特に精神科医療で働く各専門職の役割

先に挙げた事例から，特に精神科医療で働く専門職を取り上げ役割について述べる．福田・坂本は，各職種の定義を以下のように行っている[2]．

精神科医師「主治医としては診療を行い，治療の方針を立て，処方する．治療計画に基づき，各医療スタッフの役割を明確にし，その専門性が発揮できるように指導・調整する．チーム医療においては，治療方針を的確に具体的に指示し，他職種からの情報を集約しリーダーシップを発揮する必要がある」

看護師・保健師「看護職として診療の補助，療養の世話などを提供することを通して，当事者のセルフケア能力をアセスメントし」「本人の力を最大限に伸ばすことを目指している」

精神保健福祉士「当事者にかかわる多職種チーム間，医療機関や保健所，社会復帰施設などの関係機関との中間的存在としてコーディネイトの役割を行い，当事者とその家族の生活支援を行う」

薬剤師「処方された薬に対して単に正しい知識や情報を提供するだけでなく，薬を取り巻く社会環境を十分に把握し，医療以外の情報提供者としてまた薬物治療の協働作業の一員としての役割が重視される」

作業療法士「実生活場面で必要な判断や選択をするためのスキルだけでなく，対人関係のスキルや生活に楽しみを見いだせるということも自立を促すうえで大きな要素であり，これらのリハビリテーション専門職として精神科作業療法やデイケア・ナイトケアなどに従事している」

管理栄養士「患者の栄養状態を改善・維持する必要性から，医療現場での食事や患者の栄養状態の把握などを判断したうえで，食事内容や特別治療食についてチームのなかで他職種に提供し，情報を共有する」

よりよい患者支援のためにチーム医療を行うならば，どの専門職がどういった業務，役割を担うのか，自職種はどういった支援ができるのかという明確な理解が必要となる．専門職同士がお互いを信頼し理解を深めていくことが望ましい．各専門職種の役割，定義などのさらに詳細な部分については，根拠となる身分法や，その職種団体のホームページなどを参照されたい[3]．

■ 引用文献
1) 厚生労働省：チーム医療の推進について：チーム医療の推進に関する検討会 報告書．2010 http://www.mhlw.go.jp/shingi/2010/03/s0319-9.html
2) 福田祐典，坂本沙織：医療(特に精神科医療)で働く様々な専門職とその役割．臨床心理学 13：64-71，2013
3) チーム医療推進協議会．https://www.team-med.jp/

（花村温子）

チーム医療の理論と方法

この項目で学ぶべきこと・理解すべきこと
- 連携と協働の違いを理解する
- チーム医療を妨げる因子を理解する
- チームの生産性を向上させる方法を学ぶ
- リーダーシップの技能を伸ばす方法を学ぶ

A．チーム医療の理論

1 チームの定義

そもそもヒトは所属欲求をもつ動物であり，チームで動くことで種として進化してきた．West[1]は，チームをこのように定義している．

「チームとは明確に定義された困難なタスクに取り組む比較的少人数の集団です．そのタスクは個人が単独で，あるいは複数の人がそれぞれ単独で取り組むよりも，集団で一緒に取り組んだ場合に最も効率的にやり遂げることができます．メンバーは，タスクから直接的に派生した明確で，共有された，チャレンジングなチームレベルの目標をもっています．彼らは目標を達成するために，密接に，お互いに依存し合って働く必要があります．チームにはメンバーそれぞれの役割(いくつかの役割は重複します)があります．そして，メンバーはチームの目標を達成するために必要な権限，自律性，リソースをもっています」

2 連携と協働の違い

連携と協働はほぼ同義に用いられ，法律用語では連携が用いられるが，連携と協働を分ける定義もある．連携(cooperation/relation)とは，互いに連絡をとり，協力して物事を行うことをいう．一方で協働(collaboration)は同じ目的のために対等の立場で協力してともに働くことをいう．単なる情報共有のみでは連携にとどまるが，共通の目的が共有されて初めて連携は真の連携である協働へと変わる．何のために情報を共有するのかという(それは完全に一致した目標でなく暫定的で一部合意された目標でもよいが)とりあえずの共通の目標というものなしには情報の共有は意味がない．

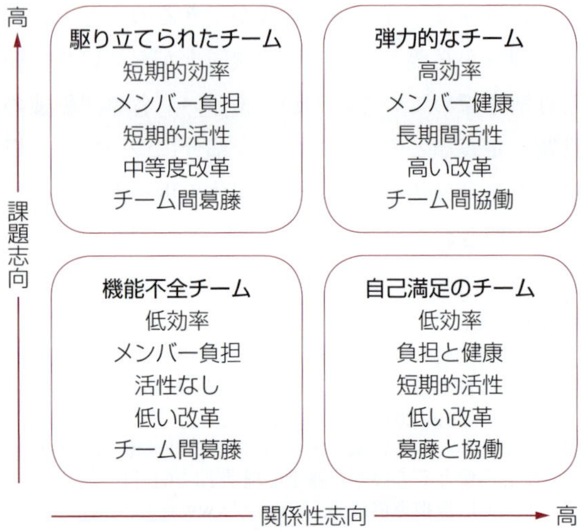

```
        高
        ↑
        │  ┌─────────────┐    ┌─────────────┐
        │  │駆り立てられた│    │ 弾力的なチーム│
        │  │   チーム    │    │   高効率    │
        │  │  短期的効率 │    │ メンバー健康 │
   課題  │  │ メンバー負担│    │  長期間活性 │
   志向  │  │  短期的活性 │    │   高い改革  │
        │  │  中等度改革 │    │ チーム間協働│
        │  │ チーム間葛藤│    │             │
        │  └─────────────┘    └─────────────┘
        │  ┌─────────────┐    ┌─────────────┐
        │  │ 機能不全チーム│    │自己満足のチーム│
        │  │   低効率    │    │   低効率    │
        │  │ メンバー負担│    │  負担と健康 │
        │  │   活性なし │    │  短期的活性 │
        │  │   低い改革 │    │   低い改革  │
        │  │ チーム間葛藤│    │  葛藤と協働 │
        │  └─────────────┘    └─────────────┘
        └─────────関係性志向─────────→ 高
```

図1　チームの機能と課題志向/関係性志向

〔マイケル・A・ウェスト（著），下山晴彦（監訳）：チームワークの心理学．東京大学出版会，2014をもとに作成〕

3　チーム医療を妨げる因子

　チーム活動は課題志向（課題達成への目的意識が高い）と関係性志向（メンバー間の関係性への配慮が高い）の高低によって，4つに分類される（図1）．課題志向も高く，関係性志向も高い理想的なチームにおいては，効率性も高く，メンバーの健康状態もよく長期間にわたって活性化し，チーム内で改革・改変していく気運があり，チーム間協働が実現される（弾力的なチーム）．一方で課題志向も関係性志向も低いチームにおいてはすべてがうまく回らずチーム間の葛藤は強まる（機能不全チーム）．

　一般に集団となると，個人の努力低下が認められる．これは社会的手抜き（social loafing）とよばれる．個人の努力は単独で行うときの75%の出力にとどまり，他のメンバーの努力に期待する心性が生じる．極端な場合は全く自分では参加せず，ただその場にいるだけのメンバー（free rider）が生じる．

　集団意思決定においては権威への盲従が生じやすく，その場において権威をもつ意見が重用されやすくなる．皮肉なことに，チームでの意思決定においては容易に創造性低下が生じる．例えばproduction blockingとよばれる現象では，あるメンバーの発言中，他のメンバーのアイデアが止まり，1人のメンバーがチームでの討議で長々と自説を説くとチームの討議の質は落ちる．また，最初に提出されたアイデアに影響されやすい．メンバーがその意見を基盤にして自分の意見を組み立てようとするため影響が大きくなってしまうからである（社会的比較理論）．最終的な意思決定は出された意見の平均よりは危険なものか，より慎重なものとなってしまうことも知られている（集団極性化）．

B．チーム医療における方法

1　チームを機能させる要素

　チームが機能するための5要素は，①リーダーシップ，②順応性，③相互モニタリング，④バックアップ行動，⑤チームの方向性であるとされる．リーダーシップはチームに必要であり，優れたリーダーシップがあるとチームが成功する可能性が上がる．外的変化に柔軟に対応し，不確実な状態でも機能できる鍵がメンバーの順応性である．お互いの行動を評価し，時には助言を行う相互モニタリングがあると活動の質が上がる．お互いに助け合い，あるメンバーの行動や試みが機能しない場合に，カバーするバックアップ行動は必須である．そもそもチームの各メンバーにチームの方向性が共有されていることが重要である．

　加えて，メンタルモデル（メンバー各人に共有されるそれぞれの役割，動き，全体の方向性の心的イメージで，野球やサッカーのようなチームスポーツにおけるプレーヤーとボールの動きの全体像に例えられる）や，一方向的・言いっ放し・やりっぱなしのコミュニケーション（open-loop communication）ではなく，双方向的・やりとりのコミュニケーション（closed-loop communication），メンバー間の相互信頼がチーム機能の基礎となる．

　チーム医療が機能するためには，共有された目標とイメージ，難解な専門用語を用いない簡素で具体的なやりとり，相互信頼・相互モニタリングとバックアップ行動，リーダーシップとチームへの人的配置・金銭支援に加えて各専門職の立場の明確化が必要である．

2　生産性を向上させる方法

　課題に即して定期的にチームの方向性と進捗を見直すことが必要である．メンバーが外的変化に敏感

で，パフォーマンス向上に動機づけられており，創造性，柔軟性，適応性に富み，あいまいなことへの寛容さと互いの多様性に尊重の姿勢をもっていると生産性が上昇する．時々刻々変化するチームを取り巻く情報の共有がその基礎となる．最も強力で効率のよいコミュニケーションは，一対一の対面による直接面談である．可能な限り直接面談の機会を用いて，情報共有の共通の目的のすりあわせを日頃から行っておくべきである．

情報共有の範囲は目的に即して決定される．原理原則を盾に積極的に情報を開示しない頑なな態度を示すよりは，目的に即した必要な情報を開示し，具体的な協力を求めていく態度が技能として必要である．

情報共有の管理技能には，日頃から専門用語を避けつつ過不足なく情報のやりとりをする実践が必須である．情報共有に対する消極的態度は，①日頃からその習慣がないか，②情報共有の利点が理解されていないか，のいずれかまたは両方から生じる．心理師は得た情報について生活全般のなかでの重要性を位置づけ，どのような情報を他の専門職から欲しいのか考える習慣を身につけるべきである．

3 リーダーシップの技能を伸ばす方法

関連多職種の間で役割葛藤が生じる場合がある．役割葛藤はお互いの立場を認めないと議論が膠着状態に陥りやすい．この状況を避けるためにそれぞれの立場の多様性に対して寛容になる必要がある．チーム全体としての目的を確認・共有したうえで，協力的な討議ができる雰囲気をつくる必要がある．互いの専門職としての能力を認め合ったうえで，建設的な議論を促すよう振る舞うことが求められる．

建設的な議論を促すためには，まず反対意見も含め幅広い意見を求め，出された意見を検討する．提案を統合したり，より質の高い解決策が提示されるように関心をもち続けることが大切である．議論が膠着状態に陥った際には，人に原因を帰するのではなく，状況に原因があると考えるようにする．

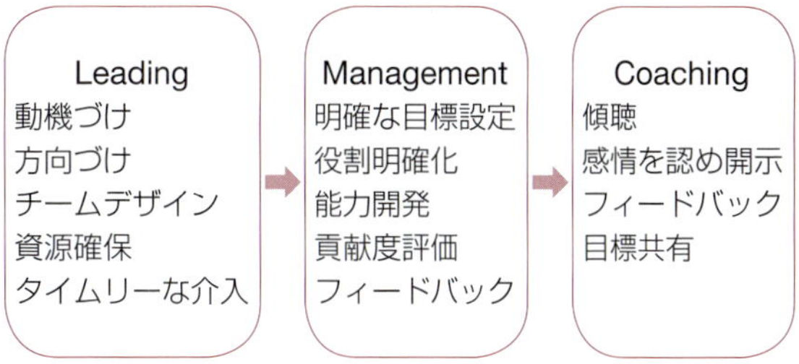

チーム医療の場では日常的防衛が出現することがよくみられる．変化への抵抗はよくみられるが，変化を強制するのではなく，変化しない理由について問い続けることで変化を促し得る．議論できない，議論しても無駄という態度がみられた場合でも，あえて議論すべきテーマとして真の改革につながる重要な機会と意味づける．いずれにせよ，メンバーとともに問題の解決策提案を行い，よく討議したうえで話し合った内容をまとめて同意するようにする．

心理師には建設的議論を促す技能が必要となる．これらの技能はリーダーシップの技能とほぼ重なっており，若い専門職では十分に技能を獲得発揮できていない場合がある．そのような場合はコーチングの技能にフォーカスするほうがよい．すなわち傾聴し，クライエントの感情を認め開示し，フィードバックを与え，目標共有を促すやり方である．コーチングの技能に引き続いてリーディングやマネジメントの技能が成長すれば，リーダーシップの技能がおのずと発揮できるようになるだろう（図2）．

図2 リーダーの技術

Leading	Management	Coaching
動機づけ	明確な目標設定	傾聴
方向づけ	役割明確化	感情を認め開示
チームデザイン	能力開発	フィードバック
資源確保	貢献度評価	目標共有
タイムリーな介入	フィードバック	

〔マイケル・A・ウェスト（著），下山晴彦（監訳）：チームワークの心理学．東京大学出版会，2014 をもとに作成〕

■ 引用文献
1) ウェスト MA（著），下山晴彦（監訳）：チームワークの心理学．東京大学出版会，2014

（中嶋義文）

第3章

医療におけるメンタルヘルス

病むこと
患者の心理

この項目で学ぶべきこと・理解すべきこと
- 病をもち，生きていくということはどんなことか理解する
- 病をもつ人を支援するとはどういうことかを理解する

A. 病をもつということ

　人間は病をもったときに，どのような心理になるのだろうか．まず「病をもつ」手前，健康診断で「要精密検査」となった場面を考えてみよう．「悪い病気なのかもしれない」と考え，ちょっとした身体の変化にも敏感になり仕事が手がつかなくなる，最悪のシナリオを考えてしまう，逆に「何でもないさ」と自分を励まそうとする，などの行動が考えられる．これらは，実際に「がん」など，重大な疾患と診断されたときにはさらに大きなショックや不安となって現れる．精神疾患の病名を告げられたときに，同じような衝撃を受ける方もいるかもしれない．

　いずれにせよ，「疾患をもつ」「障害をもつ」ということで「健康なこころと身体」というものの一部が失われることになるので，特に根治が難しい病気の場合はなおさら，身体的なものにとどまらず，心理的，社会的，その人の生き方にまで影響を及ぼす．例えば，重病を患い，身体のある部分の機能の低下を経験した場合，失望感を味わうことは明らかである．「何かの間違いだ」と向き合わないようにしたり，「なぜ自分がこんな状態になったんだ」と怒りを表出したり，「どうにもならないのだ」と落ち込んだり，「一生懸命治療に取り組めば何とかなるかもしれない」と思ったりと気持ちは揺れ動く．しかし，そういった過程のなかで新しい自己を受け入れるための心理的な準備の営みが始まる．最終的に新しい（＝病をもった）自己を受け入れ，なじんでいくことが，疾病や障害の受容プロセスの流れである．その新しい「自己」は「死」を受け入れざるを得ない自分であったり，治ることのない病気や障害と一生付き合っていく自分であったりする．

　こういったプロセスを考える場合，キューブラー・ロス[1]による「死の受容過程」は参考になると思われる．それによると，死に至る病という診断が下され告知されたあと，「否認」「怒り」「取引」「抑うつ」「受容」という5つの段階がある．また，さまざまな研究者による危機理論も障害受容のプロセスモデルとして用いられ，これらも参考になると思われる．

　急速に死に至る病と告げられた場合と，糖尿病，腎疾患などの慢性疾患の場合では，イメージされる「死」が近いものと感じられるか否かの差はあるが，病を受け入れていくプロセスには共通のものがあると考えられる．また，精神疾患は気持ちのセルフコントロールが失われる不安や，社会的スティグマの存在を意識させる病気である，ということも含めた「病」の受容プロセスとなるだろう．

　個々のケースによってプロセスの進行は異なり，行きつ戻りつ，時にはある段階が長く続くことも知られている．「受容」の段階に至らないまま病が進行してしまう例もあれば，一度「受容」の段階に達しても何らかのきっかけで後戻りする例もある．受容

に至っても，こころの痛み，悲しみは奥底に常に流れていて，急に表に出てくることがあり，それが後戻りのようにみえていることも考えられる．受容に至るまでの過程に心理的支援が必要となる場合も多い．

B．症例紹介

Aさんは，40歳代の男性で，有名大学を卒業し，一流商社で営業マンとして活躍していた．ところが，40歳を過ぎたあたりから疲れやすくなり抑うつが目立ち，酒量も増え始めた．これではいけないと精神科クリニックを訪れたAさんは，そこでうつ病と診断された．抗うつ薬を中心とした投薬治療を受け服薬を始めてからだいぶ落ち着き，自分でも元気になってきたと感じたAさんはそのまま，通院をやめてしまった．気分がよく，むしろ眠らなくても元気に仕事ができると感じていた．

ある日，Aさんに営業先でカッとなり，顧客を怒鳴ってしまうという事態が発生した．それをきっかけに，Aさんの仕事上のミスが多数発見された．家庭内でもクレジットカードによる浪費が発覚し，それを責めた妻を殴ってしまうという行動がみられた．病院に行くことを上司に命じられたAさんは，新たに双極性障害という診断を受け，入院治療を行うことになった．

閉鎖病棟に入院したAさんは，気分安定薬や抗精神病薬の投与を受け，徐々に落ち着いていったが，自分が躁状態のときに周囲に迷惑をかけたと自責の念が強くなった．そのため担当医はAさんに双極性障害を理解するための患者向け勉強会への参加を促した．また，再発予防のため自分の性格を見直すことを目的に認知行動療法を中心とした個人カウンセリングも活用することになった．Aさんは徐々に客観的に自分自身の姿を見つめることができるようになり，無理して仕事を抱え過ぎてはイライラして周囲にあたっていた頃をふり返った．

復職支援プログラムを経て社会復帰したAさんは，社内での降格を決意し，今までよりも無理のない仕事量となった．感情の起伏の不安定さは現在もあるが，家族をはじめとする周囲から「テンションが高いのではないか」「仕事をやり過ぎていないか」など注意してもらうことを心がけており，妻も時々通院に同行するようになった．「収入も減り，離れていった友人もいたが，家族は失いたくなかった．背伸びしないで生きることの大切さに，病気になってやっと気がついた」とカウンセリングのなかでAさんは語った．

C．病をもつ人を支援するということ

B．で紹介した症例のAさんのように，人生の中途で疾病や障害により，今までとは違った生き方を選択しなければならなくなったケースは多数考えられる．Aさんは双極性障害という疾病により，身体的にも心理的にも社会的にも影響を受けている．また，「病気になって皆に迷惑をかけている．生きている価値があるのだろうか」といった，実存的な悩みを抱える場合もあるだろう．成田[2]が述べるように「病を部分の障害や欠損ではなく全体としての人間の苦悩」と捉える必要がある．複雑なストレス状態の中で単に気持ちを支えるだけでなく，その疾患特性をよく理解したうえで，現在どの部分の支援が特に必要であるか，その支援にはどういったアプローチが望ましいかをアセスメントし，それぞれ専門職が必要に応じてチームで連携しさまざまな側面からサポートに入ることが望ましい．自立支援医療をはじめとする制度の活用など，社会的資源の上手な活用など現実的な対応も含め，現状を乗り越えていくための方法をともに考えていくこと自体，心理的支援になる．

さらに村瀬[3]が述べるように「他人から援助されるということは，内心の痛みを伴うこと」であることを支援者は理解しておく必要がある．「支援されなければならない状態になった自分」という悔しさ，悲しさも含めた割り切れない思いをもった患者から，支援者はしばしば怒りをぶつけられたり攻撃性を向けられる．しかし支援者はそれについて「行き場のない思い」「嘆き」を吐き出したいがゆえの行動であると理解し，当然起こり得る反応として受け止めていく．

患者が自分と向き合い，「病をもちつつも生きていこうとする決意」に至るプロセスに寄り添い，その思いを尊重し，どんな状態にあっても「その人ら

しく生きる」ことを支えていくことが「病をもつ人への支援」である．そして，患者本人の闘病を支える家族を支えることの大切さも忘れてはならない．

■ 引用文献
1) Kübler-Ross E：On Death and Dying. Macmillan, New York, 1969〔川口正吉（訳）：死ぬ瞬間．読売新聞社，1971〕
2) 成田善弘：病院における臨床心理士の役割と貢献．臨床精神医学 28：1073-1077，1999
3) 村瀬嘉代子：社会からの臨床心理学の期待．臨床心理学 11：9-13，2011

■ further reading
- 春木繁一：慢性疾患患者の心理．精神科治療学 19（増刊）：105-108，2004
- 平山正実：対象喪失と疾病受容過程．精神科治療学 19（増刊）：99-104，2004

（花村温子）

支えること
精神科医療における心理的支援

この項目で学ぶべきこと・理解すべきこと
- 精神科医療のなかで心理師がはたす役割を理解する
- 各専門職が精神科医療のなかでどのような支援を行っているかを理解する

A．精神科医療における心理的支援とは

前項で医療における心理師の役割は「病をもちつつ生きる人を，その人らしく生きられるように支える」ということと述べた．しかし，どの職種も，こういった心理的支援は通常の業務のなかで行っている．特に精神科専門の病院や診療所は，精神科医師をはじめとする精神的ケアのエキスパートたる専門職が多数集まって構成されている職場である．そのなかで心理師は臨床心理学に基づいた心理的支援を行うことが業となるが，重なりあう業務のなかで心理師が他の職種の業務を理解し，尊重しあって互いに支援にあたることが重要である．また，精神科医療においては，精神疾患の特性を理解しつつかかわること，相手の話を傾聴し，受容，共感に努め，相手が何に困っているかを捉えて適切な援助につないでいくことが基本であることはいうまでもない．

B．精神科医療における心理師の役割

一般社団法人日本臨床心理士会が2011年に実施した調査[1]において，臨床心理士が「主たる勤務先」を回答したなかで最も多かったのが医療保健領域（全回答者の28.6％）であり，そのなかでも精神科領域に勤務する者が多かった．このように心理師は精神科領域で多く勤務している．ここでは精神科臨床のなかで心理師がおおよそどのような業務に携わっているかを述べることにしたい．精神科臨床といっても精神科診療所，単科精神科病院，総合病院精神科などさまざまな場面で共通に行われている心理師の業務と，精神科単科の施設を中心に行われている業務とがあるが，それが混在しての記述であることをお断りしておく．総合病院精神科で主に実施されている業務についてはp.31でも触れる．また以下に述べる内容はすべて多職種との協働のうえで成り立っていることを強調したい．

1 臨床心理アセスメント

心理検査にとどまらず，臨床心理学の視点をもって行うアセスメント面接も含まれる．ロールシャッハテストや描画法をはじめとする投映法，Wechsler法やBinet式などの知能検査，Alzheimer病評価尺度の認知サブスケール（ADAS-cog）などの認知機能検査，各種質問紙法といった多数のツールがあるため（第12章参照），心理師は幅広く検査を知り，どの場面でどんな検査を用いるべきかを知っている必要がある．患者の何を明らかにしたいのかによって検査を選び，態度観察や面接なども含めたアセス

メント方法を組み立てる．そして，得られた結果を患者の治療や生活支援に役立てることができるように，患者本人，患者を取り巻く関係者，支援スタッフに対して適切なフィードバックを行うことが必要である．

2 臨床心理面接

個人とその家族などを対象に面接による心理的支援を行うが，患者によっては認知行動療法的なかかわりが第一に求められる場合もあれば，生育歴から親子関係を掘り下げて洞察を進めるタイプのかかわりが必要な場合もある．また同じ患者の支援であっても，時機に応じて異なるアプローチが必要とされる場合がある．心理検査同様，さまざまな技法を知り，ニーズによって柔軟に面接のなかに取り入れる必要がある（第13章参照）．

3 集団精神療法

集団で言語や作業を介して行われる心理療法である．グループでさまざまな体験を共有したり，話し合いを行うなかで，複数の人間同士の心理的相互作用を用いて，自己肯定感や社会的スキルの向上を目指す．精神科の病棟のなかで，コミュニティ・ミーティングと称し病棟メンバーの話し合いという形式で行う場合もある．うつ病患者を集めての集団認知行動療法や，依存症患者のみのミーティングなど，特定の疾患をターゲットに行われることもある．

4 精神科リハビリテーション

精神科デイケア，ナイトケア，心理教育などを含み，先に挙げた集団精神療法の手法などを用いて精神疾患をもつ患者が社会復帰に向けて進んでいけるような支援を行う．ソーシャルスキル・トレーニング（SST）や，作業療法のグループ，各種レクリエーションに心理師が入り他の専門職とともに支援することも多い．復職に向けた訓練として「リワークプログラム」に携わる心理師も増えている．また，「家族教室」などの形で家族支援を本人の精神科リハビリテーションと並行する場合も多く，そこにも心理師が関与している場合が多い．

5 地域援助活動

訪問による支援活動に心理師も参画している．包括型地域生活支援（ACT）プログラムのメンバーとして，精神科医療から離れがちになっている方を訪問して支援を行う場合や，訪問看護や医師の往診に同行して支援を行う場合もある．いずれにしても，心理師としての心理アセスメントの視点を活かして，多職種チームの一員としてかかわる．地域住民に対してメンタルヘルスの講義などを行う場合もあるだろう．

6 教育活動・研究活動・職員メンタルヘルス支援

心理師の実習生指導はもちろんのこと，研修医に対する指導，各専門職の実習生指導にも携わる．

スタッフと協働で，日々の活動を知見としてまとめるなど，研究活動に従事する場合もある．学会発表などを通して知識を深め，自己研鑽を積むことが望まれる．心理師だけが集まる研修や学会のみでなく，医師をはじめ他の職種も集まるような学会，研修にも参加し幅広い知見を得ることが大切である．

職員のメンタルヘルス向上に向けて，ストレスマネジメントの講義，啓発活動を行うことや，実際に不調をきたしてしまった職員の面談を行うこともある．この場合，最初から精神科医師との協働で行われることもあれば，精神科医師へのつなぎ手としての心理師の役割が期待されていることもある．

C. 精神科医療の分野で働く心理師に必要なこと

精神疾患の知識はいうまでもないことだが，精神科医療を取り巻く医療情勢，診療保険点数の動向，精神保健福祉法をはじめとする各種医療法規を理解して仕事に臨む必要がある．そして，厚生労働省の施策や，その機関が属する自治体の精神科医療に対する姿勢，地域の特性（精神科医療に対する地域住民の反応や，その土地特有の風土，県民性など）も知る必要があるだろう．また，自施設が地域のなかでどのような役割を担っている医療機関なのかを知り，自施設のなかで心理師がどう位置づけられているかを理解したうえで活動しなければ独りよがりの

支援に終わる可能性がある．精神科医療において，精神科医師，看護師，薬剤師，作業療法士，精神保健福祉士などが精神科スタッフとして挙げられることが多いが，そのなかでも「○○学会指導医」「認知症看護認定看護師」「精神看護専門看護師」など，各分野にさらなるエキスパートが存在することも知っておく必要があるだろう．心理師として周囲を俯瞰し，周囲との関係性を大切にし，バランスをとりながら患者とその家族を支援していくことが望まれる．

■ 引用文献
1) 一般社団法人日本臨床心理士会：第6回「臨床心理士の動向調査」報告書．2012

■ further reading
- 一般社団法人日本臨床心理士会（監修）：臨床心理士のための精神科領域における心理臨床．遠見書房，2012
- 津川律子：精神科における臨床心理士の役割．永井良三，笠井清人，村井俊哉，他（編）：精神科研修ノート．pp77-78，診断と治療社，2011

（花村温子）

支えること
救急医療における心理的支援

この項目で学ぶべきこと・理解すべきこと
- 救急医療施設の特殊性を理解する
- 救急医療施設に搬送された患者が必要とする心理的支援を理解する
- 救急医療スタッフが心理師に期待する役割を理解する

A．救急医療施設に関する基礎知識

1 日本の救急医療体制

日本の救急医療体制は，その重症度に応じて一次救急（入院や手術を伴わない医療），二次救急（入院や手術を要する医療），三次救急（二次救急まででは対応できない重篤な疾患や多発外傷に対する医療）に分けられる．三次救急は，救命救急センター，周産期母子医療センター，小児救急救急センターなどが担い，心理的支援のニーズが高い場である．なお，精神疾患の重篤化（激しい幻覚や妄想など）への緊急対応は精神科救急とよばれ区別される．

2 救急医療施設の特徴

救急医療施設には，交通事故，火事，災害，犯罪被害，そして自殺企図などによって生命にかかわる重篤な身体的外傷を負った患者が連日搬送される．常時24時間体制で重症身体疾患患者の受け入れを行う救急医療施設では患者の救命が最大の目標であるため，身体状況が急性期を脱した患者は即時に後方病院への転院や自宅退院を迫られる[1]．心理師は，限られた時間のなかで迅速に心理的支援を進めなければならないため，患者に関する情報を短時間で効率よく収集し，患者の抱える課題を素早く見立てる必要がある．救急医療施設とは，厳しい時間的制約があるがゆえに，他職種との業務分担，情報共有，そして各職種の専門性を尊重したチームワークが何より重要視される場である．

また，一般診療科の受診とは異なり，救急医療施設への搬送とは，患者および家族にとって予期せぬ出来事によって引き起こされた突然の危機的事態であることが多い．治療を受ける準備も今後の見通しを立てる間もなく，突如としてこれまでの生活時間が奪われる．時として，身体的機能や自身のアイデンティティ，人間関係，経済生活基盤などの一部を喪失する場合もある．救急医療施設とは，患者や家族がさまざまな変化や喪失を経験することになる場である．

さらに，救急医療施設には，本人の意思で医療機関を利用する可能性が低い患者，援助希求行動が乏しく独りで多くの課題を抱えている患者も搬送される．そのため，救急医療施設は，患者の課題を改め

て整理できる場であり，その後の治療や心理的支援によって，患者の機能を回復させたり，患者を取り巻く環境に劇的な変化を起こすことができたりする場でもある．

B．救急医療施設における心理師の役割

1 多発外傷患者への心理的支援

　突然の事故や災害に起因した多発外傷患者は，外傷後の喪失体験から，抑うつ気分，不安・焦燥感，希死念慮，追体験，複雑性悲嘆などの精神症状を呈することがある．場合によっては，身体的治療への動機づけが二次的に低下し，入院期間の延長を余儀なくされることもある．心理師は，患者の自責感，絶望感，怒りなどの感情や苦悩に至る思考をアセスメントし，その結果を主治医や看護師，家族と共有しながら患者へのかかわり方や治療意欲を涵養する方法をともに検討する必要がある．必要に応じて，精神科への受療勧奨を行うことも期待される．

　また，近年の医療技術の進歩に伴い，重篤な外傷性脳損傷患者が救命される割合が高まっている．一方で，脳損傷によって引き起こされる高次脳機能障害に悩む患者も増えている．高次脳機能障害により，元来の運動機能や認知機能が著しく低下し，社会復帰が困難となる場合もある．心理師は，外傷性脳損傷患者に対して神経心理学検査を用いた認知機能評価を行い，高次脳機能障害の鑑別に必要な情報を提供し，そして患者のリハビリテーションを含めた治療計画の立案に参加することが求められる．救急医療施設においては，複雑で時間を要する検査は避け，評価したい機能（注意力や記憶力など）に特化した簡易検査でバッテリーを組む必要がある．

2 自殺未遂患者への心理的支援

　救急医療施設には，重篤な自殺未遂患者が多数搬送される．多い施設では入院患者の10％を自殺未遂患者が占めることもある．自殺未遂患者は，救命された後に再び自殺を企図する危険性が非常に高いことが知られている．したがって，救急医療施設とは，援助希求行動が乏しい自殺未遂患者に対して援助を開始する重要な拠点とされている．

　三次救急医療施設に搬送された自殺未遂患者への効果的な介入としては，大規模ランダム化比較試験によって自殺再企図防止に対する強力なエビデンスが得られたACTION-Jのケース・マネジメント[2]が推奨される．ACTION-Jのケース・マネジメントとは，高度な専門的教育[3]を受けた臨床心理士，精神保健福祉士，社会福祉士などが，精神科医師とともに自殺未遂患者に対して，心理的危機介入，精神医学的アセスメント，心理教育を行い，そして精神科への受療勧奨や自殺の背景にあるさまざまな心理社会的問題の解決に向けた社会資源の導入を定期的な面接を通して進めることにより，自殺再企図を防止する介入手法である．救急医療施設は，時間や空間の制約を受ける場であるが，そのなかでも心理師は患者の生きづらさに共感しながら精神痛の緩和に努める必要がある．

3 家族に対する心理的支援

　患者の家族をサポートすることも心理師の役割の1つである．患者が救命された後の家族の反応を注意深くアセスメントしながら，適宜家族の求めに応じて心理的支援を行う必要がある．一方，救急医療施設に搬送されてもすべての患者が救命されるとは限らない．救急医療施設内での遺族に対するケアは，看護師が中心になることが多いが，心理師も専門職の1人としてかかわることもある．

4 救急医療スタッフへの心理的支援

　救急医療施設は緊張状態にさらされることが多く，医師や看護師は心身ともに消耗しやすい．喪失体験も多く経験し，救命できなかったこと対して，罪悪感や不全感を抱くことがある．こうしたスタッフの無力感や罪悪感を同じ医療者側の立場として分かち合うことも，心理師の役割の1つとされる．

　また，救急医療スタッフは精神医学や心理学に関する専門的知識を持ち合わせていないことが多く，身体合併症のある精神疾患患者への対応に苦慮することがある．そのような場合，心理師は患者へのかかわり方を説明したり，心理的反応の背景を説明したりすることが期待される．

C. 救急医療施設での留意点

　救急医療施設において，心理師は患者や家族の絶対的依存と過度な理想化の対象となりやすい[4]．また，心理師も救済者願望が喚起され，万能感を抱き，その万能感を手放したくないあまり1人で患者を抱え込みやすくなる．心理師はこうした転移と逆転移を常に観察し，内省と修正を繰り返していく必要がある．そして，救急医療施設内で対応可能なことと不可能なことを見極め，患者が真に必要とする心理的支援を計画して実行することが必要である．

■ 引用文献
1) 髙井美智子：救急医療における心理士の役割．日本臨床救急医学会（監修）：救急医療における精神症状評価と初期診療PEECガイドブック―チーム医療の視点からの対応のために．pp117-120，へるす出版，2012
2) Kawanishi C, Aruga T, Ishizuka N, et al：Assertive case management versus enhanced usual care for people with mental health problems who had attempted suicide and were admitted to hospital emergency departments in Japan（ACTION-J）：a multicentre, randomised controlled trial. Lancet Psychiatry 1：193-201, 2014
3) 川島義高，河西千秋，衞藤暢明，他：救急医療を起点とするエビデンスに基づく自殺未遂者ケア―ACTION-J試験の成果と課題．精神医学 57：523-529，2015
4) 別所晶子：救急の場での転移/逆転移．臨床心理学 10：229-234，2010

（川島義高）

支えること
―一般医療における心理的支援

この項目で学ぶべきこと・理解すべきこと
- 一般医療のなかで心理師がはたす役割を理解する
- 医療のなかで精神科医療以外への心理師の活躍の場の広がりについて理解する

A. 医学の発展とそれに伴うストレス

　医学の発展に伴い，かつては死に至る病であったものであっても，治療可能になっている例は少なくない．しかし先進的な治療，それに向かうための検査などに伴う苦痛やストレスも新たに生まれている．そのなかで，医療を受ける患者やその家族の心情を推し量り，治療における身体的苦痛，精神的苦痛，社会的苦痛，実存的苦痛といったさまざまな苦痛への対応といった全人的医療の実践が今まで以上に望まれており，それを目指すチーム医療の一員として心理師も活躍の場を広げている．

B. 一般医療における心理師の役割

　WiseとRundellによると，身体疾患を有する患者は身体疾患をもたない者に比べて高率にうつ病を発症することが知られている[1]．悪性腫瘍の場合20～38％，糖尿病の場合24％などという結果がある．そのため，身体疾患の治療においても心理的ケアが重要であることがわかる．中嶋[2]によると全国の一般病院に勤務する心理職は，心理査定や面接といった業務以外に，70％前後の者が「医療チームへの参加」「コンサルテーション」「リエゾン活動」に従事していた．現場での一般医療・身体科領域スタッフからの心理師に対する期待に応えるためには，臨床心理学を基盤としながら精神医学をはじめ，連携する各科に関する幅広い知識と協働能力が求められる．

C. 一般医療における心理師の活躍の場の広がり

　一般医療の場において心理師が活動する際，精神科医師と密な連携のうえ業務を行う場合もあれば，常勤精神科医師のいない機関で業務を行う場合もあり，精神科以外の特定の科に雇用される例もある．しかしどのような形態で雇用されている心理師であっても，p.26で述べたような臨床心理アセスメント，臨床心理面接といった業務が基本であることは間違いない．以下，心理師が関与している一般医療の領域を列挙する．

1 精神科リエゾンチーム

一般病棟の入院患者に対し精神科医師，高い専門性をもつ看護師，薬剤師，精神保健福祉士，作業療法士，心理師など，多職種チームにより精神科医療を提供するもので，2012（平成 24）年に「精神科リエゾンチーム加算」として診療報酬上新設された．以前から心理師による身体疾患患者に対する心理的支援は行われてきたが，診療報酬上評価されるチームの一員として心理師が明記された意義は大きい．

2 緩和ケアチーム，緩和ケア・がん医療領域

緩和ケアチームのメンバーとして，また緩和ケア科や緩和ケア病棟のスタッフとして，がん患者とその家族の心理的支援にあたっている．患者向けサロンの運営や，遺族支援にかかわる場合もある．

3 小児科領域

難病を抱える子ども，発達障害や先天性の障害を抱える子ども，不登校に陥る子どもなどを主な対象に，小児領域で働く心理師は多い．この分野においては家族支援，特に母親支援という側面も大きい．

4 リハビリテーション領域

事故や脳血管障害などによる中途障害を負った患者に対し理学療法士，作業療法士，言語聴覚士などリハビリテーションスタッフと協働しながら，高次脳機能障害のアセスメントをはじめ，リハビリテーションに伴う心理社会的支援を行っている．

5 周産期領域，婦人科領域

周産期母子医療センターなどに配属され，産婦人科医師や新生児科医師とともに母子の支援にあたっている．難病や障害をもって生まれてきた子どもをもつ母親のケア，流産や死産を経験した母親のケアなどを行っていることが多い．

婦人科領域では，不妊治療に伴う心理的支援や，パートナーと性交できないなどの悩みを抱えて婦人科を訪れた患者の心理的支援などを行っている心理師も存在する．

6 認知症疾患医療センター，高齢者領域

認知症患者のケアが急務となり，認知症疾患医療センターが整備され，心理師は心理アセスメント，心理面接，家族支援などにあたっている．神経内科に属して認知症の支援にあたる心理師も少なくはない．介護老人保健施設などの高齢者施設に勤務する心理師も少ないが存在する．

7 慢性疾患領域

糖尿病，腎疾患，また人工透析が必要な状態などを含め，慢性疾患を抱える患者の心理教育も含めた心理的支援を行う．食行動をはじめとする生活の改善が望まれる場合も多く，性格傾向と照らし合わせながら行動変容を目指した心理的介入を行っていく．

8 移植医療領域

移植にあたりレシピエント，ドナーとその家族に対する心理的支援を行う．移植に至るまでの意思決定プロセスを支える場合も多い．手術やこれからの生活に対する期待と不安といったさまざまな思いを抱く患者に対し，心理的支援は不可欠である．

9 救命救急センター，救急領域

事故や急な病気の発症で不安が高まり混乱する患者の心理的支援，家族支援を行う．また，自殺企図で救急搬送される患者の再企図を防ぐために心理的支援を行い，必要な支援者や機関につなぐ役割を担う．詳細は p.28 を参照．

10 病院職員の心理的支援

高ストレスにさらされる病院職員のメンタルヘルス支援を行う．詳細は p.32 を参照．

11 その他

心臓疾患を抱えた患者に対し，心臓外科や循環器内科の処置後に心臓リハビリテーションの形でかかわる場合もある．また，HIV 感染者の心理的支援に従事する場合もある．心臓疾患や HIV 感染者の支援は慢性疾患の支援と同様，病を得た不安に対応しつつ，生活習慣の改善，よい生活習慣の維持を目指し心理的支援を行う．心療内科で心身症，摂食障害な

どの治療に参画する場合もある．慢性疼痛のケアでペインクリニックにかかわる心理師や，歯科・口腔外科で歯科心身症に対応する心理師，遺伝に関する疾患の正しい情報を伝えて患者とともに今後を考える遺伝カウンセリングに従事する心理師も存在する．

ヒューマンエラーを心理学の観点から分析するため，院内の医療安全管理の委員会などに属したり，虐待防止の委員会に属したりすることも臨床心理学の視点を活かした活動として期待される．

以上，一般医療における心理師の活躍の場が広がっていることが明らかになった．今後地域包括ケアの広がりのなかで，他の専門職とともに，医療における心理師と地域における心理師が協働して予防的介入も含めた地域住民の心理的支援を担っていくことが望ましい．

■ 引用文献
1) Wise MG, Rundell JR：Textbook of consultation-liaison psychiatry：Psychiatry in the medically ill. Washigton DC. American Psychiatric Press, 2002
2) 中嶋義文：一般病院・医療・保健施設における心理職実態調査：心理職の役割の明確化と育成に関する研究報告書．2015

■ further reading
- 一般社団法人日本臨床心理士会（監修）：臨床心理士のための医療保健領域における心理臨床．遠見書房，2012
- 鈴木伸一（編）：医療心理学の新展開―チーム医療に活かす心理学の最前線．北大路書房，2008

（花村温子）

支えること
スタッフの心理的支援

この項目で学ぶべきこと・理解すべきこと
- 心理師が医療スタッフのメンタルヘルスにおいて期待されている役割を知る
- スタッフのメンタルヘルスの実践例を知る

A. 医療スタッフのメンタルヘルス

厚生労働省は，2006（平成18）年に「労働者の心の健康の保持増進のための指針」を定め，事業者が労働者に対してメンタルヘルスケアを行うよう示した[1]．ここでは，「セルフケア」（労働者1人ひとりが取り組むもの），「ラインによるケア」（職場の上司が取り組むもの），「事業場内産業保健スタッフによるケア」（事業所内の健康管理担当者による支援），「事業場外支援によるケア」（事業場外の専門家や専門機関などを活用しての支援）の4つが記されている．

しかし，医療現場では「医療者は健康で当たり前」とされ，働く人の精神面にあまり関心が向けられずにきており，日本における医療従事者のメンタルヘルス対策は遅れている．医療の高度化，患者の権利意識の向上，情報開示傾向，インターネットで容易に医療に関する情報が手に入ることなどに伴い，医療者は時に世間から厳しい目を向けられ，命を預かる現場という職場特性もあり常に高度なストレスにさらされ続けている．医療従事者の多くが，過重労働とストレスにより，身体はもとより精神的にも疲弊している．こうした状況で医療事故を誘発する可能性も高い．疲れて医療現場を去る医療従事者が増えれば，ますます医療安全上問題となる．

つまり医療従事者の健康が医療安全につながり，よい医療につながるものと考えられ，組織を挙げての職員のメンタルヘルス対策は急務となっている．

B. 医療スタッフが直面するストレス

医療従事者が直面するストレスには，医療現場特有のストレスと，どの職場でも起こり得るストレス，個人的な問題によるストレスがあると考えられる．

まず，医療現場特有のストレスとして，
① 常に命を預かる現場であり緊張感が高い，という意味のストレスがある．医療上のミスや，インシデントが起こった場合には患者の命にかかわってくる可能性がある．そうなると，エラーを起こ

した医療者が自分を責め，また失敗してしまうのではと考える悪循環に陥る場合がある

② 常に医療訴訟などのリスクにさらされている

③ 人格障害など対応の難しい患者や，権利意識の著しく強い患者など対応困難な場面に出会う

④ 医療の特性上避けられないことではあるが患者の死に遭遇してしまうことが多く，また自殺など思いがけない死に出合うこともある

⑤ 当直，交代勤務など，生活のリズムを一定に保ちにくい勤務体制がある

といったものが挙げられる．次に医療現場に限らず職場のストレスとして起こり得ることとして，

⑥ 組織という集団に属して働いているため，人間関係がうまくいかない場合もある

⑦ 理想に燃えて専門職を目指したのに，現場は自分が思い描いていたものと違うと感じ，燃え尽きてしまう，またはやる気をなくしてしまう

などが考えられるだろう．個人的な問題としては，

⑧ 家庭生活や友人，パートナーとの関係などで悩んでおり，それが仕事上も影響を受けてしまう

⑨ 現在の職場で求められる専門性のスキルが高く，自分にはついていけない，そもそも専門職としての能力不足に悩む場合がある

⑩ もとから発達障害傾向や人格的に未成熟であるなどの要因を抱えていて，ストレス耐性が低く，通常の業務に耐えられない

といったことが考えられる．

C．メンタル面で不調をきたした医療スタッフへの対応

　耐性以上にストレスがかかると，うつ病などの状態に陥ることが懸念される．職場不適応に陥った職員の支援を行うときは上記に挙げたような内容を考慮しながら整理し，環境を調整すればよいのか，本格的な精神科の治療に入らなければならないのかを見極めていく必要がある．実際に治療を進めていくにあたっても投薬など医療の範疇で収められる問題なのか，長期的なカウンセリングなどが必要なのか，根本的な適性の問題や能力不足があって不適応になっているのか，現在の自分の状態を本人はどう捉えているのかなどを確かめ職場の状況と照らし合わせて丁寧に対応していく．本人の了承を得て所属長や家族を交えて話し合う必要も出てくるだろう．

　復帰に向けての支援のなかでリラクセーション指導や，認知行動療法的な自分自身の考え方の癖を見直すなどの対応がとられる場合もあるし，適性を見直し他の職場へ移るという本人の決断に寄り添う場合もある．不調をきたした職員が元の職場に復帰することだけを目標とするのではなく，職場，職員ともによりよい形での収まり方はどんなものかを探索し調整する必要がある．

　こういった心理的支援は医師が行う場合もあろうが，心理師や精神看護専門看護師が関与する場合もある．いずれにしても，精神科医師が窓口ではない場合には，精神科の専門治療につなげるタイミングを見誤ってはならない．

D．スタッフのメンタルヘルスにおいて心理師に期待される役割

　2014（平成26）年6月に改正法案が可決され2015（平成27）年12月に施行された労働安全衛生法において，労働者のストレスチェックが義務づけられることになった．これは，医療機関という事業所でも同様に行わねばならない．このチェックの実施者は医師，保健師，一定の研修を受けた看護師，精神保健福祉士となっており，2016年1月現在心理師は含まれていない．しかし，実際に心理師が職員のメンタルヘルスにかかわる実績をもっている施設などでは，実施者である職種と協力して事業を進めていく可能性はある．また，この制度にかかわらず，医療機関の職員メンタルヘルスを担う職種として，精神科医師，心療内科医師，精神看護専門看護師などとともに関与していくことが期待される．

　心理師が医療機関のスタッフに対するメンタルヘルスにかかわる場合，院内の心理師が職務の傍らかかわる場合と，職員メンタルヘルス専属で雇用されてかかわる場合，外部の従業員支援プログラム（EAP）所属の心理師としてかかわる場合などがある．職員メンタルヘルスの相談窓口が医師ではない職種のほうが相談しやすいとの評価で，心理師が期待される場合も多い．そのほか啓発活動としてメンタルヘルスに関する講義，研修を担当したり職員向

けのリーフレットやポスターを作成したりする場合もあるだろう．

また，職員が相談しやすいような体制を整える職場内の調整も必要となる．中嶋の報告では新入職員が疲弊しないようメンター制度を設け，相談しやすい体制をおいているといった職場内の工夫が紹介されている[2]．花村[3]の報告では産業医を中心とし，精神科医師，心療内科医師，看護師，人事担当の事務職員，心理師が「職員メンタルヘルスチーム」を形成し活動しており，院内にメンタルヘルス専門職が複数いるメリットを活かした支援が行われている．支援にかかわる担い手側もチームでかかわることで個人の負担感が減り，また窓口が複数になることで多層的な支援が可能になると考えられる．

支援者自身もリラクセーション，趣味によるストレス低減行動など自分自身によるケアを行い，職場内，職場外でのよい交友関係を活用し，お互いのメンタルケアができるような関係構築をしていくことが望まれる．

■ 引用文献
1) 厚生労働省：「こころの耳」ポータルサイト．http://kokoro.mhlw.go.jp/guideline/
2) 中嶋義文：医療従事者の健康支援—リエゾン精神科医の立場から．総合病院精神医学 25：65, 2013
3) 花村温子：医療従事者の健康支援—臨床心理士の立場から．総合病院精神医学 25：66, 2013

■ further reading
- 村岡眞理：医療者のメンタルヘルス．精神科治療学 19（増刊）：305-309, 2004
- 和田 攻（編集代表）：メンタルヘルスケア実践ガイド，第2版．産業医学振興財団，2008

（花村温子）

第2部

精神医療の基本

第4章	精神症状のみかた	36
第5章	診断とその経過	46
第6章	治療のあり方	113
第7章	薬物療法	128

第4章

精神症状のみかた

感情・気分障害

この項目で学ぶべきこと・理解すべきこと
- 感情と気分の違いを理解する
- 不安と恐怖の違いを理解する
- 代表的な感情，気分の障害による精神症状を理解する

A．感情と気分とは

感情とは，外部からの刺激によって，何らかの行動が惹起される状況において，生じている一時的な心的状態をいい，喜び，驚き，悲しみ，恐れ，嫌悪，怒りなどを含む主観的な体験である[1~3]．

一方，気分は，一時的ではなく持続的な情動であり，抑うつや高揚，快，不快などを含む[1~3]．通常は，主観的な体験であり，その人の表現や言動を通して，直接的もしくは間接的に他者に察知される．

B．感情の障害

1 不安と恐怖

不安とは，漠然とした対象のない恐れの感情であり，不快感を伴った安らかでない心的状態である．不安は，しばしば，頻脈や発汗などといった自律神経系の身体症状を伴って惹起される[1~3]．

一方で，恐怖は，特定の対象に対する恐れの感情である[1~3]．その対象により，高所恐怖，閉所恐怖，不潔恐怖，疾病恐怖，醜形恐怖など，さまざまな恐怖症状が存在する．

2 恐慌（パニック）

急激に起こる強烈な不安発作であり，動悸，発汗，息苦しさ，窒息感，胸部不快感などの強い身体症状を伴っている[1~3]．しばしば，このままでは死んでしまうのではないかという，死に対する強い恐怖を抱くことが多い．DSM-5における不安症群のパニック症で特徴的に認められる症状である．

3 広場恐怖

空間に関連する状況に対する恐怖を意味している．具体的には，自宅から外出する，雑踏や公共の場所に出る，公共の交通機関を利用するなどの状況に対する恐怖などがある[1~3]．

不安症群の広場恐怖症では，① 公共交通機関の利用（例：自動車，バス，列車，船，航空機），② 広い場所にいること（例：駐車場，市場，橋），③ 囲まれた場所にいること（例：店，劇場，映画館），④ 列に並ぶまたは群衆の中にいること，⑤ 家の外に1人でいること，の5つの状況が診断基準に含まれている[4]．

4 社交恐怖

他者の注視を受ける可能性のある状況に対する恐怖である[1~3]．具体的には，人前で食事をする，人前で発言をするなどの状況に対する恐怖が含まれている．通常は，恐怖の対象となっている状況を回避するようになる．

不安症群の社交不安症では，学生であれば，教室内での発言に強い不安を覚え，発表を避けたり，社会人では，会議での発言を避けるために出世をあきらめるなど，社会的職業的な障害が認められる[4]．

5 感情鈍麻

こまやかな生き生きとした感情の動きが失われて，他の人にその人の感情が伝わりにくくなっており，人間的な交流が失われた状態．慢性期の統合失調症などで認められる[1〜3]．

6 無感情（アパシー）

感情鈍麻同様に，感情の反応性が鈍くなっており，意欲の発動性も著しく低下して，無関心，無感動になっている状態[1〜3]．認知症を含む神経変性疾患や脳器質性疾患で認められる．うつ病患者においても，しばしば類似した病態を認めることがあるが，うつ病患者では患者が，自身の状態に対して苦痛を自覚していることが多いのに対して，アパシーでは患者は自覚的な苦痛を訴えないことが鑑別のポイントとなる．

7 快楽消失（アンヘドニア）

喜びや楽しみといった快感情を覚えることができない状態[1〜3]．うつ病で認められる場合には，中核症状である興味または喜びの喪失を意味している．

8 失感情症（アレキシサイミア）

自らの感情に気づくことができず，それを適切に表現することができない患者の状態を意味している[1〜3]．

9 感情失禁

些細な外的な刺激により，泣く，笑う，怒るなどの強い情動反応が誘発される現象を意味する[1〜3]．認知症を含む脳器質性疾患において，しばしば認められる．

C．気分の障害

1 抑うつ

気分が落ち込んで，精神運動活動が抑制されている状態をいう[1〜3]．気分の落ち込みは，死別や経済的問題，健康問題などで，好ましくない状況に遭遇した場合に生じる一過性の感情であり，ほとんどすべての人が経験することである．

一方で，うつ病や抑うつエピソードでは，抑うつ気分が持続し，意欲低下，疲労感や気力の減退，興味や喜びの消失，思考力低下，思考制止，決断力低下，無価値感，不適切な罪責感，自殺念慮，睡眠や食欲に対する影響，さらにはさまざまな身体症状も加わり，社会的職業的な機能が著しく障害される[4]．

従来は，了解可能なストレス因や心因が先行する「反応性」うつ病と，それら了解可能な原因が欠如しており，その人の素因に基づいて発症する「内因性」うつ病が，対比的に分類，理解されていたが，必ずしも個々の症例で明確にいずれかに分類されるわけではないこと，およびこれらのうつ病の質的な違いが明確に示されていないことより，DSM-Ⅲでは，ある一定以上の重症度のうつをうつ病と定義し，以後の診断基準でも基本的に踏襲されている．また，重大な喪失への反応，特に死別反応でも，うつ病と類似した状態を呈することがあり，DSM-5以前は正常な悲嘆としてうつ病から除外されていたが，明確な質的差異を示す証拠がないことにより，DSM-5ではこの除外基準が削除された[5]．

2 躁

気分が高揚し，精神運動活動が亢進している状態をいう[1〜3]．自尊心は肥大し，自信に満ちあふれ，活力が亢進する．実際に目的志向性の活動が増加するが，注意は散漫となり，外部からの刺激により容易に転じる．思考は活発で，いくつもの考えが頭のなかで競い合う体験をする．極端な場合には，次々に思考内容が転導し，観念奔逸となる．睡眠欲求が減少するため，実際の睡眠時間は減少していても，不眠の訴えはないことがある．爽快気分を伴っていることが多いが，時には不快気分を伴い，易怒的，易刺激的になっている場合もある．

これらの症状は，多弁でひどくまとまりのない会話であるとか，早朝などの非常識な時間に些細な用件で電話をかける，浪費や性的に奔放になるなどの，行動上の問題として観察されることが多い．

■ 引用文献

1) 神庭重信：心理・精神機能，主要徴候のとらえ方．加藤進昌，神庭重信，笠井清登（編）：精神医学，改訂4版．pp11-22，南山堂，2012
2) 加藤敏，神庭重信，中谷陽二，他（編）：現代精神医学事

典．弘文堂，2011
3) 精神医学における徴候と症状．Sadock BJ, Sadock VA（著），井上令一，四宮滋子（監訳）：カプラン臨床精神医学テキスト，第2版．pp295-312, メディカル・サイエンス・インターナショナル，2004
4) 日本精神神経学会（日本語版用語監修），髙橋三郎，大野裕（監訳）：DSM-5 精神疾患の診断・統計マニュアル．pp216-220, 医学書院，2014
5) 本村啓介：DSM-5 時代のうつ病論．神庭重信，内山 真（編）：DSM-5 を読み解く．pp94-104, 中山書店，2014

（三浦智史）

意識障害
せん妄

この項目で学ぶべきこと・理解すべきこと
- 臨床場面で頻回に出会う意識障害として，せん妄の症状を理解し，その原因，対処法を理解する
- せん妄の診断基準，実際の臨床場面で有用な診断ツールを身につける
- チーム医療のなかで，心理師としてはたすせん妄の治療における役割，および家族へのアプローチを学ぶ

A．せん妄とは

1 概念

せん妄とは意識の質的な障害であり，意識混濁，意識変容などといった状態を含む．もちろん意識の量的な障害（昏睡，亜昏睡，傾眠）などと同時に生じるもので，分けて考える必要はない．せん妄は「譫言（うわごと）」の漢字を使い譫妄と書かれることから，寝ぼけの強い状態，混乱の激しい状態と理解するのがわかりやすいだろう．

ICU症候群，術後せん妄，アルコール離脱せん妄，ステロイド精神病などの異なるよび名もあるが，起こっている事象は同一のものと考えてよい．

せん妄は入院患者だけに起こるものではなく，一般の高齢者に自宅や入居施設でも一般的に認められるものである．精神科一般外来や認知症外来に交じって，せん妄患者も受診するので，高齢者をみたら，必ずせん妄の可能性を頭に入れておきたい．

せん妄が起こると，身体疾患の治療への協力が得られない，スタッフや家族が疲弊する，在院日数が長引くなどのデメリットが生じる．

2 症状

せん妄はその症状に応じて，不穏や問題行動が目立つ過活動型，無関心，不活発，動作緩慢が認められる低活動型，両者の特徴を併せもつ混合型に分けられる．入院中の患者の約15％に認められるというデータもあり，一般的な症状と考えてよいだろう．ただ低活動型は見逃されたり，うつ病と間違えられているケースが多い．

3 原因

直接因子，背景因子，誘発因子に分けて考えるのが一般的である．

直接因子 脳の機能を低下させる身体疾患の存在．特に頭に酸素を送り込めなくなる疾患で起こりやすい．循環器，呼吸器疾患にせん妄が頻発するのはそのためであるといわれている．またステロイドや胃薬（H_2ブロッカー，プロトンポンプ阻害薬）やベンゾジアゼピン系薬剤の使用，アルコールの離脱なども含まれる．

背景因子 加齢や認知症など器質的に脳障害が存在しそれが著明であるほど，せん妄は起こりやすくなる．

誘発因子 疼痛などの身体不快因子，断眠，感覚遮断，環境変化，自由の束縛，心理社会的ストレス（不安）などが挙げられる．もともと特性不安の高いケースほどせん妄を起こしやすいといわれている．

B. 診断

1 DSM-5[1)]

A. 注意の障害(すなわち,注意の方向づけ,集中,維持,転換する能力の低下)および意識の障害(環境に対する見当識の低下).

B. その障害は短期間のうちに出現し(通常数時間〜数日),もととなる注意および意識水準からの変化を示し,さらに1日の経過中で重症度が変動する傾向がある.

C. さらに認知の障害を伴う(例:記憶欠損,失見当識,言語,視空間認知,知覚).

D. 基準AおよびCに示す障害は,他の既存の,確定した,または進行中の神経認知障害ではうまく説明されないし,昏睡のような覚醒水準の著しい低下という状況下で起こるものではない.

E. 病歴,身体診察,臨床検査所見から,その障害が他の医学的疾患,物質中毒または離脱(すなわち,乱用薬物や医薬品によるもの),または毒物への曝露,または複数の病因による直接的な生理学的結果により引き起こされたという証拠がある.

　実際の臨床場面では,意識障害が強かったり,抜管直後であったり言語的な評価のできないケースも多々あるし,興奮が強く診察どころではない場合も多い.診断基準のスタンダードとして,知識として頭に入れておくことは有用であろう.

2 CAM
(Confusion Assessment Method)[2)]

① 急性発症で変化する経過.患者の基本的な日常生活の様子から精神状態が急激に変化する徴候が認められたか? 異常行動は,生じたり消えたり,また重症度が軽くなったり,ひどくなるなど,症状のレベルに変化があったか?

② 注意力散漫.すぐに他のことに気をとられる,会話中,話の内容を覚えていられないなど,患者は意識を集中させることに困難を感じていたか?

③ 支離滅裂な思考.的外れまたはとりとめのない会話,不明瞭または非論理的な思考,突飛な話題の転換のように,患者の思考が支離滅裂であったり,一貫していなかったりしたか?

④ 意識レベルの変化.覚醒(通常状態)以外の以下の状態にあるか? 緊張(過覚醒),傾眠(眠気,易興奮性),昏迷(難興奮性),昏睡(不覚醒)

　①②が必須項目であり,③④はどちらかが該当すればせん妄の診断となる.医師以外でも簡便にスクリーニング検査として使うことができる診断ツールである.さまざまなせん妄診断スクリーニングツールがあるなかで,客観的な情報のみで評価できる点,評価項目数が4項目と少ない点などから,実際の臨床場面では有用度が高い.感度が高い割に特異度が低いこと,重症度の評価ができないことなどが欠点であるが,せん妄は正確に診断することが大切なのではなく,せん妄の可能性をいち早く発見し予防に努めることが有用であることを忘れてはならない.

C. 治療

1 原疾患の治療

　せん妄の治療の基本は,直接因子となっている病気の治療であるが,難治であったり遷延している例ではせん妄も長引くことになる.また,いったん軽快した症例でも,その後動揺性に症状が現れ消えていくのもせん妄の特徴であるため,予防的なアプローチが有用となる.

2 予防的アプローチ

　看護師の仕事と重複するが,チームとして連携を強化できればよりベターであろう.医療施設でなくても介護老人保健施設や介護場面で役に立つ方法は多い.

① 環境の調整を行う.患者にとってなじみの写真や道具をベッドサイドに置く.騒音や機械音の軽減をする.

② 視覚,聴覚情報を強化するため,日常使っている眼鏡や補聴器を使ってもらう.時間や場所がわかるような情報提供を繰り返す.

③ 不安の軽減のため家族との連携を密にすることで,コミュニケーションを強化する.

④ 内服の調整を行う.せん妄を誘発する薬剤は早めに切り替える.痛みのマネジメントも重要な要素

となる．
⑤ 覚醒睡眠リズムを整えるため，日中の照明や採光に配慮する．睡眠薬を調整することも有用なことがある．
⑥ 離床センサーを活用し拘束はなるべく行わない．早期離床を心がける．

3 心理師の役割

上述した予防的アプローチを共働して行う他に，疲弊した家族やスタッフの精神的なケアも重要となろう．せん妄は認知症とは異なり可逆的に回復することを伝えていくだけでも，家族の支えとなる．

■ 引用文献
1) 日本精神神経学会（日本語版用語監修），髙橋三郎，大野裕（監訳）：DSM-5 精神疾患の診断・統計マニュアル．pp588-594, 医学書院，2014
2) Inouye SK：The Confusion Assessment Method (CAM)：Training Manual and Coding Guide. Yale University School of Medicine, New Haven, 2003

（井上雅之）

認知障害
記憶障害

> **この項目で学ぶべきこと・理解すべきこと**
> - 健忘症候群を理解する
> - 前向性健忘と逆向性健忘を理解する
> - 原因となる器質性疾患を理解する
> - 心因性の解離性健忘との違いを理解する

A. 健忘症候群とは

記憶障害に関して，臨床においては，「健忘症候群」というエピソード記憶の選択的障害が重要である．健忘症候群は，顕在記憶の障害であり，潜在記憶（手続き記憶やプライミング）については正常である．

健忘症候群には，前向性健忘と逆向性健忘とがあるが，前向性健忘とは新しい情報を獲得することができないことであり，逆向性健忘とは一度獲得されたはずの過去の記憶が想起できないことである．臨床的に遭遇することが多いのは，前向性健忘であろう．Korsakoff 症候群などの器質性の逆向性健忘では，自伝的記憶や社会的出来事についての記憶が障害されるが，児童青年期の古い記憶は保たれることが多く，これを逆向性健忘における時間的傾斜という．

B. 評価方法

健忘症候群の評価に際しては，意識，注意機能，知的機能，言語機能など，記憶に影響し得る機能に問題がないことを，まずは確認しておく必要がある．例えば，せん妄は，軽度意識障害であるため，記憶障害は必発である．

健忘症候群の存在を疑った場合には，まずは日常の何げないエピソードについて健忘がないかどうかを尋ねてみるとよい．例えば，「昨晩の夕食，そして今朝の朝食のメニューは？」「直近の外出は，誰とどこに行きましたか？」などの簡単な質問で，健忘症候群の有無は確かめられる．

前向性健忘においては，言語性記憶と視覚性記憶というモダリティの異なる記憶が，乖離して障害されることがあり，可能であれば，Wechsler 記憶検査（WMS-R）などの神経心理学検査を施行することが望ましい．

C. 原因疾患

健忘症候群の原因となるものを挙げると，一過性のものには，一過性全健忘，てんかん発作などがある．

持続性のものとしては，Alzheimer 病などの変性

疾患，ビタミンB_1欠乏によるWernicke-Korsakoff症候群，単純ヘルペス脳炎後遺症，脳血管障害，前交通動脈瘤破裂後遺症，低酸素脳症，傍腫瘍性辺縁系脳炎などがある．

D．病変による分類

病変部位によって，特徴的な臨床症状を呈するため，以下のように分類される．

1 間脳性健忘

間脳性健忘の代表は，Wernicke-Korsakoff症候群である．Wernicke脳症は，ビタミンB_1欠乏により生じる神経疾患であり，急速に進行する意識障害，眼球運動障害，失調性歩行を3徴とする．Wernicke脳症の後遺症として，Korsakoff症候群へと至ると，著しい前向性健忘，逆向性健忘，失見当識，作話，パーソナリティの変化，病識欠如を呈する．もう1つの代表的な間脳性健忘は視床性健忘で，重度の前向性健忘をきたす．

2 側頭葉性健忘

側頭葉内側の海馬およびその周辺領域（海馬傍回など）の損傷で生じる．原因としては，Alzheimer病や単純ヘルペス脳炎後遺症でみられる．

3 前脳基底部健忘

前脳基底部は，大脳皮質と間脳の接合部に位置し，この病変による健忘症候群では，前向性健忘，逆向性健忘，作話，パーソナリティ変化などがあり，Korsakoff症候群に似るが，非常に活発な自発性作話が特徴的である．原因としては，前交通動脈瘤破裂後に多い．

E．心因性の解離性健忘との違い

心因性に記憶障害をきたすものとして，解離性健忘があるが，特に自伝的記憶についての逆向性健忘が中心である．器質性の逆向性健忘と比べて，限局された期間の健忘であること，外傷体験に関連する内容に選択的である点で異なる．重度の場合，全生活史健忘となる．

解離性健忘では，通常，前向性健忘はみられない．仮にみられたとしても，やはり健忘の内容が選択的である．

（前田貴記）

認知障害
記憶障害以外の認知障害―幻覚・妄想

この項目で学ぶべきこと・理解すべきこと
- 幻覚と錯覚の違いについて理解する
- 主要な妄想について知っておく
- 主な幻覚，妄想がどのような精神疾患で起こりやすいかを知っておく

A．幻覚とは

1 幻覚と錯覚

幻覚（hallucination）とは知覚（perception）の異常の1つであり，外的な刺激が存在しないにもかかわらず，真の知覚と区別できない知覚体験をすること，と定義できる．「対象なき知覚」ともよばれる．五感すべてで起こり得るもので，それぞれ幻視，幻聴，幻味，幻臭，幻触である．

一方，幻覚と混同しやすいのが錯覚（illusion）である．こちらは実在の外的な刺激を誤って知覚することである．錯覚はほとんどの場合，錯視か錯聴である．恐怖感から夜の野原のススキが幽霊に見えたりするのが代表的であり，注意を集中すれば消失する．なお，壁の染みが人の顔に見えたりする場合，注意を集中しても消失しない．これはパレイドリアとよばれ，病的なものではないが，せん妄の患者にみられることがある．

2 幻覚の種類と精神疾患との関連

幻視はせん妄などの器質性の障害や薬物による影響でみられることが多いが，統合失調症でもみられることがある．せん妄の動物幻視（小動物や小人などが見える）が有名である．

幻聴は主にどこからか聞こえてくる声，つまり幻声であることが多いが，声ではなく音楽が聞こえてくる音楽性幻聴のこともある．診断上重要なものとして，考想化声，対話形式の幻聴，注釈幻聴の3つがある．考想化声は自分の考えが声となって聞こえるもの，対話形式の幻聴は2人以上の人物が患者本人のことを話題にして話し合っているもの，注釈幻聴は自分の行為や考えを絶えず注釈する声の幻聴である．日本では患者本人が幻聴に対して言い返している場合を対話形式の幻聴とよぶことがあるが，これは誤りである．この3つは統合失調症に特異的な症状と考えられてきたが，近年の研究で統合失調症以外でも認められることが示され，DSM-5では特別な地位は与えられていない．しかし精神病性障害の診断には依然として重要な症状である．

幻聴は一部の重症うつ病でもみられる．重症うつ病でも統合失調症でも，非難される内容の幻聴がほとんどであるが，うつ病では非難を正当なものとして捉えがちであるのに対し，統合失調症ではそれに対して怒っていることが多いといえる．

その他の代表的な幻覚としては，妄想性障害の一部で認められる皮膚寄生虫妄想（「皮膚の下を虫が這い回る」など，幻触の一種だが妄想とも考えられ，この名でよばれる），主に統合失調症でみられる体感幻覚〔身体の内部に合理的に説明できない（通常不快な）感覚を体験すること．「内臓が腐って流れ出すのがわかる」など〕などがある．

B．妄想とは

1 定義

妄想（delusion）の定義はさまざまあるが，次の3要件が臨床的には重要である．①不十分な根拠に基づき強固に確信されていること（確信性），②合理的な説明や反証があっても訂正できないこと（訂正不能性），③患者の教育的・文化的背景からみて不合理な信念であること（誤り）．端的に表現すれば，訂正できない，誤った，強く確信された信念である．

③はしばしば「内容の誤り」とされるが，内容による妄想の定義は問題が多い．例えば，嫉妬妄想の対象である夫が本当に浮気している場合もあり得る．内容ではなく，そのように確信するに至ったプロセスにより，誤りか否かを判断する必要がある．

2 形式による分類

妄想はその形式から一次妄想と二次妄想に区別される．一次妄想とは，突然に不合理な思考が起こり，これが直観的事実として確信される場合で，それ以上さかのぼれない妄想のことである．これは伝統的に統合失調症に特異的と考えられてきた．次の3つがある．

① 妄想気分：周囲のすべてが新しい意味を帯び，不気味で，何かが起ころうとしていると感じる体験．
② 妄想知覚：正常な知覚に，突然直接的に誤った意味づけがなされるもの．例えば鳥の声を聞いて「これは自分が死ぬということを暗示しているのだ」と確信するなど．
③ 妄想着想：突然，何の媒介もなしに特定の誤った考えを確信すること．例えば突然「自分は神の子だ」と確信する，など．

二次妄想は，患者の感情，状況，異常体験などから心理学的に了解しうるように発生する妄想である．例えば幻聴を説明するために「電波を送られている」と考える，躁状態における誇大妄想，うつ状態での罪業・貧困・心気妄想，聴覚障害者の迫害妄想などがある．

3 内容による分類

大きく分けて関係妄想，微小妄想，誇大妄想の3つがある．

関係妄想は周囲の物事を自己に関係づけることが中心になっているものである．最もよくみられる妄想であり，被害的テーマであることが多い．被害妄想（誰かに付け狙われている，盗聴器を仕掛けられている），注察妄想（他人に常に見られている），被毒妄想（食べ物に毒を盛られている），恋愛（被愛）妄想（私は○○さんから好意を寄せられている），嫉

妬妄想（配偶者の不貞を確信する），好訴妄想（自分の権利が不当に侵害されたと確信し，裁判所などに訴え続ける）などがある．

微小妄想には貧困妄想，罪業妄想，心気妄想が含まれる．いずれも重症のうつ病にみられることが多い．微小妄想が極度になると，否定妄想（Cotard 症候群，虚無妄想ともよばれる）になる．これは特異な体感異常から始まり，身体さらに外界や世界の存在と意味を否定するに至るものである．「私はもう死んでいる」「内臓がなくなってしまった」など，現実にはあり得ない奇異な内容であるが，通常は重症のうつ病でみられる．

誇大妄想は，自分に特別な才能や業績や地位があると確信するもので，血統妄想，宗教妄想，発明妄想などがある．躁状態または統合失調症で多い．

4 奇異な妄想

妄想の内容が現実的にはあり得ない内容である場合，その妄想は「奇異（bizarre）な妄想」とよばれる．これには 2 通りあり，1 つは文字通り現実的にあり得ない内容のものである（例えば上記の Cotard 症候群や，自分は遠い惑星から来た宇宙人である，など）．もう 1 つはさせられ体験（作為体験）である．

これは自己の思考・感情・意志・行為が，外部の何者かの力によってそうさせられていると感じる体験であり，統合失調症に特異的と考えられてきた．させられ体験が思考領域で起こると，考想吹入（考えが誰かによって頭のなかに入れられる），考想奪取（考えが抜き取られる），考想伝播（自分の考えが周囲に伝わってしまう）になる．伝統的なドイツ精神医学ではさせられ体験は自我障害に分類されるが，英米の精神医学には自我障害の概念がなく，妄想に分類される．

C. 心理師の役割

重要なのは上述のような症候論を完璧にマスターしようとすることではない．「このクライエント，患者さんの話はどうもおかしい．幻聴，妄想ではないだろうか」と疑えるアンテナをもち，適切に精神科医にコンサルできることこそが重要である．

■ further raeding
- 濱田秀伯：精神症候学 第 2 版．弘文堂，1994．
- 濱田秀伯：精神病理学臨床講義．弘文堂，2002．
  精神症候学を，症例を交えてわかりやすく，かつ詳しく解説している．
- Garety PA, Hemsley DR：Delusions：Investigations into the Psychology of Delusional Reasoning. Oxford University Press, 1994〔丹野義彦（監訳）：妄想はどのようにして立ち上がるか．ミネルヴァ書房，2006〕
  妄想の心理学的研究のブレイクスルーとなった本である．

（宮田 淳）

認知障害
記憶障害以外の認知障害―神経心理症状

この項目で学ぶべきこと・理解すべきこと
- 実行機能，注意，社会認知について知る
- 神経心理学の考え方を知る

A. 神経心理学とは

神経心理学は，心理現象を脳との関連で検討する学問である．脳損傷とその際に生じた言語，行動，認知などの障害との関連を調べることを通して発展してきた．近年は，脳構造・機能画像や，種々の神経心理学検査を用いることによって，より詳細な検討がなされるようになっている．しかし基本は，臨床症状をよく観察してそれを的確に記述することにある．

失語・失行・失認など，運動や感覚よりもより高次の脳機能の障害を巣症状とよぶ．これらに記憶障害，実行機能障害，注意障害などを含めたものをより広い意味で高次脳機能障害とよぶ．神経心理学

は，精神疾患の病態研究や治療の効果判定などにも応用されている．

B．主な神経心理症状

1 失語[1,2]

失語は，言語機能のうち言語象徴の表出ないし了解が障害された状態である．評価を行ううえでポイントになるのは，自発語，聴理解，呼称，復唱である．自発語では，流暢性，構音，錯語，喚語障害などを評価する．Wernicke-Lichtheim の図式に基づく古典的分類が代表的である．

① Broca 失語：自発語は貧困化し，発話に努力を要して非流暢性である．復唱は障害される．理解は比較的良好に保たれる．

② Wernicke 失語：自発語は流暢だが，錯語が豊富で文意不明となる．理解は強く障害される．

③ 超皮質性運動失語：自発語が著しく低下しているが，理解，復唱が保たれる．

④ 超皮質性感覚失語：自発語は流暢だが，錯語，喚語障害，語義理解障害を認める．Wernicke 失語と類似するが，復唱が保たれているのが特徴である．

⑤ 伝導失語：自発語は流暢だが，音韻性錯語が多い．復唱が障害される．

言語活動に主にかかわっているのは，下前頭回後部（Broca 領域），中心前回下部，縁上回，上側頭回後部（Wernicke 領域）などの領域によるネットワークとされている．

2 失行[1,2]

失行は，運動障害（麻痺，失調，不随意運動など）が存在せず，行うべき行為や動作を十分に知っていながら，その行為を遂行できない状態である．Liepmann の分類に，着衣失行と構成失行を加えたものが臨床的に用いられている．

① 肢節運動失行：熟練しているはずの動作が拙劣化している状態である．

② 観念運動失行：口頭で指示された社会的習慣性の高い動作を意図的に行うことが困難になる状態である．検者の動作を模倣することも難しくなる．しかし日常生活では自然に行えることがある．

③ 観念失行：物品の使用障害である．複数の物品を順序通りに操作しなければ完成しないような系列動作の障害を重視する立場もある．

④ 着衣失行：衣服を着られなくなる状態である．衣服の上下，裏表，左右などと自己身体との空間的関係が把握できなくなることによる．

⑤ 構成失行：部分を空間的に配置してまとまりのある形態を形成する能力が障害され，図形の模写やブロックを用いた模様の再現などができない．

責任病巣としては，①は中心前回と中心後回，②③は左頭頂葉，④は右頭頂葉，⑤は頭頂葉の損傷でみられることが多いとされる．

3 失認[1,2]

失認は，視覚，聴覚，触覚など，ある感覚を介して対象を認知できなくなるが，他の感覚を介せばその対象を認知できる状態である．視覚失認では，要素的な視覚は正常でも形態として認識できなかったり，見えている物の意味がわからない．

熟知した顔を見ても誰だかわからなくなる状態は相貌失認とよばれるが，声を聞けば相手が誰だかわかる．これは右紡錘状回を中心とした両側後頭側頭葉の損傷で生じるとされる．

4 実行機能障害

実行機能にはさまざまな定義があり，遂行機能とよばれることもある．一般的には，目標を設定して，計画を立案し，それに基づいて一連の行動を効率よく実行するという複合的な過程を指す．例えば，料理を段取りよく行ったり，1日の仕事のスケジュールを管理したりするときに機能すると考えられる．このようにさまざまな心理過程を管理・監督するより上位の働きであることから，神経心理学検査だけでは十分に評価できない．生活上の具体的な場面において，どのような困難さがあるのかを詳しく聴取したり観察したりする必要がある．前頭葉損傷により障害されることが多い．

5 注意障害[1]

注意は，空間の一定方向に偏位をもつ方向性注意と，意識水準を一定に保つ全般性注意とに分けて考

えられる．

　前者の障害の代表が半側空間無視である．これは，運動や感覚には障害がないのに，大脳病巣の反対側に与えられた刺激に気づかず反応しない状態である．例えば，食事で左半分を食べ残したり，左側にある障害物に気づかずに突き当たったりする．右半球，特に頭頂葉の損傷で生じることが多い．

　一方，全般性注意にはいくつかの機能があり，多数の刺激の中から必要な1つの刺激に注意を向ける，その注意をある一定時間持続する，いくつかの刺激に同時に注意を向けながらその感度を調整し，より重要な刺激があればそれに向けて従来の注意を中断し転導するなどがある．神経基盤は，前頭前野，前部帯状回などが考えられている．ごく軽度の意識混濁では注意障害が主症状となる．つまり，集中力を欠き，刺激への反応が遅くなり，思考の一貫性がなくなり，言い間違いが増え，周囲の状況が正確に把握できなくなるなどがみられる．

6 社会認知障害[3]

　社会的状況で必要となる情報処理能力のことを社会認知とよぶ．例えば，対人交流において，相手の感情を表情や声の調子（プロソディ）から読み取ったり，相手の思考を推測したりする能力である．このように社会認知は，単一の情報処理過程ではなく，複数の機能を総称したものである．このなかには，他者が自分とは異なる意図や信念をもつことがあることを理解し，他者の心理状態を想定する能力である「心の理論」のほか，感情認知，帰属スタイル，社会的手がかりの認知などが含まれる．社会認知に中心的な役割をはたす脳領域は社会脳とよばれ，紡錘状回，上側頭溝領域，側頭極，側頭頭頂接合部，前頭前野眼窩部および内側部，前部帯状回，島，扁桃体などが含まれる．

C. 最近の知見

　高次脳機能を支える神経回路結合が明らかにされつつある．注意と実行機能は前頭・頭頂回路（前頭前野背外側部，前部帯状回，頭頂葉），情動反応は皮質・辺縁系回路（前頭前野，扁桃体），社会認知はデフォルトモードネットワーク（前頭前野内側部，側頭頭頂接合部，後部帯状回），動機づけは前頭・線条体回路（前頭前野，線条体），などが基盤として考えられ研究が進められている[4]．

■ 引用文献
1) 山鳥 重：神経心理学入門．医学書院，1985
2) 大熊輝雄：現代臨床精神医学，第11版．pp104-111，金原出版，2008
3) 村井俊哉：社会認知と認知機能．精神疾患と認知機能研究会（編）：精神疾患と認知機能．pp85-88，新興医学出版社，2009
4) Buckholtz JW, Meyer-Lindenberg A：Psychopathology and the human connectome：toward a transdiagnostic model of risk for mental illness. Neuron 74：990-1004, 2012

（伊藤文晃）

第5章

診断とその経過

精神科診断の方法論

> **この項目で学ぶべきこと・理解すべきこと**
> - 「診断」とは何かを知る。そして精神科臨床において、それがどのような役割をはたしているかを理解する
> - 精神医学における伝統的な診断概念と、最近の主流となってきた操作的診断の考え方の違いについて理解する
> - 臨床心理学で用いられるケース・フォーミュレーション（事例定式化）が、精神科臨床のなかでどう位置づけられるかについて考える

A. 診断とは

臨床医学の目的は病気を治すこと、つまり「治療」にあることはいうまでもないが、その前提としてあるのが「診断」である。「診断があって初めて治療がある」といっても過言ではない。医学にあっては非常に診断が重んじられるゆえんである。

そして伝統的な医学の考え方では、診断を正確に行うためには、次のような要素が必要であるとされていた。

① 特定の原因がわかっていること（外傷か、感染か、遺伝かなど）
② 病態生理が明らかなこと（どこの臓器がどのような異常になり症状が生じているか）
③ 症状が一定のパターンをとること
④ 検査データが一定のパターンをとること
⑤ 経過が決まっていること（慢性化するか、波があるかどうかなど）
⑥ 予後が決まっていること（死に至るか、後遺症を残すか、自然に治るかなど）
⑦ 病理組織所見が一定していること（病態に絡む臓器を顕微鏡などで観察すれば、特定の所見があるか）
⑧ 治療法が一定していること（その病気に有効な治療法は何か）

診断とはこれらの情報を集めて統合する行為と言い換えることができるかもしれない。そして、これらがすべて揃っている場合には、いわば「高品質の診断名」であるとされる。

例えば、風邪（上気道炎）の場合、「原因はウイルス感染」→「病態生理は上気道の炎症」→「症状はくしゃみ、鼻水、咽頭痛、発熱」→「検査データでは発熱がみられる」→「経過は数日で治まる」→「予後は良好」→「病理所見は炎症所見」→「治療法は暖かくして安静、風邪薬」といった具合であり、ほぼすべての診断要件が揃っているので、風邪の診断の医学的意義はかなり高いといえる。

こうした考え方は非常にわかりやすいものであり病気の概念を整理するうえではいまだに有用と思われる。しかし、精神医学においては、もともとこうした考え方によって疾病概念をつくること（つまり診断すること）は非常に困難である。それは診断に必要な要件の多くが依然として不明なためである。

B. 精神医学における診断概念

1 精神医学診断のジレンマ

もちろん身体医学においても、上に挙げた診断要件のすべてがわかっている場合は少なく、不明のま

まにとどまっていたり（例えば，膠原病やアトピー性皮膚炎の原因はよくわかっていない），治療法も特定の特効薬のようなものが存在するとは限らない．このような場合の診断の質は低くならざるを得ないのだが，そのような場合，病態生理を留保した症候群診断を採用するなどして，曲がりなりにも疾病概念を保持してきた．しかし，精神医学の病名の場合，上述の診断必要要件のうち，①原因，②病態生理，④検査データ，⑦病理組織所見，⑧治療法の多くが不明であり，残った③症状，⑤経過，⑥予後だけで診断を行わねばならず，診断の妥当性は低いものにならざるを得ない．

2 状態像診断

このようなジレンマを解決する1つの方法は，③の症状だけを用いて行う状態像診断である．この方法では，症状のみに注目して，一種の症候群をつくり，それを「○○状態」と診断する．例えば，抑うつ状態（抑うつ気分，精神運動制止，希死念慮，不眠など），不安状態（不安発作，焦燥，過度な心配，交感神経緊張など），幻覚妄想状態（幻覚，被害妄想，それによる興奮など）など．これは一種の暫定診断ともいえるが，当面の治療方針の策定，正確な病名診断のための初期診断としても用いることができる．これはわが国独自ともいえる伝統的な方法だが，依然として有用性が高いと思われる．

3 伝統的診断分類

状態像診断だけは病名診断とはならず，何らかの理論で診断名を確立せねばならない必要性にかられて，わが国では古くからドイツ精神医学の影響を受けた伝統的診断分類が行われてきた．精神疾患を外因性，内因性，心因性の3つの原因に分けて分類する方法である．これは上述の診断要件でいえば，①原因に②病態生理を若干加味して疾病概念を形成したものである．例えば，外傷により脳が障害されて精神病となった場合や，長期大量飲酒による場合などは「外因性」と分類する（脳の外部に原因がある）．性格的要素や心理的悩みによる精神疾患は「心因性」とする．また原因不明なものの，おそらく遺伝的な素因が背景にあると強く考えられる場合（統合失調症，双極性障害が代表的）は「内因性」とする（ストレスや外傷などの外部からくる原因でも，心理的なものでもないので，内部にもともと素質があったのだろうと考える）．

この方法は論理としては明快であり，長年にわたってわが国で用いられたが，心理的ストレスや物理的外因を受けた人がすべて精神疾患になるわけではなく，そこに内因の要素がないだろうかとの疑問や，内因性の疾患が発症する前には心理的ストレスや性格要因があることが多いので，心因性との区別ができない，などの問題点が指摘されるようになった．また，この方法では診断基準という考え方がなく，診断医の主観的な要素が大きく絡むために，診断信頼性が低くなりがちで，臨床的に用いにくく，現に国際的にはほとんど用いられなくなったこともあり，新しい診断体系が求められるようになった．

4 操作的診断

こうして登場したのが，操作的診断法である．これは従来の診断法は「A, B, Cの症状が○○病の特徴であって多くの場合はこれらがみられるが，時にDもみられる」という教科書の記述によって行われていたが，BとDのみしかみられない場合にどう診断するのかがわからず，これが診断信頼性を低くしていた．操作的診断では「Aがなくてはならず，B, C, Dのうち2つ以上がなくてはならない」といった具合に明確に定義されるようになった[1]．操作的というのは，定義を定めてそれに当てはまったら診断する，ということで，従来の「症状がこのくらいあったら○○病で間違いないかな……」という帰納的な方法とは全く違う発想である．この方法には「診断が数合わせになって，精神科医が患者の心理的な面を考えなくなった」などの多くの批判もあるが，国際的に主流の方法になっていることは間違いなく，わが国においても同様である．以上に述べた歴史もあり，現在の精神医学ではそのような流れで診断が行われている（図1）[2]．現在用いられている代表的な操作的診断法は米国精神医学会のDSM-5である．世界保健機関（WHO）の分類ICD-10も操作的診断に基づいている．

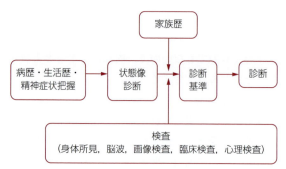

図1 診断に至る流れ
〔兼子 直:診断の進め方.山内俊雄,小島卓也,倉知正佳,他(編):専門医をめざす人の精神医学.pp198-201,医学書院,2011より一部改変〕

C. 臨床心理学のケース・フォーミュレーションと精神医学

　精神医学には「診断」→「治療」という図式があるが,一方で心理師には「ケース・フォーミュレーション(事例定式化)」→「心理的介入」という流れがある.ケース・フォーミュレーションは,クライエントが困っていること,うまくいかないこと,その背景にある要因を整理して,介入へとつなげるものであり,当然ながら医学的診断よりも心理的な面を多方面から深くみる,立体的な構造をもたねばならない.

　具体的には,心理的な面についての主訴(困っている中心課題),病歴,発達期の問題,現在の状況の問題,身体的な問題,長所(強み),診断(できれば操作的診断とともに,伝統的診断も精神科医から聞く),治療の要望などを整理する.そのうえで,治療についての作業仮説を立て,介入を開始する.全く一般論でいえば,精神科医は,病理的なモデルと常に向かい合っているので,ともすればネガティブな面だけを拾い出そうとする傾向があるが,心理師は患者の強み,といったポジティブな面にも目を向けてほしいと思う(もちろん,最も大事なのはネガティブな面も含めて虚心坦懐に見つめることである).

　今後とも心理師はいろいろな局面で現場にかかわることかと思われるが,精神医学の流れを踏まえて精神医療に参画していくことが重要である.具体的にいえば,用語とその概念を理解して,共通言語を駆使する存在であってほしいと思う.もちろんその場合,精神科医と同じ水準での診断を行うことだけでは,心理師が単なる簡易版の精神科医になってしまう.むしろ精神科医にない深みのある心理的なアプローチと異なる発想を期待したい.ただ,精神医学に対するアンチテーゼを当初からあまり振り回してほしくはない.当然ながら,精神科医にとって心理師はよき仲間の存在であってほしいと思うからである.

■引用文献
1) 古川壽亮:精神疾患の分類と診断.野村総一郎,樋口輝彦,尾崎紀夫,他(編):標準精神医学,6版.pp24-25,医学書院,2015
2) 兼子 直:診断の進め方.山内俊雄,小島卓也,倉知正佳,他(編):専門医をめざす人の精神医学.pp198-201,医学書院,2011

(野村総一郎)

神経発達症群
知的能力障害

この項目で学ぶべきこと・理解すべきこと
- 知的能力障害の定義を理解するとともに，病因，発症状況について把握する
- DSM-5の診断基準の内容および，重症度を判定する3要素（概念的領域，社会的領域，実用的領域）の意味と検査方法を理解する
- 知的能力障害の治療における心理師の役割を概観する

A．知的能力障害とは

1 主要症状

知的能力障害（DSM-5での用語：知的障害あるいは精神遅滞ともよばれる）とは，論理的思考・判断・計画・学習のような全般的精神機能の欠陥が生じているため，日常生活や社会生活のさまざまな場面においての適切な行動・対応ができないことを示す．

2 病因・病態

知的能力障害の病因は，遺伝因子（染色体・遺伝子異常など），出生前後の周産期環境の悪影響（感染・低栄養・早産など），出生後の感染症，劣悪な養育環境（低栄養・虐待）など多岐にわたる．また特別な原因がなくても，一般人口の約1%は知的能力障害となることが人口統計学的に知られている．

B．診断

1 診断基準

今後，DSM-5に基づいた診断が国際的に普及すると考えられる．知的能力障害に関する診断基準は，以下の3つを満たすことである[1]．

A．論理的思考，問題解決，計画，抽象的思考，判断，学校での学習，および経験からの学習など，知的機能の欠陥が生じている．

B．個人の自立と社会的責任をはたせる能力を発達過程で獲得できず，社会文化的な水準を達成する適応機能が欠けている．その結果，他者の継続的な支援がなければ，家庭，学校，職場，および地域社会において，日常生活の活動が制限される．

C．発達期（18歳未満）に発症する．

2 知的能力障害群のDSM-5下位分類

重症度は，軽度・中等度・重度・最重度の4つに分類されている．さらにDSM-5では「全般的発達遅滞」「特定不能の知的能力障害」という下位分類が採用されたが，評価を適切に実施できず，重症度を決定できない場合に使用される．年齢で区別がされており，「全般的発達遅滞」は，年齢が幼過ぎて標準的な検査を実施できない「5歳未満」の子どもに適用される．また，「特定不能の知的能力障害」は「5歳以上」の子どもで，視覚・聴覚・運動障害などのために検査ができない場合に適用される．

3 DSM-5が診断に与えた影響

知的能力障害の診断には，これまでDSM-Ⅳ-TRの知能指数（IQ値）による重症度の分類が採用されていた．一方，DSM-5では知的能力を概念的領域（知能検査による評価），社会的領域（社会的行動・コミュニケーション能力の評価），実用的領域（身の回りの世話，金銭管理，娯楽活動などを行う日常生活スキルの評価）の3つの視点から総合判断し，その臨床像により重症度を決定することとなった．そのため，障害の重症度は，これまでの知能検査のIQ値（概念的領域）に，さらに社会的・実用的領域の評価値および医師の臨床所見を加えて判断される．また，DSM-5では診断基準からIQ値の記載が削除されている．このような一連の変更としては，IQ値が高くても，日常生活における適応行動が損なわれているケースもあり，総合的な判断の重要性をDSM-5では重視した結果である．

4 重症度判定の実際

支援の現場となる医療・福祉機関では，療育手帳，精神障害者保健福祉手帳の発行準備，就学前準備の医師意見書作成において，重症度判定は必須である．そのためDSM-5においても，これまでと同様にBinet式知能検査，WISC-Ⅳといった Wechsler式知能検査などでIQ値を算出し，参考にする流れが継続するだろう．一方，新たにDSM-5で追加された社会的領域，実用的領域の評価では，医師が臨床所見に基づき，GAF尺度（理解力・コミュニケーション能力，日常動作，身の回りの世話，対人能力などから心理的・社会的・職業的機能を評価する）を利用することが考えられる．

また近年，社会的・実用的領域の評価につながるツールとして，Vineland-Ⅱ適応行動尺度日本版の使用が積極的に検討されている．Vineland-Ⅱ適応行動尺度は，知的障害者，発達障害者の生活全般への適応行動を包括的に評価する尺度として国際的に広く使われている．

C. 治療

1 治療の基本的スタンス

療育指導，教育，介護が中心となる．最善の効果を得るため，多職種で構成された専門家チームによるケアを受けることが重要である．チームは，かかりつけ医，ソーシャルワーカー，言語聴覚士，作業療法士，理学療法士，心理師，保育士，栄養士，教師で構成される．知的能力障害の疑いが生じたらできるだけ早期に，専門家チームは家族とともにその小児に合った包括的な療育計画を作成・実施する．

どのような支援が必要であるかを決めるには，その小児が得意なことと苦手なことすべてを把握することが重要である．具体的には，知的能力，身体障害，性格面での問題，精神疾患，対人能力などの要素を検討する．また，うつ病などの精神疾患を併発している場合には，うつ治療薬を投与することも重要であり，行動療法や環境調整も併せて実施する．また，親や兄弟姉妹に対する精神的な支援のため，カウンセリングや家族が一時的な休息を確保するためのレスパイトケアが必要な場合もある．

2 心理師の役割

心理師に期待される役割は幅広いが，特に以下の4点が求められる．

① 複数の知能・心理検査や面接査定を用いて，患者の知的能力，コミュニケーション能力，生活スキルを評価する．このような評価は，患者に対する実質的な療育支援に直接つながるだけでなく，患者が公的支援を受けるための書類作成において不可欠である．特にDSM-5の導入に伴い，患者の生活能力を評価するVineland-Ⅱ適応行動尺度などの実施が求められる可能性が高くなる．

② 療育支援の現場では，患者の障害の種類・程度に応じて，複数の職種がチームとして協力して支援する．心理師は，就学前の早期療育において，医師，ソーシャルワーカー，言語聴覚士，作業療法士，理学療法士，保育士の間のコーディネート業務を行い，母子が参加するグループ療育，ペアレント・トレーニングの運営にあたり中心的な役割を担うことが期待される．

③ 患者の小学校就学後，言語聴覚士，作業療法士，理学療法士の行う療育支援の一部が医療機関から教育機関に移行し，相対的に心理師のウェイトが重くなる．心理師は臨床心理学的な援助技法（心理的介入・カウンセリング）を用いて，医療・福祉機関および学校において患者の支援を行い，教師と医師の連携を支える存在となる．

④ 心理師は患者の家族の心理的悩みや日常の問題についての相談を受けることにより，家族の悩み・不安を軽減する役割も期待される．また，家族が受けているストレスの状況を医師，ソーシャルワーカーに伝え，レスパイトケアの適応についても医療チームとして検討する．

■ 引用文献

1) 日本精神神経学会（日本語版用語監修），髙橋三郎，大野裕（監訳）：DSM-5 精神疾患の診断・統計マニュアル．pp33-39，医学書院，2014

（太田英伸）

神経発達症群
自閉スペクトラム症

> **この項目で学ぶべきこと・理解すべきこと**
> - 自閉スペクトラム症（ASD）の概念や特徴の現れ方の多様性を理解する
> - ASDの診断のための適切な手順とともに、鑑別および併存を確認すべき疾患を理解する
> - ASDの病態理解と介入の原則を知る

A. 自閉スペクトラム症とは

1 主要症状

　自閉スペクトラム症（ASD）は、知的能力障害、注意欠如・多動症（ADHD）、限局性学習症などとともに神経発達症群に位置づけられている。主要な症状は、①社会的コミュニケーションおよび対人的相互反応の障害と、②行動・興味または活動の限定された反復的な様式である。これらの自閉症状は程度、発達段階、暦年齢などにより現れ方が多様であるため連続体という意味から、スペクトラムの語が用いられている[1]。

　社会的コミュニケーションの障害で最も特徴的なのは、言語発達の遅れや理解の困難さである。典型的な症例では反響言語がみられる場合もある。また流暢な発話があっても、他者との関係性においてコミュニケーションを発展させたり、関係性を構築・維持するための有効な手段として活用することに困難を抱えている場合もある。具体的には会話が一方的、必要な場面で困難を伝えられない、身振りや表情・姿勢・態度といった非言語的コミュニケーションを有効に活用できないなどである。形式ばった表現になったり、字義的な理解になる者もいる。

　対人的相互反応の障害とは、他者と思考、感情などを共有し、相互的で発展的な関係性を構築する能力の困難である。幼児期には模倣や共同注意の遅れ・乏しさとして現れることもある。またこれらの障害は状況や他者の感情・心情の理解の困難につながる。

　幼児期にはごっこ遊びにおいても特徴がみられる場合がある。他児とストーリーを柔軟に展開させることが難しく、単調・固定的、あるいは再現的であったり、過度にファンタジー的となる者もいる。

　行動・興味または活動の限定された反復的な様式とは、興味関心が限局されたり、思考・行動の柔軟性を欠くなどの特徴である。その結果、習慣などへのこだわりや反復行動として現れる場合もある。

　感覚の偏りがある場合も多い。例えば回転したり光るものを眺めることを好む、まぶしがる、大きい音・特定の音を嫌がる、聴覚や触覚に過敏がある、偏食があるなど五感に敏感さや鈍感さがみられる。

2 病因・病態

　ASDは脳機能のあり方（認知特性）の偏りである。具体的には非ASDと比べ、心の理論の問題や中枢性統合の弱さなど神経心理学的な特徴の違いが仮説として提唱されている。また感覚刺激への反応性の違いなど神経生理学的差異や、ミラーニューロンの問題など神経構造の違いも提唱されている。ただまだ確定的なことはわからず、個体差も大きい。

　ASDの病態は胎内あるいは発達期における神経発達の違いによって生じると考えられている。その要因としては遺伝子の問題が挙げられる。ただし単一の遺伝子では説明されず、また1つの遺伝子変異で説明できる例は多くない。多くは複数の遺伝子の組み合わせが影響を与えていると考えられている。

　他方、双生児の研究などから、遺伝要因のみで発症のすべては説明できず、父親の年齢、胎生期のある種の薬物の曝露などといった環境要因も少なからず発症に影響を与えると考えられている。つまり遺伝環境相互作用が想定されている。

　ただ上述の通り、神経発達に起因する認知機能の偏りであることはわかっているが、きわめて不均質な群であり、病因・病態はいまだ不明な点も多い[2]。

B. 診断

1 診断のための手順

　ASDは幼児期早期に生じ，基本的に生涯続く特性である．診断の際には，発達期も現在もその特徴が存在するということを確認することになる．ただ，現在特徴が表在化しにくいものや，発達経過の情報が得にくい者もおり，DSM-5においては，特徴が「現在もしくは病歴中」に存在することとなっている．

　また現症や発達歴の聞き取りは，受診者やその家族の主観が混じる場合もあるため，客観的な情報も必要となる．つまり母子手帳や成績表などといった資料を過去の発達歴の確認の補助とし，行動観察によって現在の客観情報の把握を行う．

　したがって，診断の際には ① 過去の資料なども参考に，保護者等からの発達歴の聴取，② 本人や家族，周囲の関係者からの情報に基づいた現症の把握，③ 発達検査や行動観察を実施（第12章参照）し，これらの情報を総合して判断する必要がある．

　発達歴などを把握するためには自閉症診断面接改訂版（ADI-R）や自閉症スペクトラムの半構造化面接（DISCO），また行動観察をするためには自閉症診断観察検査（ADOS-2）や小児自閉症評価尺度（CARS2）といったツールが国際的には広く使用され有用である[2]．

2 鑑別診断

　幼児期や学齢期の場合，知的能力障害やADHDなど他の神経発達症との鑑別および併存の確認は必須となる．限局性学習症や発達性協調運動症，チック症群を併存している場合も多い．また緘黙の背景にASDがある場合もある．てんかんや遺伝的疾患，器質的な問題の確認も診断の際には必要となる．

　青年・成人期ではうつ病，双極性障害，不安症群，強迫症，精神病症状などの精神障害が併存している，あるいはこれらの背景にASDがある場合もある．臨床経過が非典型的なときは一度ASDの併存，あるいはASDでは他の精神障害の併存を検討する必要がある．

C. 治療介入

1 介入の基本的スタンス

　上述した通り，ASDの基本的特徴は認知機能の偏りであるので，いわゆる治癒を目標とすべきでない．認知特性に合わせた環境を設定（構造化）することによって，本来もっている機能を存分に発揮し，QOLを高めることが重要である．具体的にはプランニングや組織化の苦手に配慮し，スケジュールや手順書を示す，視覚認知の強さを考慮し視覚支援を活用するなどであり，米国ノースカロライナ州で展開されているTEACCH Autism Programが参考になる[3]．

　また知能水準が一定程度以上のものに対しては自己理解を深めるための取り組みが必要となることも多い．その他，ソーシャルスキル・トレーニング（SST）や応用行動分析を活用して介入する場合もある．

2 心理師の役割

　診断・評価においては発達検査や行動観察を行い，個人の能力や認知特性を把握することが診断やその後のプランを検討するうえで重要で，支援の基本となる．ASDの非定型的発達を評価するには，定型発達の知識をもっていることが前提となる．また相談は一般的な育児相談の中で開始されることも多く，母子保健の知識も必要である．

　学齢期後半からは相談の主体が保護者から本人へと変わる場合も多い．当然のことながらASDは「治る」ことはない．また他の支援者（教師，福祉関係者など）と比べ心理師は縦断的に経過を追うことができる．したがって本人を末永くフォローし，支援の中心的役割を担うことになる．その過程で本人の自己理解を促し，相談を深めるための心理的介入や，併存疾患に関する知識も必要となる．

　さらには多くの関係機関と協働するため，他機関との連携の要となる場合も多い．ASDのスペシャリストであると同時にジェネラリストとしての能力が必要で，ホリスティックなアプローチをすることが求められている．

■ 引用文献

1) 佐々木康栄，宇野洋太，内山登紀夫：障害のスペクトラム（連続体）という理解のあり方．柘植雅義（監修），市川宏伸（編）：ハンディシリーズ発達障害支援・特別支援教育ナビ2巻 発達障害の本当の理解とは．pp13-21，金子書房，2014
2) 宇野洋太，尾崎紀夫：うつ病と発達障害との接点．治療 94：1410-1416，2012
3) 宇野洋太，内山登紀夫：TEACCH．による療育．市川宏伸（編）：専門医のための精神科臨床リュミエール19巻 広汎性発達障害．pp141-148，中山書店，2010

（宇野洋太）

神経発達症群
注意欠如・多動症

この項目で学ぶべきこと・理解すべきこと
- 注意欠如・多動症（ADHD）の主要症状を理解する
- ADHDの診断基準の内容，重症化したときの症状や身体疾患との関連について理解する
- ADHDの治療アプローチとしてどのようなものがあるかを知る（具体的な方法についてはp.277を参照）

A．注意欠如・多動症とは

1 主要症状

注意欠如・多動症（ADHD）は，DSM-5において，不注意，多動性，衝動性を中核症状とする神経発達障害に分類される代表的な脳機能障害である[1]．ADHDの中核症状は就学前から出現するが，就学後に学習面，行動面の困難さなどの不適応が顕在化する．有病率5〜7％とされ，約1/3〜1/2の症例において，症状が思春期から成人まで遷延する．

2 病因・病態

ADHDの中心病態は，行動抑制障害と注意障害，報酬系の障害であり，病因は，神経伝達物質であるモノアミンの脳内モノアミンネットワーク不全であると考えられている．しかし，脳機能学的，分子生物学的病態は明らかになっていない．

3 二次障害・合併症

ADHDの診断を受けずにいると，不注意，多動性，衝動性が病態から出現した症状と判断されず，家族や教育者から頻回に叱責を受け，友人からいじめを受けるリスクが高まる．その結果，二次障害として，自尊心の低下，引きこもり，不登校を生じるケースや，反抗挑戦性障害，行為障害，不安障害，抑うつなどの他の精神疾患を合併する例が多くみられる．

B．診断

DSM-5による診断基準項目を示す（表1）[1]．不注意，多動性または衝動性の項目のうち6つ以上（17歳以上は5つ）が6か月以上続くこと，また項目のいくつかが12歳未満に，家庭，学校，職場など2つ以上の状況において存在することで診断される．

C．治療

1 治療の基本的スタンス

ADHDの治療には，行動への対応と薬物療法がある．行動への対応は，自尊心を高めるような対応や環境調整，対人関係や集団行動で適応しやすくするためのソーシャルスキル・トレーニング，また，保護者のADHD児への対応の仕方を教育するペアレント・トレーニングなどがある．薬物療法は，ADHD治療ガイドライン[2]が定められている．わが国では，6歳以上の児において，メチルフェニデート徐放薬と，アトモキセチンが第一選択薬として承認されている．これらは神経のシナプスに放出されたモノアミンの再取り込みを抑制し，脳内のモノアミン濃度を上昇させ，症状を軽快させる．ほかに，抗うつ薬や抗精神病薬が使用されることもある．

表1　注意欠如・多動症　DSM-5診断基準

A1. 以下の不注意の症状が6つ（17歳以上では5つ）以上，少なくとも6か月以上持続する
  a. 綿密に注意できない，不注意な間違いをする
  b. 注意を持続することが困難である
  c. 話を聞いていないように見える
  d. 指示に従わず，学業や職場での義務が果たせない
  e. 課題や活動を順序立てることが困難
  f. 精神的努力の持続を要する課題を嫌う
  g. 課題や活動に必要なものをなくしてしまう
  h. 外部的な刺激で気が散ってしまう
  i. 日々の活動を忘れっぽい
A2. 以下の多動性および衝動性の症状が6つ（17歳以上では5つ）以上，少なくとも6か月以上持続する
  a. 手足がソワソワする
  b. 着席が求められている場面で離席する
  c. 不適切な状況で走り回ったりよじ登ったりする
  d. 静かに遊んだり余暇を過ごすことができない
  e. 「突き動かされるように」動き，じっとしていられない
  f. しゃべりすぎる
  g. 質問が終わる前に出し抜いて答え始める
  h. 順番待ちが困難である
  i. 他の人の邪魔をしたり，干渉したりする
B. 不注意または多動性-衝動性の症状のいくつかは12歳になる前から存在していた
C. 不注意または多動性-衝動性の症状のいくつかは2つ以上の状況（家庭，学校，職場など）で存在する
D. 症状が社会的，学業的，職業的機能を損ねている明確な証拠がある
E. 統合失調症や他の精神病性障害の経過中に生じたり，他の精神疾患ではうまく説明されない

〔日本精神神経学会（日本語版用語監修），髙橋三郎，大野　裕（監訳）：DSM-5 精神疾患の診断・統計マニュアル．pp58-59，医学書院，2014 より〕

2 心理師の役割

　ADHDの症状は，年齢，家族背景，教育・職場環境によって多様である．したがって，各年齢発達ステージに応じた生物-心理-社会的アプローチから，ADHDの多様な要因を念頭におき治療を進める．

　小児においては，心理師は，主に小児科医，児童精神科医，教育者（教師，スクールカウンセラーなど），保健師と連携し，子どもを取り巻く環境調整，カウンセリング，さらに，薬物治療の必要性を判断，および治療の効果判定など，多岐に及ぶアセスメントや介入が期待される[3]．症状の特性から，診断が遅れると不登校やうつ病の合併など，二次障害の併存が治療をさらに困難にするため，就学前後に心理検査，発達検査を用いた早期診断が必要となる場面が多い．

　成人においては，大学入学，就職後に学業や職場への不適応が顕在化した場合に，精神科医や他科の医師，看護師，ソーシャルワーカーと協働して精神医学的介入を進める場面が多い．小児期から症状が遷延した結果，抑うつ，不安などの二次障害を併存することが多く，さらに，繰り返す転職，離婚などのリスクが高いといわれている．以上から，成人ADHDにおいて，心理職は二次障害の併存を念頭においた心理的アセスメントのもと，心理的介入と薬物治療アセスメントを医師と連携して進め，患者の復職および就労継続を目指す動機づけを促すことが期待される．

　具体的な心理介入プロトコルについてはp.277を参照されたい．

■引用文献
1) 日本精神神経学会（日本語版用語監修），髙橋三郎，大野　裕（監訳）：DSM-5 精神疾患の診断・統計マニュアル．pp58-65，医学書院，2014
2) 齊藤万比古，渡部京太：注意欠如・多動性障害—ADHDの診断・治療ガイドライン．じほう，2008
3) 近藤直司，森野百合子，冨永卓男：注意欠如/多動性障害（AD/HD）の初期面接．臨床精神医学 43：507-511，2014

（門田行史）

統合失調症スペクトラム障害および他の精神病性障害群
統合失調症

> **この項目で学ぶべきこと・理解すべきこと**
> - 統合失調症はどのくらい多い病気かを知る
> - 特徴的な症状，生活上の支障，人生における困難はどのようなものかを理解する
> - 心理師だからこそできる支援と役割について学ぶ

A．統合失調症とは

1 主要な症状の理解

　統合失調症は，主要な精神疾患の1つで，日本の精神科入院患者26.6万人のうち16.6万人（62.4％），外来患者25.8万人のうち7.0万人（27.0％）を占める（2014年患者調査）．未受診者を含めた一般人口の有病率は0.7％で，10歳代後半〜30歳代に発症することの多い，頻度の高い疾患である．

　統合失調症には多彩な症状を認める．その全体は4＋2群にまとめると理解しやすい．①自分を悪く評価し言動に命令する幻声，何者かから注目を浴び迫害を受けるという被害妄想（幻覚妄想），②自生思考や作為体験など，思考や行動における能動感と自他境界感の喪失（自我障害），③まとまりのない会話や行動など，目標に向けて思考や行動を統合することの障害（不統合），④感情や意欲の低下を背景とした，思考や行動における自発性の低下〔精神運動貧困，陰性症状（狭義）〕，⑤以上の症状についての自己認識と自己対処の困難（病識障害），⑥それらに基づく対人関係，身辺処理，職業・学業における機能低下．このうち，①と②を総称して陽性症状，③と④を総称して陰性症状（広義）とよぶ．

2 症状を体験として知る

　こうした多彩な症状を具体的に学ぶための教材として，本項末尾のfurther readingに挙げた書籍やWebサイトにぜひ接していただきたい．症状が生活のなかでどう実感されるかを知ることができる．

3 病因と病態

　統合失調症で認められる幻覚妄想は「他人が自分に注目し危害を加えようとする」という内容で，他人が自分に対してもつ意図がテーマである．自我障害における能動感や自他境界感の喪失と併せて，脳機能における対人関係システム（社会脳）や自我機能システム（自我脳）の機能失調が背景にある．

　幻覚妄想，自我障害，不統合という症状はそれぞれ，対人関係，自我機能，表象機能という人間で特に発達した脳機能の障害を反映している．脳機能の発達に伴い対人関係と表象操作が複雑となる思春期から青年期に，それまで統合失調症への脆弱性を代償してきた脳機能が，その脆弱性を代償しきれなくなり機能を失調することで発症に至る．

　こうした症状の背景には，前頭葉や側頭葉の脳機能の軽微な失調がある．特に幻覚妄想は，神経伝達物質の1つであるドパミン系の機能の過剰と関連している．統合失調症の病因における遺伝と環境の役割の比重は，高血圧や糖尿病の場合と同じくらいである．

B．診断

1 診断基準DSM-5に基づく診断[1]

　DSM-5の基準Aに，統合失調症の診断のために特徴的な症状と，診断のためのその組み合わせがまとめられている．妄想，幻覚，まとまりのない会話，ひどくまとまりのないまたは緊張病性の行動，陰性症状（情動表出の減少と意欲欠如）の5症状のうち，2症状以上が必要である（後二者の組み合わせは不可）．従来，自我障害は統合失調症における中核的な症状や病態とされ，DSM-Ⅳまでは特別な扱いだったが，DSM-5では妄想の1つとされている．

　基準Bは，機能レベルが病前より著しく低下することを要件とするもので，仕事，対人関係，自己管理の3領域が挙げられている．人間の脳機能が事物，

他人，自己を対象とした3システムで構成されていることに対応している．

2 幻覚妄想を示すさまざまな精神疾患

統合失調症の幻覚妄想には，上記のような特徴がある．幻覚妄想があることだけで統合失調症と診断できるわけではない．統合失調症に類似の幻覚妄想を示すことがある疾患には次のようなものがある．

症状の持続が6か月未満のものは，統合失調症様障害，短期精神病性障害などとよび統合失調症と区別する．短期間で改善を認める場合は，その後の経過が異なることがあるためである．症状が持続的でも，幻聴や幻視がなく，妄想の内容が現実生活で起こり得るもので，生活機能の低下が目立たない場合は妄想性障害とよぶ．うつ病や双極性障害でも幻覚や妄想を認めることがある．そのうち精神病症状と気分エピソードを認める時期が異なる場合は統合失調感情障害として区別する．心的外傷後ストレス障害（PTSD）では心的外傷と関連したフラッシュバックとしての幻覚や妄想を認めることがあり，また自閉スペクトラム症でも本人にとってのトラウマ体験と関連した幻覚や妄想を認めることがある．

これらのいわゆる精神疾患以外に，覚せい剤を代表とする精神作用物質，脳疾患（例えば脳炎，特に傍腫瘍性辺縁系脳炎や抗NMDA受容体脳炎），全身性疾患（内分泌疾患，自己免疫疾患，てんかんと関連した精神症状）でも統合失調症類似の症状を認めることがあるので，医療との連携は必須である．

C．治療

1 当事者に向き合う姿勢

● 理念

精神疾患の治療に携わる基本となるのは，本人の夢を大切にし（aspiration），備わっている力を見いだし（strength），当事者と専門家が対等な立場で相談し（shared decision making），望む生活と人生を実現することで（recovery），自尊心（self-esteem）と自己効力感（self-efficacy）を回復するという価値志向の理念である（value-based psychiatry）．

● リスペクト

受診や相談に踏み切った決断に敬意を示し，本人の訴えや要望を傾聴し，これまでの苦労をねぎらうことは，「回復できそうだ」という希望や「困難を乗り越えられそうだ」という自己効力感など，治療の前提を促進することになる．慢性の経過をたどることが多い分，専門職と初めて接したときに受けたサービスの印象がその後の治療関係に影響を与え，予後を左右することに敏感でありたい．

● 接し方のポイント

不安な状況に圧倒され混乱し疲弊している本人と家族に，専門家としての判断と指針を明確に示し，安心感と見通しを提供することが大切である．① 何が起こっているのか，② 専門的にどういえるか，③ 回復のためにどういう方法があるか，④ 今後どうなっていきそうか，について他患の例を引いてわかりやすく説明する．こうした説明により，本人と家族が専門職と互いに信頼し合い，回復や治療という目標を共有し，能動的な主体としての感覚を取り戻すこと自体が，病因と病態で述べた3つの特徴的な病態に対応する心理的治療となる．

2 専門治療の基本

統合失調症を中心とする初発の精神病エピソードの80％は完全に症状が寛解し，長期予後は治癒や軽度の障害を残すのみなど良好な場合が50〜60％で，重度の障害を残すのは10〜20％とされる．

統合失調症の治療は，薬物療法と心理社会的な治療を組み合わせて行う．薬物療法は脳に作用することで疾患の過程を軽減しようとする治療であり，心理社会的な治療は，心理と環境を通じて働きかけることで健全な機能を高める治療である．薬物療法なしに行う心理社会的な治療の効果は限定的で，薬物療法と心理社会的な治療の組み合わせに相乗的な効果があることが明らかとなっている．

こうした統合失調症に特異的な治療の基盤に，非特異的な治療がある．「よい治療関係」とよばれるもので，治療の場に安心を感じ，治療者との関係に信頼を覚え，治療と人生の今後に希望をもてるという，安心・信頼・希望である．これらは脳機能と密接に結びついており，薬物療法と心理社会的治療の有効性を支えることになる．

治療を支える抗精神病薬療法は，そうした安心・

信頼・希望のうえで有効性が確かになる．服薬に躊躇があるのは無理もないので，多くの患者が診断への疑問や服薬について迷いを抱くことを紹介し，「早期治療で経過が改善するのはすべての病気に共通」と説明し，「効果も副作用も個人差が多いので合う薬を見つけることに一緒に取り組もう」という姿勢を示し，ともに取り組む関係が築けるよう努める．

D．心理師の役割

1 統合失調症の経過と心理師の役割

統合失調症の症状は，治療によりいったん改善しても，再発と寛解を繰り返す経過をたどりやすい．再発を繰り返すと，症状は寛解しにくくなり，意欲や発動性の低下や思考や表出の乏しさが続き，人付き合いや仕事や日常生活での支障が多くなる．さらに，こうした精神症状や障害についての自己認識（病識）が低下することが多いので，治療の維持に工夫が必要となる．こうした再発の予防をともに考えリカバリーを支援することが，心理師の役割である．

2 当事者の主体感の支援

回復における当事者の主体性が尊重されるようになってきている．回復のイメージをもてると，当事者が治療の主体としての感覚をもつことができ，長期の見通しに落胆せずに回復への意欲をもちやすくなる．デイケアなどの場，ピアカウンセリング，体験を共有できる動画サイトで，実際の回復のモデルに接することが励みとなる．有名人が病気を公表した本は，疾患に伴うスティグマの軽減に役立つ．

医療におけるSSTや認知行動療法，地域生活における当事者研究はいずれも，本人自身が症状や生活の困難をメタ認知し，仲間や専門職との相談を通じて解決法を考え，実際の生活でその効果を確認し，そうした体験をもとにピアとして仲間を支援するという，当事者が主体となり回復を図る取り組みである．そのような主体感をもてる取り組みを支援する．

3 リカバリーの支援

精神症状や生活障害があっても，その人なりの自尊心や自己効力感や社会生活を回復し再成長していく，リカバリーが大切と考えられるようになってきている．本人や家族の「こうありたいと願う人生」，学校や仕事，恋愛や結婚，1人暮らしなどの人生の目標を，相談のなかで少しずつ明らかにしていく．

統合失調症は，自立の準備期である思春期に発症することが多い．疾患の自我機能への影響とともに経験の不足のために，望む人生のイメージを描きにくかったり，その実現の基本となる主体性や自尊心，社会人としての知識やスキルの（再）獲得が必要なことも多い．そのため，就学や就労をはじめとする社会生活について，実際に役立つ治療や福祉サービスについて専門情報を提供し，本人と周囲の現状に合わせた直接的で具体的な支援を心がける．

統合失調症をはじめとする精神疾患をもつと，社会における偏見に巻き込まれ，本人や家族自身が偏見を抱いてしまうことがある．そうしたセルフ・スティグマは，自尊心を損ない，自己効力感を低め，将来への希望を見失わせることで，病状にマイナスに影響して回復を阻む．内面についても外見についても，自己像についてのセルフ・スティグマの軽減を支援することがリカバリーの支援へと結びつく．

4 再発予防の援助

再発は，脳の脆弱性を基盤としたうえで，本人の生き方，価値観と生活の場との相互作用で起こる．

脆弱性を改善するのが薬物療法だが，しばしばその中断が再発に結びつく．そこで，統合失調症についての知識を提供し，薬物療法の意義を理解するための心理教育の機会を設ける．さらに，薬の飲み心地を積極的に話題に取り上げ，個人ごとの薬剤の選択や調節を協働で話し合う場に同席し，怠薬や治療からの早期離脱を減らしていく．そうした場では，再発の予防には薬物療法の継続が必要なことと併せて，減量・終了もあり得るという希望も伝えたい．

再発の引き金やリカバリーの手がかりは，生活の場にある．再発の契機については，具体的にどのようなことがあるかを，個人ごとに明らかにする．生活の出来事を丁寧に聞き，体験した気持ちを丹念に尋ね，必要であれば一緒に体験するなかで明らかにしていく．そのなかで，本人の苦手なことだけでなく長所や好みを見いだし，それを活かした支援に結びつける．そうした本人と専門職の協働過程は，自

己理解の支援につながる点で大切である．

　再発の早期徴候は個人差が大きく，そのパターンは一定していることが多い．その早期徴候をモニターできる目安を見つけ，徴候に気づいたときに早期対応できる仕組みを，本人や家族と協働で工夫する．それでも再発を繰り返す経過に気落ちしている本人や家族の心理的な支援も，心理師の役割である．

5 具体的な支援技術

　心理師が提供できるさまざまな支援技術がある．精神障害を経験することになった挫折感への個人心理療法，精神障害について知識をもち，回復への道程を学ぶ心理教育，社会的スキルを学習し身につけるSST，精神症状への自己対処としての認知行動療法，などが役立つ．また，これらを本人が仲間とともに取り組む「当事者研究」は，当事者が受動的な存在としてではなく主体となった治療を実現する意義がある．こうしたさまざまな支援技術を統合的に実施できる場が，デイケア本来の意味である．

　復学や就労支援など社会生活支援を図るうえでは，専門職の側から関係性を積極的に維持し，できるだけ生活に近い場で直接的な支援を行う．就労支援においては，地域のサービス資源を利用して，企業で働くことだけでなく，社会のなかで何らかの役割をもちその人らしく生活することを目標とする．

6 家族支援

　育て方や家庭での接し方が病気の原因ではと自責的に感じている家族が多いので，ストレスが引き金となる「脳の不調」で，性格や育て方が原因ではないことを説明し，そうした誤解を明確に否定する．

　身体疾患と比べて精神疾患の看護や介護には，家族など身近な存在でなければ担うことが難しい側面が多いという特徴がある．そのため，本来は社会が担ってよい負担を，家族などの身近なケアラーのみで背負い疲弊していることが多い．さらにそうした実際の負担に加えて，「病気の家族を常に気にかけている緊張感」「家族の病気への対応をいつも優先させ続ける疲労感」が心理的な苦労となる．

　これまでの体験の物語に耳を傾け，その苦労をねぎらうことが家族支援の出発点になる．さまざまな社会資源や福祉制度，家族会を紹介し，家族が孤立して奮闘する必要のない状況をつくるよう工夫し，家族が自らの生活と人生を大切にできるようにする．本人と家族の立場に違いがある面について，別の専門職による支援を組み合わせることもある．

　そのうえで，家族には回復を促す力が備わっていることを家族自身が実感し，前向きな気持ちになれるよう支援する．具体的な接し方については，体験者の体験談やイラストや漫画を用いた説明が役立つ．

7 personal support specialist としての役割

　「自分を理解し，自分のことを気にかけ，自分を支えることを考えてくれている人が，世の中に1人だけでもいる」と感じられることは，誰にとっても生きる支えである．多職種協働で提供する支援の技術的な側面の基盤に，人として当事者を支える伴走者としての役割がある．そうした personal support specialist の役割は巡り合わせで決まるものであり，それを引き受ける覚悟が必要である．

■ 引用文献
1) 日本精神神経学会（日本語版用語監修），髙橋三郎，大野裕（監訳）：DSM-5 精神疾患の診断・統計マニュアル．pp94-100，医学書院，2014

■ further reading
- 中村ユキ（著），福田正人（監修）：マンガでわかる！ 統合失調症．日本評論社，2011
- 福田正人：統合失調症の基礎知識―診断と治療についての説明用資料．http://jssr.kenkyuukai.jp/special?/id=12736
  統合失調症の多彩な症状を具体的に学べる．
- JPOP-VOICE 統合失調症と向き合う．http://jpop-voice.jp/schizophrenia/
  当事者や家族が実名と素顔で体験を語る動画サイト．
- ハウス加賀谷，松本キック：統合失調症がやってきた．イースト・プレス，2013
- 中村ユキ：わが家の母はビョーキです．サンマーク出版，2008
- 中村ユキ：わが家の母はビョーキです 2―家族の絆編．サンマーク出版，2010
- 夏苅郁子：心病む母が遺してくれたもの―精神科医の回復への道のり．日本評論社，2012
- 夏苅郁子：もうひとつの「心病む母が遺してくれたもの」―家族の再生の物語．日本評論社，2014
  当事者や家族が自らの切実な体験を紹介．
- 脳科学辞典の項目「統合失調症」．日本神経科学学会．http://bsd.neuroinf.jp/
  病因と病態が詳しく紹介されている．

- 福田正人, 糸川昌成, 村井俊哉, 他（編）：統合失調症. 医学書院, 2013
- 福田正人, 村井俊哉, 笠井清登（編）：統合失調症治療の現在. こころの科学 180：1-135, 2015
- 池淵恵美：統合失調症へのアプローチ. 星和書店, 2006
- 伊勢田堯, 小川一夫, 長谷川憲一（編）：生活臨床の基本—統合失調症患者の希望にこたえる支援. 日本評論社, 2012

（福田正人・池淵恵美）

双極性障害および関連障害群
双極Ⅰ型障害

この項目で学ぶべきこと・理解すべきこと
- 躁病の主要症状と双極Ⅰ型障害の病状の特徴を理解する
- 診断とうつ病との鑑別について理解する
- 治療全般と心理師の役割について理解する

表1　躁病の症状

精神症状	身体症状
高揚感	不眠
爽快感	食欲亢進
意欲亢進	体重減少
行為心迫	性欲亢進
観念奔逸	
誇大妄想	

A．双極Ⅰ型障害とは

1 主要症状

　主要症状は躁病エピソードとうつ病エピソード（p.65）である. 前者は, 気分が高揚し, 過活動になることである（表1）. 躁病における過活動とは, 意味不明な行動とは異なり, 一応合目的的ではあるが, その程度が明らかに行き過ぎているものを指す. 例えば, 小さな仕事に対して, 数十ページにも及ぶ企画書を作成するなどである. また, それが観念奔逸という思考形式（思路）の障害と結びつくと, 自ら次々と企画を立てて膨大な資料を作成したりする. 攻撃性やイライラ感などを伴うこともあり, その場合, 上司にひっきりなしに電話して自分の企画を通すように要求したり, 大声で罵倒するなどのトラブルを起こしたりすることもある.

　また, 躁病エピソードとうつ病エピソードの両方の症状が一部重なり合って同時に存在する, 混合状態を呈することもある.

2 病因・病態

　双極Ⅰ型障害が一卵性双生児の両者で発症する率はおよそ89％であるのに対し, 二卵性双生児のそれはおよそ13％であり, 何らかの遺伝要因が関与していることは明らかである[1]. しかし遺伝子レベルでは, ある疾患などへのかかりやすさを示す統計学的な尺度であるオッズ比が2以上の強い関与を示唆するものは見つかっていない[2]. そのほかにも, モノアミン仮説, 小胞体ストレス反応障害仮説, ミトコンドリア仮説などの仮説がある[1]が, どれも決め手を欠いている. したがって, 現状では複数の遺伝子あるいは遺伝要因が関与している可能性があるとしかいえない.

　方法論の確立や薬の影響など検討課題も残されているものの, 今日に至るまで, 双極性障害が脳の形態異常を伴う障害であることの証明は数多くなされてきている[1,2]. 例えば, 実行機能などの認知機能を司る前頭前野を中心とする前頭葉や, 情動に深く関与している辺縁系, 神経細胞の軸索の通り道である灰白質などの異常が指摘されている.

B．診断

1 米国精神医学会の診断

　米国精神医学会が最近発表した診断基準DSM-5によると, 躁病エピソードが一度でもあれば双極Ⅰ型障害と診断される（p.62）. DSM-5の躁病エピソー

表2 うつ病の経過中に双極性を見つける手がかり

病歴など
- 発揚性格,循環気質
- 若年発症(特に25歳未満,30歳以上はまれ)
- 急性発症
- 家族歴(特に第一度親族の双極性障害)
- エピソードが反復性(4回以上)
- 1回の病期が短い(平均3か月未満)

症状
- 気分反応性(出来事に気分が反応する)
- 精神病症状
- 過眠や食欲増加(体重増加)
- 対人関係の拒絶・過敏
- 焦燥感,イライラ感

抗うつ薬の反応
- 抗うつ薬に反応しない
- 予防効果がない
- 抗うつ薬によって躁転

〔鈴木映二:治療中に双極性スペクトラム障害に気づくには.精神科 14:298-304, 2009 より改変〕

ドとは,簡単にいえば,躁の症状が3～4つ以上1週間以上続いた場合,もしくは入院が必要なほど病状が強いことと定義されている.ただし,統合失調症など(p.55)で説明が可能な場合は,そちらの診断が優先される.症状が明らかに外因(他の医学的疾患や物質などの影響)による場合は除外される.

2 うつ病との鑑別

双極性障害の場合,うつ病エピソードで発症する人が少なくないうえに,躁病よりもうつ病エピソードの期間のほうが(圧倒的に)長いなどの理由で,10年程度うつ病の診断で治療を受けていることも珍しくない[1].そのため,うつ状態を呈している患者に躁病エピソードの既往がなかったかどうか聞くことは重要である.うつ病と診断された人のなかに双極性障害の人がいないか探す手がかりを示す(表2)[3].

3 併存症など

双極性障害はアルコール使用障害,摂食障害,パニック症,パーソナリティ障害などを合併することが多い[1].これらの併存症は,時に双極性障害を覆い隠すため見逃されやすい[3].また,これらを併存している場合には,お互いがお互いを治療抵抗性にしている可能性が高いので,両者に対して適切に対応することが求められる.

C. 治療

1 治療の基本的スタンス

治療の目的は,一言でいえば自殺をいかに予防しながら再発を少なくするかということに尽きる.自殺予防のためには利用できる社会的資源などについても精通している必要がある.再発を少なくするための方法はいくつかあるが,現時点においては薬物療法が最も一般的であり,かつ有効である(薬物療法の詳細は p.63)が,それと併用しながら精神療法がはたす役割は大きい(詳細は後述).

双極性障害は一般には病識のある疾患と捉えられている向きがあるが,実際の患者は躁状態を治療対象とみない傾向が強く,そこにノスタルジーさえ感じる人もいる.I型に罹患した患者の70%は病識と認知機能が障害されているというデータもあり[4],患者の認知を評価しながら相手に合わせて心理教育を行う必要がある.その際,家族の協力を仰ぐことも大切である.

2 心理師の役割

双極I型障害の治療に心理師のはたす役割は大きい[1].この疾患は,躁病エピソードのときに大切な人間関係を壊したり,職を失ったりするなど社会的な後遺症を残すことが多い.ほとんどの患者は,躁病エピソードの後に,自分のしたことに対する自責感,罪悪感にさいなまれている.まずは,それに寄り添うことが大切である.初診時に時間を十分割いて治療関係を築くことと治療の必要性を十分に説明することが重要である.相談者の人物像がよくわからないうちは,なるべく懐深く対応すべきである.

面接を重ねるうちに,患者の本来の性格が徐々に現れてくる.双極性障害の方は,大なり小なり特徴的な病前性格と病理を有しているため,この時期は配慮が必要である.私見ではあるが,強迫的傾向や被害的あるいは振り回す傾向(おそらくは認知障害も関与している)がみられることがある.また,反権力的な面のある人が多いが,それが心理師に向けられることがある.さまざまな理由で了解の悪い方

もいる．しかし内面的には，躁状態における尊大で攻撃的な態度からは想像もつかないほど繊細で傷つきやすい面を併せもっていたりすることもある．

特に注意が必要なのは，個人のアイデンティティが役割アイデンティティに深くつながっている人である[5]．このような人は，障害による役割の喪失に対して，まるで自分自身のアイデンティティを失うかのような大きな反応を示しやすい．あるいは役割にしがみつくあまり，かえって自分と周囲を傷つけることもある．一方で，認知障害などによって，過大に自己の社会的役割や社会技能を評価している人も少なくないことが，治療者の評価を困難にしたり，陰性感情を抱かせやすかったりする．このような障害の特性を十分に理解しながら，役割というデリケートなテーマを扱う必要がある．

双極Ⅰ型障害の場合は，薬を中断あるいは自己調整する率が非常に高いので，効果的な薬物療法を継続するためには常に支援が必要である．そのために，心理師自身が服薬を継続することの困難さを把握することが大切である．服薬継続が困難な理由はいくつかある．まず，上述のように躁状態を抑える薬を飲みたくない（できれば躁状態のままでいたい）のが患者の本音である．その一方で，周囲は躁状態に対しておびえており抗躁薬に期待する．この本人と周囲の認識の違いが，薬をめぐる確執の原因になりやすい．また，患者自身がつらいと思う双極性うつ病に対して，薬の効果ははっきりとしないことが多い．

薬物療法の最も重要な目的の1つは，気分安定薬によるエピソードの予防である．この治療者の意図が，患者のみならず家族にも伝わらないことは珍しくなく，時に治療者との確執に発展することもある．さらに，双極性障害治療薬はつらい副作用を我慢しなければならないことが多く，頻回に採血検査を受けなければならない，他の精神疾患と比較して併用する（何種類も服用する必要がある）可能性が高いなど，患者にとっては煩わしい面が多い．加えて患者自身の病識や認知機能が低下する場合があ る．以上のような薬物療法がきちんと行われない複雑な理由を理解し，患者の気持ちに寄り添いながら服薬を支援していく必要がある．

また，薬物療法だけでエピソードの再発を防ぐことはきわめて困難なため，薬と併用することで効果が期待できる対人関係・社会リズム療法（p.63）などを併用していく．また，不眠に対する認知行動療法，不安に対する各種心理療法，身体症状に対するバイオフィードバック療法なども有用と思われる．

3 当事者会

精神障害一般において，ピアカウンセリングなどの当事者間の癒やし効果が注目を集めている．うつ病の当事者会は以前から存在していたが，最近日本でも双極性障害に特化した当事者会が誕生している．双極性障害に関しては，当事者会の治療効果の科学的な検証がまだ行われていない．また，双極性障害の当事者会のノウハウは実験段階であり，団体によっては副作用のほうが強いと思われるものも少なくない．したがって，当事者会の根本的理念とは矛盾する部分があるものの，現時点においてはノーチラス会（http://bipolar-disorder.or.jp/）などの医師や心理師が積極的にかかわっている当事者会を利用することが望まれる．

心理師も，当事者会や家族会に参加すると，診察室のなかではみえなかった部分を発見することが少なくないと思う．また，社会貢献という意味でも，ぜひ支援者として当事者会を支えてほしい．

■ 引用文献
1) 加藤忠史：双極性障害—病態の理解から治療戦略まで．医学書院，2011
2) 寺尾岳，和田明彦：双極性障害の診断・治療と気分安定薬の作用機序．新興医学出版社，2010
3) 鈴木映二：治療中に双極性スペクトラム障害に気づくには．精神科 14：298-304，2009
4) Varga M, Magnusson A, Flekkøy K, et al：Insight, symptoms and neurocognition in bipolar I patients. J Affect Disord 91：1-9, 2006
5) 木村敏：臨床哲学講義．創元社，2012

〔鈴木映二〕

双極性障害および関連障害群
双極Ⅱ型障害・気分循環性障害

この項目で学ぶべきこと・理解すべきこと
- 双極Ⅱ型障害と気分循環性障害について，気分変動の一連の発展から，循環気質や双極Ⅰ型障害との関係性を理解する
- それぞれの診断基準を理解し，臨床場面における問題点を把握する
- 薬物療法と非薬物療法について，広く学ぶ

A. 気分の変動

双極Ⅱ型障害と気分循環性障害を考えるうえで，気分の変動が正常範囲のものから異常の程度が大きくなっていく過程を順序立てて並べると，疾患の理解が促進されるであろう．まず，健常者にも多少の気分の波がある．うれしいことがあれば気分が上がるし，悲しいことがあれば気分が沈む．このような気分の波が明らかで，自他ともに気分のむらがあると認められる気質を循環気質とよぶ．これは生まれつきのもので，病気ではない．

ある時期を境に，この気分の変動がさらに顕著となり，その人にとって苦痛となる状態が2年以上続いた場合を気分循環性障害とよぶ．これは，病的な範疇に属するが，1つひとつの気分の波は抑うつエピソードにも，軽躁病エピソードにも，躁病エピソードにも該当しないくらい軽いものである．さらに，抑うつエピソードと軽躁病エピソードが生じた時点で双極Ⅱ型障害となり，躁病エピソードが生じた時点で双極Ⅰ型障害と診断される．

実際には，生涯を通して循環気質のみで経過し，病気に発展しない人が多いが，気分循環性障害，双極Ⅱ型障害，双極Ⅰ型障害のいずれかを発症する人もいる．このような病気は，必ずしも循環気質を有さない人にも発症する可能性はあるし，すべてをスキップして，突然，躁病エピソードから発症し，双極Ⅰ型障害の診断がつくことがある．すなわち，必ずしも上述したような順を追うわけではない．

臨床的に問題となるのは，抑うつエピソードで発症し，うつ病と診断されていた患者が，実は軽躁病エピソードを経験していることがある．軽躁病エピソード自体は，社会的または職業的機能に著しい障害を引き起こすことはないために，見逃されやすい．このような場合には，正しい診断は双極Ⅱ型障害ということになる．

B. 診断

1 双極Ⅱ型障害

DSM-5[1]やICD-10[2]によって診断される．

具体的には，軽躁病エピソードと抑うつエピソードを有することで診断される．軽躁病エピソードは気分の高揚や活動性亢進などが少なくとも4日間，毎日のように1日の大半において持続する．その時期に，①自尊心の肥大，②睡眠欲求の減少，③多弁，④観念奔逸，⑤注意散漫，⑥目標指向性の活動亢進，⑦快楽的活動への没頭，のうち3つ（気分が単にいらだたしい場合は4つ）が存在するが，社会的機能や職業的機能は障害されず，入院を必要とするほど重くはない．一方の抑うつエピソードは，抑うつ気分または興味や喜びの喪失などがあり，①抑うつ，②喜びの喪失，③体重変化，④不眠または過眠，⑤精神運動焦燥または制止，⑥疲労感，⑦無価値感，⑧思考力の減退，⑨死についての反復思考，のうち5つ以上ほぼ1日中，毎日のように2週間以上続き，社会的機能や職業的機能が明らかに障害される．

2 気分循環性障害

軽躁病エピソードの基準を満たさない程度の軽躁症状と，抑うつエピソードの基準を満たさない程度の抑うつ症状を伴うもので，DSM-5では2年間（子どもと青年は1年間）に症状がなかった期間が2か月を超えずに繰り返している場合とされている．

C．治療

1 治療の基本的スタンス

双極Ⅱ型障害や気分循環性障害は一般には広くは知られていない診断名なので，患者や家族にわかりやすく説明したあとに，治療の説明を行い，最終的には性格の問題ではなく病気なので治療が必要であることを受け入れてもらうことが重要である．

薬物療法に関しては，双極Ⅱ型障害も気分循環性障害も，気分安定薬が基本になる．気分安定薬には，リチウム，バルプロ酸，カルバマゼピン，ラモトリギンがあるが，このなかで抑うつエピソードの治療や予防に最も効果的な薬物はラモトリギンであるため，抑うつエピソードが慢性化しやすい双極Ⅱ型障害では第一選択薬として投与を考慮すべきであろう．

気分循環性障害の場合には，気分の波が上がる方向に多いのか，下がる方向に多いのかを見極めて，上がる方向が多いのであれば，リチウムかバルプロ酸，下がる方向が多いのであればラモトリギンを投与するとよい．カルバマゼピンは過鎮静になることが多いので，双極Ⅱ型障害や気分循環性障害には使わないことが多い．

なお，ラモトリギンに関しては，重篤な薬疹がまれに生じる危険性があるために，少量から開始して漸増する必要があり，リチウムに関しては，治療濃度と中毒濃度が接近しているために，血中リチウム濃度を測定する必要がある．

アリピプラゾール，クエチアピン，オランザピンなど非定型抗精神病薬も，気分安定薬と併用，もしくは単剤で効果があるかもしれない．

2 心理師の役割

心理師は精神科医や看護師などと連携して，治療にかかわる必要がある．特に，非薬物療法において，心理師のはたす役割は大きい．そのなかでも特筆すべきは，対人関係・社会リズム療法[3]である．

● 対人関係・社会リズム療法

双極性障害においては，GoodwinとJamisonが「睡眠・覚醒リズムを含む日常生活のリズムの破たんが双極性障害の経過に影響を与える」という双極性障害のInstability Hypothesis（不安定仮説）を提唱し，他の研究者もSocial Zeitgeber Theory of Mood Disordersとして同様の仮説を提唱している．この仮説に若干の説明を加えると以下のようになる．

例えば，大事な人との別れがあったとする．この日から夜眠れなくなり，次第に落ち込んでうつ病エピソードを生じたという．従来の考え方では，「大事な人との別れ」という体験の内容に注目して，このようなつらいことがあったからうつ病エピソードの発現に結びついたと考える．しかし，不安定仮説では，体験の内容よりもその体験によって就寝時刻が遅くなったり，睡眠時間が短くなったり，あるいは起床時刻が早くなったり，すなわち睡眠・覚醒リズムの乱れが生じることこそがうつ病エピソードの発現に結びついたと考える．

この仮説が正しければ，常日頃から何があろうと寝る時刻や起きる時刻を一定の時刻に保つ努力をしていれば，うつ病エピソードや躁病エピソードが再発する危険性が減ることになる．実際に双極性障害の患者で治療に抵抗性もしくは病状が遷延する方には，昼まで寝て深夜すぎまで起きている方が少なくない．

このようなことから，対人関係・社会リズム療法[3]が双極性障害に用いられ，薬物療法と併用することで双極性障害の治療に寄与すると考えられている．これは対人関係療法（p.213）と社会リズム療法の2つの治療から構成される．まず，対人関係療法は，うつ病の精神療法の1つとして1970年代に開発されたもので，患者の現在の対人関係と抑うつ症状の関係に焦点をあてた「今ここで（here and now）」の治療であり，幼児期の体験にさかのぼることはない．もしも，対人関係療法によって対人関係における葛藤が軽減されるならば睡眠・覚醒リズムも改善され，生活リズムがより安定し，ひいては双極性障害の再発が予防できると期待される．このため，対人関係療法を双極性障害の患者に対しても適用しようとするわけである．

次に，社会リズム療法は，睡眠・覚醒リズムや生活リズムの乱れを自覚ないし指摘してそれを矯正しようとする．リズムの乱れを自覚させる方法は，患者に3～4週間の期間，毎日の活動記録表をつけてもらう．これには，起床時刻，最初に他人と会った時

刻,食事の時刻,就寝時刻などを記入する.記入された表を利用して,まずは短期目標(例えば,朝は7時に起きることを1週間続けること)を達成し,次に中期目標(例えば,規則正しい睡眠・覚醒リズムを1か月維持すること)をクリアし,最後に長期目標(例えば,仕事に就くこと)へたどり着くようにするものである.

心理師は,対人関係療法,社会リズム療法においても大きく貢献することができるであろう.

● 光線調整療法

もう1つの非薬物療法は,光線調整療法[4]である.光は気分を上げ,遮光は気分を下げるために,抑うつエピソードに対しては高照度光療法を用い,軽躁病エピソードに対してはオレンジ色のサングラスをかけてブルーライトを中心に遮光することができれば,気分は安定すると考えられる.

症例を提示すると,外資系企業に勤める40歳代の男性で,20代にうつ病エピソードで発症した双極II型障害の患者である.これまで,うつ病エピソード10回前後,軽躁病エピソードは気がついた範囲で6回確認できた.今回はうつ病エピソードで自殺念慮が強く,睡眠覚醒リズムも大きく乱れていたため,初めて入院した.入院直前の薬物療法は,バルプロ酸800 mg/日,ラモトリギン200 mg/日,クエチアピン300 mg/日,ゾピクロン10 mg/日の併用療法であり,入院後に高照度光療法を午前8時半から30分行い,薬物は変更しなかった.その結果,入院後数日以内にうつ病も睡眠覚醒リズムも大きく改善し,2週間で退院した.退院後,本人自ら光線療法用に高照度光療法用の装置を購入し,早朝30分の光照射を続けていたところ,買い物や浪費が増し,軽躁状態と考えられたため,5分だけに短縮し,あとはオレンジ色のサングラスを装着するように指示した.その後,数か月間,気分的に安定している.「朝は6時に起きて,15分くらい高照度光療法の装置で光を浴びている.その後は,部屋の照明みたいな感じで出勤まで使っている.覚醒感というか,体が動いてくる感じがする.夕方の6時から(オレンジ色の)サングラスをかけている.夜の10時には眠くなってきて,うまい具合にクールダウンしてくれる.昼間も仕事でヒートアップしてくると夕方の4時か5時からサングラスをしています」と語った.

この症例においては,光を当てると気分が上がり,遮ると気分が下がることを実感させた後には,患者の気分に応じて自由にさせている.このことで,少なくとも光に関しては,自分が自分の脳機能をコントロールできているという気持ちが維持でき,これも気分の安定につながる.

われわれはこのようなやり方を光線調整療法[4]と名づけ,双極II型障害や気分循環性障害の治療に応用しようと検討を重ねている.先ほどの社会リズム療法において,毎日の活動記録表に「カーテンを開けて光を部屋に入れた」や「真っ暗な部屋でじっとしていた」などを記入してもらい,それをもとに光との関係を心理職が聴取することも,この光線調整療法をより効果のあるものにするために大事である.

本項では,心理職が双極II型障害や気分循環性障害の非薬物療法にはたす役割が大きなことを強調した.なお,双極性障害の診断や治療についてもっと知りたい方は拙著[5]を参考にされたい.

■ 引用文献

1) 日本精神神経学会(日本語版用語監修),髙橋三郎,大野裕(監訳):DSM-5 精神疾患の診断・統計マニュアル.pp132-139,医学書院,2014
2) 疾病,傷害および死因統計分類提要(ICD-10 2003年版準拠).厚生労働統計協会,2006
3) Frank E, Kupfer DJ, Thase ME, et al:Two-year outcomes for interpersonal and social rhythm therapy in individuals with bipolar I disorder. Arch Gen Psychiatry 62:996-1004, 2005
4) Terao T, Hirakawa H:"Light Modulaton Therapy" for Bipolar Disorder. Bipolar Disorder:Open Access 1:e104, 2015
5) 寺尾岳,和田明彦:双極性障害の診断・治療と気分安定薬の作用機序.新興医学出版社,2010

(寺尾 岳)

抑うつ障害群
うつ病

> **この項目で学ぶべきこと・理解すべきこと**
> - うつ病の主要症状を理解するとともに，病因や病態のメカニズムについても把握する
> - うつ病の診断基準の内容，重症化した場合の症状や身体疾患などとの関連も理解する
> - うつ病に対する治療アプローチとしてどのようなものがあるかを知る（具体的な方法についてはp.260を参照）

A．うつ病とは

1 主要症状

うつ病の主要な症状としては，抑うつ気分や興味，関心の低下があるが，実際の初期症状の多くは，身体的症状（例えば，睡眠障害，倦怠感・疲労，便秘・下痢，体重減少，性欲低下，呼吸困難感，動悸，めまい，発汗，頭痛・頭重感など）であることが多い．まず身体疾患を除外することが重要だが，そこで否定された場合，以下のような質問をしてみて，2～3日といった一時的でなく，2週間以上毎日続いているとしたら，うつ病を疑うことから始める．
① 気分がうっとうしくないですか？
② これまで楽しめたことが楽しめなくなっていませんか？
③ 家事や仕事がおっくうになっていませんか？
④ 物事に集中できますか？
⑤ これまでより自分に自信がもてなくなったりしませんか？

2 病因・病態

うつ病と思われる記述は古代ギリシャ時代にさかのぼる．体に黒い胆汁がたまることで起こる「黒胆汁仮説」が提起され，ヒポクラテスはうつ病をmelancholia（黒胆汁という意味）と記していた．

この仮説は否定されているが，20世紀後半，いくつかの偶然の産物から病態の一部が明らかになった．まず，抗結核薬であるイソニアジドに気分高揚作用があり，神経伝達物質のモノアミンを増加させる作用が注目された．モノアミンを枯渇させる作用がある抗高血圧薬レセルピンでうつ状態を示す人がおり，モノアミンの欠如とうつ病の関与が想定された．

こうして1960年代から精力的に研究が進められてきたが，少なくとも抗うつ薬の効果から間接的にわかっているうつ病の病態は次のようなことである．① 脳内の神経伝達物質，特にノルアドレナリンとセロトニンの神経への作用が関与，② 伝達物質の受け手（受容体）の変化が関与，③ 受容体以後の情報伝達経路への影響に関与，といったことである．また，うつ病の患者では血中の副腎皮質ホルモン（コルチゾール）が上昇していることが知られており，視床下部-下垂体-副腎皮質ループの制御の混乱，それに対する海馬の関与も注目されている．これらは仮説を間接的に示すのみであり，いまだにうつ病の脳病態は完全には明らかになっていない．

B．診断

1 診断基準

DSM-5におけるうつ病の診断基準としては，表1の9つの症状のうち，「ほとんど1日中」「ほとんど毎日」「同じ2週間の間に存在」する症状が5つ以上あり，少なくとも1つは① 抑うつ気分，② 活動への興味または喜びの喪失を含むことである．さらには，その症状が，重要な生活領域（社会的場面，職場，学校など）での機能障害を引き起こしていること，他の物質（薬物など）の生理的作用，医学的疾患によるものではないこと，その他の精神疾患の診断によってうまく説明されないことも重要な条件である[1]．

表1 うつ病　DSM-5診断基準の症状リスト

1. 抑うつ気分（子どもや青年では易怒的な気分も含む）
2. 活動への興味・喜びの減退
3. 有意な体重変化（1か月で5％以上の変化），食欲減退または増加
4. 不眠または過眠
5. 精神運動焦燥または制止
6. 疲労感または気力の減退
7. 無価値感，過剰か不適切な罪責感
8. 思考力・集中力の減退，決断困難
9. 死についての反復思考，反復的な自殺念慮または自殺企図

〔日本精神神経学会（日本語版用語監修），高橋三郎，大野 裕（監訳）：DSM-5精神疾患の診断・統計マニュアル．pp160-161，医学書院，2014より〕

2 妄想と自殺

　うつ病が重症化すると，妄想（不正確な推論に基づく訂正できない信念）が出現することがある．典型的なものは，「自分は治らない体の病気にかかっている（心気妄想）」「お金がないから，生きていけない（貧困妄想）」「取り返しのつかない過ちを犯した（罪業妄想）」である．他の重症化の徴候には，「死にたくなる（自殺念慮）」ということがある．うつ病の約半数は「死を考える」といわれるが，実際に自殺企図をするのは約15％とされる．「死んだほうがまし」「事故にでもあって死ねれば」と考える，というものから，具体的な計画をし，手段を入手しているものまで，さまざまな段階があるため，自殺の危険性の評価も重要である（p.117）．

3 身体疾患に伴う抑うつ

　うつ病の病態とモノアミンやホルモンとの関連が密接であることが知られており，身体疾患や薬剤性に引き起こされるうつ状態の可能性を常に考慮する（p.120）．内分泌，特に副腎皮質ホルモン（Cushing症候群），甲状腺ホルモン（甲状腺機能低下症）の頻度が高い．薬剤性として，先に挙げたレセルピンなどモノアミンを変動させる抗高血圧薬，インターフェロン，ステロイド，抗がん剤，H_2ブロッカーなどもうつ病を引き起こすことがある．身体疾患としては脳梗塞，がん，パーキンソン病なども比較的頻度が高いことを知っておく必要がある．

C．治療

1 治療の基本的スタンス

　診断が確定してから，治療に入る際に以下の説明を患者と家族に丁寧に行うことが適切である．① 病気であることの保証，② 治療の方法，③ 患者・家族への注意点，④ 今後の見通し，である．

　まず，① について生涯のうち少なくとも10人に1人はかかる病気で，単なる疲れや怠けではなく，脳の悪くなった働きを治療すれば治る性質のものであることを保証する．「うつ病の基準を満たす」と告知しても問題なることは少ないが，「心身の疲れでエネルギーが低下している」や「ストレスによる脳の疲れ」「脳の神経の働きのバランスが悪くなっている」などと言い換えて理解が深まることもある．

　次に，② 治療としては，第1に休養の必要性について説明する．発病後間もない時は，できるだけ早く精神的休養をとることが重要で，仕事を休まないまでも少しペースを落として「低空飛行」することを心がけるよう伝える．何らかの理由でペースを落とせないような場合，自宅療養や入院を選択する場合もある．第2に環境調整であるが，上記の「低空飛行」と関連する．ストレス因を軽減するように，家族，友人，職場など周囲の理解を得られるよう働きかけを整理する．第3は薬物療法であり，向精神薬への抵抗感がある場合は，特に十分な説明をする．治療上，薬物を継続することが必要で，急激な中断は心身の不調の危険を伴うこともあるため，無断で中止しないよう注意する．第4は心理療法であるが，専門的な心理的アプローチを選択するわけでなくとも，こうした治療方針の説明自体を支持的に行う心理教育も含まれる．個別の状況に合わせて丁寧に行うことが基本である．

　3つ目は，③ 患者・家族への注意点である．精神的休養ができる環境にあるのかを確認しつつ，生活のペースを落とすことを促すこと，向精神薬に対する態度や考えを確認しつつ，継続的に指示された量を服薬し，心配になったら遠慮なく相談すること，再燃を予防するためにも無理や焦りが禁物であること，重要な決定は病気が回復してからすること，をあらかじめ伝えておくとよい．

最後に，④今後の見通しを伝えると，患者や家族はうつ病の全体像や経過が理解しやすく，治療への前向きな理解が深まることにつながる．精神的な苦痛は減っていくのに月単位かかること，ひとまずの症状改善（急性期）として平均3〜4か月を目標とすること，治療のなかで症状の一進一退がありうること，回復の経過には個人差があり，症状が改善しても4〜6か月程度（継続期）は再燃が多いため治療を継続すること，重症例や再発を繰り返してきた場合は，さらに予防的治療（維持期）を継続することがよいことなど，を伝える．また，すでに治療が長期化している場合は，うつ病の診断を満たしても，数年を経過して双極性障害や統合失調症など他の精神疾患に移行する場合もあるので，場合によっては，専門機関で詳しい検査をすることも必要になることを説明しておくとよい．

世界中のうつ病の治療ガイドラインを見比べると，軽症に対しての治療は，経過観察，心理的アプローチのみ（認知行動療法アプローチの自己学習など）（第17章参照）から少量の薬物療法の導入など一貫していない．患者の状況や個人の資質に合わせた支援を選択することになる．一方，中等度から自殺念慮・精神病症状などが合併する重症になると薬物療法（抗うつ薬と，抗不安薬・睡眠薬・少量の抗精神病薬の併用など）（第7章参照）を中心とした治療が推奨される．重症で切迫した状況や難治性・薬物反応不良例では電気けいれん療法などの身体療法（p.121）の併用も選択肢に入れる必要がある．

治療の目標として，診断基準の当てはまる項目が基準以下に減ることや，抑うつ症状の尺度の得点の一定基準以下への改善（これらを「寛解」とよぶ）がまず目指される．しかし，ただ症状が寛解するだけではなく，例えば復職して通常業務をこなせるなど，実際の重要な生活領域での機能障害が安定して改善すること（これを「回復」とよぶ）を目指して，あらゆる支援を行うべきとされている．

2 心理師の役割

同じうつ病という診断であっても，個人によって多様性・異種性があり，生物・心理・社会的アプローチから，うつ病のさまざまな要因を考慮しながら治療を進めていく．そうしたうつ病治療の医療現場で，心理師が期待される役割は多岐にわたる．

まず，1つ目がチーム医療の一員として行う多職種との協働である．医療現場では，主に精神科や他科の医師，精神科や他科の看護師，精神保健福祉士，精神科作業療法士，精神科薬剤師との協働が求められる場面が多い．それぞれの専門職の強みを理解し合い，役割分担をしたうえで，うつ病の促進要因や持続要因などを明らかにするために効率的な連携を行っていくことが求められる．

2つ目には，従来から心理師の専門とされてきた症状に対する心理的介入である（p.261）．うつ病患者の心理的葛藤に関する知識や，リラクセーション法や認知行動療法などの心理的介入の専門的知識を有している必要がある．そのなかでも薬物療法の基本的知識（第7章参照）を十分に獲得したうえで，薬物療法の必要性を判断し，向精神薬の精神的・身体的な影響を把握することも必要になり，場合によって，依存や過剰な心配などの服薬に対する認知の変容や動機づけを促すことも期待される．

3つ目には，心理的アセスメントがある．医療現場では，特に鑑別診断や合併症状で難渋する場合や，治療が長期化して寛解や回復が遅れている場合などに，適切な心理検査を選択し，その諸要因を探る精緻な心理アセスメントを行うことで，改めて治療を方向づける役割がある．そのためにも，大まかなうつ病の経過や，統合失調症，双極性障害，神経発達症，不安症，神経認知障害やアルコール使用障害，パーソナリティ障害など，鑑別診断や合併症状の知識が必要になる．

4つ目が，アセスメントに基づく心理的支援である．治療が継続しているなかでも起こってくるさまざまな問題に関しても，心理師による心理的アセスメントを行い，多職種協働のなかで活かすことのできる心理的支援の知識が必要とされる．それは患者・家族に対してのものだけでなく，患者との関係性の調整などの他の専門職への助言や指導も含めて心理師の重要な役割となる．

こうしたさまざまな役割をチーム医療の一員として進めていく技術が心理師に必要とされる．

■ 引用文献
1) 日本精神神経学会（日本語版用語監修），髙橋三郎，大野裕（監訳）：DSM-5 精神疾患の診断・統計マニュアル．pp160-167，医学書院，2014

（滝沢 龍）

抑うつ障害群
持続性抑うつ障害（気分変調症）

この項目で学ぶべきこと・理解すべきこと
- 持続性抑うつ障害（気分変調症）の主要症状や疾患概念の変遷を理解する
- 持続性抑うつ障害（気分変調症）の複雑性を理解し，横断・縦断の両面から心理社会的評価ができるようになる

表1　気分変調症　DSM-5 診断基準の症状リスト
1. 2年以上持続する抑うつ気分
2. 食欲の減退または増加
3. 不眠または過眠
4. 気力の減退または疲労感
5. 自尊心の低下
6. 集中力の低下または決断困難
7. 絶望感

〔日本精神神経学会（日本語版用語監修），髙橋三郎，大野 裕（監訳）DSM-5 精神疾患の診断・統計マニュアル．pp168-169, 医学書院，2014 より〕

A．気分変調症とは

1 主要症状

　持続性抑うつ障害（以下，気分変調症）の主要症状としては，2年以上続く抑うつ気分や自尊心の低下，不眠や過眠，食欲低下や増加，集中力の低下，絶望感などがあり，うつ病の主要症状と重なるものが多い（p.65）．気分変調症は，うつ病よりも重症度の低いケースが多いが，ほとんど1日中続く抑うつ気分が，少なくとも2年間（子どもや青年においては1年間）以上続くことが必須の診断基準となっており，この期間の長さがうつ病とは大きく異なる．

2 疫学的特徴

　DSM-5 による気分変調症の米国における12か月有病率は 2.0％である．小児期から成人早期といった早い時期に発症することが多く，併存疾患として，不安障害や物質使用障害があり，21歳以前に発症する早発例ではDSM-ⅣにおけるB群およびC群のパーソナリティ障害を合併する可能性が指摘されている．気分変調症は長期にわたって症状が持続することから併存疾患も多くなり，うつ病における抑うつエピソードと比べて回復する可能性は低く，社会的な機能障害がうつ病よりも大きくなることがある．

3 疾患概念の変遷

　気分変調症（dysthymia）が操作的診断基準に登場したのは DSM-Ⅲ からであり，古くから神経症性うつ病とされていた概念に近いものであった．DSM-Ⅳ における気分変調性障害と慢性の大うつ病性障害では，発症や家族歴，経過においてその差異が明らかでないことから，DSM-5 では両者を統合して持続性抑うつ障害（気分変調症）と変更された．

B．診断

1 診断基準

　DSM-5 における気分変調症の診断基準から症状リストをまとめた（表1）[1]．2年以上持続する抑うつ気分を必須として，そのほか，2.〜7. のうち2つ以上を満たすことが必要となる．さらには，その症状が社会的場面，職場，学校などで機能障害を引き起こし，他の物質（薬物など）や医学的疾患の作用によるものではないこと，躁病・軽躁病エピソードは存在しないこと，気分循環性障害も除外しなければならず，他の精神病性障害の診断ではうまく説明されないことも条件となる．

2 鑑別診断

気分変調症の診断は鑑別すべき診断，身体疾患などとともに慎重に検討することが求められる．気分変調症との鑑別が重要な疾患としては，うつ病，双極性障害，精神病性障害，気分循環性障害，パーソナリティ障害などが挙げられる．各疾患の特徴に関しては，該当項目を参照していただきたいが，特にうつ病との鑑別には注意が必要である．

上述したように，気分変調症はうつ病よりも軽症で，ほとんど1日中続く抑うつ気分が2年間以上続いていることが重要な診断基準となる．そのため，うつ病が気分変調症に先行することもあれば，抑うつエピソードが気分変調症の期間中に認められることもある．その場合は特定用語として記載することになる．

C. 治療

1 薬物療法

薬物療法としては抗うつ薬が検討されることになる．抗うつ薬としては，選択的セロトニン再取り込み阻害薬（SSRI）や三環系抗うつ薬（TCA）の有効性がメタ解析により報告されている．

2 薬物療法以外の治療法

薬物療法以外の治療法としては，心理療法，修正型電気けいれん療法（m-ECT），運動療法などがある．運動療法では，週3日以上の有酸素運動が望まれ，強度は中程度のものを一定時間継続することが推奨されているが，虚血性心疾患，脳疾患，筋骨格系の疾患がある場合には施行を控えることが望ましい．m-ECTは薬剤抵抗性の場合に検討される．

気分変調症の患者は，対人関係における問題やストレス脆弱性がある場合が多いため，心理療法は薬物療法とともに重要な治療法の1つとなる．専門的な心理介入はもちろん，患者や家族に支持的にかかわり，心理教育を行うことも大切である．特に，仕事や家庭での休養が必要な場合には，休養できる環境を整えるためにも，家族や関係者に疾患教育や治療方針の説明を行うことが望ましい．

3 心理師の役割

心理師に求められる役割は，治療環境，医療チームによってさまざまであろうが，心理師の専門性を用いた「治療のための」アセスメントは共通した役割である．併存する精神障害や複雑な生育・家庭環境，精神病理が存在することもあるため，患者は無力感，絶望感をもちやすく，新たな治療に対して消極的となりがちである．そのため，慢性化した心理社会的な背景や，結果として生じる苦痛を明らかにしていくためにもケース・フォーミュレーションを実施することが推奨される．そこには，患者の性格や固有の思考パターン，知的水準，対人関係性，患者を取り巻く環境，サポート資源なども含まれるであろう．また，長い時間をかけて形成された病態であるため，アセスメントするうえでは病状の時間経過にも注意を向けるとよい．こうした作業を患者と共同で行うことは，客観的な病状理解につながり，さらに信頼関係の構築といった治療としての側面を併せもつことになる．

次に，治療にあたって，すでに実臨床で行っていると思われるが，共同的意思決定（shared decision making）は，治療への能動的な姿勢を促すことにつながる．現時点では気分変調症への認知行動療法は薬物療法との優劣がついていないことから，薬物療法と認知行動療法の併用が現実的に最良の選択肢となる．治療困難が予想される疾患にこそ，比較試験によるエビデンスの構築が期待される．

現在の医療は各職種が専門性を発揮した多職種チーム医療である．心理師も積極的に情報共有を行い，チーム医療の一員として有機的に連携した介入を行っていくことが重要となる．その先に，アセスメントから治療まで，心理師がコーディネーターとなって多職種チーム医療が発展していくことが期待される．そのためには，他の職種がもつ視点を理解することとあわせて患者全体を俯瞰的に観察し，他の職種が有効に機能する介入を計画，実践することが必要となる．

気分変調症のように慢性化した患者の治療は非常に難しいが，困難であるほど病歴の聴取による診断の見直し，過去の治療歴の確認，アウトカムの設定などの基本的な作業の繰り返しが有効であると考え

られる．地道な作業を繰り返す根気や治療をあきらめない姿勢が良好な結果をもたらすはずである．

■ 引用文献
1) 日本精神神経学会（日本語版用語監修），髙橋三郎，大野裕（監訳）：DSM-5 精神疾患の診断・統計マニュアル．pp168-171, 医学書院，2014

（野田隆政）

不安症群
社交不安症

この項目で学ぶべきこと・理解すべきこと
- 社交不安症の主要症状を理解するとともに，病因や病態について把握する
- 社交不安症の診断基準の内容，併存症との関連についても理解する
- 社交不安症に対する治療アプローチにはどのようなものがあるかを知る

A．社交不安症とは

1 主要症状

社交不安症とは，人と人とが交流する場面（パーティーなど）や人前で何らかの行為を行うとき（プレゼンテーションなど）に，恥ずかしい思いをするのではないかと強い不安や恐怖を感じることで，仕事や学業・友人関係などの日常生活に差し支えが生じる精神疾患である．症状としては，極度の不安や恐怖感に加えて，自律神経症状（動悸，発汗，赤面，手足や声の震えなど）がある．本人の内面だけで不安や恐怖，自律神経症状に苦しみ，周囲の者からは気づかれないことも多い．

社交不安症は，それまでの「社会不安障害」から2008年に精神神経学用語集で「社交不安障害」とされ，DSM-5[1]の発刊に伴い，日本精神神経学会病名検討連絡会により，日本語表記として「社交不安症/社交不安障害（社交恐怖）」とされた．

2 病因・病態

社交不安症の発症要因としては，遺伝要因と環境要因が関係していると考えられている[2]．遺伝要因としては，一部の社交不安症患者の幼少期において，「人見知りする」「引っ込み思案である」などの「行動抑制（behavioral inhibition）」がみられることが指摘されている．さらに，社交不安症の家族研究からは患者の第一度親族（親，子，同胞）の発症率は健常対照群と比較して約4～5倍程度であり，双生児研究からは，発症に遺伝要因の度合いを示す遺伝率は30～40％と報告されている．これまでにモノアミン関連遺伝子（セロトニン，ドパミンなど）との関連が報告されているが，明確な遺伝部位は見つかっていない．

脳画像研究からは，社交不安症患者では，スピーチ時などの社交状況での不安増強時には扁桃体を中心とした活動亢進が示されている．さらに，社交不安症患者では健常者と比較して，特に他者からの否定的な評価や軽蔑や怒りといった表情に過敏に反応し，扁桃体周辺の過剰活動が生じることが知られている．

環境要因としては，発症の契機として10歳代頃に引き金となる出来事があり，それが一種の条件づけになることも多い．成人して社会人になると，人前に出る，人とのかかわりが増えるといった社会状況のなかで，過度の不安緊張状態から苦痛を感じる場面が増えていく．

B．診断

1 診断基準

DSM-5[1]では，社交不安症は他者の注視を浴びる可能性のある社交場面に対する著しい恐怖または不安を特徴とし，自身の振る舞いや不安症状を見せることで，恥をかいたり恥ずかしい思いをしたり，拒

絶されたり，他者の迷惑になるなどの否定的な評価を受けることを恐れる病態とされている．このため，社会的状況を回避することが多くなり，日常生活に大きな支障をきたすことになる．社交不安症で不安や恐怖，回避の対象となる状況としては，人前での会話や書字，公共の場所での飲食，あまりよく知らない人との面談などがある．こうした状況では不安に伴う身体的反応が現れやすく，紅潮，動悸，振戦，声の震え，発汗，胃腸の不快感，下痢などがみられることが多い．

社交不安症の臨床症状を評価する尺度としては，Liebowitz 社交不安尺度（LSAS）が用いられることが多い．LSAS は社交不安症患者が症状を呈することが多い行為状況（13 項目），社交状況（11 項目）の 24 項目からなり，それぞれの項目に対して恐怖感/不安感と回避行動をそれぞれ 0～3 の 4 段階で評価する．総得点 144 点のうち，30 点で境界域，50～70 点では中程度，70～90 点では症状が顕著，90 点以上では重度の社交不安症状があり社会機能がはたせない状態と判定される．LSAS では多くの状況を評価できるため，面接場面では語られなかった不安状況のスクリーニングや治療場面での症状の出現状況が確認でき，治療の効果・反応性の評価にも役立つ．

2 他の精神疾患との併存

社交不安症は発症年齢が早く，75％程度の人は 8～15 歳に発症するとされている[1]．このため不登校の要因としても重要である．さらに引きこもった生活になると，対人交流が制限され，のちの社会生活に問題が生じることもある．このように治療的な介入がされないことで症状が長期化し，他の精神疾患，特にうつ病やアルコール使用障害などの併発が多くなる．

また，うつ病などの他の精神疾患が併存すると，自殺企図の危険性が高まることにも注意が必要である．10 年以上の追跡調査から社交不安症の寛解率は約 4 割と報告されており，早期発見，早期治療の必要性の高い疾患といえる．

C. 治療

1 治療の基本的スタンス

治療としては，大きく分けて薬物療法と精神療法がある．薬物療法としては，選択的セロトニン再取り込み阻害薬（SSRI）が第一選択薬となる．保険適用としてはフルボキサミンとパロキセチン，エスシタロプラムが認可されている．SSRI は薬物自体の効果とそれに伴う社会的な行動変化の見込める 1 年間は，継続する必要がある．不安・恐怖に感じる社交状況が限局される場合や，機会が少ない場合は，頓服薬としてベンゾジアゼピン系抗不安薬や β ブロッカーを用いることが多い．しかし，ベンゾジアゼピン系抗不安薬は依存・耐性の問題が生じやすいため，それに配慮した処方（内容・投薬期間）が求められる．

心理療法としては，認知行動療法の効果や有用性が報告されており，その中でも曝露療法（エクスポージャー）が効果的な治療の一要素であることが明らかとされている（社交不安症の認知行動療法アプローチについては p.243 を参照）．認知行動療法は薬物療法のような副作用が出にくいことや，効果が長期間持続すること，治療が終結しても再発予防効果が高いことなどから重要な治療法となる．

2 心理師の役割

心理師の役割として，主に心理的介入について述べる．

まず，「症状を具体的に聞くこと」である．社交不安症患者では不安に感じる場面を避けたり，厚化粧やマスクをするなどのさまざまな対処行動をとろうとする．そうしたクライエントの対処行動について具体的に聞くことが大事である．そこで初めてクライエント自身が，自分のとっていた行動が回避行動であったことに気づくことがある．

次に「不安と回避行動の悪循環に気づかせること」である．抑えようとしていた不安が本当に抑えるべき感覚なのかどうかを一緒に検討してみる．そこで，不安を抑えよう，弱めようとしていた努力がかえって不安を強めていることに気づく．つまり，身体症状や不安感情に対し，何とかやりくりしようと

せずに「そのままにしておく態度をもつこと」で症状との関係が変わっていくことに気づかせる.

最後に,「不安・緊張を感じながらも行動に踏み込むこと」を促すことである. すなわち, 不安症状への囚われから焦点を変えて, 例えば対人場面では「うまく伝えようと思わずに内容を伝える」ようにするなど, 本来やりたかったことをやってみるように促すことが有効な方法となる.

■ 引用文献
1) 日本精神神経学会（日本語版用語監修）, 髙橋三郎, 大野裕（監訳）：DSM-5 精神疾患の診断・統計マニュアル. pp200-206, 医学書院, 2014
2) 貝谷久宣（編著）, 樋口輝彦（監修）：社交不安障害. 新興医学出版社, 2010

（音羽健司）

不安症群
パニック症・広場恐怖症

この項目で学ぶべきこと・理解すべきこと
- パニック症・広場恐怖症の概念と診断基準について理解するとともに, これらの関連や併存症についても把握する
- パニック症・広場恐怖症に対する治療アプローチとしてどのようなものがあるかを知る（具体的な方法については p.240 を参照）

表1　パニック発作　DSM-5 診断基準の症状リスト

1. 動悸, 心悸亢進, または心拍数の増加
2. 発汗
3. 身震いまたは震え
4. 息切れ感または息苦しさ
5. 窒息感
6. 胸痛または胸部の不快感
7. 嘔気または腹部の不快感
8. めまい感, ふらつく感じ, 頭が軽くなる感じ, または気が遠くなる感じ
9. 寒気または熱感
10. 異常感覚（感覚麻痺またはうずき感）
11. 現実感消失（現実ではない感じ）または離人感（自分自身から離脱している）
12. 抑制力を失うまたは"どうかなってしまう"ことに対する恐怖
13. 死ぬことに対する恐怖

〔日本精神神経学会（日本語版用語監修）, 髙橋三郎, 大野裕（監訳）：DSM-5 精神疾患の診断・統計マニュアル. pp212-213, 医学書院, 2014 より〕

A. パニック症・広場恐怖症とは

パニック症は繰り返される予期しないパニック発作を特徴とし, しばしば広場恐怖症ないしこれに準じる回避行動を伴う. パニック発作の有病率は1%程度, 女性では男性の2倍程度多く, 青年期に増加して成人期にピークに達すると考えられている. 未治療で経過した場合, 通常は慢性に経過し, 増悪と寛解を繰り返すことになる. 原因は未解明だが, 複数の遺伝的要因がパニック症への脆弱性に関与し, さらにストレス因が加わって発症する多因子疾患と考えられている. パニック症は社会的能力の低下や経済的損失と関連するが, この影響は広場恐怖症が併存すると最も強くなる.

B. 診断

1 パニック症の診断基準

パニック症は, 突然, 激しい恐怖または強烈な不快感の高まりが数分以内でピークに達し, 表1のうち4つ以上の症状を伴うパニック発作が予期せず（明らかなきっかけなく）, 繰り返し（2回以上）起こるものとされている[1]. さらに, この発作の少なくとも1つにおいては,「重大な病気なのではないか」「どうかなってしまうのではないか」といった心配か, もしくは外出や公共交通機関の利用などを回避して発作を避けようとする行動の変化が1か月以上続いていなければならない.

2 広場恐怖症の診断基準

広場恐怖症は多様な状況に実際に曝露されるか,

もしくはそれが予期されることがきっかけで引き起こされる恐怖ないし不安を特徴とし，具体的には，①自動車，バス，列車，船，飛行機など公共交通機関の利用，②駐車場，市場，橋など広い場所にいること，③店，劇場，映画館など囲まれた場所にいること，④列に並ぶ，または群衆の中にいること，⑤家の外に1人でいること，の5つの状況のうち少なくとも2つの状況で症状が認められることが必要である[1]．このような状況をきっかけとしてパニック様症状（表1のいずれかの症状）や失禁のおそれなどの耐えがたく，当惑するような症状が起こった場合に，脱出が困難で，援助が得られないかもしれないと考え，このような状況を恐怖し，回避する．恐怖ないし不安は，恐れている状況に接するたびに，ほとんどいつも誘発されなければならない．恐れている状況は積極的に回避されることになるため，気をそらしたり，行動パターンを変えたりすることによって対処されることがあり，重度になると外出すら困難となることもありうるが，友人などを伴っているとうまく対処できる場合もある．このような恐怖ないし不安は持続的で，典型的には6か月以上続くものとされている．

3 鑑別診断・併存症

パニック症の罹病率は，特に他の不安症群（とりわけ広場恐怖症），うつ病，双極性障害，軽度のアルコール使用障害を有する場合に増加する．広場恐怖症で，その発症前にパニック発作またはパニック症をもっている割合は30〜50％にわたり，パニック症をもつ人の大多数は，発症前に不安や広場恐怖症の徴候を示すとされている．なお，パニック症において広場恐怖症が存在する場合には，広場恐怖症という別の診断を下すこととされているが，パニック発作に関連する回避行動が2つ以上の広場恐怖症的状況を回避するまでに及んでいなければ診断はされない．逆に，広場恐怖症をもつ人の大多数は，他の不安症群，抑うつ障害群，心的外傷後ストレス障害，アルコール使用障害などの他の精神疾患を併存している．パニック症とうつ病の生涯併存率は報告によりばらつきがあるが，10〜65％の範囲とされている．

C．治療

1 治療の基本的スタンス

パニック症では，初めてパニック発作を経験した際に救急搬送され，心電図などの検査で異常がなかったために精神科を紹介されてきたという経緯での受診などが典型的である．つまり，患者は身体疾患で死ぬのではないかという恐怖を味わったうえで来院していることが多いので，これがパニック症という精神疾患であり，パニック発作そのものによって死亡することはなく，治療可能であることなどをまず理解してもらう必要がある（心理教育）．その後，治療導入を行うことになるが，現在では選択的セロトニン再取り込み阻害薬（SSRI）をはじめとする抗うつ薬と長時間型の抗不安薬の組み合わせによる薬物療法を中心とし，認知行動療法を併用するのが一般的である．薬物療法の導入に心理的抵抗を示す患者もいるが，パニック症は放置すると慢性化し，特に回避行動が増悪してしまうと外出も困難となり，社会的能力が著しく低下してしまう危険性があることを伝え，その必要性を理解してもらうことが望ましい．薬物療法は，①発作をコントロールする漸増期，②症状が完全に消失してからの維持療法期，③漸減期の3段階に分けると理解しやすい．いつまで薬を飲み続けなければならないのか，という不安を訴えることも多いので，折にふれ長期的な見通しを伝えていくことも大切である．

パニック症に伴う回避行動や広場恐怖症に対しては，薬物療法のみでは効果が不十分なことが多いので，認知のゆがみを修正しながら恐れている状況に段階的に曝露していく認知行動療法を併用する．不安・恐怖への対処の基本的方法として，呼吸法やリラクセーション法，セルフモニタリングなどの技法を活用することも推奨される．

2 心理師の役割

主に，①初診時・治療導入期の心理教育と，②認知行動療法を中心とする心理療法へのかかわりが期待される．特に，パニック症・広場恐怖症は外来で診療されることが多く，医師は限られた時間内でこれらをこなすことになるため，必ずしも十分には行

われないことがありうる．逆に，これらが適切に実施されれば，病気や症状の対処法に対する患者の理解が深まり，治療が全体として効果をあげやすくなるという特徴をもつ疾患であるともいえる．また，早期診断・早期治療がその後の経過にも大きく影響してくる疾患でもあるので，心理師が治療プロセスに有効に組み込まれ，一定の役割をはたすことが望まれる．

■ 引用文献
1) 日本精神神経学会（日本語版用語監修），髙橋三郎，大野裕（監訳）：DSM-5 精神疾患の診断・統計マニュアル．pp206-212, 医学書院, 2014

（栃木 衛）

不安症群
全般不安症

この項目で学ぶべきこと・理解すべきこと
- 全般不安症（GAD）の概念と主要症状について知る
- GAD の疫学と合併症について知る
- GAD の診断基準と診断のポイントについて理解する
- GAD に対する治療アプローチとしてどのようなものがあるかを知る

A．全般不安症とは

1 概念と主要症状

全般不安症（GAD）は慢性・持続性の不安・心配を「主要症状」とする不安症の1つである．DSM-5 では，「基本的特徴は，多数の出来事または活動に対する過剰な不安と心配である」とされている[1]．

GAD の概念は比較的新しく，1980年に DSM がⅡからⅢへ改訂された際に，「不安神経症」のうち急性に出現する不安発作型に相当するものが「パニック障害」として分離され，その他の残遺的カテゴリーとして，慢性的に不安症状が持続する浮動的なものが「全般性不安障害」という疾患名で記載されたのが始まりである．

最初に「主要症状」と述べたが，GAD は今なおその特徴的な症状および疾患概念そのものも明確に定義されているとはいえず，臨床現場における信頼性や妥当性だけでなく，概念の存在意義すら議論されている疾患である．

その理由の1つには，GAD には不安症としての特徴的な行動指標が存在しないからである．つまり，例えば，パニック症には「パニック発作」，社交不安症には「人前で恥ずかしい思いをすること」，強迫症では「汚染や不潔に対する恐怖」といった不安や恐怖の対象が存在するが，GAD には，それら他の不安症のような明確な不安対象が存在しない．それが GAD の概念をあいまいにし，1つの独立した疾患単位として見なすことを疑問視されている元凶なのだが，逆説的に，「明確な不安対象が存在しないこと」こそが GAD の概念そのものでもある[2]．

2 GAD の疫学と合併症

全般不安症の生涯有病率は，おおむね2～5％とされる．わが国における大規模調査によると，GAD の生涯有病率は1.4％であった[3]．

プライマリ・ケアで最もよく遭遇する不安症であり，無職あるいは専業主婦，慢性身体疾患を罹患している者に発病の危険性が高い．若年者および女性に多く，概して男女比は1：2という報告が多い[4]．

GAD と他の精神障害の合併率は，生涯で90％，時点でも65％近くに及ぶとされ，さらに，時点（合併率）では，大うつ病性障害との合併は8～39％という報告があり，この合併率の高さが，GAD の独立性への疑問を生じさせている．その一方で，合併症のない純粋な GAD が20％は存在するという報告もみられる[5]．

B. 診断

1 診断基準

DSM-Ⅲに登場して以降，改訂のたびに診断基準も変化してきた．現在のDSM-5による診断基準については，文献1)を参照していただきたい．

2 診断のポイント

概念や存在意義すら疑われているGADであるが，実際の臨床場面においては「まさにこれこそGADだ」という患者に遭遇するのも事実である．

不安や心配は，人間が生活していくうえで不可避な感情の1つである．未来を予測したうえで，危険を回避する（例えば，「襲われたらどうしよう？」→「人気のない夜道は避けよう」），あるいは可能性のある問題に事前に対処する（例えば，「発表でミスをしたらどうしよう？」→「入念に下調べしておこう」）ために有益な感情でもある．これらは日常生活で誰にでもみられる，病的でないいわば「健常な不安」であり，全般不安症の不安や心配も内容はこれらとかけ離れたものではない．

DSM-5では，GAD（A）と「健常な不安」（B）を鑑別する特徴として，①（A）の心配は過剰で，心理社会的機能に意味のある障害を生じるが，（B）はより扱いやすく，緊急の課題が起これば後回しにできる，②（A）の心配は，より広範，顕著，苦痛であり，より持続時間が長くしばしば誘因なしに生じる，としている[1]．「制御することが難しい」はGADに限らないので，それほど重要視しなくてもいいという意見もある．

ここで要約すると，GADの診断におけるポイントは，患者の訴える不安や心配が，①慢性で，②生活全般の多岐にわたり，③それらが苦痛と生活機能の障害をもたらしている，という点である．

GADは比較的，身体の症状を強く感じることが多いため，最初は内科をはじめとする身体科を受診して，異常が見つからないため，「自律神経失調症」といわれて納得してしまうケースも少なくない．

不眠や筋肉の緊張といった身体症状は，日常の心配では伴うことが少ないことから，これも健常な不安とGADとの鑑別ポイントの1つとされる[1]．

また，「筋肉の緊張」は，うつ病と比較してGADにより特異的であるといわれている．

C. 治療

1 治療の基本的スタンス

GADの治療に関して，確かなエビデンスのあるものは選択的セロトニン再取り込み阻害薬（SSRI）/セロトニン・ノルアドレナリン再取り込み阻害薬（SNRI）を中心とした薬物療法と認知行動療法（CBT）であるが，薬物療法とCBTとの併用療法が最も効果発現が早く，薬物療法単独より有効性に勝る．

薬物療法に関していえば，種々の治療ガイドラインやアルゴリズムによれば，概してSSRIやSNRIを第一選択薬とし，必要に応じてベンゾジアゼピン系抗不安薬を短期間に限り使用するという大筋の指針に大差はみられない．

軽症例に対しては，初めから積極的に処方を開始することは避けるべきである．もし患者自らが希望するなら抗不安薬あるいは睡眠薬を処方するかもしれないが，留意すべきは，軽症例に対して投薬で解決することで，患者がもつ不安への自己対処能力を阻害する可能性もあるということである[2]．

2 心理師の役割

●心理教育（p226も参照）

比較的軽症例に対しては，薬物療法の前にまずはストレス軽減のための助言や生活習慣の見直しの指導，場合によっては職場や家庭での環境調整のために上司や家族と面談するといった，非薬物療法から考慮する．GADという疾患について説明するだけで，いくぶん楽になる患者もいるだろう．

●認知行動療法（CBT）

CBTの基礎および個々のCBT技法の詳細に関しては，p.208を参照されたい．

GADの患者は，回りの状況を現実以上に危険であると評価し，さらに自分の対処能力を過小評価して反応しており，そこに認知のゆがみが生じていると考えられる．

GADに対するCBTでは，複数の治療法が組み合わされることが多い．そのなかには，上述の心理教育をはじめ，リラクセーション，認知再構成法，心

配事への曝露法，セルフ・モニタリング，対処技能獲得法などが含まれ，これらの認知的技法や行動的技法を駆使しながら治療を進めていく．

■ 引用文献
1) 日本精神神経学会（日本語版用語監修），髙橋三郎，大野裕（監訳）：DSM-5 精神疾患の診断・統計マニュアル．pp220-224，医学書院，2014
2) 土田英人：全般性不安障害．野村総一郎（編）：精神科臨床エキスパート 抑うつの鑑別を究める．pp95-106，医学書院，2014
3) Kawakami N, Shimizu H, Haranani T, et al：Lifetime and 6-month prevalence of DSM-Ⅲ-R psychiatric disorders in an urban community in Japan. Psychiatry Res 121：293-301, 2004
4) Wittchen HU, Hoyer J：Generalized anxiety disorder：nature and course. J Clin Psychiatry 62（Suppl 11）：15-19, 2001
5) 大坪天平：全般性不安障害の現在とこれから．精神経誌 114：1049-1055, 2012

（土田英人）

強迫症および関連症群
強迫症

この項目で学ぶべきこと・理解すべきこと
- 強迫症および関連症群の中心疾患である強迫症の症状，病態，診断について理解する
- 不安症との違い，疫学や経過の特徴，併存疾患や鑑別すべき疾患について理解する
- 強迫症の主な治療アプローチと心理師の担う役割について理解する

A．強迫症とは

1 定義と主要症状

強迫症（OCD）でみられる代表的な症状は，「便や尿による汚れが取れていない感じがして何回となく手洗いを繰り返す」「外出の際，鍵や火元の確認を何回繰り返しても不安がぬぐえない」「物の位置にこだわり，ピッタリするまで揃えないと気が済まない」などである．これらは強迫症状とよばれ，繰り返し生じる思考（強迫観念）と，それを打ち消すための繰り返しの行動（強迫行為）によって構成される．強迫症状は通常強い不安や苦痛を伴い，長時間を費やすことによって日常生活に強い悪影響を生じる．

米国精神医学会の診断基準に照らせば，DSM-Ⅲ以来OCDは不安障害のカテゴリーに収載されていたが，2013年に刊行された最新のDSM-5[1)]では，他の多くの不安障害がカテゴライズされた不安症群には含まれず，新設された「強迫症および関連症群」へと移行した．ここでは醜形恐怖症，抜毛症，ためこみ症，などと同一カテゴリー化がなされている．この変更は，OCDの病態の中心に存在するものが必ずしも「不安」ではなく，「特定の事象へのこだわり」であり，かつそれに伴う「強迫や衝動」であることを明確にしたものといえよう．

OCDの症状は基本的に健常な思考や日常動作の延長上に出現し，冒頭に挙げた症状のほかにも，幸運，不運な数へのこだわり，無意味な行動の反復，価値観の喪失に伴うためこみ，性的・宗教的な思考へのとらわれなど，多様な症状亜型がみられる．

患者の多くは強迫観念を自我異和的であると感じ，その苦痛から逃れるために強迫行為を行う．過剰な強迫行為は患者に葛藤を生じさせ，周囲に気づかれないような努力を重ねる者も多い．ただし，なかには症状に対する不合理感が失われ妄想に近い思考を伴うものや，症状の表出に際してほとんど不安の介在がみられないケースも存在する．

2 病態

OCDの病態を説明する最も典型的な臨床理論は，学習行動理論である．本理論によれば，先行刺激によって強迫観念が惹起し，それとともに生じた不安を軽減するためにとられるのが強迫行為である．し

かし強迫行為による不安軽減効果は一時的であり，繰り返すことにより強迫観念と不安はより容易に生じるようになり，強迫症状は悪循環的に維持されることになる（図1）．このようにして獲得された症状を，計画的な刺激への曝露と反応（強迫行為）の妨害によって軽減するのが認知行動療法（CBT）の技法の1つである曝露反応（儀式）妨害法（ERP）である．

一方，OCDは病態に生物学的要因が強く関与することが推測されている．臨床薬理の観点からは，セロトニン神経系の異常がOCDの病態に強く関与することが推定されており，三環系抗うつ薬のクロミプラミンや選択的セロトニン再取り込み阻害薬（SSRI）の有効性が証明されている．近年の研究においてはドパミンやグルタミン酸の関与も示唆されている．

さらに1980年代以降，PETやSPECT，functional MRIといった機能画像研究の知見が集積され立てられたのが，前頭葉-皮質下回路仮説である．この仮説によれば，OCDでは前頭眼窩面を主とした前頭葉領域の活性化に伴い線条体における視床の制御障害が生じ，その結果視床と前頭眼窩面の間でさらなる相互活性が生じ強迫症状が維持，増幅されるという．

3 疫学と経過

OCDの生涯有病率は約2％といわれ，男性は10歳代前半をピークとする児童思春期発症例が多く，女性は結婚，妊娠出産といったライフイベントに関連した20歳代以降の発症例が多い．大部分の患者は，症状の動揺をもちつつも自然寛解に至ることは少なく，治療が行われなければ慢性の経過をたどる．また患者の半数近くは経過中にうつ病を合併する．早発例においては症状の影響を受けて社会適応が妨げられ長期の引きこもりに至るケースが少なくなく，早期の治療介入が必要である．難治性のイメージが強い疾患であるが，近年はCBTや薬物療法が発展しており，適切な治療が行われた場合，十分な改善を得られるケースも多い．

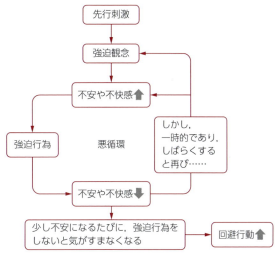

図1　学習行動理論に基づく強迫症状の説明
強迫観念を惹起するような先行刺激が入力されることにより観念とともに不安が生じ，その不安を減らすために強迫行為を行うことによって悪循環的に症状は増悪する．

B．診断

1 診断基準によるOCDの診断

DSM-5に基づけば，OCDの診断は4つの基準に沿ってなされる．すなわち，A．強迫観念，強迫行為，またはその両方の存在，B．強迫症状による苦痛と機能障害の存在，C．薬物，身体疾患の影響の除外，D．他の精神疾患によるものの除外，である[1]．OCDの症状は類型的であり，診断自体は比較的容易である．しかしその一方で，現代のOCD概念には不安を病理の中心とする古典的な神経症だけではなく，思春期発症のこだわりに近い症状や，不合理感や洞察の欠如した境界例も含まれる．このためDSM-5では，チック関連OCDと洞察（病識）の程度の特定が求められる．

2 鑑別診断と併存疾患

発達障害やチック障害に伴って生じる強迫症状は，鑑別を必要とする重要な病態である．特に，「まさにぴったり感（just right feeling）」と称される正確性・対称性へのこだわりや，ためこみ・強迫性緩慢といった症状は，神経発達障害に併発しやすい類型症状であり，DSM-5がチック関連OCDの特定を求めるのもこれらの症状との親和性を考慮している．

ためこみを主症状とするOCDは，DSM-5の診断基準に基づけば，新たな診断基準であるためこみ症（hoarding disorder）に該当する可能性があり，薬物療法やCBTに対する治療反応性もOCDとは異なる可能性が指摘されている．

このほか，統合失調症の前駆段階や初期症状としての強迫症状の出現，精神遅滞や境界水準知能におけるOCDの併存，高齢発症者では認知症の初期段階や器質的疾患の鑑別が必要になる．

併存疾患として最も多いのはうつ病であり，高率（30％以上）に合併する．うつ症状の程度にもよるが通常，うつ状態の治療，主には薬物療法，休養を含めた環境調整を優先する必要がある．このほか，パニック症，社交不安症，全般不安症，限局性恐怖症といった不安症群も合併しやすい疾患である．

C. 治療

1 治療導入と心理教育

OCDの症状が持続すれば学業や就労の不適応をもたらし，慢性的な社会機能の低下や長期にわたる引きこもりの原因となる．このため，なるべく病初期に治療介入を行うことが望ましい．

治療への導入にあたっては，患者本人，家族に対して，OCDという疾患がどのように成立しているかについて，上述したような学習行動理論や脳の神経回路についても触れながら説明する．また治療を始めるにあたり，症状が軽減すればどのようなことが可能になるか，近い目標と将来的な治癒像を提示し治療へのモチベーションを高める．そして，患者が困っていて，先に治したいと思っていて，かつ治療しやすそうなところから治療に取りかかる．強いうつ状態の併存，生活を遂行できないような重度強迫症状の存在，強迫症状への抵抗がほぼ行えない状態，などが確認されれば入院治療を検討する．

患者や家族は症状をめぐって疲弊し，特に症状への巻き込みがあると感情的対立が生じやすい．治療者は，「今表面に出ている問題は多くが病気の症状によってもたれされたものであり，本人の人格や性格，意欲の問題とは別のものです」というように症状を外在化する作業を行い，患者・家族・治療者による良好な治療同盟を築きあげるよう腐心すべきである．

実際の介入方法としては，以下に記述する薬物療法，CBT，あるいはその併用が標準的である．

2 薬物療法

OCDの専門機関以外ではまず薬物療法を試みるのが一般的であり，フルボキサミンやパロキセチンなどのSSRIが用いられる．反応不十分な場合は，他のSSRIへの切り替えやクロミプラミンへの変更を検討する．それでも改善が得られない場合，リスペリドンやアリピプラゾールといった非定型抗精神病薬の少量付加投与を試みる．薬物療法単独での有効性は5割程度といわれる．支持的な態度や症状のモニタリングを併用しながら，薬物療法の効果を後押しするように心がける．

3 認知行動療法（CBT）

CBTの主技法の1つであるERPを用いての治療は，持続的かつ高い治療効果を示す．本治療では，行動分析に基づき設定された適切な不安強度の刺激へ段階的に曝露を行っていく．つまり不安を惹起するような課題にあえて取り組み（曝露），強迫行為を行わずに（反応妨害），不安が自然に軽減していくことを体験することによって効果がもたらされる．治療導入時には十分な説明が必要であり，患者の理解と治療意欲を十分高めた状態で行われるべきである．CBTによる具体的な介入についてはp.251を参照されたい．

4 心理師の役割

OCDの治療は薬物療法だけでは不十分であり，心理師にかかる期待は大きい．筆者の考える心理師の役割として，①症状の分析・評価，②薬物療法主体の治療における家族との関係調整を含めた心理面のサポート，③ERPなどによる，より積極的な治療介入の実施，の3つがある．

まず症状の分析・評価に関して，ここまで述べたようにOCDの症状は思春期青年期から慢性長期化，重篤化しやすく，発達障害の併存例や洞察を欠く症例など，多様な病態が存在する．このため，病態を把握し，より有効な治療介入を行うためには，いつ

頃からどのような症状がみられているか，症状はどのような構成をもち，患者の社会生活にどのような影響を与えているかについて，生活歴・病歴を丁寧に追いながら，症状と関連する文脈を理解することが重要である．このため心理師の助けを借りての詳細なアセスメントが必要になる．

次に心理面のサポートである．わが国においてはCBTの普及が十分ではなく，多くの医療機関で薬物療法中心の治療が行われているのが実情である．しかし薬物療法単独で寛解に至ることは稀であり，多くの患者と家族は強迫症状によって日常生活に支障をきたし，その関係性に亀裂を生じている．そのような患者・家族の心理的負担をくみ取り，支える作業において心理師に期待される役割は大きい．

3つ目として，やはり心理療法の腕を存分に奮ってもらいたい．ERPを主体としたCBTを援用することにより，薬物療法と同等，もしくはそれを凌駕する症状軽減が期待できる．本治療を実施できる医師の数は限られており，CBTに割ける時間も絶対的に不足している現状において，心理師による同治療の実施には大きな期待がかかっている．

■ 引用文献
1) 日本精神神経学会（日本語版用語監修），髙橋三郎，大野裕（監訳）：DSM-5 精神疾患の診断・統計マニュアル．pp233-261，医学書院，2014

（中尾智博）

心的外傷およびストレス因関連障害群
心的外傷後ストレス障害

この項目で学ぶべきこと・理解すべきこと
- 心的外傷後ストレス障害（PTSD）の主要症状，診断基準，測定方法，併存疾患を理解する
- PTSDに対する治療アプローチとしてどのようなものがあるかを知る
- 心的外傷が与える影響の多様性を理解する

A．心的外傷後ストレス障害とは

1 主要症状

心的外傷後ストレス障害（PTSD）は，危うく死ぬまたは重症を負うような外傷的出来事を経験したあとに生じる疾患である．主要症状として①再体験症状（フラッシュバックや悪夢など），②回避症状（出来事が発生した場所に行くことができないなど），③認知と感情の否定的変化（「私が悪い」「誰も信用できない」といった過剰に否定的な信念など），④過覚醒症状（不眠やイライラなど）がある．

2 病因・病態

外傷的出来事の最中に感じた恐怖や無力感が，記憶として過剰に固定化されたり消去されなかったりする状態が，PTSDの病態形成に密接に関与していると考えられている．そのため，外傷的出来事の強度や持続期間は主たる病因の1つである．

また，外傷的出来事以外の心理社会的な要因も発症に少なからず関係している．以前に別の外傷的出来事を経験していること，出来事を経験する以前に心理的な問題を抱えていたこと，精神疾患の家族歴があること，出来事のあとの社会的支援が乏しいこと，低学歴であることなどが危険因子として指摘されてきている．そのため，生育歴，既往歴，飲酒歴，家族関係など，外傷的出来事以外の要因を丁寧に聴取していくことも臨床上重要である．

3 疫学

米国ではPTSDの生涯有病率は7.8％と報告されているが[1]，わが国では生涯有病率は1.3％，12か月有病率は0.7％と米国よりもかなり低い数字が報告されている[2]．一般に自然災害よりも性被害や戦闘などの対人暴力被害のほうがPTSDの発症率が高いことが知られているが，わが国の研究でも，身体的・性的暴力，子どもが重篤な病気を患ったこと，

近親者との予期せぬ死別といった出来事が原因として多いことが示されている．

B．診断

1 診断基準

外傷的出来事を経験したあとに，主要症状の項で挙げた4つの症状が1か月以上持続し，著しい苦痛や生活上の支障をきたしている場合にPTSDと診断される（詳細はDSM-5を参照）．なお，③認知と感情の否定的変化のなかに含まれる「自分自身や他者，世界に対する持続的で過剰に否定的な信念」や，④過覚醒症状のなかに含まれる「無謀なまたは自己破壊的な行動」などいくつかの症状は，DSM-5から新たに診断基準に加えられたものである．

2 測定尺度

PTSDの診断確定にあたってゴールドスタンダードとして用いられる構造化面接にPTSD臨床診断面接尺度（CAPS）がある．PTSDの診断・治療に際しては，診断書や鑑定書などを法的に求められる場合があり，そのような際にはCAPSを用いることが望ましい．

PTSD症状を評価する際によく用いられる自己記入式質問紙としては，出来事インパクト尺度改訂版（IES-R）がある．IES-Rでは診断を確定することはできないが，PTSD症状の重症度や時間経過に伴う症状の変化を短時間で確認するのに適している．いずれもDSM-5からの変更点には対応していないが，現時点ではCAPSとIES-RはPTSDの臨床・研究において，国際的にもわが国でも幅広く用いられており，信頼性の高い測定方法と考えられている．

また，外傷的出来事を体験している最中とその直後の精神的苦痛を測定する尺度として周トラウマ期の苦痛に関する質問紙（PDI）があり，災害後に救援活動を行った医療者のための一次スクリーニングなどの目的でわが国でも用いられ始めている．

3 併存疾患

米国の研究では，PTSD患者の約8割に何らかの他の精神疾患が併存していると報告されており[1]，特にうつ病は約5割のPTSD患者に併存するとされる．

うつ病の側からみても，PTSDは過眠・過食を伴う非定型うつ病の18.4％，非定型ではないうつ病の14.1％に併存することが米国の別の研究から報告されている[3]．両者の併存が多い理由としては，不眠，興味の喪失，集中力低下など，PTSDとうつ病で重複している症状が多いこと，もともとうつ病の患者が外傷的出来事を経験するとPTSDを発症しやすいこと，逆にPTSDに起因してうつ病が発症する場合もあることなどが挙げられる．

また，アルコール使用障害はPTSDの回避症状としてもよく認められるものであり，米国では男性のアルコール依存・乱用患者の約5割にPTSDの併存が認められている．

C．治療

1 治療の基本的スタンス

PTSD症例への対応としては，まず環境調整と心理教育が基本になると考えられる．物理的にも心理的にも安全を確保し，レジリエンスを発揮できる環境を確保することは重要である．ドメスティック・バイオレンス，感染症や妊娠の可能性，職場における極度のハラスメント，犯罪被害で加害者が逮捕されていない場合など，現時点で安全・安心な環境が確保されていなければ，それらに対する現実的な対応を行う必要がある．

心理教育に関しては，外傷的出来事の種類や，出来事からどの程度の時間が経過しているかによっても多少説明の内容は異なるが，一般的には，外傷体験後に精神状態が不安定になるのは決して珍しくないこと，症状は異常な事態を乗り越えるための反応と考えてよいことなどを伝えてノーマライゼーションを行う．そして，症状は自然軽快する可能性が比較的高いこと，一定期間が経過しても自然軽快しない場合は治療の実施が推奨されることを伝える[4]．

PTSDの治療に関しては，複数のガイドラインがあり，多少の相違があるものの，トラウマに焦点を合わせた認知行動療法（CBT）が第一選択として推奨されている点では一致している[5,6]．また，眼球運動による脱感作と再処理法（EMDR）も，トラウマに焦点を合わせたCBTとほぼ同等のエビデンスが

あるとされている（p.253）．

薬物療法としては選択的セロトニン再取り込み阻害薬（SSRI）と三環系抗うつ薬が，トラウマに焦点を合わせたCBTやEMDRが無効であった場合や利用できない場合，または中等度から重度のうつ病が併存している場合に推奨されている[5,6]．

2 心理師の役割

心理師に求められることとして，まず，目の前の患者が心的外傷となる出来事を経験している可能性，そしてそれが現在の精神症状に影響を与えている可能性を念頭におくことが挙げられる．心的外傷が人に与える影響は多様であり，心的外傷後にはうつ病やアルコール使用障害などPTSD以外の精神疾患も生じうる．また，子ども期の被虐待経験は，精神疾患だけでなく，成人になったあとの喫煙や肥満といった身体健康を悪化させる生活習慣と関連することも指摘されている．つまり，PTSD以外の病態にも心的外傷が関与していることは決して珍しくない．そして，治療者の側から確認しなければ，多くの患者は心的外傷体験について語らない．患者が，心的外傷経験と現在の症状を結びつけて考えることができない場合もあるし，解離症状などのため心的外傷体験をはっきり想起できないこともある．したがって，成育歴や生活歴，現病歴を丁寧に聴取することは非常に重要である．

また，PTSDの多様性，個別性についても理解しておく必要がある．心的外傷後にPTSDの診断基準を満たしたとしても，もともとのパーソナリティや精神疾患の影響が大きく，心的外傷体験が病態の中核ではない症例や，「PTSD患者＝外傷的出来事の被害者」という立場になることを望まない症例も存在する．PTSDの病態形成には外傷的出来事の強度と持続期間だけでなく，遺伝要因や環境要因などさまざまな要因が関係している．外傷的出来事とその他の要因がどのように病態に影響しているかを，症例ごとに考えていく必要がある．

さらに，PTSDは薬物療法が著効しない症例も少なくないが，エビデンスが高いとされるトラウマに焦点を合わせたCBTやEMDRに習熟するためには専門的なトレーニングを受ける必要があり，わが国ではまだそれほど普及しているとはいえない．そのため，これらの専門的治療法に習熟した心理師が今後増えていくことも期待されている．

■ 引用文献

1) Kessler RC, Sonnega A, Bromet E, et al：Posttraumatic stress disorder in the National Comorbidity Survey. Arch Gen Psychiatry 52：1048-1060, 1995
2) Kawakami N, Tsuchiya M, Umeda M, et al：World Mental Health Japan Survey J. Trauma and posttraumatic stress disorder in Japan：results from the World Mental Health Japan Survey. J Psychiatr Res 53：157-165, 2014
3) Matza LS, Revicki DA, Davidson JR, et al：Depression with atypical features in the National Comorbidity Survey：classification, description, and consequences. Arch Gen Psychiatry 60：817-826, 2003
4) アメリカ国立子どもトラウマティックストレス・ネットワーク／アメリカ国立PTSDセンター（著），兵庫県こころのケアセンター（訳）：災害時のこころのケア―サイコロジカル・ファーストエイド 実施の手引き 原書第2版．医学書院，2011
5) National Instittute for Clinical Excellence：Post-traumatic Stress Disorder（PTSD）：The management of PTSD in adults and children in primary and secondary care 2005. http://www.nice.org.uk/CG026NICE guideline
6) Guidelines for the management of conditions specifically related to stress [Internet]. World Health Organization. 2013. http://apps.who.int/iris/bitstream/10665/85119/1/9789241505406_eng.pdf

〈西 大輔〉

心的外傷およびストレス因関連障害群
適応障害

この項目で学ぶべきこと・理解すべきこと
- 適応障害の特徴，主要症状を理解する
- 適応障害の診断基準を理解する
- 適応障害に対する治療アプローチを知る

A．適応障害とは

　適応障害とは，はっきりと確認できる強い心理的ストレスのために，日常生活に支障をきたす（仕事や家事が手につかない，眠れないなど）など社会的機能が著しく障害され，不安や抑うつなどの情緒面，あるいは行動面の症状を呈し，そのストレス因子が除去されれば症状が消失する特徴をもつ，いわゆるストレス反応性の精神障害である[1]．ストレスとは「重大な生活上の変化やストレスに満ちた生活上の出来事」であり，ある人にとってのストレスが他の人にはそうではないことも往々にしてあり，個人のストレスに対する感じ方や耐性も影響する．

　適応障害の有病率は，欧州での報告によると一般的には人口の1％である．一般病院では10〜18％，精神科コンサルテーションでは10〜35％[2]，終末期がん患者を対象とした調査では16.3％という報告がある[3]．適応障害は医学的疾患への心理反応としてもよくみられ，他の精神疾患を含むさまざまな医学的疾患に併存することも少なくない．

　適応障害はストレス因，またはその結果の終結から6か月以上続くことはないため，ストレス因が一時的なものである場合，持続は比較的短い．しかしストレス因やその結果が持続するときには，適応障害も引き続き存在して持続性の病型を呈する．また，うつ病など診断名が変更されるなど，その後の重篤な病気の前段階であることもある．

B．診断

　適応障害はさまざまな心身の症状がみられ，疾患特異的な症状は存在しない．そのため，他の精神障

表1　適応障害　DSM-5 診断基準

A．はっきりと確認できるストレス因に反応して，そのストレス因の始まりから3か月以内に情動面または行動面の症状が出現

B．これらの症状や行動は臨床的に意味のあるもので，それは以下のうち1つまたは両方の証拠がある．
　(1) 症状の重症度や表現型に影響を与えうる外的文脈や文化的要因を考慮に入れても，そのストレス因に不釣り合いな程度や強度をもつ著しい苦痛
　(2) 社会的，職業的，または他の重要な領域における機能の重大な障害

C．そのストレス関連障害は他の精神疾患の基準を満たしていないし，すでに存在している精神疾患の単なる悪化でもない．

D．その症状は正常の死別反応を示すものではない．

E．そのストレス因，またはその結果がひとたび終結すると，症状がその後さらに6か月以上持続することはない．

〔日本精神神経学会（日本語版用語監修），髙橋三郎，大野 裕（監訳）：DSM-5 精神疾患の診断・統計マニュアル．pp284-285, 医学書院，2014 より〕

害が存在する可能性がある場合には，まずその診断を除外したうえで（うつ病，心的外傷後ストレス障害および急性ストレス障害，パーソナリティ障害群の診断がつかないと確認後），明確なストレス因（例えば，人間関係の変化や人事異動など）に伴い情緒・行動面の症状が出現し，臨床的に日常生活に支障が生じている場合に診断される．ただし，他の精神疾患ではストレス因に反応して生じる特定の症状を説明できない場合には，追加で診断することが可能である．ストレス因は単一の出来事のこともあれば複数のこともある．また，反復するものや持続するもの，個人レベルから災害など地域社会を巻き込むようなレベルまでさまざまである．

　適応障害の診断基準の1つとして米国精神医学会の診断基準の日本語訳を示す（表1）[1]．

C．治療

1 治療の基本的スタンス

　適応障害は，ストレス因が持続的など一部の場合を除くと一般的に持続が短いため，治療も短期療法が適用される．適応障害の治療の構成要素としては，ストレス因の除去，ストレス因への適応力の向上，情動面/行動面の症状への介入が挙げられる．その方法は，おおむね心理療法と薬物療法に大別される．多くの場合，心理療法は不可欠であり，必要に応じて薬物療法を併用することが一般的である．

　ストレス因の除去としては環境調整などが挙げられる．例えば身体疾患を有する患者においては，担当の医療スタッフとのコミュニケーションを通しての心理的援助が心理的適応を大きく左右する要因であることが示唆されている．また身近な支援者が患者の精神状態をよく理解し，ストレス因を調整し，家族とともに患者を支える体制を整えるなど包括的なケアを提供することが重要である．

　心理療法のなかでも最も一般的で基本的なものが支持的精神療法である．支持的精神療法は情緒的苦痛を支持的な医療者との関係，コミュニケーションを通して軽減することを目標とする．その基本は患者の言葉に対して，批判や解釈をすることなく，非審判的な態度で支持を一貫して続けることにある．このような面接を通して，患者のストレス，患者の感情と苦しみを理解していることを患者に言語的あるいは非言語的に伝えることが治療的に働く．また，患者の状態や治療者のスキルにより，ストレス因の受け止め方のパターンを扱う認知行動療法や，ストレス因や症状を除去する具体的な方策を考える問題解決療法や心理教育など，さまざまな心理療法が行われる．

　薬物療法は，心理療法のみでは効果が不十分であるときや患者の苦痛が強いときに考慮する．抑うつ，不安など顕在化している精神症状や患者の身体状態によって選択薬剤が異なるが，抑うつ効果も期待でき，半減期の短い抗不安薬アルプラゾラムから投与することが実際的である[4]．アルプラゾラムで効果が十分得られない場合，抑うつ気分を主体とした適応障害であれば，うつ病治療に準じて抗うつ薬への変更または併用を行い，不安が優位な適応障害であれば他剤への変更を考慮する．いずれの場合も，少量から開始し，眠気やふらつきといった有害事象の出現などの状態をきめ細かく観察しながら，状態に応じて適宜漸減していくことが原則である．

2 心理師の役割

　認知行動療法や問題解決療法，リラクセーションをはじめとした心理療法の実践に加え，ストレスに対するさまざまな思い（疎外感，孤独感，喪失感など）に誠実に耳を傾けることで，苦悩が癒やされ，患者本来の適応力を回復できることがしばしばある．そのため心理師の価値観をいったん脇におき，ストレスに伴い引き起こされた問題や影響，患者のこれまで歩んできた人生に思いをはせ，語りに寄り添うことが大切である．尋ね方の例として「心配や不安な気持ちが続いていませんか？」「いつもストレスを感じている状態が続いていませんか？」「急に怖くなったり，不安になったり，落ち着かなくなるようなことはありますか？」などがある．また，ストレス因を除去するための環境調整や治療を協力して行うために，常に多職種での情報共有などコミュニケーションを密にとることが求められる．

■ 引用文献

1) 日本精神神経学会（日本語版用語監修），髙橋三郎，大野裕（監訳）：DSM-5 精神疾患の診断・統計マニュアル．pp284-287，医学書院，2014
2) Casey P：Adjustment disorder：epidemiology, diagnosis and treatment. CNS Drugs 23：927-938, 2009
3) Akechi T, Okuyama T, Sugawara Y, et al：Major depression, adjustment disorders, and post-traumatic stress disorder in terminally ill cancer patients：associated and predictive factors. J Clin Oncol 15：1957-1965, 2004
4) van Marwijk H, Allick G, Wegman F, et al：Alprazolam for Depression. Cochrane Database Sys Rev. 2012 11；7：CD007139.

（藤森麻衣子・稲垣正俊）

解離症群
解離性同一症

この項目で学ぶべきこと・理解すべきこと
- 解離の概念や要因を理解する
- 解離症の分類を学ぶ
- 解離性同一症の診断基準，鑑別診断，併存診断，予後について学ぶ
- 解離症の治療の基本について学び，心理師の役割を理解する

A．解離症群とは

1 概念と分類

　解離とは，意識，記憶，同一性，情動，知覚，身体表象，運動制御，行動の正常な統合における破綻や不連続な状態をいう．米国精神医学会による診断分類DSM-5によると，解離症群は，解離性同一症（解離性同一障害），離人感・現実感消失症，解離性健忘などに分類される[1]．

　離人感・現実感消失症（離人感・現実感消失障害）とは，離人感や現実感消失を繰り返し体験し，そのために社会的・職業的に多大な支障を被るものである．離人感は，「自分が自分でない」「感情が感じられない」などの訴えや，幽体離脱体験などとして語られる．現実感消失では視覚や聴覚のゆがみが伴う場合もある．解離性健忘とは，通常，心的外傷的な出来事やストレス性の強い場面についての記憶を想起できず，そのために社会的・職業的に多大な支障を被るものである．限局的・選択的な健忘と，生活史全般についての記憶が抜け落ちた全生活史健忘がある．一般に，解離症患者は自らの健忘に気づいていないことが多い．

　なお，解離性昏迷やGanser症候群は「他の特定される解離症/解離性障害」に分類される．Ganser症候群は典型的には男性の囚人にみられ（拘禁反応），その特徴は的外れの応答や虚偽の症状で，改善後は症状についての健忘を残す．

　解離性同一症については後述する．

2 病因

　幼少時の被虐待体験や不安定な養育などの心的外傷となり得るような体験との関連が示唆され，個体側の要因として被催眠性や解離親和性の高さも指摘されている．眼窩前頭部，海馬，海馬傍回，扁桃体などの脳領域は解離性同一症の病態生理との関連が指摘されている．

B．解離性同一症の診断

1 診断基準

　DSM-5によると，解離性同一症とは，2つまたはそれ以上のパーソナリティ状態が交互に出現し，それは文化的に容認されている憑依体験では説明できず，また，日々の出来事の記憶に空白があり，自己としての同一性が破綻しているために，社会的・職業的に多大な支障を被るものである[1]．この場合の健忘は，心的外傷やストレス場面についての記憶とは限らない．パーソナリティ状態の交代が顕著でない場合もあり，客観的に観察されなくとも，患者自身の報告のみでも診断できる．

2 鑑別診断

●統合失調症

　統合失調症の一級症状（Schneider K）が解離症でもみられるため，鑑別が容易でないことがある[2]．解離症では現実検討能力は保たれている点や，陰性症状の存在などによって鑑別していく．

●複雑部分発作（精神運動発作）

　複雑部分発作では，意識障害を呈した状態で，その場の状況にそぐわない行動が出現し，発作中は周囲の刺激には反応せず，あとに健忘を残す．鑑別のためには脳波検査を実施する．

●レム睡眠行動障害

　レム睡眠行動障害は，レム睡眠中に夢の内容を行動化してしまうもので，壮年期以降にみられること

が多い．一方，解離症状が夜間の睡眠時にのみ認められることがあるが，終夜睡眠ポリグラフィ検査で，解離症では覚醒脳波が確認できる．

● 一過性全健忘

一過性全健忘とは，6～24時間の間，普段の行動と変わらないように見えても，あとでその行動を想起できないもので，一過性の脳虚血発作が原因と考えられている．50歳代以降に多いが，時に若年者にもみられる．一過性全健忘では，想起できない行動も同一性が保たれており，自らの健忘を心配する点が解離性健忘とは異なる．

3 併存診断

解離症では抑うつ，不安，物質乱用，自傷，自殺企図などを併存していることが多い．他のパーソナリティ状態が自殺願望を抱いていることに気づかない場合があり，自殺の危険性の評価は難しい．

C．治療

1 治療の基本的スタンス[3]

まず，患者が安全感をもてるようになることが治療目標となる．一貫性のある治療の枠組みを提供することは，患者との間に安定した治療関係を構築していく一助になる．患者は自己の「境界」を脅かされる体験をしていることが多いため，この段階で，患者が「侵入的」だと感じるような外傷的な記憶に踏み込むことには慎重であるべきである．むしろ，初期の治療では，時に社会的資源や援助を利用して，さまざまな意味での暴力的な環境を整備することや，睡眠障害や自傷などの併発する症状の治療に着手し，解離症状そのものを治療対象とする準備をすることが必要である．なお，現在，解離症そのものに有効な薬剤は存在しない．

患者が安全感をもつために，（静かで安らげる場所をイメージする）イメージ法や呼吸法などのリラクセーション法を用いることも有益である．

交代するパーソナリティ状態について，どれか1つに肩入れしたり，退行を助長したりするような態度は慎しみ，患者が現実との接触を失わないように配慮することが必要である．

患者が解離症状から覚めない場合には，「グラウンディング（grounding）」という手法を用いるとよい．氷を手に握らせたり，組んだ足を床につけたり，大きな声で患者の名前をよんだりすることなどにより，患者と現実世界との接触を促すものである．

2 心理師の役割

● 心理アセスメント

他疾患との鑑別が難しいことが少なくないため，診断補助としての心理検査は重要である．特に，パーソナリティ傾向や水準のアセスメントは治療を進めていくうえで有効である．解離性同一症だからといって，必ずしも重篤なパーソナリティ障害を有しているわけではないのは言うまでもない．

また，患者は，社会生活に多大な制限や問題を抱えているため，その心理的影響や必要な支援をアセスメントすることが必要になる．

● 心理的支援

心理療法，生活指導，家族への助言などの心理的支援の提供を期待されることがある．支援は長期にわたる可能性があり，医師や精神保健福祉士などとの連携が求められる．心理師は患者の心理状態を詳細に把握する立場におかれることが多いため，それらに基づく助言を期待される．特に，現在も被虐体験が続いている場合には，関係部署と協力し，患者にとって安全な環境を確保することが重要となる．

D．予後

予後不良因子として，被虐体験の継続，再外傷体験，重篤な医学的疾患，適切な治療着手の遅れなどが挙げられる．

■ 引用文献

1) 日本精神神経学会（日本語版用語監修），髙橋三郎，大野裕（監訳）：DSM-5 精神疾患の診断・統計マニュアル．pp289-304，医学書院，2014
2) シュナイダーK（著），針間博彦（訳）：新版 臨床精神病理学．筑摩書房，2007
3) International Society for the Study of Trauma and Dissociation：Guidelines for treating dissociative identity disorder in adults, third revision. J Trauma & Dissociation 12：115-187, 2011

（平島奈津子）

身体症状症および関連症群
身体症状症

> **この項目で学ぶべきこと・理解すべきこと**
> - 身体症状症の疾患概念，病因・病態について理解する
> - 身体症状症の診断基準について理解する
> - 身体症状症の治療における基本的なスタンス，具体的な治療法を理解する

A. 身体症状症とは

1 疾患概念

　何らかの身体疾患を思わせる症状（例えば疼痛，倦怠感，めまいなど）について，症状を説明できる内科的な異常所見が見つからず，医師が「心配ない」と保証しても，繰り返し身体症状を訴え，診察・検査を要求する人がいる．身体症状症(somatic symptom disorder)とはこのような病状を指し，医療サービスの過剰利用やドクターショッピングにつながりやすい．

　DSM-Ⅳでは身体表現性障害（somatoform disorders）という大カテゴリーのもと，身体化障害（somatization disorder），鑑別不能型身体表現性障害（undifferentiated somatoform disorder），疼痛性障害（pain disorder）の3つに分類されていたが，これらには多くの重複があり，境界も不明瞭であった．また，診断上重視されていた「身体愁訴が医学的に説明できない」ことの判断の信頼性には限界があり，心身二元論の強調につながること，患者に屈辱的な印象を与えてしまうことなどが問題であった．

　2013年にDSM-ⅣはDSM-5として全面的に改正され，上記の3疾患は身体症状症として統合された．疾患概念も見直され，「医学的に説明できない（身体化障害，鑑別不能型身体表現性障害）」「心理的要因が発症，重症度，悪化，または持続に重要な役割をはたしている（疼痛性障害）」という項目は診断基準から外れた．新たに，身体症状や健康に対して過剰なとらわれがあり，強い不安を伴い，その懸念に過度の時間と労力を費やしているといった「苦痛となっている症状に対する過度の認知，感情，行動の特徴」が診断基準に含まれることとなった．また，関連障害として病気不安症（健康に対する強い不安はあるが，身体症状はない），変換症（転換性障害），作為症（虚偽性障害）が挙げられた．

2 有病率

　成人では5～7%と推定されている．

3 病因・病態

　多くの要因が複雑に関与していると考えられている．気質要因として否定的感情（神経症的特質）のパーソナリティ特性，不安または抑うつの併存が挙げられる．人口統計的な特徴（女性，高齢，教育歴の低さ，無職），早期の心的外傷体験（例えば，性的虐待，養育剥奪），慢性身体疾患の併存，精神疾患（うつ病，不安障害）の併存，社会的ストレスなどと関連している．遺伝的・生物学的な脆弱性（例えば，疼痛への感受性），学習（病気によって得られた疾病利得など）も臨床経過に影響する．また文化によって病気の理解，求める医療が異なるため，社会文化的な背景にも大きく左右される．

B. 診断

1 診断基準

　身体症状症の診断基準(DSM-5)を示す（表1）[1]．

2 鑑別診断

　いったん内科的に問題ないと判断されても，何らかの身体疾患の見逃しや過小評価，あるいは後日，原因となる身体疾患が判明することもある(例えば，多発性硬化症)．症状が遷延する場合には，一定の間隔で内科のフォローアップが必要である．

　うつ病，不安症の結果として身体症状症の症状が

現れることがある．例えば，うつ病エピソードの期間に限って身体症状症の症状が出現する場合は，うつ病の症状であって身体症状症ではない．

詐病や作為症（虚偽性障害）とは区別される．

C．治療

1 治療の基本的スタンス

身体症状症の苦痛が大きいからこそ患者は診察・検査を求めるが，異常所見が見つからないために，訴えを否定されたように感じ，医師に不満や怒りを抱くことがある．精神科への紹介を屈辱的に感じる患者も少なくなく，心理的な要因について話し合うことに抵抗感を抱くことはまれではない．

治療者のスタンスとして最も重要なことは，患者の苦痛を理解しようとする態度である．身体症状とその苦痛，生活への影響について，真摯に話を聞く態度は患者に安心感を与え，治療者側にも理解が深まり，共感的な治療関係の構築につながる．

訴えがあまりに執拗で，攻撃的な態度さえ示す患者もいる．こうした患者に医療者が陰性感情を抱くのは当然であるが，それを自覚し，コントロールするように努めるためにも，上述の患者の病状に対する共感的な理解は有用である．

薬物療法の有効性は限定的である．抑うつ，不安，不眠などの精神症状を伴う場合にはそれらを標的にした薬物療法が行われる．疼痛には抗うつ薬（特に三環系抗うつ薬とセロトニン・ノルアドレナリン再取り込み阻害薬）が一定の効果を有している[2]．

非薬物療法では心理療法（特に認知行動療法）や心身医学的な介入（生物-心理-社会モデルを用いて身体症状を説明する，身体症状への有効な対処方法を話し合うなど）が有効との報告がある[3]．

2 心理師の役割

心理師は，非薬物療法で大きな役割を担う．患者の経験している苦痛を理解しながら，その影響をアセスメントし，問題が維持されている要因を明らかにする．症状に対する過剰な懸念や極端な意味づけ

表1　身体症状症　DSM-5 診断基準

A．1つまたはそれ以上の，苦痛を伴う，または日常生活に意味のある混乱を引き起こす身体症状
B．身体症状，またはそれに伴う健康への懸念に関連した過度な思考，感情，または行動で，以下のうち少なくとも1つによって顕在化する．
　1．自分の症状の深刻さについての不釣り合いかつ持続する思考
　2．健康または症状についての持続する強い不安
　3．これらの症状または健康への懸念に費やされる過度の時間と労力
C．身体症状はどれひとつとして持続的に存在していないかもしれないが，症状のある状態は持続している（典型的には6か月以上）．
▶該当すれば特定せよ
・疼痛が主症状のもの（従来の疼痛性障害）：この特定用語は身体症状が主に痛みである人についてである．
▶該当すれば特定せよ
・持続性：持続的な経過が，重篤な症状，著しい機能障害，および長期にわたる持続期間（6か月以上）によって特徴づけられる．
▶現在の重症度を特定せよ
　軽度：基準Bのうち1つのみを満たす．
　中等度：基準Bのうち2つ以上を満たす．
　重度：基準Bのうち2つ以上を満たし，かつ複数の身体愁訴（または1つの非常に重度の身体症状）が存在する．

〔日本精神神経学会（日本語版用語監修），髙橋三郎，大野 裕（監訳）：DSM-5 精神疾患の診断・統計マニュアル．p307，医学書院，2014 より一部改変〕

（認知），症状を増悪させることを恐れて避けている行動（回避行動）の改善をはかり，心身の緊張を緩和するためのリラクセーション法なども活用可能である．必要に応じて，リハビリテーション部門などとの適切な連携も求められる．

■ 引用文献
1) 日本精神神経学会（日本語版用語監修），髙橋三郎，大野 裕（監訳）：DSM-5 精神疾患の診断・統計マニュアル．pp307-310，医学書院，2014
2) 西村勝治：疼痛を主症状とする身体症状症（疼痛性障害）の治療戦略と薬物療法．臨床精神薬理 18：381-387，2015
3) van Dessel N, den Boeft M, van der Wouden, et al：Non-pharmacological interventions for somatoform disorders and medically unexplained physical symptoms（MUPS）in adults. Cochrane Database Syst Rev. 2014 Nov 1；11：CD011142

（西村勝治）

食行動異常および摂食障害群
神経性やせ症

この項目で学ぶべきこと・理解すべきこと
- 摂食障害の主要症状について知り，神経性やせ症の臨床的，心理的特徴を理解する
- 神経性やせ症の治療にどのようなアプローチがあるかを把握する
- 神経性やせ症の治療を行ううえで特に留意すべき点について理解する

A. 神経性やせ症とは

1 疾患概念

神経性やせ症の病名が示すとおり，患者のやせにつながる食事量減少の原因には精神的な問題が関与する．しかし，気分障害に伴う食欲低下などとは異なり，患者はやせることをむしろ望み，食事摂取や体重の増加に対するさまざまな抵抗を示す．著しい低栄養状態から死に至ることもあるが，自らの病気を否認し，治療に無関心なことも少なくない．この体重や体型，あるいは食事に対する偏った考え方とこれに導かれる異常な行動が，神経性やせ症の主たる特徴である．

2 病因・病態

神経性やせ症は，児童・思春期から青年期に好発し，男女比は約1：10と女性に多い．発症には生物学的要因だけでなく，ファッションでスリムな体型に憧れ，肥満を疎むといった文化的背景，家庭や学校，職場などの生活環境のストレスと対人関係における葛藤などさまざまな要因がかかわっていると考えられる．ダイエット目的などで不適切な食生活が習慣化すると，これにより心身の摂食調節機構が異常をきたし，さらに摂食制限と低栄養が進行するといった摂食障害の悪循環が完成する．食行動の異常はさまざまな心理的変化や精神症状をも生じさせ，支障は日常生活全般に及ぶこととなる[1]．

表1 神経性やせ症 DSM-5 診断基準

A. カロリー摂取を制限し，有意に低い体重に至る．
B. 低体重であるにもかかわらず，体重増加に対する強い恐怖があり，または体重増加を妨げる行動を続ける．
C. 自分の体重や体型についての間違った認識をもち（身体像の障害），体重や体型が自己評価に不相応に影響している．または現在の低体重の深刻さの認識が欠如している．
▶下位分類
・摂食制限型：過食または排出行動（つまり，自己誘発性嘔吐，または緩下剤・利尿薬，浣腸の乱用）の反復がない．
・過食・排出型：過食または排出行動の反復的なエピソードがある．

〔日本精神神経学会（日本語版用語監修），髙橋三郎，大野 裕（監訳）：DSM-5 精神疾患の診断・統計マニュアル，p332, 医学書院，2014より〕

B. 診断

1 診断基準

DSM-5によれば摂食障害は，主に神経性やせ症と神経性過食症および過食性障害に大別される[2]．神経性やせ症の主症状は摂取カロリーの制限によって引き起こされる，正常よりも著しい低体重である．しかし，自分は太っているとの誤った認識からさらにやせを求めたり，体重増加に対する強い恐怖感を認める．また，太っている自分は無価値だとするなど，自己評価を決定づける大部分を体重や体型が占めるようになる．神経性やせ症は，過食とそれに続く自己誘発性嘔吐や下剤・利尿薬の乱用などの排出行動の有無で，摂食制限型と過食・排出型に分けられる（表1）．

2 鑑別診断

神経性やせ症の診断には，やせをきたす身体疾患の除外が欠かせない．患者は食事摂取困難の原因があたかも身体症状かのように表現することもあり，必要に応じて身体的検査を行うことが肝要である．

また，うつ病をはじめとした精神疾患が食欲に作用し体重減少を呈した場合や，神経性やせ症に合併するうつ病などとの鑑別を，患者の心理的特徴や行動面の変化に着目して行うことは，適切な治療選択に重要である．

C．治療

1 治療の基本的スタンス

神経性やせ症患者は，家族などに強く勧められたために渋々受診したというように，治療に対して消極的か抵抗を示すことが多い．そのため治療導入では，本人への治療の動機づけがうまくいくかどうかが，その後の経過を大きく左右する．患者は，肥満恐怖ややせ願望にとらわれ異常な食行動に没頭する現状から決して抜け出せないとの絶望感から，なかばあきらめの態度をとることもあるが，一方で，低体重による体力低下や身体的問題への不安や食事に生活が翻弄される苦痛から逃れたいとの思いももっている．治療者は患者の表面的な治療抵抗に惑わされず，悩みや不安をうまく引き出すことで病気克服の協力者としての立場をとるよう心がけることが重要である．また，病気をめぐる患者と家族との対立においては，治療的側面から助言を行うことで緩衝役を担うこともある．患者の苦悩に寄り添いつつも，時に症状改善に向けて患者が取り組むべき道筋を毅然として示す姿勢が求められる．

神経性やせ症の治療を始めるうえで，常に注意を払わねばならないことに，種々の身体的合併症がある．体力低下に伴う易疲労性や筋力低下はもとより，栄養障害による低血糖や肝機能障害，過食・嘔吐に伴う消化器障害や低カリウム血症などの電解質異常，無月経，低血圧や徐脈，不整脈などが頻発する．また，若年患者の低身長や中高年患者の骨粗鬆症も予後を左右する．重度のやせにより致死的状況が引き起こされる可能性にも考慮し，必要時には入院治療を選択すべきである．

また，生活を直接的に障害する問題として行動面に着目することも重要である．拒食や自己誘発性嘔吐，過度な運動，下剤や利尿薬の乱用といった体重増加を拒む行動だけでなく，食事内容やとり方に関する病的なこだわりや隠れ食いなどの病的な食事様式，あるいは自傷行為や万引きなどの問題行動は，日常生活や社会生活の支障となるばかりでなく，家族との軋轢を生み，日々の衝突や家族からの孤立を引き起こすことがある．治療では，生活を障害する不適切な行動からの脱却を目標に，患者に食生活やその他の生活活動についての日誌を記入させるなどして，改善すべき問題点について自覚を促し，課題を共有して取り組ませるなど，行動全般における自己制御を再獲得とする患者の試みを援助する．

最後に重要となるのが，精神的・心理的問題へのアプローチである．併発する抑うつ気分や不安・焦燥感，強迫症状などの精神症状は，栄養障害による神経生理学的変化や心理社会的背景に起因するもので，時に薬物療法が必要となる．しかし，神経性やせ症の根本的治療には，発症要因や維持要因である心理的問題に対する治療が重要で，治療の根幹をなすものである．

2 心理師の役割

治療では各診療科の医師や心理師，看護師，管理栄養士など多職種が専門的立場で携わることが望まれる．そのなかで心理師は，医師と協働しながら種々の心理療法を用いて，最も根源的な心理的課題に介入することが求められる．

取り扱う心理的問題では，親子関係に根差す問題が中心となることが多いが，そのほかにも姉妹，夫婦，友人との対人関係や，学校や進学の悩み，将来の不安と自立葛藤，妊娠・出産，育児などに関連する問題など多岐に及ぶ．治療では，これら心理的問題が患者の低い自尊感情や他者からの承認欲求や強迫的・完全主義的性格，あるいは言語化表現できない不安と関心を引くことでの安心などといった摂食障害患者に特徴的な心性と結びついていることを理解し，患者がより現実的で適切な対応ができるよう認知行動療法を用いたり，対人関係療法などのその他の心理療法を用いて患者に働きかける．心理師はこれらの治療に加えて，疾患教育や集団療法，家族療法などさまざまな方面から神経性やせ症治療への積極的なかかわりを期待される．

■ 引用文献
1) 切池信夫：摂食障害―食べない，食べられない，食べたら止まらない．第2版．pp41-59，医学書院，2009
2) 日本精神神経学会（日本語版用語監修），髙橋三郎，大野裕（監訳）：DSM-5 精神疾患の診断・統計マニュアル．pp332-338，医学書院，2014

（山内常生）

食行動異常および摂食障害群
神経性過食症

この項目で学ぶべきこと・理解すべきこと
- 神経性過食症の特徴について理解し，他の摂食障害との共通性と相違点についても整理する
- 神経性過食症に対する治療法を理解し，定型的な心理療法について学ぶ
- 神経性過食症患者の心理特性を理解し，適切な対応方法について学ぶ

A．神経性過食症とは

1 疾患概念

身体的原因がなく，食事へのこだわりから食事が食べられなくなったり不適切な食べ方をしたりする病態を「摂食障害」という．そして摂食障害のうち，過食症状があり，なおかつ強い肥満恐怖があるために体重を減らす目的で何らかの異常行動をとってしまうが，極端なやせが認められない病態を「神経性過食症」とよぶ．

男女比は1：10と圧倒的に女性に多く，若い女性の100人に数人の有病率である．

2 症状

「過食症状」とは，短時間に多量の食べ物を一気に摂取する異常な摂食行動を意味する．それまでは平穏だったのに，スイッチが入ったかのように突然食べ始め，一定時間持続するのが特徴である．

強い肥満恐怖のために体重を減らす行動を「代償行動」とよぶ．例えば，食後の故意による嘔吐（自己誘発性嘔吐），緩下剤・浣腸・利尿薬の乱用，過度の運動（過活動），過食以外の食事の不適切な制限，などが挙げられる．「代償行動」のうち，嘔吐や下剤乱用など，体内の食物・排泄物・水分を体外に出そうとする行動を「排出行動」とよぶ．

過食が持続すると，一般に抑うつ傾向になる．体重増加がみられる場合には，引きこもりになることも少なくない．衝動性が高まるため，自傷行為，自殺企図，自己破壊的な衝動行為が生じることもある．時に習慣性の万引きがみられる．

神経性過食症患者は，神経性やせ症患者と同様に，自己評価が低く他者からの評価を過度に気にする傾向がみられる．一方，神経性やせ症患者と比べて，比較的強迫傾向が少なく社交的である．社交不安症，境界性パーソナリティ障害，解離症群，心的外傷後ストレス障害など他の精神疾患が合併することが多い．

3 病因・病態

病因は不明な点が多い．ラットの実験で，食事制限のあと制限を解除した際に過食様行動が生じることが確認されており，またストレスを与えると摂食量が増加することも知られている．神経性過食症患者の場合も，一般に一定期間ダイエットなどの食事制限をしたのちに過食症状が生じることから，強い肥満恐怖に伴う食事制限の時期があり，同時に心身のストレスを経験することによって，過食衝動が生じると考えられている．

いったん過食が生じれば習慣化しやすいことから，「食物嗜癖」という状態に陥っていると理解することもできる．

B. 診断

1 診断基準

　神経性過食症の診断基準[1]は，過食エピソードと代償行動がともに3か月以上にわたって週1回以上あり，背景に肥満恐怖（体重や体型による自己評価への影響）が存在し，神経性やせ症ほどのやせが認められないことが条件となる（表1）．

　神経性やせ症の診断の際の低体重の定義は，「体格指数（BMI）が $18.5\,\mathrm{kg/m^2}$ 未満」とされていることから，神経性過食症では「BMIが $18.5\,\mathrm{kg/m^2}$ 以上」が条件ということになる．

2 鑑別診断

　過食症状がある場合にまず鑑別すべきなのは，「薬剤性の食欲亢進」である．抗精神病薬や副腎皮質ホルモン（ステロイド）を服用中の患者に，しばしば多量摂食と体重増加が認められる．

　「神経性過食症」と「神経性やせ症」は，やせているかどうかで区別されるが，強い肥満恐怖を背景に食事制限を行い場合によっては過食が生じるという点で，本質的には同じ病態と考えてよい．

　それに対して「過食性障害」は，肥満恐怖が目立たず代償行動がないことから一般に肥満傾向がある．神経性過食症のように他者からの評価に過敏ではなく，社会性の問題よりもストレスコーピングの問題と理解すべきである．

C. 治療

1 治療の概要

　患者が医療機関を訪れた場合は，まずは薬物療法と定型的な心理療法を組み合わせた治療を考慮し，必要な場合には心理カウンセリングを導入する．

2 薬物療法

　過食衝動に対して，選択的セロトニン再取り込み阻害薬（SSRI）あるいはセロトニン・ノルアドレナリン再取り込み阻害薬（SNRI）の有効性が確認されているため，治療初期には試みるべきである．

表1　神経性過食症 DSM-5 診断基準

A．反復する過食エピソード
　（1）他とはっきり区別される時間帯に，他の人より明らかに多い食物を摂取
　（2）食べることを抑制できない感覚
B．反復する不適切な代償行動（例：自己誘発性嘔吐；緩下剤，利尿薬，その他の医薬品の乱用；絶食；過剰な運動など）
C．過食と不適切な代償行動がともに平均して3か月以上にわたって少なくとも週1回
D．自己評価が体型および体重の影響を過度に受けている
E．神経性やせ症のエピソードの期間にのみ起こるものではない

〔日本精神神経学会（日本語版用語監修），髙橋三郎，大野 裕（監訳）：DSM-5精神疾患の診断・統計マニュアル．pp338-339，医学書院，2014より〕

3 心理療法

　神経性過食症に対して，認知行動療法（CBT）と対人関係療法（IPT）の有効性が示されている．

　CBTは，日々の食行動を記録して自己モニタリングを行い，食行動が乱れた際のエピソードやそのときの感情，可能な対処方法を分析する手法である[2]．食事記録をつけるだけでも，症状を客観的に捉えることができ，改善がみられることがある．

　IPTは，重要な他者との関係を4つの問題領域に絞って内省する治療法である．神経性過食症患者に対して食行動を扱わずにIPTを用いても一定の効果が得られ，しかも長期間持続するといわれている[3]．

　一般的な心理カウンセリングも有用であるが，患者自身のモチベーションが維持しにくい場合があり工夫が必要である．神経性過食症患者のみで構成された集団療法も有効である．

4 心理的支援の際の留意点

　摂食障害患者は一般に繊細であり，自分が否定されたと思うと心を閉ざしてしまう傾向がある．CBTやIPTのように枠組みが明確な治療法には入りやすい場合があるが，長続きしないことも少なくない．心理カウンセリングにおいても，適宜現実的な食行動問題を扱うなど柔軟な対応が望ましい．

　病態水準としては神経症より重いと理解すべきであり，解釈や直面化よりも実際の行動変容を評価し

自己評価を高めるようなアプローチを心がけるべきである．

まずは治療関係が構築され，心理的支援を継続できるということがきわめて重要である．

■ 引用文献
1) 日本精神神経学会（日本語版用語監修），髙橋三郎，大野裕（監訳）：DSM-5 精神疾患の診断・統計マニュアル．pp338-343，医学書院，2014
2) フェアバーン CG（著），切池信夫（監訳）：摂食障害の認知行動療法．医学書院，2010
3) 水島広子：対人関係療法マスターブック．金剛出版，2009

（野間俊一）

睡眠-覚醒障害群
不眠障害

この項目で学ぶべきこと・理解すべきこと
- 不眠障害の定義と診断基準を学び，その病態生理を理解する
- 治療的初期対応を理解し，睡眠衛生指導を学ぶ
- 不眠障害に対する認知行動療法を学ぶ

A．不眠障害とは

わが国の成人の約20％が，不眠症状を有している．不眠障害は「適切な睡眠環境下において，睡眠の質や維持に関する訴えがあり，これに基づいて日中の機能障害が認められるもの」と定義される．罹患率は，人口の約6％と推定される．

1 原因
多岐にわたり，同一個体で複数因が重複する場合が多い．① 身体的（physical：痛み，痒み，咳，頻尿など），② 生理学的（physiological：環境や生活時間帯），③ 心理学的（psychological：心配事，ストレス，緊張など），④ 精神医学的（psychiatric：うつ病など精神疾患），⑤ 薬理学的（pharmacologic：薬物の副作用や離脱，カフェインやニコチン摂取）の5つに大別される（5P分類）．

2 病態生理
● 心理的悪循環
心理的発症機制は，「身体化した緊張」と「学習された睡眠妨害連想」である．些細な契機の一過性不眠にとらわれ，眠れないことへの不安が高じる．不眠への恐怖が，眠るための過剰な努力を促し，緊張が身体化して夜間の覚醒度が上昇する．寝室すなわち不眠という睡眠を妨害する負の学習が形成される．両者が増強しあい，悪循環が持続する．

● 過覚醒
不眠症者は健常者と比較して夜間の副腎皮質刺激ホルモンとコルチゾールの分泌が亢進しており過覚醒をもたらす．大脳の糖代謝が高く，入眠時の糖代謝低下が減弱し，入眠困難に関連する．

● 睡眠の過小評価
不眠症者では，入眠期の微小覚醒が増加するが，それを覚醒の持続と誤認するため，入眠困難を自覚しやすくなる．睡眠に対する主観的評価と客観的評価との乖離が大きくなる．

B．診断

主要症状を明らかにし，日中の機能障害と睡眠習慣を確認する．そのうえで，他の睡眠障害を鑑別する．睡眠時無呼吸症候群やレストレスレッグス症候群に注意する．

1 DSM-5 と ICSD-3
DSM-5[1]では，症候論的規定による「不眠障害」として包括された．障害が1週間に3夜以上3ヵ月以上持続する条件が明記され，併存疾患別の分類

表1 不眠障害 DSM-5 診断基準の要点

A. 睡眠の量や質に関する訴えが,以下の症状を伴っている
①入眠困難,②中途覚醒・睡眠維持困難,③早朝覚醒
B. 臨床的な苦痛や社会生活上の機能障害を引き起こしている
C. 1週間に3夜以上で起こる
D. 少なくとも3か月間持続する
E. 睡眠の適切な機会があるにもかかわらず起こる
F. 他の睡眠-覚醒障害では十分に説明されない
G. 物質の作用によるものではない
H. 併存する精神的/医学的疾患では,十分に説明できない

〔日本精神神経学会(日本語版用語監修),髙橋三郎,大野 裕(監訳):DSM-5 精神疾患の診断・統計マニュアル.pp356-362,医学書院,2014 より〕

表2 不眠障害に対する睡眠衛生指導の概要

1. 睡眠の基礎知識
  ・レム睡眠とノンレム睡眠
  ・恒常性維持機構と生体リズム機構
  ・睡眠内容の老化現象
2. 睡眠衛生指導
  ・「良い眠り」の定義
  ・睡眠時間の調整
  ・睡眠環境の整備
  ・入床前の心身の調整
  ・睡眠専門医への相談
3. 疾患の理解
  ・不眠障害の症候やメカニズムなど

表3 健康づくりのための睡眠指針 2014―睡眠 12 箇条

1. よい睡眠で,からだもこころも健康に
2. 適度な運動,しっかり朝食,ねむりとめざめのメリハリを
3. よい睡眠は,生活習慣病予防につながります
4. 睡眠による休養感は,こころの健康に重要です
5. 年齢や季節に応じて,ひるまの眠気で困らない程度の睡眠を
6. よい睡眠のためには,環境づくりも重要です
7. 若年世代は夜更かし避けて,体内時計のリズムを保つ
8. 勤労世代は疲労回復・能率アップに,毎日十分な睡眠を
9. 熟年世代は朝晩メリハリ,ひるまに適度な運動でよい睡眠
10. 眠くなってから寝床に入り,起きる時間は遅らせない
11. いつもと違う睡眠には,要注意
12. ねむれない,その苦しみをかかえず,専門家に相談を

〔厚生労働省健康局(編):健康づくりのための睡眠指針 2014.厚生労働省健康局,2014 より〕

は,可能な範囲で特定することとなった(表1).不眠症者は,さまざまな身体的・精神的併存疾患を有するが,不眠症自体を独立した QOL 阻害要因として治療すべき疾患単位とする立場が反映されている.睡眠障害国際分類第3版(ICSD-3)の「Insomnia」[2]も,DSM-5 と調和を保って改訂された.原因別の下位分類を廃止し,持続期間を基準に,chronic(3か月以上),short-term(3か月未満),other に分類される.

2 不眠症の症候

● 入眠困難

入床から入眠までの時間が延長している状態.20〜30分以上の主観的な入眠潜時[1].

● 中途覚醒・睡眠維持困難

入眠後の起床までに,覚醒してしまう状態.入眠後20〜30分以上の主観的な覚醒時間[1].

● 早朝覚醒

通常の起床時刻より早くに覚醒し,再入眠が困難な状態.起床予定時刻よりも30分以上前で,全睡眠時間が 6.5 時間未満に覚醒する場合[1].

● 日中の機能障害

①疲労または倦怠感,②注意力,集中力,記憶力の低下,③社会・家庭・職業生活上の支障または学業の低下,④気分が優れずにイライラする(気分の障害または焦燥感),⑤日中の眠気,⑥行動の問題(過活動,衝動性,攻撃性),⑦やる気,気力,自発性の減退,⑧職場や運転中の過失や事故,⑨睡眠についての心配や不満[2].

C. 治療

初期対応は,睡眠衛生指導に薬物療法を併用することである[3].慢性化した難治性の不眠症に有効であるのは,不眠に対する認知行動療法(CBT-I)である.最新のガイドラインでも,薬物療法と同時に早期から活用することを推奨している[4].

1 睡眠衛生指導 (表2,3[5])

睡眠に関する正しい知識を与え,良質な睡眠をとるための条件を整える工夫を実践させる.良好な治療関係を基盤として効果が発揮される.精神・身体状況や生活環境を全人的に把握し,具体的な指導を

早期に施行することによって，薬物投与に至らずに治療が終結する場合も少なくない[3]．

2 薬物療法

睡眠衛生指導を補助する手段として，睡眠薬を使用する[3]．投与時には，睡眠薬に関する正しい知識を十分に説明する．症状が安定したら，必ず減量・中止を試みる．睡眠薬は，γ-アミノ酪酸（GABA）神経系の鎮静作用で睡眠をもたらすベンゾジアゼピン（BZD）受容体作動薬（BZD系，非BZD系）が多く使われる．その他に，体内時計に作用するメラトニン受容体作動薬，覚醒保持に関連する神経系を遮断するオレキシン受容体拮抗薬がある．不眠症状に応じて，適切な作用時間の薬物を選択する．単剤の常用量を原則として，アルコールとの併用は禁忌である．

3 認知行動療法

不眠を慢性化させる生活や認識を明らかにし修正することによって，安定した睡眠が得られるような習慣を身につける．主観的な睡眠評価（特に入眠潜時）の改善度が高く，治療後1年経過しても効果が維持され，導入例の70％が軽快することが実証されている[4]．うつ病・心的外傷後ストレス障害・アルコール使用障害などの精神疾患，がん・慢性疼痛・変形性関節症・線維筋痛症など身体疾患に伴う不眠症の，不眠症状だけでなく原疾患の症状も軽減させる[4]．①睡眠衛生指導，②認知的介入，③睡眠時間制限法，④刺激制御法，⑤漸進的筋弛緩法の治療技法を組み合わせ，30～60分，4～8回を目安に，個人あるいは集団療法として施行される[4]．

■ 引用文献

1) 日本精神神経学会（日本語版用語監修），髙橋三郎，大野裕（監訳）：DSM-5 精神疾患の診断・統計マニュアル．pp356-362，医学書院，2014
2) American Academy of Sleep Medicine：Insomnia. International classification of sleep disorders, 3rd ed (ICSD-3). pp19-48, Darien, 2014
3) 山寺亘，伊藤洋：不眠症．日本睡眠学会認定委員会睡眠障害診療ガイドワーキンググループ（監修）：睡眠障害診療ガイド．pp22-31，文光堂，2011
4) 岡島義：Q30 薬を使わない治療法はあるでしょうか？三島和夫（編）：睡眠薬の適正使用・休薬ガイドライン．pp134-137，じほう，2014
5) 厚生労働省健康局編：健康づくりのための睡眠指針2014．厚生労働省健康局，2014

（山寺亘）

睡眠-覚醒障害群
睡眠時随伴症群

この項目で学ぶべきこと・理解すべきこと
- 睡眠時随伴症に分類される各種疾患の症状を把握する
- ノンレム・パラソムニアとレム・パラソムニアの疾患特性ならびに病態の差異を把握する

A. 睡眠時随伴症（パラソムニア）とは

入眠前，睡眠中，もしくは睡眠からの覚醒時に生じる不快な身体的現象のことをいう．その症状は，睡眠に関連した異常な言動，運動，悪夢，認知，自律神経活動など多岐にわたる．病因は明確でないものが多く，本疾患によって生体に明らかな変化が起こることはないが，睡眠の乱れ，自他への傷害，社会的・心理的な悪影響が生じる．

B. 診断

2015年に出版された睡眠障害国際分類第3版[1]によれば，睡眠時随伴症は大まかにノンレム睡眠期から出現する「ノンレム・パラソムニア」と，レム睡眠期から出現する「レム・パラソムニア」に二分される（表1）．

前者は，皮質活動レベルが低い深睡眠期からの覚醒不全状態で出現するため，エピソード中に起こすことは困難であり，本人の記憶はない．小児期に好

表1　各種睡眠随伴症（パラソムニア）

分類	疾患	好発年齢	発生時期	性差	エピソードの特徴
ノンレム・パラソムニア	錯乱性覚醒	小児～35歳	深睡眠期	—	開眼，記憶なし，精神的混乱・錯乱
	睡眠時遊行症	8～12歳			
	睡眠時驚愕症	小児～青年			
レム・パラソムニア	レム睡眠行動障害	50歳～	レム睡眠期	男性に多い	閉眼，記憶あり
	反復孤発性睡眠麻痺	10～20歳代		—	記憶あり，入眠期，短持続
	悪夢障害	3～10歳		女性に多い	閉眼，記憶あり
その他	睡眠関連摂食障害	20歳代	ノンレム睡眠期	女性に多い	記憶なし

発し，成人までに自然消失する例が多い．

これに対し後者は，エピソード中に覚醒させやすく，患者本人の記憶が残っていることが多いため，エピソードや夢の内容を聴取することも診断・治療の一助となる．なかでも，レム睡眠中の夢内容が行動化するレム睡眠行動障害は，脳幹に位置しレム睡眠発現に関与する神経核の異常によるが，その半数以上が将来的にレビー小体病へ移行するため注意を要する．また，悪夢を誘発するストレスや飲酒によって症状は増悪する．

C．治療と心理師の役割

いずれの睡眠時随伴症も，自他への傷害の危険性があるため，患者本人および家族には就寝場所の危険物を取り除くよう指導する．パラソムニアの病因は明らかでないものが多く，これに特化した心理療法はない．

ノンレム・パラソムニアは，重症である場合は三環系抗うつ薬やベンゾジアゼピン系抗不安薬が使用されるが，睡眠圧の増強を招く断眠や睡眠リズムの乱れによって症状が増悪するため，睡眠衛生指導も重要である．

一方，レム・パラソムニアでは，日常の対人関係やライフイベントによるストレスによって発症・増悪することが多い．レム睡眠行動障害は，薬剤治療が主であり，クロナゼパムやドパミン作動薬の有効性が報告されているが[2]，近年では催眠療法による症状緩和も試みられているし，患者のストレス・マネジメントも重要となろう．

これらパラソムニアは，不眠症やリズム障害に合併してみられることも少なくない．そのため，心理師は各パラソムニアの特徴を把握し，不眠症やリズム障害の認知行動療法を行う際にはパラソムニアの合併にも留意すべきである．

■引用文献

1) American Academy of Sleep Medicine：International classification of sleep disorders：Diagnostic and coding manual. 3rd ed. American Academy of Sleep Medicine, Chicago, 2014
2) Aurora RN：Best practice guide for the treatment of REM sleep behavior disorder（RBD）. J Clin Sleep Med 6：85-95, 2010

（笹井妙子）

睡眠-覚醒障害群
睡眠時無呼吸症候群

> **この項目で学ぶべきこと・理解すべきこと**
> - 潜在患者数の多さ，患者の無呼吸への無自覚など，疾患の特徴を理解する
> - うつ病や生活習慣病，認知機能の低下など，さまざまな影響があるという点に注意する

A．睡眠時無呼吸症候群とは

1 主要症状

睡眠中に繰り返し起こる呼吸停止により，日中の眠気や無呼吸に起因する症候を睡眠時無呼吸症候群（SAS）という．日本人の有病率は200万～300万人に及ぶ．男性に多く，40～50歳代以降が好発年齢である．またSAS患者は，高血圧，糖尿病，心疾患，脳血管障害の発症のリスクが上がるといわれている．十分睡眠をとっても，日中の眠気が目立つときはSASを疑う．問診としては，①日中の眠気，②いびき，③起床時の口渇や頭痛が重要である．肥満や眠気を伴う患者には，睡眠時間といびきを確認する．

2 病因・病態

日本人の肥満増加に伴い，脂肪による気道狭窄はSASのリスク要因として注目されている．入眠とともに筋緊張低下により，咽頭狭窄が悪化する．SASでは，睡眠障害と覚醒時の障害の2つの問題がある．

睡眠障害 呼吸停止といびきによる呼吸苦から覚醒反応を示す．自覚的には，中途覚醒・熟眠感のなさ，夜間の排尿による中途覚醒がある．

覚醒時の障害 日中の眠気・疲労感・勃起障害・集中力の低下，居眠りからくる事故などさまざまな問題が生じる．特に眠気・ケアレスミス・勃起障害は，社会不適応や自信喪失を通じて，不眠症・うつ病として誤診されることもあり，要注意である．

B．診断

終夜睡眠ポリグラフ検査で確定診断されるが，入院を要する．自宅での簡易検査として，指先の血液の酸素飽和度や呼吸を測定する．補助的には問診や，配偶者からのいびきの問診も診断に重要である．

C．治療

1 治療の基本的スタンス

治療の中心は気道閉塞の改善であり，生活指導から経鼻的持続陽圧呼吸療法（CPAP）までさまざまな段階がある．重症度にかかわらず睡眠衛生指導を行う．肥満例が多く，ダイエットも併せて行う．

2 心理師の役割

● 睡眠衛生の確認

Epworth眠気尺度や問診により，日中の眠気や生活習慣の問題の把握を行う．眠気の自覚は，リラックスした休日の眠気を確認する．最近は，コーヒー，ガムなどで，眠気が乏しくなっている場合が多い．睡眠の問診では，いびきの確認は必須といえる．

● 睡眠衛生指導

①不規則・短時間の睡眠やアルコール，睡眠薬が，SASを増悪させる．②肥満は脂肪による気道の狭窄を招きSASの最も大きい増悪要因と理解させる．次いで規則的な生活やダイエットを勧める．体重の1割の減量でSAS患者の3割は改善する．また，SAS患者の9割は，横向きでいびきが半減するので，抱き枕などを使用して横向き寝を指導する．いびき・口渇の軽減のため，鼻呼吸で寝ることを指導する．

最後にSASは，精神科・内科・歯科とさまざまな科とのかかわりを要する疾患であり，チーム医療の一員として，適切な心理アセスメントの技術と知識が必要である．そのうえで，精神・身体疾患に隠されたSASを疑う視点が，必要とされている．

〔相良雄一郎〕

睡眠-覚醒障害群
ナルコレプシー

> **この項目で学ぶべきこと・理解すべきこと**
> - ナルコレプシーの症状の成り立ちを理解する
> - 症状が社会や生活に与える影響を理解する

A. ナルコレプシーとは

1 主要症状

　日中の耐えがたい眠気により，通常ではあり得ない状況での眠り（睡眠発作）と笑い，怒りなど強い情動によって誘発される脱力発作（カタプレキシー）が特徴．また，俗にいう金縛り（睡眠麻痺）や寝入りばなの幻覚（入眠時幻覚）も訴える．幻覚は幻視と体感幻覚が中心で「誰かが部屋に入ってきて，体を触られる」といった，ありありとした実在感を有する．日本人の有病率は600人に1人で，性差なく，好発年齢は10歳代である．思春期に発症するため，過眠による学業や職業選択への影響が大きい．

2 病因・病態

　覚醒にはオレキシンという神経ペプチドが関与している．本疾患では視床下部のオレキシン産生ニューロンが破壊され，覚醒を維持できなくなる．また，夢と脱力を特徴とするレム睡眠の要素が睡眠と覚醒との移行期に侵入し，カタプレキシー，入眠時幻覚，睡眠麻痺が生じる．さらに，本疾患にはHLA（ヒト主要組織適合性抗原）との強い関連があり，HLA-DQB1*0602, HLA-DRB1*1501という遺伝子の組み合わせが90％の患者でみられる[1]．

B. 診断

　睡眠障害国際分類第3版（ICSD-3）ではナルコレプシーをカタプレキシーの有無で2群に分けている．いずれも少なくとも3か月以上，ほぼ毎日生じる過剰な眠気を自覚し，反復睡眠潜時検査（MSLT）で平均睡眠潜時が8分以下かつ2回以上の入眠時レム睡眠期（SOREM）が観察される．カタプレキシーを伴うタイプでは髄液中オレキシン濃度が110 pg/mL 未満になる[2]．

C. 治療

1 生活指導・薬物治療

　根治的治療法は存在せず，対症療法が主体である．過眠症状には，覚醒作用のある精神刺激薬を使用する．一方で，依存，耐性，乱用のリスクもあり注意を要する．カタプレキシーには，レム睡眠を抑制する三環系抗うつ薬やSSRI，SNRIを用いる．日常生活を送るうえでは，健常人以上に規則的な生活習慣を心がけるように指導する．計画的な昼寝やカフェイン摂取も有効である[3]．

2 心理師の役割

　教育・産業領域で，ナルコレプシーの知識を有する者はとても少ない．そのため，睡眠発作やカタプレキシーが根性論によって叱責されたり，友人からのからかいやいじめの対象になる可能性もある．心理職に第一に求められるのは，ナルコレプシーの知識を有すること，そして，症状理解の得られる環境づくりを行うための橋渡しであろう．そのうえで，当事者に対しては，睡眠教育によって正しい知識をもってもらうとともに，不規則な睡眠習慣と日中の眠気の関連性や有効な眠気対策について検討しながら，症状とうまく付き合っていくためのセルフコントロール力を高める支援が必要となる．

■ 引用文献
1) 神山 潤：睡眠の生理と臨床，改定第3版. pp79-80, 診断と治療社，2015
2) 日本睡眠学会：ナルコレプシーの診断・治療ガイドライン．http://jssr.jp/data/pdf/narcolepsy.pdf
3) 今西 彩，佐川洋平，神林 崇，他：ナルコレプシー．精神科治療学 30（増刊）：246-248, 2015

（小野宏晃・神林 崇）

性機能不全群・性別違和

> **この項目で学ぶべきこと・理解すべきこと**
> - 性機能不全群の分類と診断の要点を知る
> - 性別違和の診断の手順と治療を把握する
> - 性別違和に対し包括的な医療を提供することの重要性を理解する

A. 性機能不全群

1 分類

DSM-5[1]において性機能不全から性機能不全群へと変更され、分類についてもいくつかの変更がなされた。射精遅延、勃起障害、女性オルガズム障害、女性の性的関心・興奮障害、性器-骨盤痛・挿入障害、男性の性欲低下障害、早漏、物質・医薬品誘発性性機能不全、他の特定される性機能不全、特定不能の性機能不全が含まれる。

2 診断

性機能は、生物学的、社会文化的、心理学的な要因の間の複雑な相互作用と関連しているとされており、性機能不全の評価ではさまざまな要因を考慮する必要がある。また、同時に複数の性機能不全群をもつ場合があり、その際にはすべてについて診断する。

B. 性別違和

1 診断と治療

DSM-5[1]において性同一性障害から性別違和へと変更され、診断基準にも変更が加えられている。わが国では日本精神神経学会・性同一性障害に関する委員会によって「性同一性障害に関する診断と治療のガイドライン」[2]が策定されており、現在はこのガイドラインの第4版が用いられている。

診断の手順としては、ジェンダーアイデンティティと身体的性別の判定、除外診断などを行い、2人の精神科医の診断が一致することで確定する。治療は、精神科領域の治療と身体的治療からなる。

2 精神科領域の治療

現病歴の聴取と共感および支持などによる精神的サポート、カムアウトの時期や方法の検討、自分にとってふさわしい性別での生活を行い、そうすることでどのような困難が生じ、どのように対応すべきかの検討、治療を行っていくことができるだけの精神的安定の確認などを十分な期間行う。

3 身体的治療

二次性徴抑制療法を含むホルモン療法、乳房切除術、性別適合手術などが含まれ、診断が確定したあとに本人の希望に沿って医療チームで適応を判定し、精神科領域の治療と並行する。

4 チーム医療

診断と治療に関する検討はチーム医療で行う。治療に携わる精神科、形成外科、泌尿器科、産婦人科などの医師に加え、心理関係の専門家やソーシャルワーカーなどの参加も望まれている。さらに、性別適合手術の検討には法曹関係者や学識経験者などのメンバーを加えて、判定の法的ないし倫理的妥当性が確保されていることを確認する。チーム医療の結成には複数の医療従事者の参加が必要であるなど困難な面はあるものの、包括的な医療を提供するうえで重要なことであるため、地域における複数の医療機関が連携するなどの工夫が望まれる。

■ 引用文献
1) 日本精神神経学会（日本語版用語監修）, 髙橋三郎, 大野裕（監訳）：DSM-5 精神疾患の診断・統計マニュアル, pp415-452, 医学書院, 2014
2) 日本精神神経学会・性同一性障害に関する委員会：性同一性障害に関する診断と治療のガイドライン, 第4版. 精神神経学雑誌 114：1250-1266, 2012

（織田裕行）

秩序破壊的・衝動制御・素行症群

> **この項目で学ぶべきこと・理解すべきこと**
> - この群に含まれる精神疾患を理解する
> - 各疾患について，区別を含め正しく理解する
> - 介入のポイントと心理師の役割を理解する

A．秩序破壊的・衝動制御・素行症群とは

秩序破壊的・衝動制御・素行症群には，反抗挑発症，間欠爆発症，素行症，反社会性パーソナリティ障害（p.108），放火症，窃盗症が含まれる．この群は情動や行動の自己制御に問題があり，結果として，他者の権利や社会的規範の侵害，子どもの場合は権威ある大人との対立が生じる．

B．各疾患

1 反抗挑発症

持続的な易怒的気分（かんしゃくを起こしやすい，イライラしやすい，よく怒る），すぐ口喧嘩する挑発的態度（権威ある人物に対して，また子どもの場合は大人とすぐ口論する，指示や規則に対し積極的に反抗・拒否する，故意に人をいら立たせる，失敗や不作法を他人のせいにする），および執念深さがみられる．症状は主に家庭でみられるが（こうした様子は同胞との関係では普通にみられるため，同胞以外の家族との関係での様子を確認する），重症度が増すと複数の状況でもみられる．有病率は約3.3％，青年期前での男女比は1.4：1とされる．情緒制御が困難な気質や家庭機能不全が危険要因で，通常，初発症状は就学前から現れる．

診断の際は，最近6か月の間に4つ以上の症状が認められるか，症状は年齢・性別・文化的標準を超えるかの確認と，精神病性障害，抑うつ障害，双極性障害，重篤気分調節症の除外が必要である．注意欠如・多動症，素行症と関連が強い．

2 間欠爆発症

普段，重篤気分調節症のような易怒性がなく，また，その情動や行動の爆発が素行症のように何か利益を得ることを目的とせずに，通常では契機となり得ないような些細な心理社会的ストレスに衝動的に反応し，前触れなく攻撃的な言葉（かんしゃく，激しい非難，口喧嘩），所有物，動物，あるいは人に対する身体的攻撃の爆発が生じるものである．

攻撃は，物の破壊や，動物・人が怪我するには至らない程度にとどまるものと，破損・怪我が生じるものに分けられ，診断要件の1つを満たす頻度として，前者は3か月間で平均週2回，後者は12か月間で3回とされる．爆発が続く時間は30分未満である．他の診断要件に，6歳以上の発達水準であること，児童での適応障害の症状の一部として説明できないこともある．

症状の程度によって，注意欠如・多動症，素行症，反抗挑発症，自閉スペクトラム症に追加診断してよい．20歳までに身体的・心理的トラウマの既往があると，この疾患の発症の危険性が高まる．

3 素行症

他者の権利や社会的規範を侵害する行動が繰り返されるものである．内容は，人や動物への攻撃（いじめや威嚇，取っ組み合いの喧嘩，凶器の使用，身体的な残虐行為，被害者の目の前での盗み，性行為の強要），所有物の破壊（故意の放火，故意の破壊行為），嘘や窃盗（不法な侵入，利益目的の嘘，隠れての窃盗），重大な規則違反（13歳未満から始まる許可なしの夜間外出，家出，学校サボり）で，12か月の間に3つ以上あることが診断要件の一部である．単発の虞犯・触法行為のみなら素行症に該当しない．

10歳までにこうした行為が生じている場合（小児期発症型）と生じていない場合（青年期発症型），および，向社会的情動の制限（人を助けたいと思う自

発的感情が乏しいこと），後悔・罪悪感の欠如，冷淡・共感欠如，人のせいにするなど自分の振る舞いを気にしない様子，感情の浅薄さや欠如を診断の付帯事項として，また行為の多さや被害の程度で重症度を特定する．男児に多く，多くは成人までに寛解するが，低年齢の発症は予後が悪い．気難しい気質，平均以下の知的能力，低い言語性知能，家庭機能の弱さが危険因子である．注意欠如・多動症，反抗挑発症の併存が多い．なお，ICD-10には，望ましくない行為が家庭のみに限られる「家庭限局性行為障害」，単独行為の「非社会化型行為障害」，集団行為の「社会化型行為障害」の下位診断がある．

4 放火症

何か他の目的なしに，また，薬物中毒，幻覚妄想，躁，知的発達症，認知症に基づかず，放火・火災・火事の騒動に対して関心，好奇心，魅力，興奮，快感を抱き（放火の前は緊張感，感情的興奮が生じる）過去に2回以上放火したときに該当する．火災が引き起こす影響には無関心で，野次馬として火災現場を眺めていたり，消防士になる場合もある．頻度は不明だが男性に多く，反社会性パーソナリティ障害，物質使用障害，病的ギャンブルなどとの併存が多く，むしろ放火症が主診断であることはまれである．乏しい社会技能や学習困難と関連する．

5 窃盗症

盗品の個人的利用や金銭的価値や報復などの動機なしに，また幻覚妄想，躁，認知症に基づかず，窃盗の行為そのものに快感，満足感，解放感（窃盗の直前は緊張感が生じる）を抱き，窃盗の衝動に抵抗できなくなることが繰り返されるときに該当する．本人は窃盗の違法性や無意味さを認識し，罪の意識もあり，窃盗の衝動への抵抗も試みている．逮捕も恐れている．万引きで逮捕された人の4～24％にみられる．一般人口の有病率は0.3～0.6％とされる．3：1で女性に多い．詐病の者が追訴を逃れるために，この疾患を装うこともあるので区別が必要である．

C．治療

1 治療の基本的スタンス

例えば素行症ではマルチシステミック・セラピーが試みられている[1]が，概して，秩序破壊的・衝動制御・素行症群に含まれる疾患は，医療や心理臨床単独の治療・介入で効果は得られないと理解してよい．医療，心理臨床，ケースワークを含めた福祉，そして司法など多くの立場からの介入方法の工夫を検討する価値がある．そのなかでまず重要なのは，多くの者からなるべく正確な情報を集めること，患者本人の心理をよく把握すること（その際は，面接する者が社会通念をいったん棚上げし，患者の主観に沿って話をよく聞く，あるいはよく聞きだすことが重要），そして患者を取り巻く現在および養育環境や知的能力などを評価する．患者を中心に置いたエコマップ[2]を描くと，患者が児童であるときなどは特に有効な手がかりが見つかることもある．審判や裁判，処遇といった重要な決定まで日数の制約があり時間的に迫られることがあるため，これらの疾患に関する正確な予備知識，および効率的な患者評価の技能が心理師に求められる．

2 心理師の役割

上記患者の環境，生活歴，知的能力の評価に加え，病的行動の背景にある思考や感情を行為の前，最中，後の時間推移に沿って聞き取る，詳しい心理アセスメントが望まれる．

■ 引用文献
1) Borduin CM：Multisystemic treatment of criminality and violence in adolescents. J Am Acad Child Adolesc Psychiatry 38：242-249, 1999
2) 井上勝夫：F91 素行障害（行為障害）・反抗挑戦性障害．井上勝夫：テキストブック児童精神医学．pp44-49, 日本評論社，2014

（井上勝夫）

物質関連障害および嗜癖性障害群
薬物関連障害

> **この項目で学ぶべきこと・理解すべきこと**
> - 薬物関連障害の診断基準について理解する
> - 治療の概要と心理師の役割について知る

A. 薬物関連障害とは

薬物関連障害は，使用障害と誘発性障害からなり，診断基準は，大麻，幻覚薬など物質の分類ごとに構成されている[1]．以下に，わが国の問題薬物の1つである覚せい剤を含む精神刺激薬関連障害群の診断について述べる．

B. 診断

1 精神刺激薬使用障害

アンフェタミン型物質（覚せい剤）などの使用様式で，使用に対するコントロールの喪失，社会生活上のさまざまな障害，耐性，離脱などに関する11項目のうち2つが12か月以内に起こることにより認められる．また，該当する項目の個数により重症度が特定される（軽度：2～3，中等度：4～5，重度：6以上）．

2 精神刺激薬誘発性障害

中毒，離脱，精神病性障害などが誘発性障害に分類される．精神刺激薬中毒は，精神刺激薬の使用中/使用後すぐに，過覚醒，常同性の行動，多幸感，緊張などの変化が発現し，また，頻脈/徐脈，瞳孔散大，血圧の上昇/下降など9項目のうち2つ以上が認められる．

精神刺激薬離脱は，長期間にわたる精神刺激薬の使用の中止/減量から数時間～数日以内に，疲労感，鮮明で不快な夢，不眠/睡眠過剰など5項目のうち2つ以上が認められ，それらが臨床的に意味のある苦痛や機能障害をもたらしている状態である．

精神刺激薬誘発性精神病性障害は，中毒/離脱の経過中またはすぐあとに妄想や幻覚があり，それらが臨床的に意味のある苦痛や機能障害をもたらしており，誘発性ではない精神病性障害ではうまく説明できないなどの基準を満たさなければならない．

C. 治療

1 治療の基本的スタンス

治療者は断薬を目標としつつ，薬物使用のコントロール以外にも広く注意を向けなければならない．患者の多くは，重複障害，肝炎などの健康問題をはじめ，職業的，法律的，対人関係的な問題をいくつも抱えており，それらの総合的な解決を抜きにして継続的な断薬は困難だからである．

薬物問題に関しては，治療動機を高め，薬物使用や再発回避のためのスキルを獲得する認知行動療法が有効であるが，薬物問題以外のさまざまなニーズを満たすためのサービスと組み合わせて提供することが望ましい．

このように，薬物関連障害の治療の全体は複雑で多岐にわたり，長期間を要することが多く，治療者には広く長期的な視野が求められる．

2 心理師の役割

薬物問題を含む総合的な重症度評価を行えるとよい．広く知られている評価方法に嗜癖重症度指標（ASI）がある[2]．アセスメントに基づいた的確なソーシャルワークも重要であるが，その際には，長い回復の道を支え続けてくれる自助グループの存在を忘れてはならない．また，認知行動療法や動機づけ面接の力量を培うことは，患者の薬物問題への取り組みを直接的に助けることに大いに役立つ．

■ 引用文献

1) 日本精神神経学会（日本語版用語監修），髙橋三郎，大野裕（監訳）：DSM-5 精神疾患の診断・統計マニュアル.

pp473-578, 医学書院, 2014
2) Senoo E, Ogai Y, Haraguchi A, et al：Reliability and validity of the Japanese version of the Addiction Severity Index（ASI-J）. Nihon Arukoru Yakubutsu Igakkai Zasshi 41：368-379, 2006

（近藤あゆみ）

物質関連障害および嗜癖性障害群
アルコール関連障害

この項目で学ぶべきこと・理解すべきこと
- アルコール使用に起因する主要な症状を，アルコール依存症を中心に理解する
- 多角的な治療アプローチを知り，チーム医療の一員として心理師のはたす役割を考える

A．アルコール関連障害とは

1 主要症状

アルコール関連障害とは，広義には，アルコールに起因する身体的・精神的・社会的障害を指し，医療のみならず福祉や社会政策の対象となるものも広く包含しているが，狭義にはアルコール依存症を中心とした精神疾患を指す．

主な症状としては，飲酒したいという強い欲求（渇望）と，連続飲酒に代表されるような飲酒のコントロール障害がある．また，長期・大量の飲酒を急激に中止もしくは減量して血中アルコール濃度が低下すると，離脱症状として，手指振戦，発汗，頻脈，血圧上昇，悪心，嘔吐などの自律神経症状や，不眠，不安，抑うつ気分，イライラ感，けいれん発作などがみられることがあり，重症になると最終飲酒から数日以内に振戦せん妄を認めることがある．

心理的な特徴としては，本人が問題を認めないか過小評価する否認と自己中心性が目立つ．身体的にも，アルコールは肝臓や膵臓をはじめとする全身の臓器に影響を与え，種々の疾患を生じ得る．長年の大量飲酒は脳にもダメージを与え，深刻な認知機能障害や小脳変性をきたすことがある．アルコール誘発性の持続性健忘性障害としてWernicke-Korsakoff症候群があり，記銘力障害，見当識障害，作話などの症状が認められる．

2 病因

アルコール関連問題の多くは，アルコールの不適切な使用，すなわち多量飲酒などが原因である．しかしながら，多量飲酒者がすべて同様にアルコール関連障害になるわけではなく，遺伝要因や環境要因の関与が示唆されているが，これらの要因の関係は複雑であり，現時点では統一した見解には至っていない．

B．診断

1 診断基準

米国精神医学会による診断基準DSM-5[1]におけるアルコール関連障害群には，アルコール使用障害，アルコール中毒，アルコール離脱，他のアルコール誘発性障害群，特定不能のアルコール関連障害が含まれる．DSM-5では依存という用語は消えたが，ここでいうアルコール使用障害がWHOによる診断基準ICD-10[2]におけるアルコール依存症候群にほぼ相当し，従来診断におけるアルコール依存症に該当する．DSM-5では11項目中2項目以上が同じ12か月以内に該当することで診断される（表1）．ICD-10では，通常過去1年間に，飲酒への渇望，飲酒行動の抑制喪失，離脱症状，耐性の増大，アルコール中心の生活，負の強化への抵抗の6項目のうち3項目を満たすこととしている．

日常臨床上は，ほぼ毎日飲酒しているか，飲み方に異常があるか，離脱症状が存在するか，飲酒により主要な生活機能が障害されているかなどが診断のポイントとして重要である．臨床検査指標としては，γ-GTPの高値が参考になる．

問題飲酒を含んだスクリーニングテストとして

は，CAGE質問票，久里浜式アルコール症スクリーニングテスト（KAST），アルコール使用障害同定テスト（AUDIT）などがある．

2 併存疾患

アルコール関連障害と精神障害の併存の割合が高いことが知られている．とりわけ気分障害や不安障害との併存が高率であることが報告されており[3]，併存例では，病態の複雑化や重症化，自殺の可能性の増加やQOLの低下に結びつくことが示唆されている．

C．治療

1 治療の流れ

適切に診断し，診断根拠とともに明確に伝えるところから治療が始まる．一般的には，断酒が最も安全な治療目標となるが，単に断酒を説くだけではなく，生活の回復に向けて問題点を点検し，その解決を支援することが重要である．最近は飲酒量の低減を目指す治療アプローチが用いられることもある．

治療導入時には，アルコールから物理的に離れる意味も含め，入院治療が選択されることも多いが，必要に応じて離脱症状や身体合併症への対応を行う．そのうえで，入院治療プログラムなどを行いながら飲酒に関する問題を整理していく．病態に関する正しい知識の提供や，自らの飲酒問題の現実的な認識の促進や断酒継続の支援のために，個人や集団の心理療法のほか，断酒会やアルコホーリクス・アノニマス（AA）などの自助グループへの導入も行っていく．

薬物療法としては，断酒の補強目的にシアナミドやジスルフィラムなどの抗酒薬が，患者の理解を得たうえで使用される．さらに，飲酒渇望の軽減を目的として使用されるアカンプロサートが2013年にわが国でも上市され，新たな選択肢として加わった．

2 心理師の役割

否認の病とよばれることもあるこの疾患の治療では，患者のつらさや不安を察し，治療への一歩を支えるために，まず受容的に話をよく聞き，人間としての尊厳や生き方，社会性の回復ということを大切

表1　アルコール使用障害　DSM-5診断基準の症状リスト

1. 当初の意図よりも，飲酒量が増えたり，長期間飲酒する
2. 断酒したり節酒しようとする努力や，その失敗がある
3. アルコールの入手，飲酒，アルコールの影響からの回復に多くの時間が費やされる
4. 飲酒への渇望や強い欲求がある
5. 飲酒の結果，職場，学校，または家庭における社会的役割をはたせなくなる
6. 持続的または反復的に社会・対人関係の問題が生じ，悪化しているにもかかわらず，飲酒を続ける
7. 飲酒のために，重要な社会的活動や娯楽活動を放棄または縮小する
8. 身体的に危険な状況下で飲酒を続ける
9. 心身に問題が生じたり悪化することを知っていながら，飲酒を続ける
10. 同じ量の飲酒による効果が減弱する，または，同じ効果を得るための飲酒量が増加する
11. 断酒や節酒による離脱症状の出現，または，その回避のための再飲酒やアルコール類似物質の摂取

〔日本精神神経学会（日本語版用語監修），髙橋三郎，大野 裕（監訳）：DSM-5精神疾患の診断・統計マニュアル．p483，医学書院，2014より〕

にして，ともに考えていけるような関係性を構築していく必要がある．この点で，心理・社会的な治療が非常に重要となり，チーム医療の一員として心理師がはたす役割は大きい．心理・社会的治療として，動機づけ面接法，認知行動療法，コーピングスキルトレーニングなどが用いられている．

また，しばしば患者の家族も不安や混乱のなかにいる．それらを和らげ，治療への協力に結びつけていく過程でも心理師による援助は欠かせない．さらに，家族が共依存の状態にある場合には，必要な知識と対処法を身につけられるように家族にも適切な情報を提供していくが，患者のみならず家族への適切な心理的介入も期待されるところである．

アルコール関連障害は，多職種によるチーム医療が比較的普及している分野であるが，それだけに地域における治療も含め，幅広い対応が求められる．よって，他の専門職をはじめ患者をめぐる多数の関係者への助言や情報の共有，種々の調整が必要となることも多く，心理師の役割も多岐にわたる．

■引用文献

1) 日本精神神経学会（日本語版用語監修）, 髙橋三郎, 大野裕（監訳）：DSM-5 精神疾患の診断・統計マニュアル. pp483-489, 医学書院, 2014
2) 融 道男, 小見山 実, 大久保善朗, 他（監訳）：ICD-10 精神および行動の障害—臨床記述と診断ガイドライン. 医学書院, 2005
3) Grant BF, Stinson FS, Dawson DA, et al：Prevalence and co-occurence of substance use disorders and independent mood and anxiety disorders：rersults from the National Epidemiologic Survey on Alcohol and Related Conditions. Arch Gen Psychiatry 61：807-816, 2004

〔橋本恵理・石井貴男〕

神経認知障害群
軽度認知障害

この項目で学ぶべきこと・理解すべきこと
- 軽度認知障害の背景と概念の変遷を理解する
- 認知症との関連について理解する
- 軽度認知障害の診断, 治療, 意義について説明ができる
- 軽度認知障害と診断された本人およびその家族へのアプローチについて考察する

A. 軽度認知障害とは

1 定義

記憶をはじめとする種々の認知機能は, 生理的な加齢現象として, 誰しも低下してくる. 認知機能低下は境目なく進行するため, 定義上, 認知症とは言えないが, 加齢以上に認知機能の低下がある状態, あるいは, 正常加齢と認知症の境界領域と考えられる状態像がある. このような「日常生活には支障はないものの, 標準化された神経心理学的評価などで軽度の認知機能低下が認められ, 本人の従来の水準からして以前より大きな努力もしくは代替手段や方略でしのぐ必要がある状態」を軽度認知障害（MCI）という[1].

2 概念の変遷とその意義

MCI の概念の始まりは, 1962年に Kral が提唱した「良性のもの忘れ」「悪性のもの忘れ」の概念を嚆矢とする. Kral は, 老年期の記憶障害を症候的に区別し, もの忘れの自覚があり, 進行が緩徐である, などの臨床的特徴をもつ一群を「良性のもの忘れ」とした. その後, 1997年に Petersen らが,「Alzheimer病（AD）の初期には軽度の記憶障害のみが出現する時期が一定期間あり, その後認知症（AD dementia）へと移行する」という仮定でMCIの概念を提唱した. Petersen らの MCI は, AD の前駆状態と捉え, 1つの臨床疾患単位として扱われることを想定している.

1990年代になると, MCI が必ずしも AD へのみ進展するものではないことが明らかとなり, 記憶障害だけでなく他の認知機能にも目を向けるべきとの考えから, MCI を, 記憶障害を主とする amnestic type, 複数の認知機能が障害される multiple cognitive domain slightly impaired type, 記憶以外の認知機能が障害される non-amnestic type に分類する試みや, MCI 類似概念の提唱などがなされ, MCI の概念自体が一時的に混乱した[2,3].

現在では, AD 発病の機序としてアミロイド β 蛋白やタウ蛋白などとの関連が明らかとなり, バイオマーカ（生物学的指標）を用いた早期診断が可能となったことを背景として, amnestic MCI は, AD へ移行する前駆状態の一群として改めて注目されている. AD の根本治療薬の開発が世界的に展開されているなか, 治療の対象者は, AD dementia ではなく, AD を背景とする MCI（MCI due to AD）もしくは臨床的に AD と診断される前段階である preclinical AD に該当する患者であると考えられるため, 臨床において MCI を診断することは, 将来の治療の可能性を考えるうえで重要な意義をもつ[3~5].

B. 診断

1 診断基準

2003年，MCI Key Symposiumで，現在のMCI診断基準が提唱された[3]．また，2013年に改訂されたDSM-5においては，mild neurocognitive disorder（mild NCD）として記載され，これはMCIとほぼ同義と考えられる（表1）[1]．いずれも，標準化された神経心理検査のうち，どの検査を用いるかについては明言しておらず，本人また家族からの認知機能低下の訴えと，日常生活に支障がないことをとくに重視している．

認知症とMCIの違いは，「仕事や日常生活への支障」の有無によって判断されることになるが，本人の年齢やこれまでの経歴職歴，生活環境などによっても必要となる生活動作はかなり異なってくることや，周囲の家族や職場の観察力や関心の度合いなどによっても判断が左右されることになり，明確な線引きは難しい場合も多い．

2 参考となる神経心理評価

臨床でよく用いられるスクリーニング評価であるミニ・メンタル・ステート・テスト（MMSE）や改訂版長谷川式簡易知能評価スケール（HDS-R）では，総得点がカットオフ以上であっても，3単語自由想起が全く思い出せないなどのプロファイルであれば，MCIが疑われる．記憶障害をより定量化するためには，改訂版Wechsler記憶検査（WMS-R）を用いる．Rivermead行動記憶検査では，より早い段階での展望記憶障害を明らかにすることができる[6]．家族などの第三者への評価尺度としては，Short Memory Questionnaire日本語版（SMQ）が有用である[7]．

C. 治療

1 治療の基本的スタンス

認知症に対する根本治療法がない現在，MCIへの治療も，進行抑制を中心とした対症療法が主体である．薬剤としては，ドネペジル塩酸塩などのコリンエステラーゼ阻害薬，またはNMDA受容体拮抗薬であるメマンチン塩酸塩を用いる．併せて，生活指導，運動・睡眠・栄養などの生活習慣指導を行い，地域の体操教室や趣味の活動などへの参加を勧めたりすることによって，日常生活活動を維持する工夫を行う．

2 心理師の役割

MCIから認知症への移行は，年間15％前後とされ，その後の検査で正常と判定される率（リバート率）は14～44％といわれる[3]．したがって，認知症の前段階という面がことさらに強調されると，本人や家族の認知症に対する過度の不安感をあおりかねないが，認知症ではないという面が強調されると，認知症への心構えや理解不足から，状態像の変化の気づきが遅れ，その後の対応が遅れることも考えられる．したがって，心理師は，過度に不安感をあおることなく，状態像に変化があればいつでも相談に応じることができるといったセーフティネットとしての役割が求められる．

さらに，医療や介護，地域包括支援センターなどの行政などと情報を共有し，それぞれの地域における包括的な連携体制のなかで，MCIの本人および家族をどのように支援していくのか，心理師のはたす役割を考察することが今後の課題である[8]．

表1 軽度認知障害 DSM-5診断基準の一部

A．1つ以上の認知領域において，以前の行為水準から軽度の認知の低下があるという証拠が以下に基づいている．
　(1) 本人，本人をよく知る情報提供者，または臨床家による，軽度の認知機能の低下があったという懸念，および
　(2) 可能であれば標準化された神経心理学検査に記録された，それがなければ他の定量化された臨床的評価によって実証された認知行為の軽度の障害

B．毎日の活動において，認知欠損が自立を阻害しない（以前より大きな努力，代償的方略，または工夫が必要であるかもしれない）．

〔日本精神神経学会（日本語版用語監修），髙橋三郎，大野 裕（監訳）：DSM-5 精神疾患の診断・統計マニュアル．pp596-597，医学書院，2014より〕

■ 引用文献

1) 日本精神神経学会（日本語版用語監修），髙橋三郎，大野 裕（監訳）：DSM-5 精神疾患の診断・統計マニュアル．

pp596-602, 医学書院, 2014
2) 石川智久, 池田 学：軽度認知障害と早期アルツハイマー病. 綜合臨牀 54：3071-3077, 2005
3) 日本神経学会（監修）「認知症疾患治療ガイドライン」作成合同委員会（編集）：認知症疾患治療ガイドライン2010. pp11-16, 188-204, 医学書院, 2010
4) 荒井啓行：軽度認知障害の多様性と鑑別診断. 最新医学 68：783-788, 2013
5) 中島健二, 和田健二：アルツハイマー病による認知症の新しい診断基準と鑑別診断. 最新医学 68：789-794, 2013
6) Kazui H, Matsuda A, Hirono N, et al：Everyday memory impairment of patients with mild cognitive impairment. Demet Geriatr Cogn Disord 19：331-337, 2005
7) Maki N, Ikeda M, Hokoishi K, et al：The Validity of the MMSE and SMQ as Screening Tests for Dementia in the Elderly General Population—A Study of One Rural Community in Japan. Dement Geriatr Cogn Disord 11：193-196, 2000
8) Ito H, Hattori H, Kazui H, et al：Integrating Psychiatric Services into Comprehensive Dementia Care in the Community. Open J Psychiatry 5：129-136, 2015

（石川智久）

神経認知障害群
認知症

この項目で学ぶべきこと・理解すべきこと
- 認知症の概念を知るとともに、認知症でみられる症状に関する理解を深める
- 認知症をきたす疾患を知り、代表的な認知症疾患の特徴を把握する
- 認知症に対する治療的アプローチとして、どのようなものがあるのかを知り、心理師としての役割を考える

A. 認知症とは

1 神経認知障害群における認知症

米国精神医学会による操作的診断マニュアルの最新版、DSM-5[1]では、それ以前のDSM-Ⅳにおける「認知症」のカテゴリーにほぼ相当するものとして、「神経認知障害群（NCD）」というカテゴリーが設置された。NCDはさらにmajor NCDとmild NCDに分類され、major NCDが従来の認知症、mild NCDが軽度認知障害（MCI）にほぼ該当する。

認知症とは「一度獲得した認知機能が不可逆性に進行した結果、日常生活活動に支障が生じている状態」である。もの忘れがあっても仕事や生活に影響を及ぼすほどではない場合は（加齢による良性のもの忘れを含め）、認知症とはいえない。せん妄のような一過性の認知機能障害も認知症ではない。自立した生活は可能だが、加齢では説明できないほどの認知機能低下がある状態は、認知症の前駆状態の可能性が高く、MCIである。

2 認知症の症状（認知機能障害）

認知症から連想される特徴的な症状として、もの忘れや見当識障害などが挙げられる。これらはAlzheimer病患者でよくみられる症状であるが、必ずしもすべての認知症患者に生じるわけではない。原因疾患により臨床症状は異なる[2]。

認知症疾患の診断は、主に脳に生じた神経病理により分類される。しかし臨床症状は神経病理で決まるわけではなく、病理的な変化が脳内のどこで生じているかによって決まる。Alzheimer病であれば、特徴的なアミロイド変性、タウ変性が生じているが、この変性自体がもの忘れの直接原因だとはいえない。記憶と関係が深い側頭葉内側（海馬周囲）に病初期から変性が生じることにより、病初期からのもの忘れが出現すると考えられる。

認知症における認知機能障害は「中核症状」とよばれる。DSM-5ではそれまで必須症状とされた記憶障害が必須でなくなり、認知機能障害は「複雑性注意」「実行機能」「学習と記憶」「言語」「知覚-運動」「社会的認知」の6領域に分類された。症状がどの領域にまたがるのか、また重症度がどの程度かにより、認知症疾患の診断基準が定められている。

3 認知症の症状（行動・心理症状）

認知症の進行とともに，認知症患者には認知機能障害だけでなくさまざまな精神症状，行動障害がみられる．これらは認知症に伴う行動・心理症状（BPSD），「周辺症状」とよばれ，実際の介護場面で問題となる．周辺症状は多岐にわたる．不眠，気分障害（抑うつ・多幸・不安），幻覚（幻視・幻聴）・妄想（もの盗られ妄想，被害関係妄想）がしばしばみられ，異食，失禁，暴言・暴力行為などは，介護者にとって大きな負担になる．

B. 認知症をきたす疾患

1 認知症の原因疾患

認知症をきたす疾患はさまざまである．変性疾患（Alzheimer病，Lewy小体病，Pick病など）や血管性認知症がよく知られているが，中枢神経感染症（ウイルス性脳炎，プリオン病など）・頭部外傷・脳腫瘍・正常圧水頭症などの脳疾患，また内分泌・代謝性疾患などの身体疾患でも認知症が生じる．以下，代表的な認知症疾患について解説する．

2 Alzheimer型認知症

認知症の代表的な原因疾患であり，少なくとも認知症患者の半数以上は，Alzheimer病が原因である．病初期から見当識障害，近時記憶障害（数分〜数日程度に起こった出来事などを忘れてしまう），視空間認知障害（道に迷う，ものがうまく使えない）が目立つ．不安や抑うつ気分の合併も少なくない．理解・判断力も低下するが，病初期にはあまり目立たないこともある．言語機能は比較的保たれる．運動機能障害や錐体外路症状などの神経症状はあまりない．病状は緩徐進行性で，進行とともにさまざまな認知機能障害や行動異常が出現する．

3 血管性認知症

Alzheimer病に次いで患者が多く，脳梗塞・脳出血・くも膜下出血など脳血管障害により生じる認知症である．Alzheimer病などの他の認知症にも合併する．病状はしばしば一進一退を繰り返しながら進行する（例えば多発性脳梗塞の場合，小梗塞が起きるたびに症状が階段的に悪化していく）．血管障害が脳のどこに起こるかにより症状はさまざまである．抑うつや感情失禁などを伴うことも多いが，病識は比較的保たれる．

4 Lewy小体型認知症

進行性の認知機能障害に加え，多彩な精神症状とパーキンソニズムを示す変性疾患である．出現頻度は認知症全体の10〜15％程度．Alzheimer病同様に病初期から記憶障害が目立つが，記憶障害はAlzheimer病より軽い一方で，遂行機能障害や注意障害が目立つことがある．反復性に生じる人物や動物の幻視・錯視が特徴的で，うつ状態や妄想などの精神症状も合併しやすい．症状は動揺しやすく，分単位から週・月単位で変動するため，せん妄との鑑別が重要である．薬剤の感受性の亢進がみられ，ごく少量の抗精神病薬でも重篤なパーキンソニズムが引き起こされることがある．

C. 治療

1 薬物療法

Alzheimer型認知症の認知機能・意欲の改善，精神症状の安定などを目的にコリンエステラーゼ阻害薬が使用される．近年はLewy小体型認知症に対する有用性も認められており，幻視などの精神症状にも有効である．中等症以上のAlzheimer型認知症では，メマンチンの併用も推奨されている．原因疾患を問わず，周辺症状の改善を期待して抑肝散や抑肝散加陳皮半夏などの漢方薬もよく使用される．認知症の予防，進展防止には糖尿病，高血圧，脂質異常症などのコントロール・治療が重要である．

2 非薬物療法

現実見当識訓練やデイケアなどは比較的エビデンスが確立された介入方法といえる．また運動療法の有用性も繰り返し報告されている．一方で，認知症に対する非薬物療法は集団に対する均質的な介入では難しいことが多いため，個人を対象としたかかわりや介護的側面が重要である．根治療法のない現状では，患者を取り巻く社会的な背景，家族の状況などを踏まえたオーダーメイドな非薬物療法の実施が望まれる．

3 心理師の役割

認知症患者の認知機能障害や心理状態のアセスメント・支援といった介入は重要である．しかし認知症患者では障害に対する自覚が乏しく，さほど困っていない患者も少なくない．一方で家族や介護者は，病識のない患者の介護に疲弊している．治療者の視線は患者に向きがちだが，認知症の治療において重要なのはむしろ家族へのサポートである．心理職に期待される役割は大きく，認知症に対する十分な知識は，適切で有用な援助を可能とする．

■ 引用文献

1) 日本精神神経学会（日本語版用語監修），髙橋三郎，大野裕（監訳）：DSM-5 精神疾患の診断・統計マニュアル．pp583-634，医学書院，2014
2) 鹿島晴雄，鈴木則宏（監修），田渕肇，伊東大介（編）：メモリークリニック診療マニュアル．南江堂，2011

（田渕 肇）

パーソナリティ障害

> **この項目で学ぶべきこと・理解すべきこと**
> - パーソナリティ障害の概念とその変遷について学ぶ
> - パーソナリティ障害を診断する際の基本的な考え方について学ぶ
> - パーソナリティ障害をもつ人に対する心理療法の基本的な姿勢について学ぶ

A．パーソナリティ障害とは

1 概念

パーソナリティは，考え方，感じ方，行動の仕方，対人関係のもち方のパターンとして表現される個人の傾向性である．パーソナリティの著しい偏りによって対人関係機能および社会的・職業的機能に障害をきたす場合，パーソナリティ障害と診断される．

2 概念の変遷

今日のパーソナリティ障害分類の嚆矢となったのは，近代精神医学の泰斗Schneiderが提唱した「精神病質人格（psychopathic personalities）」（1923）である．精神病質人格は，「自己の異常のため自ら苦しむか，社会が煩わされるごとき人格」[1]であり，爆発者，無力者などの10種の類型からなる．この概念および類型は，その後の国際的な精神障害分類（DSMおよびICD）におけるパーソナリティ障害の概念および分類におおよそ継承された．

精神病質人格は正常と連続したディメンショナルな類型概念として構想されたが，DSMおよびICDでは，正常と質的に異なるパーソナリティ障害のカテゴリーが存在するという想定に基づきカテゴリカルな類型概念を採用し続けてきた．しかし，従来のカテゴリカルなパーソナリティ障害の概念には，概念自体の妥当性に疑問を投げかける種々の問題点が指摘されてきた．例えば，複数のパーソナリティ障害が頻繁に併存すること，同じパーソナリティ障害と診断される人々の間の相違が著しいことが挙げられる．カテゴリカルな診断方式に対する批判が高まるなか，それに代わる診断システムとしてディメンショナル方式を採用しようとする機運が高まっている．

DSM-5[2]の本体部分である第Ⅱ部に収載されたパーソナリティ障害の診断基準は，カテゴリカル方式に基づいており，DSM-Ⅳと実質的に同一であった．他方，ディメンショナル方式を大幅に盛り込んだ「パーソナリティ障害の代替DSM-5モデル」が第Ⅲ部（公式な臨床使用を推奨する前にさらなる研究が必要と判断されたモデルを収載した部分）に収載された．

表1 パーソナリティ機能

自己	対人関係
同一性 ・自己と他者との明瞭な境界をもって自己を唯一であると体験すること ・自尊心の安定性と自己評価の正確さ ・幅広い感情を体験し制御する能力 **自己志向性** ・一貫した有意義な短期的目標および人生の目標を追求すること ・建設的で向社会的な行動の内面的な基準を利用すること ・生産的に内省する能力	**共感性** ・他者の体験および動機を理解し正しく認識すること ・異なる見方に対する寛容さ ・自分自身の言動が他者に与える影響を理解すること **親密性** ・他者と深い、継続した関係をもつこと ・親密な関係への願望と親密な関係をもつ能力 ・対人行動に反映される関心の相互性

〔American Psychiatric Association（ed）: Diagnostic and Statistical Manual of Mental Disorders, Fifth Edition: DSM-5. Washington DC, American Psychiatric Association, 2013 より〕

表2 パーソナリティ障害タイプとパーソナリティ特性の対応

パーソナリティ障害タイプ		パーソナリティ特性
DSM-5 第Ⅱ部	DSM-5 第Ⅲ部	
猜疑性/妄想性	—	疑い深さ，敵意
シゾイド	—	引きこもり，親密さ回避，制限された感情，快感消失
統合失調型	統合失調型	認知および知覚の統制不能，異常な信念や体験，風変わりさ，制限された感情，引きこもり，疑い深さ
反社会性	反社会性	操作性，冷淡，虚偽性，敵意，無謀，衝動性，無責任
境界性	境界性	情動不安定，不安性，分離不安感，抑うつ性，衝動性，無謀，敵意
演技性	—	情動不安定，注意喚起
自己愛性	自己愛性	誇大性，注意喚起
回避性	回避性	不安性，引きこもり，快感消失，親密さ回避
依存性	—	服従性，不安性，分離不安感
強迫性	強迫性	硬直した完璧主義，固執，親密さ回避，制限された感情

B. 診断

1 パーソナリティ障害か否か

パーソナリティ障害を診断するために，①認知（自己，他者，および出来事を知覚し解釈する仕方），②感情性（情動反応の範囲，強さ，不安定さ，および適切さ），③対人関係機能，④衝動の制御の4つの領域に注目する．無論これらの領域の異常は他の精神障害でも認められるため，パーソナリティ障害と診断するために重要なのは，その持続的な異常が状況によらず比較的一貫していること，および長期間比較的安定していることである．DSM-5第Ⅱ部の診断基準によると，上記4領域のうち2つ以上の領域における持続的な異常が，幅広い状況において認められ，長期間持続している場合，パーソナリティ障害と診断される．ただし，その持続的な異常は他の精神障害や身体疾患，物質の影響によって説明されないことが必要である．

第Ⅲ部の代替DSM-5モデルでは，上記4領域における異常よりもさらにパーソナリティ障害に特異的とされるパーソナリティ機能という概念が新たに導入された．パーソナリティ機能を評価することによって，パーソナリティ障害の有無および重症度を予測することができる．パーソナリティ機能は，自己および対人関係の領域における機能として評価される．さらに自己の領域における機能は同一性と自己志向性という観点から評価され，対人関係の領域における機能は共感性と親密性という観点から評価される（表1）．

2 どのようなパーソナリティ障害か

パーソナリティ障害の有無を判断したあと，どのような特徴をもったパーソナリティ障害かを考える．DSM-5第Ⅱ部では10種のパーソナリティ障害タイプが記述されている．第Ⅲ部の代替DSM-5モデルでは，6種のパーソナリティ障害タイプに加え，パーソナリティ特性という概念が新たに導入された．パーソナリティ特性は，個人の感じ方や考え方，行動の仕方のパターンであり，高次のより一般的な

特性を指す5つの特性領域（特性ドメイン）とそれに属する低次のより具体的な特性を指す25の特性側面（特性ファセット）から構成される．特性領域は，否定的感情，離脱，対立，脱抑制，精神病性の5つである．パーソナリティ特性側面による各パーソナリティ障害タイプの特徴を示す（表2）．

C．治療

1 治療の基本的スタンス

パーソナリティ障害に対する治療の中心はあくまでも心理療法（精神療法）である．薬物療法は，他の精神障害が併存する場合には適応となるが，パーソナリティ障害自体には通常適応とならない．

パーソナリティ障害の治療においてまず重要なのは，良好な治療関係を築くことである．治療関係の質は，どのような治療を行うにせよ，治療の成否に多大な影響を与えることがわかっている．もちろんパーソナリティ障害の中核的な病理は対人関係機能の障害にあるから，良好な関係を築き維持することはしばしば困難を伴う．しかし，パーソナリティ障害をもつ人と良好な治療関係を維持すること自体が治療になるといってよい．

パーソナリティ障害の治療に関するほとんどの研究が境界性パーソナリティ障害を対象としており，その他のパーソナリティ障害を対象とした研究は少ない．結果として，境界性パーソナリティ障害以外のパーソナリティ障害では，治療の指針となるような確固としたエビデンスは乏しい．

境界性パーソナリティ障害に対して効果が実証されている心理療法は，弁証法的行動療法，メンタライゼーションに基づく治療，転移に焦点をあてた心理療法，一般的精神科マネジメントである．これらの心理療法は，健康保険が適用されず，時間や人的資源に乏しく，専門的な訓練を受けた臨床家がほとんどいないわが国の現状では実施困難であるが，専門的な訓練を必要としない一般的精神科マネジメントのエッセンス――例えば，治療を構造化すること，患者の主体的な関与を促すこと，治療中の相互作用ではなく生活上の出来事に対するマネジメントに焦点をあてること，を日常診療に組み込むことは有用であろう．

2 心理師の役割

パーソナリティ障害に対する治療はもっぱら心理療法であるから，心理師のはたす役割は大きい．治療の中心を心理師が担うこともありうる．ただし，自殺企図の切迫など医療的介入が必要な危機的状況が時に起こり得るから，医師との連携は必須であろう．また，治療関係が悪化した際には医師や他の心理師に相談できるような体制を組むことが望ましい．

ここでは，心理師が心理療法を主に担う場合を想定し，臨床場面で最も頻繁に出会うパーソナリティ障害である境界性パーソナリティ障害に対するマネジメントのポイントを，その世界的権威であるGunderson[3]を参照して解説する．

まず，患者が配慮されていると感じられるような「抱える環境（holding environment）」を創り出すことが肝要である．そのために，患者に関心を抱き，一貫した支持的な態度で接することが基本となる．話を聴いてもらうこと，理解されること，受け入れられることは，患者にとってまれな体験である．そのような体験の蓄積を通し，次第に患者は自己肯定感を獲得していく．治療者との信頼関係の深化によって，助言をしばしば批判として受け取りがちな患者も徐々に助言を受け入れるようになる．自分のために治療者は何でもしてくれると時に患者は理想化するが，治療者にはできることとできないことがあることをはっきりと示すことが肝要である．

次に，心理教育が不可欠である．境界性パーソナリティ障害および患者のパーソナリティ特性について説明し，患者自身の考え方，感じ方，行動の仕方，対人関係のもち方の特徴を理解してもらう．同時に，境界性パーソナリティ障害がよくみられる精神障害であることを説明し，自分だけが苦しんでいるという疎外感の軽減を図る．また，改善には時間がかかるから腰を据えて治療に取り組む必要があるが，治療を受ければ改善することを強調し，患者に現実的な希望と治療意欲を与える．研究によると，2年以内に約半数の人が寛解し，いったん寛解すると再発はまれであるとされている．さらに，生活上の目標について話し合い，達成可能な目標を設定する．話し合って目標を設定すること自体が治療的に働く．また，仕事や恋愛，日常生活全般について賢

明な助言を与える．ただし，助言が患者にとって有益なものになるかどうかはそのときの患者の精神状態によるため，いつどのような助言をするかは臨機応変に判断しなければならない．加えて，家族の怒りや非難がしばしば精神症状の悪化を招くので，家族に対しても心理教育を行い治療への協力を求める．

境界性パーソナリティ障害をもつ人はしばしば，恋愛関係のような特別な人間関係を求める．しかし彼らにとって，恋愛関係を築き維持することは難しい．したがって「恋愛より仕事」というメッセージを伝えることが重要である．彼らの対人過敏性は構造化された仕事によって緩衝されることが多いからだ．仕事は，失敗する可能性のより低いもの，例えば，給料を得る仕事よりもまずボランティアを勧める．習い事にいそしむのもよいだろう．

このような心理療法のポイントを念頭において，治療者はぶれず，しかし柔軟に対応していく必要がある．

■ 引用文献
1) Schneider K（著），西丸四方（訳）：精神病質人格：臨床精神病理学序説 新装版．pp24-35，みすず書房，2014
2) American Psychiatric Association（ed）：Diagnostic and Statistical Manual of Mental Disorders, Fifth Edition：DSM-5. Washington DC, American Psychiatric Publishing, 2013
3) Gunderson JG：Handbook of Good Psychiatric Management for Borderline Personality Disorder. Washington DC, American Psychiatric Publishing, 2014

（井上弘寿）

パラフィリア障害

この項目で学ぶべきこと・理解すべきこと
- パラフィリア障害に含まれるものを理解する
- 薬物療法の知識を理解する
- 治療プログラムについて知る

A．パラフィリアとは

性的倒錯，性嗜好異常．性的満足のための刺激として，生命のない物体に頼るフェティシズム，露出症や窃視症，そして小児性愛もパラフィリア（paraphilia）である．ちなみに，露出症にはショックを与えることだけではなく，驚きなどの興味や関心を抱かれることで興奮が高まる者がいる．そのほか，苦痛を与える，あるいは辱めることを含む性行為を愛好する性的マゾヒズムや性的サディズム，公共の場でのさわり魔的行為，ひわいな電話をかける行為，動物との性的行為，首を絞めたりすることに性的興奮を求める行為，糞便を塗りつけたり，尿を飲んだりする行為，死体愛好症もパラフィリアとされる．

B．診断

ICD-10[1]では，パーソナリティおよび行動の障害（F65）に分類される．DSM-5[2]では，① 人間ではない対象物，② 自分自身または相手の苦痛または恥辱，または ③ 子どもまたは他の同意していない人に関する強烈な性的興奮の空想，性的衝動，または行為の反復であるとされ，加えて行動，性的衝動，空想が，臨床的な苦痛，また社会的，職業的，他の領域の機能における障害を引き起こしているという基準が示されている．

その原因としては，特に求愛障害（courtship disorder）との関連が挙げられることが多く[3]，母子密着願望や退行願望などの問題が考えられている．

C．治療

1 治療の基本的スタンス

薬物療法，認知行動療法による治療が進められる．衝動性，強迫性そして不安が背景にある場合には，選択的セロトニン再取り込み阻害薬（SSRI）や

抗不安薬が用いられる．諸外国においては，性欲の抑制を目的に抗アンドロゲン薬（抗男性ホルモン剤）が用いられることがあるが，わが国では議論中である．

2 心理師の役割

問題行動を維持している，あるいは行為を肯定するような認知・行動にアプローチする認知行動療法をベースとしたプログラムが行われる．行動・事件に至るサイクルに注目し，そこにかかわる認知を理解し，行動ステップへの理解も促す．そして，再発予防のためにセルフマネジメントしていくことを目指していく．加えて，問題解決スキルや，被害者への共感性，上述した愛着（アタッチメント）についてのモジュールが提供されることもある．多くは，専門的知識をもつファシリテーター（欧米では訓練を受けた心理職）によるグループワークで行われる．また，適切なプログラム提供のために，再犯リスクのアセスメントが重要であるとされており，訓練が必要であるが，心理師のはたす役割が大いに期待される領域である．

逸脱した性嗜好という点で，形態は幅広く多様であり，障害としての見方，愛着の問題へのアプローチも求められるが，「犯罪」という枠組みで捉えた場合，被害者が生まれるという点で専門家による治療的介入は重要である．

■ 引用文献

1) 融 道男, 中根允文, 小宮山 実, 他（監訳）：ICD-10 精神および行動の障害―臨床記述と診断ガイドライン. 医学書院, 2011
2) 日本精神神経学会（日本語版用語監修）, 髙橋三郎, 大野 裕（監訳）：DSM-5 精神疾患の診断・統計マニュアル. pp677-699, 医学書院, 2014
3) 針間克己：窃触症, 摩擦症. 日本臨牀領域別症候群シリーズ No.39 精神医学症候群Ⅱ. pp294-296, 日本臨牀社, 2003

（東本愛香）

第6章

治療のあり方

予診・初診の進め方

> **この項目で学ぶべきこと・理解すべきこと**
> - 予診の目的・方法・留意点を理解する
> - 初診の進め方・留意点を理解する

A．予診

1 予診の進め方

　予診の目的は大別して2つある．1つは初心者の訓練で，もう1つは診察の効率化である．予診は淡々と行うことが望ましいが，かといって全く事務的な態度や尋問調であってよいはずがない．予診は患者がその医療機関や診療科に，場合によっては医療そのものに初めて出会う場かもしれないからである．その意味では予診をとる者の責任は小さくない．

　はじめに，これから始める面接は予診（診察の前の予備的な情報収集）であることを患者やその家族に明確に説明する．あくまでも初診前に必要な事実を確認して診察を効率的・効果的に進めるための予備的問診であることを伝える．この確認が不十分だと必要以上に時間を費やす，患者が初診で同じ話を繰り返さねばならなくなる，などの不都合が生じる．

　ほとんどの医療機関には予診用のフォームがあるから，それに沿って質問していく．多くの場合，簡単な問診表に受診理由（主訴）・既往歴・現病歴・服用している薬物・アレルギー・家族構成・喫煙や飲酒の習慣などが項目として採用されている．予診でどのような情報をどこまで求めるかは医療機関や診療科によって異なるだろうが，精神科・心療内科の場合，家族や生活史にかかわる事項が非常に重要である点が他の診療科と異なっている．

　遺伝歴，家族構成，学歴，職歴などは答えたくないという患者もいる．こうした場合の対応は指導医の考え方にもよるのだろうが，少なくとも予診の段階で無理をする必要はないと思われる．「答えたくない」と患者の言葉をそのまま記入すればよい．なぜその情報が必要なのかと尋ねてくる患者もいないではない．例えば，「精神科の治療にはあらゆることが関係するのでうかがっていますが，お答えになりたくなければ結構です」という対応で十分であろう．

　所見は専門用語や症状名ではなく，見たまま聞いたままをそのまま記述する．例えば「パニック発作」ではなく「突然めまいや動悸がして冷や汗が出て気を失いそうになる」と書く．同じく「空笑」ではなく「会話の内容と関係なく視線を合わせないまま笑うことがある」と記載する．

　初診医としては，主訴・受診の動機やきっかけが明確になっていることが重要であり，ありがたいことである．これに関する記載があいまいな予診は役に立ちにくい．逆にこれが明確だと，初診の的が絞れて時間を有効に使える．予診をとった人の技量が理解できる瞬間であるといってよいだろう．

2 心理師の訓練としての意義

　予診は多くの患者に会う絶好の機会である．数多くの予診をとることは必ず将来の役に立つ．初心者ならずとも多くの予診を積極的にとるのはよい臨床経験になると思われる．

　まず，どのような質問の仕方をすれば予診が滑ら

かに進むのかを考える．年齢・性別・社会的立場・言語表現能力などによって予診のとり方が違ってくるのは当然である．これはいわば波長合わせの練習であって心理療法の訓練そのものである[1]．

受診理由にはじまって必要とされる項目を質問しながら，その表情・話し方・服装などを観察して診断と初期治療の方針についての仮説を立てる習慣を身につけたい．できれば初診に陪席し，あるいは初診後の診療録を参照して自分の見立てと初診医の診察内容を比較してみると参考になる．

受診のきっかけや生活史を確認する際に，患者が堰を切ったように話し始めることがある．「後ほど担当医が改めてうかがいます」と告げて切り上げる．聞きすぎると病状によっては収拾がつかなくなることがあるし，「先ほど話した」ともっともな主張をされて初診医が困ることもあるからである．不自然にならず，できるだけ不快感を与えず話を切り上げることも心理療法の訓練として重要である．

B．初診

1 初診の目的

初診で最低限達成したいことは2つある．1つは患者の病状の重症度の評価であり，もう1つは患者と良好な関係を築くことである．

通常は，受診理由（主訴），発症の時期とその後の経過，現在の生活への影響の順に聴く．初診の目的は診断をすることだと考えられがちだが，初診で診断がつかないことは少なくない．何より重要なのは入院・休養・投薬などの治療的介入の緊急性の評価である．滅多にないことだが，家族や警察への連絡を検討すべき場合もある．心理師の立場であれば医師への紹介の緊急性も含まれる．入院の適応や自殺リスクの評価については他項に譲るが，治療関係を築きつつ的確に症状や緊急性を評価するのに相応の面接能力が求められることはいうまでもない．

2 初診の進め方と留意点

予診がどのようにとられているかにも左右されるが，受診理由（主訴），発症の時期と経過，既往歴，現在どの程度生活に支障があるのか，をおおむねこの順序で聞き取っていく．

治療関係を築くうえでの初診の重要性はいうまでもない．初診がうまくいかないと，仮に継続的に受診してくれたとしても挽回に時間を要するからである．良好な関係のために大切なことはいろいろあるが，さしあたりきちんとした挨拶や丁寧な言葉遣いなどによって個人として敬意を示す，できる限り患者に話をしてもらうという2点が重要であると思われる．

多くの場合，患者は自分の話を聞いてもらいたいと思っている．自分の状態を理解してもらうためでもあるし，家族や友人に話せなかったことを専門家に聞いてほしいという気持ちがあるのも自然である．しかし，患者が話したいこととこちらが初診で確認したいことの間にはしばしばズレがある．そこで患者の話を一方的にさえぎって構造化面接のごとき質問を重ねるのは，治療関係を考えるとできれば避けたいことである．したがって，患者の話を聞きながら質問をはさんで治療方針の策定に必要な事柄を確認するのが最善の策である．これには面接に関して相応の修練を要することになる．

初診では診断病名の確定ではなく，むしろ器質因（身体因–内因–心因）の評価が重要であろう．画像診断の施設がない診療所では，既往歴と神経学的診察で器質的（身体的）要因を除外することになるが，精神科医の神経学的診察能力が急速に低下してきている昨今，これは悩ましい問題である．少なくとも常に器質的疾患を疑う姿勢を保持していないと大きな間違いを犯すことがあるかもしれない．次いでいわゆる内因（素因）と心理社会的要因の見積もりが問題になるが，これは器質因の除外診断に比べれば時間をかけて行うことができる．ほとんどの精神医学的治療には薬物療法と心理療法が必要であると思われるが，素因の影響が大きいと考えられる病態（双極性障害や発達障害など）とパーソナリティ障害ではおのずとアプローチが違ってくるので治療の初期のうちに評価しておく必要がある．

最後に，わかりやすい心因を語る患者への対応に触れる．失業や失恋を契機としたうつ状態などは，ついストーリーが理解できたような気になってしまうものだが，そうした早わかりが時に大きな失敗につながるのは多くの専門書に記載されていることで

ある．初診時から「決め打ち」することだけは避けたい．患者の言葉を尊重しつつ，中立的な立場を保ちたい．これは自己診断している患者についても同様である．

なお，予診や初診については，優れた成書があるので，ぜひ参照していただきたい[2]．

3 診断のプロセス

最後に診断のプロセスについて簡単に触れておく．初診が適切に行われたならば，診断病名がいくつか頭に浮かんでくることになる．現病歴・現在症を中心にその診断病名を支持する所見をまとめ，一方でこれを支持しない所見がないかどうかを検討する（鑑別診断の対象を考える）という両面からの作業をすることになる．鑑別診断の対象はできるだけ広く考える習慣を身につけたい．患者や家族から診断名を教えてくれとの希望が出ることがある．それは自然なことなので，初診では，現時点で可能性が高いなどの留保をつけたうえで病名を伝える．一緒に治療をしていきましょうという支持的な姿勢が伝わることが肝要である．

なお，わが国では診断は医師の占有業務であるかのように考えられがちだが，そもそもDSMなどの診断基準はあらゆる医療職が活用するために作成されている．心理師も診断を行うことが求められる時代が遠からずやってくると思われる．

■ 引用文献
1) 堀越 勝，野村俊明：精神療法の基本．医学書院，2012
2) 笠原 嘉：精神科における予診・初診・初期治療．星和書店，2007

（野村俊明）

入院適応・行動制限の判断

この項目で学ぶべきこと・理解すべきこと
- 精神科入院の特徴を挙げることができる
- 非自発的入院適応の患者特徴を挙げられる
- 行動制限適応の患者特徴を挙げられる

A．精神科での入院の特徴

精神科での入院の特徴は，精神障害をもつ人間全体を治療の対象とすること，病識のない患者もいるため非自発的入院が認められていることである[1]．

精神症状の悪化あるいはそれに随伴して身体の危険性が高まり，精神・身体ともに入院による医学的管理が必要になった場合，入院が考慮される．そのほか，特殊な入院治療（例えば電気けいれん療法）が必要な場合にも適応となる．ここでは疾患別，入院形態別に分けたが，臨床ではその両者を同時に検討して判断される．

B．入院が必要と判断される患者は主にどのような患者か

1 統合失調症

幻聴や被害妄想などの増悪により他者への迷惑行為や自身の安定した生活が行えなくなった場合や，除外診断や抗精神病薬の用量設定の場合[2]に入院が考慮される．被害妄想により隣宅へ苦情を何度も言いに行く，「寝るな」という幻聴のためそれに従って不眠が持続し衰弱する，多動・興奮状態で自宅の家具を壊す，暴力をふるう，無為自閉のため持病の糖尿病が著しく悪化しても放置し，身体的管理が必要となる，といった場合などである．

2 うつ病・双極性障害

抑うつ状態および躁状態の増悪により入院が考慮される．前者は強い焦燥，昏迷状態，食思不振による身体的衰弱，自殺念慮が強まるといった場合など

である．自宅が抑うつ状態の療養に不適当な場合も考慮される．一方，後者は躁状態が増悪し，興奮が激しい，眠らずに昼夜を問わず遊び回り消耗していく，浪費がかさむ，易怒性により他人とトラブルを起こすなどといった場合などである．

3 認知症

認知機能の低下自体では入院適応となることは少ないが，その周辺の，行動および心理症状である不眠，せん妄，興奮，夜間徘徊，暴力的になるといったことがエスカレートし，周囲の対応が困難になった場合，入院が考慮される．

4 摂食障害

極端な摂食量の制限により，低栄養，電解質異常，極度の貧血など，身体管理が必要だったり，入院治療プログラムなどの特殊な治療を希望する場合などに入院が考慮される．

C. 入院形態の違いによりどのような患者が入院するか

1 自発的入院

精神保健福祉法では，任意入院といわれる[3]．本人が入院治療に同意した入院である．例えば，統合失調症患者で幻聴が悪化し自宅に引きこもり，生活が成り立たなくなったが，以前入院して幻聴が改善したため，自ら入院治療を希望した，といった場合である．主に開放病棟で治療が行われる．

2 非自発的入院

医療保護入院，応急入院，措置入院などが該当する（p.155）[3]．本人の同意を得ることなく強制的に入院させるもので，精神保健指定医の診察が必要である．病棟入口が施錠され，病棟内側から患者の意思では出られない閉鎖病棟での治療が行われることが多い．非自発的入院は，患者との治療契約なしに治療を進めなければならないため，治療関係の構築に難しさがある．

医療保護入院は，入院が必要な病状であるものの，病識がないために本人がその必要性を理解できない場合などに家族などの同意により適用される．例えば，入院が必要なほど幻覚妄想が悪化したがそれを理解できない統合失調症患者，入院が必要なほど身体的危機にあるものの極端な食事制限をやめることができない摂食障害患者などである．応急入院は，急速を要するため家族などから同意を得ることが困難な場合，72時間に限り応急入院指定病院に入院させることができるものである．

措置入院では，直ちに入院させなければ精神障害のために自身を傷つけまたは他人に害を及ぼすおそれがあることが明らかな場合に適応となる[3]．例えば，うつ病の悪化により自身および家族を巻き込んで拡大自殺未遂をしようとする，統合失調症により幻聴に従って他人を傷つけようとするなどである．

D. 行動制限が必要と判断される患者はどのような患者か

1 行動制限

精神医学上の判断から，入院患者の症状により行動制限を行うことができる[3]．具体的には，通信・面会制限，隔離，身体拘束である．制限の解除には具体的基準はないが，患者の人権擁護の観点から必要最小限になるよう考慮されなければならない．なお，信書の発受，都道府県その他の行政機関の職員との面会は制限することはできない．医学的にはやむを得ないにしても，患者にとっては惨めさや屈辱感を味わわされるため，格段の心理的配慮が必要である．

2 通信・面会制限

通信・面会制限は，例えば好訴的患者が1日に何度となく警察に抗議電話をするため電話制限をする，兄弟に対して被害妄想を抱いている患者と兄弟との面会を制限する，などである．

3 隔離

隔離とは，本人および周囲のものに危険が及ぶ可能性が著しく高く，隔離以外の方法ではその危険を回避することが難しい場合に検討され，精神保健指定医の診察が必要である．具体的には，内側から患者本人の意思によっては出ることのできない個室環境に置くことである．症状によりほかの患者との人

間関係を著しく損なう，自殺企図や自傷行為が切迫している，暴力行為や著しい迷惑行為が認められる，不穏・興奮・爆発性が著しい，身体合併症の治療上隔離が必要な場合に行う．例えば，自殺行動が切迫しているうつ病患者を病状が改善するまで隔離する場合である．

4 身体拘束

身体拘束は，行動制限の程度が強いものであり，患者の生命を保護することおよび重大な身体損傷を防ぐことに重点をおいている．精神保健指定医の診察が必要である．身体的拘束を行う目的の拘束帯を使用し，胴体，四肢などをベッドに拘束する．病状は，自殺企図または自傷行為が切迫している，多動不穏が顕著，放置すると患者生命に危険が及ぶおそれがある場合に限られる．

E．入院適応・行動制限の具体例

21歳男性，統合失調症．元来穏やかな性格．3月頃より不眠が生じ，漠然とした強い不安感が持続するようになった．4月になると，「おまえは馬鹿だ，死ね」といった幻聴が現れ，四六時中自分が監視されているように感じだした．イライラして，隣宅に投石したり，自室窓から怒鳴るなど行動も伴うようになり，両親に連れられて精神科を受診．幻覚妄想および興奮が激しく，病識もないため，父親の同意による医療保護入院となった．入院後，大声で叫んだり他の患者を威嚇する行動などが認められたため，精神保健指定医の診察により保護室に隔離された．

■ 引用文献

1) 精神医学的治療学．大熊輝雄，「現代臨床精神医学」第12版改訂委員会：現代臨床精神医学，改訂第12版．pp468-469，金原出版，2013
2) 統合失調症スペクトラム障害および他の精神病性障害群．澤 明（監訳），阿部浩史（訳）：DSM-5を使いこなすための臨床精神医学テキスト．p93，医学書院，2015
3) 山本紘世：入院状態と行動制限．高柳 功，山本紘世，櫻木章司（編著）：三訂精神保健福祉法の最新知識：歴史と臨床実務．pp12-42，中央法規，2015

（松尾幸治）

自殺リスクの評価

この項目で学ぶべきこと・理解すべきこと
- 自殺に傾く人の心理状態を把握する
- 自殺の危険性が高い場合の心理および行動特性を把握する
- 自殺の危険性が高い場合には具体的および実際的な対応が求められる

A．自殺

1 現状

自殺および自殺企図は当人だけでなく，遺された人間に重大な心理的影響を及ぼす事象であり，その経済的損失も莫大なものとなる．自殺は全世界で年間100万件にも上り，全死亡の2.5％を占めるといわれている．わが国では，1998年以降，長きにわたり自殺者が年間3万人を超える状態が継続していた．これを受けて2006（平成18）年に自殺対策基本法が制定され，翌2007年になり自殺総合対策大綱が発表されるなど，国を挙げた取り組みを行っている最中である．これらの成果もあり2012年以降自殺者は3万人を下回り，2014年には約2万5000人と減少しているが，いまだわが国の自殺率は先進各国のなかで上位に位置したままであり，自殺予防への取り組みが急務である状況に変わりはない．

2 原因

自殺の原因や背景には，健康問題，経済・生活問題，家庭問題，仕事・学校上の問題などに加え，人生観や価値観，環境の変化など，生物学的要因や社

会的要因が複雑に絡み合っている．世界保健機関（WHO）の調査によると自殺者の90％以上が何らかの精神疾患の状態であったと報告されており，精神障害は自殺と最も関連の強い要因であることが示され，このような状態への適切な対応が自殺予防の対策上有効であると考えられている．

B．自殺に傾いている人の心理状態

自殺は，その多くが追い込まれた末の死であるとともに，その多くが防ぐことのできる社会的な問題であると認識することが第一歩である．自殺は通常，自殺念慮なしに自殺企図するのは少数であり，大多数は自殺念慮を有している．ただし，それを明確に表出しないことがある．その場合でも何らかのサインを発していることがある．それら「自殺のサイン」をいかにキャッチし，適切な対応に結びつけられるかが自殺防止対策の鍵となる．

自殺に傾いている人は無力感や孤独感にとらわれ，自信を失い，心理的視野が狭小化し，思考の柔軟性が乏しくなっている．自殺によって「抜け出すこと」が唯一の解決法であると考えがちである．一方で生に対する希求も両価的に存在している．誰かに気づいてもらい，理解されることを望んでいる．

C．危険因子

自殺念慮の存在や，深い抑うつ気分，頑固な不眠，食欲不振，焦燥などの精神状態には注意が必要である．また罪業妄想や貧困妄想などの微小妄想が伴う場合には，かなり危険が高いといえる．そのほか，家族や身近な人間に自殺者がいる，重症の身体疾患への罹患，慢性的な痛みの存在なども危険因子となる．環境的には喪失体験（死別，離別，経済的損失など）や相談相手がおらず孤立しているなどが挙げられる．行動面では酒量の増加，危険な運転などの投げやりな行動，繰り返す自殺企図などの衝動的行為，「もうどうでもいい」「どこかにいなくなりたい」などの発言が挙げられる．インターネットで自殺の方法を検索していたり，実際に自殺に用いる道具を用意していることなどもかなり差し迫った危険と考える．身の回りの物を整理・処分したりする行動も同様に危険と考えられる．

D．保護因子

自殺の危険性を減少させるものとして，家族や友人など重要なかかわりのある他者からの支援であったり，宗教的，文化的，民族的な信条，社会とのつながり，精神保健福祉サービスの利用などが挙げられる．他者とのかかわり，触れ合いのなかでこそ，自らを冷静に見つめ，不安の軽減がもたらされ心理的視野の狭小化を防ぐことができる．

E．自殺防止のための対応

1 良好な関係をつくる

上述した心理状態および危険因子，保護因子を踏まえたうえで対応に臨む．具体的にはまずは「気づく」ことが大切である．そのためには良質な面接が必須である．相手の立場になって受け入れることから始める．努めて穏やかに，相手のペースを乱さず，時にねぎらいの言葉をはさみながら「傾聴」する．たとえ相談者が無言であってもそれに寄り添う姿勢が求められる．善悪の判断や安易な励まし，批判的態度や説教などは避けるべきである．まずは相談に来てくれたことを支持し，良好な関係をつくることに専念する．相談者が少しでも内面を語れるような温かい雰囲気をつくることが大切である．

たとえ自殺念慮を有していても，良好な関係がないところで，自殺念慮を表出することは少ない．逆に良好な関係を築いたうえで，自殺念慮の有無を問うことは自殺のリスクを上昇させることにはならない．中年男性などは抑うつ気分を「自己の弱さ」と捉え周囲に隠すことがある．また青少年などは，いじめにあっていることや，死にたいという気持ちを「恥ずかしいこと」と感じ，家族を含め誰にもいえずにいることもある．こういったケースで，家族が同伴して相談に来た場合，別々に相談を行うような工夫も必要である．

相談者本人と良好な関係が構築できる場合にはその様子，発言，行動，感情表現などから自殺のリスクを評価する．自殺企図を繰り返している，微小妄想にとらわれている，投げやりな行動が繰り返されている，自殺企図の手段が致死的であったり，方法，日時などについて具体的計画が立てられている場合

はかなり危険であると判断する．

相談者本人からの情報だけでは不十分と判断された場合は，家族など相談者の周囲の人間から，行動面での変化など必要な情報を入手する．家族との面接中には，必ず相談者に付き添いをつけるよう手配することも忘れてはならない．

2 専門外の要因にもできるだけ対応する

自殺に傾いている原因について検討し，それらに対し具体的かつ実際的な対応を行うことも求められる．例えば経済的な原因がある場合であっても「管轄外なので」などと事務的な処理をしてはならない．生活費などに困窮している場合は本人の同意を得たうえで，各市町村の福祉担当窓口や福祉事務所につなぐなどの手配も行う．口頭で相談者に伝えるのみでなく，実際に支援者が直接連絡をとることが必要である．相談者は適正な判断能力を欠いている場合もあり，また支援者が実行に移すことで相談者との信頼関係をより強固なものとし，「1人ではない」と実感してもらうためでもある．

精神疾患の可能性が考えられるときも同様に医療機関と直接連絡をとったり，精神保健福祉士を介入させるなどの措置をとる．自殺の危険がきわめて高いケースの場合は，相談者から決して目を離さず，本人や家族に警察や保健所などへの連絡を促したり，専門医療機関を受診するよう促すが，意思決定できない場合は相談担当者が行わなければならないときもある．精神保健福祉法による措置入院や医療保護入院が必要な場合もあるだろう．このため相談担当者は，普段から各所とコミュニケーションを図っておくことが必要である．

自殺の危険度がそれほど高くない場合には，傾聴し相談者の抱えている問題をともに確認し，整理し，必要に応じて相談者の同意のもと専門家へ紹介したり，また自殺保護因子について相談者とともに再確認し，次回の面談の約束を取りつけるなどし継続的な対応を行う．面談時は「何がだめだったのか」ではなく，「どのように問題を解決していくか」といった未来志向で一緒に考えていく．自殺にかかわる業務は相談担当者への負担も大きいため，担当者が燃え尽きないように定期的な事例検討やチームでの対処ができるような体制を構築し，共有し，負担の分担を図る必要がある．

（内海雄思）

精神症状に影響を及ぼす諸要因

この項目で学ぶべきこと・理解すべきこと

- 精神疾患の病状は生物学的異常に加えて心理学的な葛藤，職場や経済問題などの社会的な問題ほか，さまざまな要因に影響されるため治療においても生物学的・心理学的・社会的な視点をもって行う必要があることを理解する
- 身体疾患の合併によって精神疾患の病状に影響を与えるだけでなく，治療にも大きな制約を与えることを理解する
- 加齢により薬物動態が変化し，薬物の副作用が出現しやすくなるため，高齢者では特に副作用に注意する必要があることを理解する

A．生物-心理-社会モデル

精神疾患では脳内の神経伝達物質や神経回路網の機能的な異常などの生物学的な異常に加えて，個人の成育歴や環境に起因する心理学的な葛藤，家庭や学校，職場，経済的な問題などに影響を受けて精神的な不調や行動上の問題が引き起こされる．「生物-心理-社会モデル（bio-psycho-social model）」という考え方は，精神疾患の治療を行う際には薬物療法を中心とした生物学的な介入（bio）に加えて，心理療法，認知行動療法などの心理学的な介入（psycho），家族関係や職場環境，経済的な問題などへの

表1 精神症状に影響を与える代表的な疾患と治療薬

分類	疾患と治療薬名
中枢神経疾患	脳血管障害，Parkinson病，Lewy小体型認知症，脳腫瘍，頭部外傷，多発性硬化症など
内分泌疾患	甲状腺機能低下症，甲状腺機能亢進症，副甲状腺機能亢進症，Cushing症候群，Addison病，月経前気分不快障害，産褥期など
その他の身体疾患	がん，心筋梗塞，全身性エリテマトーデス，血液透析，腎移植など
身体疾患の治療薬	ステロイド，インターフェロン，降圧薬，H₂ブロッカー，甲状腺ホルモンなど
精神疾患の治療薬	抗精神病薬，抗うつ薬，抗不安薬，睡眠薬など

〔朝田　隆：器質性気分（感情）障害．精神科治療学 10（臨）：34-35, 1995 より一部改変〕

社会的な介入（social）という3つの視点にそれぞれ配慮しながら治療することが必要であるという考え方である．1970年代後半にそれまでの医療がからだの治療，つまり生物医学に基づく治療に偏り，患者である人間の心や，人間を取り巻く社会的な側面への配慮が少な過ぎたという反省からこの考え方が提唱された．そして精神医療やがんの治療など医療の全般で，やがてこの生物-心理-社会モデルが基本的な考え方となった．患者個人ごとにどのアプローチが最も適切なのか（生物，心理，社会のどれか）を的確に考えて，多職種が協働して治療を行っていくことが重要である．

B．身体疾患・加齢の影響，薬物の副作用

心理学的・社会的な介入については別項に詳しく述べられているので，本項では主に精神症状に対して身体疾患が与える影響，加齢が与える影響，薬物の副作用について述べる．

1 身体疾患の影響

身体疾患を合併するとそれに伴い機能的な異常や生活上の制限，生命的な予後への不安などさまざまな問題が生じ得るため，身体疾患を合併する患者では精神疾患の有病率，なかでもうつ病の有病率が高まることが報告されている．また，精神疾患は主に中枢神経系の機能異常と関連しているため，身体疾患のなかでも脳血管障害や変性疾患など中枢神経系に直接的に影響を与え得る疾患，内分泌疾患を中心として間接的に影響を与え得る疾患，機能的な異常や生活上の制限を与え得る疾患，身体疾患治療薬による薬剤性の精神症状には注意を払い，治療を行っていく必要がある．それに加えて抗精神病薬による過鎮静や意欲低下，抗うつ薬による躁転，抗不安薬・睡眠薬による脱抑制，傾眠など精神疾患治療薬によっても精神症状が修飾されうることにも常に注意を払いながら治療を行っていく（表1）[1]．

2 加齢の影響，薬物の副作用

上述したように薬剤は精神症状に影響を与えうるもののなかで大きな位置を占めるが，加齢によって影響の出やすさは大きく変化する．加齢に伴う薬物の副作用の出やすさを評価するためには，吸収・分布・代謝・排泄といった薬物動態がどのように変化するかを認識して治療に携わる必要がある．

吸収 加齢によって若干遅延する程度であり，大きな影響は受けない．

分布 加齢によって起こる細胞内水分量の減少，体脂肪の増加，筋肉量の減少，血清アルブミンの減少などにより薬剤の濃度が高まり，体内に長くとどまることになる．その結果として薬剤の効果が強く出て副作用が現れやすくなる．

代謝 加齢によって肝血流は低下して，肝代謝酵素は機能が低下するため，肝臓で代謝を受けるほとんどの向精神薬は影響が出やすくなる．一方でグルクロン酸抱合によって代謝を受ける薬剤は加齢の影響を受けにくい．

排泄 水溶性の薬剤は腎臓を通して排泄されるが，クレアチニン-クリアランスは加齢によって減少して75歳では若年者の6割程度になるため，腎排泄性の薬剤は腎機能に注意して処方量を調節する必要がある[2]．

C．心理師の役割

心理師が担当するのは生物，心理，社会のうちで主に心理の視点から患者の評価や介入を行うことであるが，心理師が評価や治療にかかわる際に求められるのは治療のなかで自らがはたす役割について全

体においてどの部分を担当しており，それが生物や社会側面とどのような関係があるか理解するように努めること，面接のなかで得られた情報や見立てについて治療を担当している他の職種との間である程度共有していくことである．心理師は面接室のなかで患者と個別に対応することが多いが，多職種によって構成される治療チームの一員である自覚を

もって患者とかかわることが求められる．

■ 引用文献
1) 山下英尚, 山脇成人：器質性気分障害. 精神科治療学 20 (増刊)：46-47, 2005
2) 上野光一, 佐藤洋美：高齢者に対する薬物の使い方の注意点 薬物動態の加齢変化と処方の注意点. 内科 108：1154-1156, 2011

（山下英尚）

身体療法

この項目で学ぶべきこと・理解すべきこと
- 気分障害や統合失調症の治療として電気けいれん療法があり，重症例に対して薬物療法と同等以上の効果があることを理解する
- 電気けいれん療法では認知機能障害が起こるため，治療前・治療中に認知機能検査を行う必要があることを理解する

A．精神医療における身体療法

精神医療においては心理学的治療と生物学的治療があるが，生物学的治療としては圧倒的に薬物療法が広く普及している．薬物療法以外の生物学的治療として，電気けいれん療法（ECT），経頭蓋磁気刺激（TMS）療法，断眠療法，高照度光刺激療法などの身体療法がある．

1 電気けいれん療法

ECT は頭部に数秒間通電して数十秒〜2分間の全身けいれんを引き起こす治療法であり，総合病院や大学病院などの精神科病棟で実施されている．本項では B. で適応疾患や実際の手技について詳述する．

2 経頭蓋磁気刺激療法

TMS は頭皮上に設置した専用コイルから磁場を発生させて，脳の表層に電流を誘発し神経細胞を刺激する治療である．適応疾患はうつ病であり，ECT に比べると軽症の患者が対象となることが多い．無

麻酔で覚醒状態の患者に30分から1時間かけて治療するため，外来での実施が可能である．わが国では保険適用外であるため，一部の大学病院や自由診療のクリニックなどで行われるのみである．

3 断眠療法

患者の睡眠を阻害することで即効的な抗うつ効果を期待する治療法である．36〜48時間の覚醒を維持する全断眠，睡眠の後半を部分的に阻害する部分断眠，レム睡眠のみを阻害する選択的レム断眠があるとされる．治療効果が一過性であることなどから適用されることは少ない．

4 高照度光刺激療法

2500〜3000 ルクス以上の照度で1日2時間程度，毎日1〜5週間継続して朝の一定時間に患者に光を照射する治療である．治療には専用の治療室にある蛍光灯の装置や移動可能な治療器が用いられる．うつ病，特に季節性うつ病や概日リズム睡眠障害に対する治療効果がよく知られている．

B．電気けいれん療法の概要[1]

1 歴史

ECT は 1938 年に初めて報告されたが，これは精神科薬物療法の先駆けであるクロルプロマジンの開発よりも以前のことである．これ以降も改良が重ねられ，静脈麻酔薬を用いて麻酔入眠下で，けいれん

表1　電気けいれん療法の術前準備

1. 術前診療
   (1) 精神科診療：診断，薬物療法の整理，身体疾患の確認
   (2) 麻酔科診察：麻酔薬・筋弛緩薬使用にかかわる検討
2. 術前検査
   (1) 血液検査
   (2) 標準12誘導心電図
   (3) 胸部単純X線検査
   (4) 呼吸機能検査
   (5) 頭蓋内画像検査（MRI，CTなど）
   (6) 脳波検査
   (7) 神経心理検査（認知機能・症状評価）
3. インフォームド・コンセント
   (1) 治療の適応となる根拠
   (2) 他の治療法
   (3) 治療方法，予定施行回数
   (4) 予想する治療効果
   (5) 一般的な副作用と重大な副作用
   (6) 同意撤回の任意性

による転落や骨折を防ぐため筋弛緩薬を使った修正型ECT（m-ECT）が一般的な治療法となった．その後，従来に比べて認知機能障害が生じにくい治療器が開発され，ECTのガイドライン作成や標準技法の教育普及などが行われてきた．

2 有効性

これまでの研究では，うつ病，躁病，統合失調症などの精神疾患にECTの有効性が認められてきた．特に単極性および双極性のうつ病に関する報告は多く，有効性は薬物療法と同等かそれ以上であり，特に妄想や緊張病症状を伴ううつ病にはよく反応するとされる．躁病については無作為化比較試験としての報告は少ないが，薬物療法に劣らない有効性があると考えられている．統合失調症では，緊張型や妄想型に対するECTの有効性は多く示されているものの，破瓜型に対する有効性は低く慢性期の症状を改善する効果は少ない．

3 副作用

ECTに関連する死亡は1万人に1人，治療8万回に対して1回程度という報告がある．これは手術時の麻酔に伴う死亡率に近い．死亡の原因は循環器系の問題が多い．

また，ECTの大きな問題点として認知機能障害を起こすことが挙げられる．認知機能障害には発作直後に始まり，数十分～数時間続く発作後せん妄と，治療を数回行った後に発現する発作間せん妄がある．また逆向性健忘を中心とした記憶障害が起こることが少なくなく，治療後長期間にわたり治療期間中の出来事にかかわる記憶障害が続くこともある．

C．電気けいれん療法の実際

1 適応と禁忌[2]

わが国のガイドラインによれば，大うつ病，躁病，統合失調症などの精神疾患で適応となり，迅速で確実な症状改善を必要とする場合，ほかの薬物治療などが危険か効果を認められない場合などに特に考慮すべきであるとされる．つまり自殺の危険，拒食・低栄養・脱水などによる身体衰弱，昏迷，錯乱，興奮，焦燥を伴う重症精神病の状態や高齢者，妊娠，薬物難治例などでECTが選択されることが多い．

一方，最近起きた心筋梗塞などの循環器系疾患，重度の呼吸器疾患，頭蓋内圧亢進などがある場合は，ECTを行うには危険を伴う可能性が高いため，主治医は慎重な治療決定を行うべきである．

2 治療の手順[3]

ECTの術前準備（表1）と，当日の治療の流れ（表2）を示す．術前には治療計画に細かい修正を加える根拠となることがあるので，診断を慎重に検討し，認知機能や症状重症度の評価を十分に行う．

当日は循環障害による有害事象の発現を念頭においてバイタルサインの確認を行い，発作直後のせん妄による事故を防ぐために意識状態の変化に気をつける．

通常はこのような手順で週2～3回，合計で4～12回の治療を行う．治療効果や認知機能障害の程度をみながら主治医が施行頻度や合計回数を決める．

D．電気けいれん療法中の心理師の介入

ここまでECTの概要について述べた．薬物療法に比べて認知機能障害が起こりやすい本治療の最中には，集学的治療における心理療法の貢献は限定的

なものといわざるを得ない．逆向性健忘によりエピソード記憶の欠落が生じることがあるため，数回に分けて行うような心理療法は困難である．ただし，患者の多くは急性期であり，不安や混乱などその場におけるサポートを要する場合はある．

また，薬物療法に比べて治療効果の発現が急激であることが多く，主治医が治療計画を検討するにあたり認知機能障害の程度を考慮するため，神経心理学的検査は重要である．双極性あるいは単極性うつ病の抑うつ症状評価には，ハミルトンうつ病評価尺度が有用である．また認知機能評価には，簡便で認知のサブカテゴリーごとの評価もできるミニ・メンタル・ステート・テスト（MMSE）を用いることが多い．これらの評価尺度はECTの学術的研究においても治療効果を判定する指標として用いられることがある．しかし，発作後せん妄や発作間せん妄により症状評価尺度の得点は大きく変動するため，治療後数時間なのか，数日なのか，どのタイミングで検査を測定すべきかは指示する主治医と詳しく検討しておくべきである．

表2　電気けいれん療法当日の流れ

1. 絶飲食
2. 治療室への搬送および患者確認
3. 通電電極，脳波・心電図・筋電図モニタ電極装着
4. 静脈路確保
5. 酸素マスク投与開始，適宜バイタルサインの確認
6. 術前投薬の投与（アトロピンなど）
7. 麻酔薬の投与（チオペンタールなど）
8. 筋弛緩薬の投与（スキサメトニウムなど）
9. バイトブロック装着
10. 通電（約8秒）
11. 発作の観察，持続時間測定
12. 酸素投与の再開，バイタルサインの確認
13. 自発呼吸・意識回復の確認
14. 数時間の安静，適宜バイタルサインの確認
15. 絶飲食・安静の解除

■ 引用文献
1) 一瀬邦弘，本橋伸高，中村 満（監訳）：電気けいれん療法．へるす出版，2005〔Abrams R：Electroconvulsive Therapy, Fourth Edition. Oxford University Press, New York, 2002〕
2) 本橋伸高，粟田主一，一瀬邦弘，他：電気けいれん療法（ECT）推奨事項 改訂版．精神経誌 115：586-600，2013
3) 日本総合病院精神医学会（監修）：修正型電気けいれん療法（ECT）の基礎と実践―より安全に，より確実に（研修用DVD）．日本総合病院精神医学会事務局，2013

（安田和幸）

精神科リハビリテーション

この項目で学ぶべきこと・理解すべきこと
- 精神科リハビリテーションを理解し，どの次元にアプローチしているかを把握する
- チームアプローチの重要性を理解する
- 就労支援プログラムとリワーク・プログラムを知る

A．精神科リハビリテーションとは

　精神科リハビリテーションと耳にすると，長期入院患者もしくは慢性期の精神障害をもつ人が病棟やデイケアで行う集団作業療法を想像する方が多いのではないだろうか．しかし，わが国の精神科医療が，「入院中心の医療」から「地域生活中心の医療」へと転換するなか，どの患者に対しても同じ内容を提供する画一的なものから，個別性を重視した精神科リハビリテーションが求められるようになった．そのために障害をもつ人が望む生活や人生を正確に評価し，それを実現させるための支援を行うことが重要である．

　世界保健機関（WHO）が作成した国際生活機能分類（ICF）では，「健康状態（変調または疾病）」を，「心身機能・身体構造（機能障害）」「活動（能力障害）」「参加（社会的不利）」の3層構造と，個人因子や環境因子とがそれぞれ相互に影響し合っていると

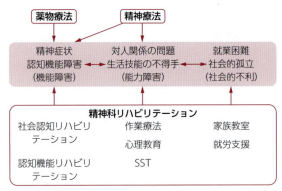

図1 精神障害の障害構造と包括的治療

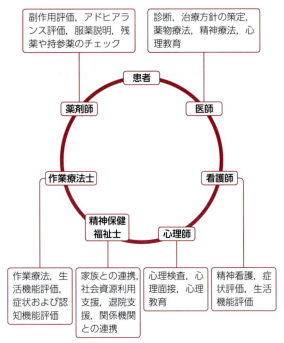

図2 チームアプローチ

した．抽象的過ぎるので，統合失調症を例に挙げてみる．疾病によって制限される「機能障害」とは，幻覚・妄想などの陽性症状，感情平板化・自閉傾向などの陰性症状，注意や記憶・遂行機能などの認知機能障害である．機能障害によって制限された状態が「能力障害」であり，人付き合い・気配りなどの対人関係の問題や，食事・金銭・服装などの生活技能の不得手などである．これらに伴って社会への参加を制約された状態が「社会的不利」であり，友人の少なさ，就業の困難さ，限られた余暇活動に結びつきやすく，さらに社会的偏見などが加わって生じるQOLの低下のため，環境や個人側の配慮が求められる．また社会的不利によって，社会生活技能や日常生活技能を使用する機会が少なくなり，生活技能自体の低下，さらに自閉傾向が強化され，認知機能のさらなる悪化を引き起こす．

以上より，精神障害をもつ人が望む目標を達成するためには，個人と個人を取り巻く環境を重視し，さらに「機能障害」と「能力障害」「社会的不利」の3次元にわたる包括的支援を行うことが求められる．そのなかで精神科リハビリテーションは3次元すべてにアプローチできる治療技法であり，どの次元にアプローチしているプログラムなのかを理解しておく必要がある（図1）．

また包括的治療を行うに際して，チームアプローチが有用である．ここでいうチームアプローチとは，医師がトップに君臨するピラミッド型ではなく，医師と他の職種が並列となり，各専門職が他の専門職の治療領域にまたがって仕事をすることを意

味する．人は状況に応じてさまざまな言動をとるため，多職種で多面的に評価し，治療目標を共有することが重要である．そのためには他職種の活動目的を理解しておく必要がある（図2）．

以下では，広く普及している精神科リハビリテーションのプログラムについて紹介するが，各論で紹介されるソーシャルスキル・トレーニング（p.224），心理教育（p.226），認知行動療法（p.208），認知リハビリテーション（p.212）については割愛する．

B. 就労支援プログラム

「働きたい」と希望するのは障害者であれ，健常者であれ共通の目標の1つである．従来型就労支援（いわゆる「訓練型」）では，まず医療機関の治療によって精神症状を改善させ，次の施設でリハビリテーションを受け，及第点をとってから，就労支援へ移行するという考え方であった．それに対して，米国で1990年代に開発された個別就労支援プログラム（IPS）は，就労そのものがリハビリテーションや治療につながるといった考え方である．「place-then-train」という言葉で表されるように，最低限のアセスメントとトレーニングを行い，できるだけ早期に

職場を開拓し，就労後も継続的にサポートを行う．また就労支援と医療保健の専門家が一体となって支援し，利用者の自立度が高まるにつれて支援時間を減らしていくのが特徴である．IPS は従来型就労支援と比較して，就労関連指標や認知機能などにおいて明らかに優れた成果を上げている．

C．リワーク・プログラム

リワークとは return to work（職場復帰）の略で，うつ状態で休職している人や再就職を目指している方を対象に ① 病状を回復・安定させること，② 復職準備性を向上させること，③ 再発防止のためのセルフケア能力を向上させること，を目的としている．復職準備性とは，第一に精神疾患が再発せずに復職できる状態にあるかどうか，次に基本的生活習慣が身についているか，対人交流への耐性が高まっているか，作業遂行能力が整っているかなどである．

実際に行われているプログラムには，オフィスワークやプレゼンテーション，心理教育，認知行動療法，SST，アサーショントレーニング，メンバー主体プログラムなどがある．

（松田康裕）

精神科救急

この項目で学ぶべきこと・理解すべきこと
- 精神科救急に携わる場合に，身につけておくべき知識や対応を知る
- トリアージや家族対応を担うことも想定し，準備しておく知識などを知る

A．精神科救急とは

精神症状の増悪により，受診予約なく受診することが広義には精神科救急となるが，狭義には精神症状と思われる症状を呈している患者で，精神科受診歴がない，もしくは不明の患者の集中治療を必要とする緊急の受診を指す．ここでは狭義の精神科救急を念頭において話を進める．精神科救急において心理師が携わる業務としては，治療場面よりもその前段階で，患者本人または家族からの問い合わせへの対応やトリアージといった業務が主となると思われるため，そういった業務に必要となる予備知識や注意点についても触れる．

1 精神科救急のシステム

精神科救急対応の場合，入院加療が必要となる可能性が高くなるが，精神科救急入院料病棟（スーパー救急病棟とも）を有する医療機関のように常時入院対応が可能であるところもあれば，開放病棟しかなく基本的に精神科救急に対応できない医療機関もあるため，まずは勤務している医療機関が，地域の精神科救急システムのなかでどのような役割をはたしているのかを十分に認識していることが必要となる．精神科救急システムは地域ごとに異なった体制となっており（主に都道府県単位），センターとなる医療機関が一手に引き受けている場合もあれば，いくつかの医療機関が輪番制で担っている場合や，一〜三次救急まで対応する医療機関が決まっている場合などもある．

2 法律の理解

精神科救急対応にあたっては，精神保健福祉法をしっかりと理解していることが必要となる (p.154)．特に措置入院や医療保護入院の要件や違法薬物使用者への対応などはしっかりと理解し，トリアージの時点で患者本人もしくは同意者となる人に対し，非自発的な入院形態となる可能性や入院後に隔離や身体拘束といった行動制限が必要になる可能性など簡単に説明できることが望ましいと思われる．

3 行動制限・鎮静の可能性

精神科救急対応の場合には，入院後に行動制限が必要となる可能性は高く，また精神運動興奮状態にある場合などは，薬物による鎮静を要することも多い．もちろん，診察にあたる医師からその必要性とリスクは説明されるが，問い合わせに対応した時点で，保護者となる人物に対し，あらかじめ説明し，その反応を把握しておくことは，当該の医療機関で対応が可能であるかどうか判断するうえで大きな判断材料となることが多い．

4 アルコール飲用者や違法薬物使用者の対応

一般的にはアルコール飲用者に関しては，アルコールの影響により正確な精神症状を把握することが困難であるため，精神科医が診察を行うことはない．アルコールの影響が抜けた時点で，精神科の診察を行うこととなる．違法薬物使用者に関しても同様で，薬物の影響により正確な精神症状を把握することが困難であるため，この場合にも薬物の影響が抜けた時点で，精神科の診察を行うこととなるが，薬物使用下で激しい精神運動興奮状態や幻覚妄想状態を呈しており，警察署での留置が不能である場合などはこの限りではなく，薬剤性精神病として入院加療を行うこともある．使用している薬物によって，届け出義務があるものやないものがあるため，法律的な知識は得ておくことが必要となる．

B. 診察

1 精神科救急での診察の難しさとリスク管理

診察では，生活歴・現病歴などの聴取が可能であればもちろん行うが，精神科救急の場面では精神状態が非常に不安定であることが多く，精神運動興奮状態や昏迷状態にあれば，本人から病歴を聴取することは不可能であることも多い．また，同伴した家族や関係者も動揺していることが多く，正確な情報が得られない可能性も高いため，後日改めて家族との面接を施行し，情報を得ることも必要となることがある．また，診察に同席する場合には，髪はしっかりとまとめ，万が一の場合につかまれるようなことがないよう準備しておく．白衣の着用についても同様の理由で検討する必要があると思われる．白衣を着用する場合には，胸のポケットにボールペンなどを差しておかないこと，院内PHSのひもなどを首に掛けておかないことや，男性であればネクタイの着用は避けるなどリスク管理には留意するべきと思われる．個人情報となる名札の着用も場合によっては検討してよいのではないだろうか．診察開始前に，机の上や部屋のなかに不要な物があれば，あらかじめ除去しておくことも大切である．

2 器質因の除外など

精神科受診歴が不明であったり，精神科疾患の初発が疑われる場合には，まず器質因の除外を行うことが先決であるため，採血・採尿，頭部CT検査の施行は最低限必要と思われる．場合によっては，腰椎穿刺などの検査も必要となる．精神科受診歴がはっきりしており，入退院を繰り返しているような症例でも，これまでの入院時と異なった状態像を呈している場合には，なるべく詳細に問診を行い，器質因の検索を十分に行う必要がある．

ただし，精神科救急の場面では，上記のように診察そのものが困難であることも多く，検査にも苦慮することが多い．場合によっては，検査を施行するために薬物により鎮静をかけなくてはならないこともある．また，精神状態が不安定化している場合には，痛みの閾値が高くなっていることも多く，痛みの訴えが乏しいために，身体科救急で異常なしとされ精神科救急を受診となった症例でも骨折などの身体疾患が見逃されている場合もあることは，念頭においておくことが必要となる．

また，器質因の除外と同様に，薬剤性の可能性を検証することも精神科救急場面では重要であるため，トライエージ®DOAによる尿検査も必要となることがあるが，最近は違法・脱法薬物が多様化しており，トライエージ®DOAによる尿検査では検出できない薬物も増えてきている．

C. 治療

1 まずは薬物療法から

精神科救急での入院では，激しい精神運動興奮状態や幻覚妄想状態，切迫した希死念慮を伴う抑うつ状態など，まずは薬物療法を優先的にしっかり行う

必要がある場合がほとんどと思われるため，入院の時点で心理師が治療に介入する余地はほとんどないと思われる．

薬物療法では，本人は精神状態が不安定化していたり，病識が欠如していたりすることから，薬剤の経口投与が困難であることも多く，薬剤を点滴などの経静脈的投与もしくは筋肉注射などの手法で投与する必要性が生じてくる．点滴の自己抜去などを予防し安全に入院加療を進めていくうえで，身体拘束や隔離といった行動制限が必要となることも多く，行動制限に関する法律もしっかりと認識していることは大切である．また，身体拘束時には深部静脈血栓症の予防が重要となることも理解しておきたい．

2 心理師の役割

薬物療法が十分に効果を発揮し，精神状態が安定傾向となった段階で，心理検査の施行や心理支援など主治医と相談のうえで検討していくこととなるため，介入のタイミングなど主治医と相談しながら，治療にかかわっていくこととなる．

■ further reading
・飛鳥井 望，分島 徹（編）：精神科救急医療．金剛出版，1998

（神尾 聡）

第7章 薬物療法

抗うつ薬

> **この項目で学ぶべきこと・理解すべきこと**
> - 抗うつ薬の薬理作用や適応，副作用などの特徴を把握する
> - 抗うつ薬を使用したり減らしたりする際の一般的な注意点について理解する
> - 抗うつ薬は作用の違いからいくつかのグループに分けられるため，それぞれの副作用の違いなどの特徴を身につけておく

A．抗うつ薬の特徴

1 薬理作用・適応

モノアミンであるセロトニン，ノルアドレナリン，ドパミンなどの活性が低下しているというモノアミン仮説に基づいて，抗うつ薬は主にモノアミンのトランスポーターの再取り込み阻害によってモノアミンを活性化させ効果が発現するとされる．セロトニン（5-HT）遮断作用は，抗不安作用，深睡眠増加などを示す．化学構造によって，三環系抗うつ薬，四環系抗うつ薬，選択的セロトニン再取り込み阻害薬（SSRI），セロトニン・ノルアドレナリン再取り込み阻害薬（SNRI）などに分類する（表1）．

抑うつ状態・うつ病以外にも使われるので，「抗うつ」という言葉は誤解を招くおそれもある．パニック障害，社交不安症，強迫性障害，慢性疼痛などにも効果的な場合もある．

医師は抗うつ薬を選択する際，身体状態，躁病エピソードの有無，これまでのうつ病エピソードの期間，これまでの抗うつ薬への反応性，過眠・体重増加などの症状の存在，妄想や幻覚といった精神病症状の存在など，いくつかの要素を比較検討する．

抗うつ薬には即効性はなく，十分な反応には時間がかかる．多くは効果が出てくるのに2〜4週間はかかる．ゆっくり漸増する場合，症状が和らぐのに5〜6週間かかることや，十分な効果が現れるのに，8週間以上かかることもある．

2 副作用

抗うつ薬は，種類によって副作用も異なる．抗コリン作用，抗ノルアドレナリン（$α_1$）作用，抗ヒスタミン（H_1）作用，抗セロトニン（5-HT）作用などによる各種の抗うつ薬に多い副作用を示す（表1）．三環系・四環系以降に開発されたSSRIやSNRIなどの抗うつ薬では，副作用がほとんどないことも多い．口渇・便秘や悪心，鎮静・眠気がよくみられるものである．抗うつ薬の投与早期や増量の際にアクティベーション症候群という不安・焦燥，不眠，易刺激性・衝動性亢進などが生じることがあるため，脳器質疾患，パーソナリティ障害，双極性障害の患者への投与には注意を要する．三環系抗うつ薬の高用量使用や大量服薬をした場合，その心毒性から致死的な不整脈が惹起される場合があるため，心電図による定期的な評価も必要になる．抗コリン作用の強いものは緑内障や心筋梗塞回復期初期への投与が禁忌のものがある．授乳婦への投与は原則禁忌である．

表1 主な抗うつ薬の分類

分類	一般名	代表的商品名	処方用量例 (mg/日)	主な副作用とその機序
三環系抗うつ薬 (TCA)	イミプラミン	トフラニール	25〜300	口渇, 便秘, 尿閉(抗コリン), 起立性低血圧, 過鎮静(抗α_1), 体重増加(抗H_1), QT延長
	アミトリプチリン	トリプタノール	10〜300	
	トリミプラミン	スルモンチール	50〜300	
	ノルトリプチリン	ノリトレン	20〜150	
	クロミプラミン	アナフラニール	50〜225	
	アモキサピン	アモキサン	25〜300	
四環系抗うつ薬	マプロチリン	ルジオミール	30〜75	副作用はTCAよりやや弱い. 眠気はやや強い
	ミアンセリン	テトラミド	10〜60	
	セチプチリン	テシプール	3〜6	
その他の抗うつ薬 (5-HT_{2A}遮断薬)	トラゾドン	デジレル レスリン	25〜200	眠気(抗H_1・抗5-HT_2), 抗コリン作用弱い
選択的セロトニン再取り込み阻害薬 (SSRI)	フルボキサミン	ルボックス デプロメール	50〜150	悪心・嘔吐, 下痢(5-HT_3受容体), 性機能障害(5-HT_2受容体)
	パロキセチン	パキシル	10〜50	
	セルトラリン	ジェイゾロフト	25〜100	
	エスシタロプラム	レクサプロ	10〜20	
セロトニン・ノルアドレナリン再取り込み阻害薬 (SNRI)	ミルナシプラン	トレドミン	25〜100	尿閉, 頭痛, 頻脈, 血圧上昇(ノルアドレナリン受容体刺激), 悪心(5-HT_3受容体)
	デュロキセチン	サインバルタ	20〜60	
	ベンラファキシン	イフェクサー	37.5〜225	
ノルアドレナリン作動性・特異的セロトニン作動性抗うつ薬 (NaSSA)	ミルタザピン	リフレックス レメロン	15〜45	眠気(抗H_1・抗5-HT_2作用), 体重増加(抗H_1作用)

B. 抗うつ薬の使い方[1]

1 投与法

 安易に抗うつ薬投与をする前に, まずは休養と環境調整を検討する. 抗うつ薬を使用する場合は, まず単独で低用量から使用する. 十分な用量を十分な期間使用することで効果が発揮される. 約60〜70%の人は症状がいくらか改善しうる. 効果発現に最低でも2週間かかるため, 不安が強ければ抗不安薬, 不眠が強ければ睡眠薬, 焦燥や希死念慮や妄想があれば抗精神病薬を併用することもある. 副作用(胃腸症状など)は早期にみられることが多いため, あらかじめ説明しておくとよい. 改善する経過としては, イライラや不安がまずよくなり, 抑うつ気分が続き, 意欲や思考抑制の症状は最後まで残る場合もある. 十分に増量して6〜8週後に効果がない場合は他の薬への切り替えを考慮する. 作用の異なる抗うつ薬の併用や, リチウム, 甲状腺ホルモン剤, 非定型抗精神病薬などを併用する増強療法も選択肢となる. 薬物療法と精神療法を組み合わせることで, 再発率を低く抑えることがわかっている.

2 減らし方

 症状が改善してから4〜6か月は, それまで用いていた投与量を減じることなく継続することが推奨される. その後, 2〜3か月かけて漸減中止するか, 再発予防を目的に維持療法を続けるかを, 再発などのこれまでの経過を考慮して判断する. 1つの抗うつ薬を中止するには少なくとも4週間かけることが望ましい. 症状がいったん改善すると, 薬の継続を自己判断で突然中止してしまう場合があり, 多くは再燃する. また, 突然抗うつ薬を中止した場合に生じ

る中断後症候群に注意する必要がある．これは中止後1〜10日以内に，悪心，インフルエンザ様症状（疲労感，頭痛，発汗，筋肉痛など），不安・焦燥，イライラ，神経過敏，不眠，生々しい夢，ふらつき，口や舌の異常運動，異常知覚（しびれやショック様感覚）などの症状が生じる．

■ 引用文献
1) 滝沢 龍：薬物療法．シリーズ・テキスト臨床心理学別巻 理解のための手引き．pp108-128，誠信書房，2008

（滝沢 龍）

抗不安薬・睡眠薬

この項目で学ぶべきこと・理解すべきこと
- 抗不安薬と睡眠薬の薬理作用や副作用などの特徴を把握する
- 抗不安薬と睡眠薬を使用したり減らしたりする際の一般的な注意点について理解する
- 各種の抗不安薬と睡眠薬のもつ半減期の長短などによる使い分けを大まかに知っておく

A．抗不安薬・睡眠薬の特徴

1 薬理作用

抗不安薬と睡眠薬は，主に不安や不眠の治療に用いられ，ほとんどがベンゾジアゼピン（BZD）受容体作動薬である．BZD受容体は抑制系神経伝達物質であるγ-アミノ酪酸（GABA）と塩素イオンチャンネルと複合体を形成し，薬物が結合すると大脳辺縁系の神経活動を抑制する．抗不安・催眠・筋弛緩・抗けいれんといった作用をもつ．消失半減期の長短や作用の強弱に応じた使い分けには，各薬剤の特徴を把握する必要がある（表1，2）．

2 副作用

BZD系の主な副作用には，過鎮静，ふらつき，車の運転などの操作能力の低下などがある．同等の効果を発現させようとすると増量が必要となる耐性や，それなしに過ごせなくなる依存が形成されやすい（特に超短時間・短時間作用型）．依存形成後は急に中止すると離脱症状が生じる危険性がある．離脱症状には悪心・嘔吐，振戦，けいれん発作などがある．そのほかに頻拍，不安の増悪，パニック発作，記憶障害などもみられる．

B．抗不安薬・睡眠薬の使い方[1)]

1 投与法

不安や不眠に対して適正な用量，用法を守って，適切な対象に対して用いれば副作用はほとんどない．しかし，耐性や依存の形成を避けるために，漫然と投与しない配慮が必要であり必要最少量を短期間に限って処方する原則を理解する．睡眠薬を導入する前に，レストレスレッグス（むずむず脚）症候群，周期性四肢運動障害や睡眠時無呼吸症候群の除外も大切である．入眠困難には短時間作用型やラメルテオン，中途・早期覚醒には中・長時間作用型やスボレキサントが使用される．薬物療法と同時に，早期から生活習慣〔例えば，刺激物（アルコール・カフェイン摂取，光や音）を避ける，毎日同じ時間に起きる，適度な運動やリラクセーションを身につける〕や性格特性などを把握し，心理的・行動的介入も推奨される．高齢者は転倒・骨折の危険も考慮し，非BZD系睡眠薬の使用が望ましい．

2 減らし方

依存が形成されると，急激な中断は離脱症状を引き起こすため，ゆるやかな漸減（例えば，2週間ごとに1/4量ずつ）が必要である．中長期的に使用する場合は，比較的依存を形成しにくい半減期の長い薬剤に置換するか，抗不安作用のある抗うつ薬や非定型抗精神病薬，催眠作用のあるミアンセリン，ミルタザピン，トラゾドンや少量の抗精神病薬に置換

表1 主な睡眠薬の分類

一般名	代表的商品名	処方用量例（mg/日）	半減期(時間)	半減期（分類）
ゾルピデム*	マイスリー	5～10	1.8～2.3	超短（2～4時間）
トリアゾラム	ハルシオン	0.125～0.5	2.9	超短
ゾピクロン*	アモバン	7.5～10	3.7	超短
エスゾピクロン*	ルネスタ	1～3	4.8～5.2	超短
エチゾラム	デパス	1～3	6	短（6～10時間）
ブロチゾラム	レンドルミン	0.25～0.5	7	短
ロルメタゼパム	エバミール，ロラメット	1～2	10	短
リルマザホン	リスミー	1～2	10.5	短
エスタゾラム	ユーロジン	1～4	24	中間(12～24時間)
フルニトラゼパム	サイレース，ロヒプノール	0.5～2	7～25	中間
ニトラゼパム	ベンザリン，ネルボン	5～10	28	中間
クアゼパム	ドラール	15～30	36.6	長（24時間～）
フルラゼパム	ダルメート	10～30	14.5～42	長
新しい機序の睡眠薬				
ラメルテオン	ロゼレム	8	メラトニン受容体作動薬	
スボレキサント	ベルソムラ	15～20	オレキシン受容体拮抗薬	

*印の3剤は非ベンゾジアゼピン系睡眠薬．その他は新しい機序の2剤を除き，すべてベンゾジアゼピン受容体作動薬である．

表2 主な抗不安薬の分類

一般名	代表的商品名	処方用量例（mg/日）	半減期(時間)	作用時間（分類）	作用強度(分類)
タンドスピロン*	セディール	10～30	1.2～1.4	超短（2～4時間）	弱
フルタゾラム	コレミナール	8～12	3.5	超短	弱
クロチアゼパム	リーゼ	10～30	4～5	短	弱
トフィソパム	グランダキシン	50～150	6	短（6～10時間）	弱
エチゾラム	デパス	1～3	6	短	中
アルプラゾラム	ソラナックス他	0.4～2.4	14	中間(12～24時間)	中
ロラゼパム	ワイパックス	1～3	12	中間	強
ブロマゼパム	レキソタン他	3～15	8～19	中間	強
クロルジアゼポキシド	バランス，コントール	10～60	7～28	長（24～100時間）	弱
オキサゾラム	セレナール	30～60	56	長	弱
メダゼパム	レスミット	10～30	51～120	長	弱
フルジアゼパム	エリスパン	0.75	23	長	中
ジアゼパム	セルシン他	4～30	20～70	長	中
メキサゾラム	メレックス	1.5～3	60～150	長	中
クロナゼパム	リボトリール他	2～6	27	長	強
クロキサゾラム	セパゾン	3～12	65	長	強
ロフラゼプ酸エチル	メイラックス	0.5～2	122	超長（120時間～）	中
フルトプラゼパム	レスタス	2～4	190	超長	強

*印は非ベンゾジアゼピン系抗不安薬．

する方法もある．心理療法や環境調整なども併せることで減薬を試みるべきである．

■ 引用文献
1) 滝沢 龍：薬物療法．シリーズ・テキスト臨床心理学別巻 理解のための手引き．pp108-128，誠信書房，2008

（滝沢 龍）

抗精神病薬

この項目で学ぶべきこと・理解すべきこと
- 抗精神病薬の薬理作用や適応，副作用などの特徴を把握する
- 抗精神病薬を使用する際の副作用を含めた一般的な注意点を理解する
- 定型抗精神病薬と非定型抗精神病薬の違いや，それぞれの薬剤の特徴，副作用の違いなどを大まかに知る

A. 抗精神病薬の特徴

1 薬理作用・適応

　幻覚や妄想に関係するとされるドパミン神経の中脳-辺縁系路のD_2受容体遮断効果のある抗精神病薬が治療の中心として用いられてきた．統合失調症などの精神病性障害だけでなく，精神病症状をきたし得る双極性障害の躁や抑うつの治療にも用いられる．薬物乱用に関連する精神病症状や，認知症や自閉症スペクトラム障害で起こる行動障害にも効果を認める．抗精神病薬の使用は，その効果，安全性や副作用への忍容性で選ぶ．副作用が少ない非定型抗精神病薬に治療の中心が移り変わってきている．等価換算値や副作用などの一覧を示す（表1）．

2 副作用

　ドパミン神経の黒質-線条体路のD_2受容体遮断によって，錐体外路症状（Parkinson症状）が出現する．例えば，首や上肢の筋肉のつっぱりや眼球上転を起こす急性ジストニア，舌や口唇，下顎の不随意運動や四肢の粗大な振戦を起こす遅発性ジスキネジアなどがある．また，ドパミン神経の漏斗-下垂体路のD_2受容体遮断によってプロラクチン上昇に伴う乳汁分泌，月経異常，射精障害が出現しうる．その他，抗精神病薬では，立ちくらみ，鎮静〔抗ノルアドレナリン（α_1）作用〕，血中脂質上昇，肝障害，〔抗ヒスタミン（H_1）作用〕，体重増加〔抗セロトニン（5-HT_{2C}）作用，抗H_1作用〕，便秘や口渇（抗コリン作用）が出現することもある．まれだが最も重篤なのが悪性症候群である．投薬量の急激な変更，脱水や脳器質疾患などの衰弱状態での投薬を契機に，筋硬直，高熱，頻脈，血圧異常，呼吸促迫，錯乱から昏睡などを認め，死に至ることもある．他の薬剤と同様に，妊娠中や授乳中はできる限り内服を避けるべきである．その他，昏睡状態，重症心不全，アドレナリン薬内服中の患者には原則禁忌である．

B. 抗精神病薬の使い方[1]

1 投与法

　原則的には1剤を少量から漸増，幻覚妄想症状が軽減したらその用量で維持する．再発予防のため，初発で寛解した場合でも1～2年間維持して漸減中止する．2回以上の再発の場合はさらに長期の内服が必要となる．再発は内服中止後3～6か月以内に起こりやすい．維持期でアドヒアランス不良の場合，持効性注射薬を用いることもある．切り替えの場合，まず新薬を上乗せし，その後に旧薬を漸減させるほうが離脱症状の出現が少ない．2～3種類の単剤を試みた後に効果不十分の場合は，治療抵抗性としてクロザピンや電気けいれん療法の導入も検討する．

2 副作用に対する対処法

　副作用に対して，可能であれば原因薬剤を漸減・中止，または変薬を行う．定型抗精神病薬に比べて

表1 主な抗精神病薬の分類

分類	一般名	代表的商品名	処方用量例 (mg/日)	等価換算値*	主な副作用とその機序
定型抗精神病薬					
フェノチアジン系	クロルプロマジン	コントミン他	30〜450	100	Parkinson症状，遅発性ジスキネジア，乳汁分泌，月経異常（抗D_2作用），体重増加，脂質異常，血糖上昇（抗H_1作用，抗5-HT_{2C}作用），起立性低血圧，過鎮静（抗α_1作用，抗H_1作用），便秘，口渇，尿閉（抗コリン作用），心毒性・QT延長（抗コリン作用，抗α_1作用，キニジン様作用）
	レボメプロマジン	ヒルナミン他	25〜200	100	
	プロペリシアジン	ニューレプチル	10〜60	20	
	ペルフェナジン	ピーゼットシー他	6〜48	10	
	フルフェナジン	フルメジン	1〜10	2	
ブチロフェノン系	ハロペリドール	セレネース他	0.75〜20	2	
	ブロムペリドール	インプロメン	3〜36	2	
	チミペロン	トロペロン	0.5〜12	1.3	
ベンザミド系	スルピリド	ドグマチール他	150〜1200	200	
	スルトプリド	バルネチール	300〜1800	200	
	ネモナプリド	エミレース	9〜60	4.5	
	チアプリド	グラマリール	25〜150	100	
チエピン系	ゾテピン	ロドピン	75〜450	66	
ジフェニルブチルピペリジン系	ピモジド	オーラップ	1〜9	4	
インドール系	オキシペルチン	ホーリット	40〜300	80	
非定型抗精神病薬					
セロトニン・ドパミン遮断薬（SDA）	リスペリドン	リスパダール	1〜12	1	乳汁分泌，月経異常，射精不能（抗D_2作用）
	パリペリドン	インヴェガ	3〜12	1.5	
	ペロスピロン	ルーラン	4〜48	8	
	ブロナンセリン	ロナセン	4〜24	4	
多元受容体標的抗精神病薬（MARTA）	オランザピン	ジプレキサ	2.5〜20	2.5	体重増加，脂質異常（抗H_1，5-HT_{2C}遮断作用），血糖上昇（抗H_1作用），過鎮静（抗α_1作用）
	クエチアピン	セロクエル	25〜750	66	
	クロザピン	クロザリル	12.5〜600	50	
ドパミン受容体部分作動薬（DPA）	アリピプラゾール	エビリファイ	3〜30	4	不眠，不安，胃腸症状（ドパミン刺激）

*印の等価換算値は主に抗精神病薬と呼ばれる薬の一群について，その作用を大まかに比較するために用いる換算方法である．本表の換算値はクロルプロマジン100 mgが他の薬では何mg相当であるかを示している．薬剤のさまざまな作用特徴や代謝経路，個人の体質による代謝のされ方は異なるので，あくまで目安として考えるべきである．

錐体外路症状などの副作用は非定型抗精神病薬で少なくなるが，高用量では出現しうる．身体診察，心電図や血液検査などの定期的な評価を要する．オランザピン，クエチアピンは糖尿病患者には禁忌である．クロザピンでは無顆粒球症，肺塞栓症などの重篤な副作用に万全の注意を要する．錐体外路症状に対して，抗コリン性抗Parkinson薬が処方される場合があるが，神経認知機能や，口渇や便秘などの抗コリン作用の悪化をきたす可能性があるため，できるだけ頓用や短期間の使用が望ましい．

■ 引用文献
1) 滝沢龍：薬物療法．シリーズ・テキスト臨床心理学別巻 理解のための手引き．pp108-128，誠信書房，2008

（滝沢 龍）

その他の向精神薬
気分安定薬・抗認知症薬・精神刺激薬

この項目で学ぶべきこと・理解すべきこと
- 気分安定薬・抗認知症薬・精神刺激薬の薬理作用や適応，副作用などの特徴を把握する
- 気分安定薬・抗認知症薬・精神刺激薬の各種薬剤の特徴を理解し，使い方や使い分けについて大まかに身につけておく

ここでは，その他の向精神薬として気分安定薬と抗認知症薬，精神刺激薬を紹介する．

A. 気分安定薬の特徴

1 薬理作用・適応・副作用

気分安定薬は主に双極性障害の気分安定化に用いられる．リチウムはイノシトールリン脂質の代謝回転を通じて細胞内情報伝達系を変化させ，リチウム以外の3剤は抗てんかん薬でもあり，GABAに働きかけ神経細胞の過剰興奮性を抑制するとされる．薬によって，副作用の種類，薬物相互作用，体内の代謝のされ方などがそれぞれ異なっている（表1）．

2 使い方[1]

リチウムかバルプロ酸，オランザピンかアリピプラゾールの単剤投与から開始することが多い．第一選択の気分安定薬を十分量使用しても無効な場合，別の気分安定薬に変更するか追加する．リチウムは即効性がないため，重篤な躁状態ではオランザピンやアリピプラゾールを使用することが多い．リチウムは中毒症状（悪心，振戦，けいれん，不整脈など）や腎障害を避けるため血中濃度の定期的な評価を要する．リチウム投与時は消炎鎮痛薬・利尿薬の併用や脱水によって血中濃度が高まりやすくなり注意を要する．バルプロ酸の抗躁効果はリチウムと同等だが，やや効果発現は早い．高アンモニア血症に至りやすく肝障害患者には望ましくない．カルバマゼピンは情動不安定な例に効果的なことがある．ラモトリギンは抗躁効果がやや弱いが，抗うつ効果や再発予防効果に優れる．カルバマゼピンとラモトリギンでは重篤な発疹のリスクがあることをあらかじめ伝えておき，発現後は直ちに中止する．ラモトリギン以外はいずれも催奇形性が強いため，妊娠中や授乳中は内服を避けるべきである．双極性障害は再発しやすく，症状を認めなくとも5年間を目安に服薬を継続する．

B. 抗認知症薬の特徴

1 薬理作用・適応・副作用

抗認知症薬は通常，慢性または進行性の脳疾患によって生じ，記憶，思考，見当識，理解，計算，学習，言語，判断などの多数の高次脳皮質機能の障害からなると定義される認知症に対して用いられる．現時点では，コリンエステラーゼ阻害薬（ドネペジル，ガランタミン，リバスチグミン）とNMDA受容体拮抗薬（メマンチン）が使用できる．前者は，アルツハイマー型認知症に対して，認知機能，日常生活動作，行動障害の改善および進行抑制作用があるとされる．後者は，中等度から重度のアルツハイマー型認知症に対して使用される．コリンエステラーゼ阻害薬の副作用としては，食欲不振，悪心・嘔吐，下痢などの消化器症状が多い．

2 使い方[1]

軽度〜中等度の場合，コリンエステラーゼ阻害薬のいずれか1剤を選択し，効果不十分の場合，他剤への変更を考慮する．中等度〜重度であれば，メマンチン単剤への変更や追加併用を検討する．内服回数や剤形を個人の生活に合わせて使い分ける（表2）．

C. 精神刺激薬の特徴

1 薬理作用・適応

ドパミンやノルアドレナリンの再取り込み阻害に

表1 主な気分安定薬の分類

一般名	代表的商品名	処方用量例 (mg/日)	有効血中濃度	主な副作用
リチウム	リーマス	200〜1200	0.4〜1.2 mEq/L	消化器系（悪心・口渇），体重増加，手指振戦，腎障害，甲状腺機能低下，副甲状腺機能亢進，高カルシウム血症，皮膚症状，催奇形性，けいれん，不整脈
カルバマゼピン	テグレトール	200〜1200	4〜12 μg/mL	発疹，胃腸障害，神経認知障害，眠気，ふらつき，顆粒球減少症，運動失調，催奇形性
バルプロ酸	デパケン バレリン	400〜1200	50〜100 μg/mL	胃腸障害，肝障害，傾眠，体重増加，振戦，多嚢胞性卵巣症候群（多毛，肥満），催奇形性，高アンモニア血症
ラモトリギン	ラミクタール	25〜400	—	発疹，起立性低血圧，傾眠，胃腸障害，皮膚粘膜眼症候群

抗精神病薬のオランザピン，クエチアピン，アリピプラゾールも気分安定化作用があることが知られている．

表2 主な抗認知症薬の分類

分類	一般名	代表的商品名	処方用量例 (mg/日)	半減期 (時間)	作用機序
ピペリジン系	**ドネペジル**	アリセプト	3〜10	70〜80	コリンエステラーゼ阻害
フェナントレンアルカロイド系	**ガランタミン**	レミニール	8〜24	5〜7	コリンエステラーゼ阻害
カルバメート系	**リバスチグミン**	イクセロン リバスタッチ	4.5〜18 （パッチ剤）	3	コリンエステラーゼ阻害
アダマンタン誘導体	**メマンチン**	メマリー	5〜20	55〜71	NMDA受容体拮抗

表3 主な精神刺激薬の分類

一般名	代表的商品名	処方用量例 (mg/日)	適応症	主な特徴
メチルフェニデート	リタリン	20〜60	ナルコレプシーのみ（ADHDは保険適用外）	ドパミン・ノルアドレナリンの再取り込み阻害で，興奮・覚醒作用が強く依存性がきわめて高い．処方は登録制となった
	コンサータ	18〜72	注意欠如・多動症（ADHD）	徐放薬．服用後12時間持続するため，午後の服用は避ける．処方は登録制である
モダフィニル	モディオダール	200〜300	ナルコレプシーなど	メチルフェニデートに比べて，効果が持続的で，依存性は少ない
ペモリン	ベタナミン	10〜200	ナルコレプシーなど	10 mg錠（10〜30 mg）のみで，軽症うつ病などへの適応もあるが，一般的ではない
アトモキセチン	ストラテラ	40〜120	注意欠如・多動症（ADHD）	ノルアドレナリン系だけに働き，効果はやや弱い．依存性が少ない．登録は不要

よって，中枢興奮作用や覚醒効果がある．日中に眠気のある過眠症やナルコレプシーなどの睡眠障害，注意欠如・多動症（ADHD）に用いられる（表3）．

2 使い方[1]

特にメチルフェニデートは依存性がきわめて高いため，処方に際して登録制となっている．

■ 引用文献
1) 滝沢 龍：薬物療法．シリーズ・テキスト臨床心理学別巻 理解のための手引き．pp108-128，誠信書房，2008

（滝沢 龍）

第3部

精神医療システム

- 第8章　精神医療資源　　138
- 第9章　精神保健サービス　　143
- 第10章　関連する法規と制度　　154

第8章

精神医療資源

精神科病院

この項目で学ぶべきこと・理解すべきこと
- 精神科病院の利用者の状況を理解する
- 精神科病院での退院促進を理解する

A．精神科病院とは

1 定義

医療法第7条において，精神病床は「精神疾患を有する者を入院させるための」病床として定義されている．精神科病院は，狭義には医療施設調査のように精神病床のみを有する病院と定義されるが，広義には病床のおよそ8割が精神病床である病院とされる．精神科病院は精神科入院医療の中核を担う施設であるのはもちろん，外来診療も提供している．特に精神科診療所の数が少ない地域においては，その地域の外来診療の中心も担っている．

2 整備状況

医療施設調査によれば，病院は8493施設存在し，そのうち精神科病院（精神病床のみを有する病院）は1067施設である（2014年10月1日現在）．また精神病床を有する病院（以下，精神科病院等）のほぼ悉皆調査である精神保健福祉資料によると，2013年6月30日現在で（以下，特記なき場合は同じ）精神科病院等は1616施設あり，その80％以上が民間病院である[1]．全国の精神病床は33万4975床で，人口10万人あたりのそれは，全国値で263.1，各都道府県の値は145.1〜579.2の間に分布しており[1]，地域によって大きな違いがある．

B．精神科入院医療の利用者の状況

精神病床での在院患者数は29万7436人であり，その年齢別の内訳は65歳以上の高齢者が15万7547人で，全体の半数を超えている（2013年6月30日現在）[1]．また調査時点での在院期間別の内訳は，1年以上5年未満が8万6442人（全在院患者の29.1％），5年以上10年未満が4万1167人（13.8％），10年以上20年未満が3万2858人（11.0％），20年以上が3万1414人（10.6％）と，1年以上の長期在院者が占める割合は約65％である[1]．

C．退院促進

精神科入院医療においては，入院期間の長期化とそれに伴う長期在院者数の増加が課題として指摘されてきた．厚生労働省は2004年に今後10年間の精神保健医療福祉の進むべき方向性として精神保健医療福祉の改革ビジョンを公表し，「入院医療中心から地域生活中心へ」との方針を打ち出した．

これを受けて精神科病院からの退院促進を目的にさまざまな活動が行われてきた．ただし，これ以前からも退院促進の取り組みは個々の病院や地域において行われていたことは述べておく．

退院促進の対象は大きく2つに分けて考えると理解しやすい．1つはすでに在院期間が長期にわたる者の地域生活への移行の支援で，もう1つは新たな長期在院者を生まないための，新たに精神病床に入院する者を対象とした支援である．

退院促進では多職種協働による早期退院を目標と

した積極的な治療介入と，精神障害者の地域生活を支える地域資源との連携強化を軸に，それぞれの施設や地域の特性に合わせた実践がなされ，成果を挙げている．もちろん多職種協働では心理師のはたす役割も大きい．

■ 引用文献
1) 厚生労働省社会・援護局障害保健福祉部精神・障害保健課，国立精神・神経医療研究センター精神保健研究所：精神保健福祉資料 平成25年度6月30日調査の概要．国立精神・神経医療研究センター精神保健研究所精神保健計画研究部，2016

（立森久照）

総合病院

この項目で学ぶべきこと・理解すべきこと
- 精神医療における総合病院の位置づけを知る
- 総合病院における精神医療の内容を知る
- 総合病院における心理師の役割を理解する

A. 医療システムのなかの総合病院精神科

1 総合病院とは

総合病院は，多くの診療科と病床を有する病院で，地域においては高度急性期医療と救急医療を担っている中核病院に代表される．1996年に医療法の規定が廃止されてから行政用語としては使われなくなり，精神医療においては精神科病院と対比して「一般病院」として分類されている．また，大学の附属病院も総合病院に含まれる．

2 総合病院精神科とは

一般医療における総合病院は，自治体病院をはじめとする公的医療機関も多く，医療システムの中枢を担っている．しかし，精神医療においては，病床数のほとんどを民間主体の精神科病院が占め，総合病院精神科はその1割にも満たない周縁的な存在である．これは入院から地域への転換が遅れている日本の精神医療の特徴であり，諸外国ではすでに総合病院精神科が地域精神医療の要となっている．

日本の総合病院のおよそ半数に精神科が設置されているが，そのうち病床をもつ病院は4割程度に過ぎず，残りは無床である．有床総合病院精神科の病棟は小規模で，無床総合病院精神科では精神科医が1～2名で診療を行っている病院も少なくない[1]．

総合病院では，心理職は精神科医や看護職とともにチーム医療（p.17）の一翼を担っている．

B. 総合病院精神医学の歴史

1 米国における発展

20世紀初頭の米国で，一般医学における精神医学，心理学の重要性が注目され，一般病院に精神科が設置されるようになった．これが総合病院精神医学の始まりである．その背景には，疾患の心理社会的因子を追求する psychosomatic medicine（精神身体医学）の提唱があった．

当初は他科からの依頼に応じて助言を行うコンサルテーションが主であったが，次第に他科の病棟を定期的に回診したり，カンファレンスに参加するなどのリエゾン（連携）（p.230）も行うようになった．これらをまとめてコンサルテーション・リエゾン精神医学（CLP）とよび，総合病院精神医学で最も重要な活動とされている[2]．

2 日本への導入

日本にCLPが導入されたのは1980年代以降であり，1988年には日本総合病院精神医学会が創設されている．医療制度の違いなどからCLPの普及は遅れていたが，近年ようやくチーム医療や地域包括ケアへの志向に伴って必要性が広く認識されるようになった[3]．

なお，米国における psychosomatic medicine の源

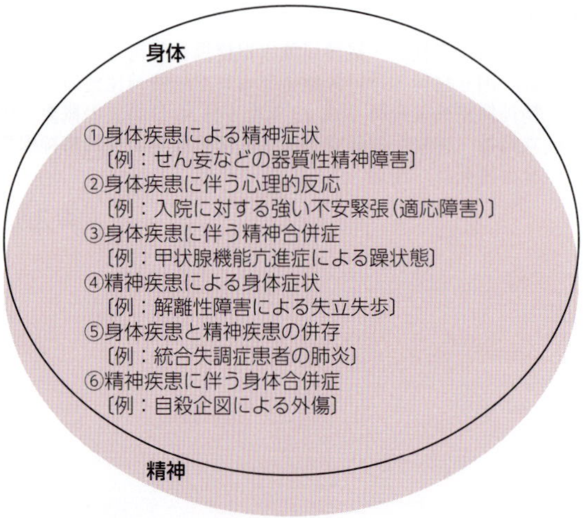

図1 総合病院精神医療の対象

身体
①身体疾患による精神症状
　〔例：せん妄などの器質性精神障害〕
②身体疾患に伴う心理的反応
　〔例：入院に対する強い不安緊張（適応障害）〕
③身体疾患に伴う精神合併症
　〔例：甲状腺機能亢進症による躁状態〕
④精神疾患による身体症状
　〔例：解離性障害による失立失歩〕
⑤身体疾患と精神疾患の併存
　〔例：統合失調症患者の肺炎〕
⑥精神疾患に伴う身体合併症
　〔例：自殺企図による外傷〕
精神

〔Stern TA, Fricchione GL, Rosenbaum JF：Massachusetts General Hospital Handbook of General Hospital Psychiatry, 6th ed. pp1-14, Philadelphia, Saunders, 2010 より改変〕

流は，日本においては心身医学として内科系の領域（心療内科）にも継承されており，米国とは異なる展開をみせている．

C．総合病院における精神医療

1 一般医療におけるコンサルテーション・リエゾン（CLP）

精神科以外の患者を対象とする総合病院特有の領域である．近年は多職種からなる精神科リエゾンチームとしてCLPを実践する機運が高まっている．対象となる病態と例を図1に示す[4]．

2 身体合併症医療

上述の病態のうち，特に身体的に重症であり，精神症状のために対応困難な例について，精神科と他科が協力できる利点を活かして入院治療を行う．

3 精神科救急医療など

有床の総合病院が積極的に行うべき精神医療として，身体合併症医療とともに，精神科救急医療が挙げられる．精神科救急では，身体疾患の鑑別と，しばしば合併症治療が必要になるからである[5]．

また，麻酔が必要な修正型電気けいれん療法や，無顆粒球症のリスクを伴うクロザピンによる統合失調症治療なども総合病院精神科の得意とするところ

である．

D．総合病院精神医学の諸領域（第20, 23章）

がん医療（サイコオンコロジー） 緩和ケアチームに参加して精神症状の緩和を担当する．家族や遺族のケアも行う．

高度医療 臓器移植の際の評価，支援など．

自殺対策 一般救急外来に搬送される自殺企図患者を評価し，適切な精神科治療につなげる．

高齢者医療 認知症の診断やせん妄の予防を行う．

周産期医療 ハイリスク妊婦やNICU入院児養育者のケア．

小児医療 心身症の診療．発達障害の診断．虐待予防．

難病・慢性疾患の医療

E．総合病院における心理師の役割

心理師は専門性を活かして多職種チームの一員としてチーム医療に参加し，コミュニケーションや関係性の観点から寄与することができる．医療スタッフのメンタルケアの役割も期待されている．

精神科のない総合病院では，リエゾン心理師として単独で活動する場合もある．

総合病院での心理師の業務は多様であり，医学全般の知識に加えて専門性にとらわれない柔軟さと対人関係調整能力が求められる．

■ 引用文献

1) 野口正行，小林孝文，佐竹直子，他：2012年総合病院基礎調査からみた総合病院精神科の現状—第1報．総合病院精神医学 26：182-190, 2014
2) Lipowski ZJ：Consultation-liaison psychiatry：the first half century. Gen Hosp Psychiatry 8：305-315, 1986
3) 萬谷智之，井上真一，山脇成人：コンサルテーション・リエゾン精神医学の歴史と定義．山脇成人（編）：リエゾン精神医学とその治療学．pp 3-10, 中山書店, 2009
4) Stern TA, Fricchione GL, Rosenbaum JF：Massachusetts General Hospital Handbook of General Hospital Psychiatry, 6th ed. pp1-14, Philadelphia, Saunders, 2010
5) 日本総合病院精神医学会ネクストステップ委員会：総合病院精神科の現状とめざすべき将来—総合病院精神科のネクストステップ2009．総合病院精神医学 21：付録, 2009

（宮川真一）

精神科診療所・メンタルクリニック

この項目で学ぶべきこと・理解すべきこと
- 精神科診療所の特性・役割を理解する
- 心理療法，心理検査の専門性を身につける
- 他職種の仕事を理解し，協調・連携を図る

A．診療所（クリニック）の特性・役割

　うつ病が心の風邪，メンタルヘルス不調とよばれる時代にあり，眠れない，意欲が出ない，気持ちが落ち着かないなどの理由で，仕事帰りや家事の合間に，医師に気軽に相談し薬をもらいに行く場所として，精神科・心療内科の敷居はずいぶん低くなった．診療所（以下クリニック）の数は顕著に増加し，厚生労働省医療施設調査（2014年）によれば，精神科6481施設，心療内科4577施設となっている．

　精神科病院の外来部門が主に退院後の患者の診察を行っているのに対して，同じ外来診療でもクリニックの役割は大きく異なる．クリニックは地域のメンタルヘルスの最前線を担い，些細な悩み相談から，入院するほどではないという理由で軽症と見なされるが非常に困難な事例まで，訪れる患者の病態は幅広い．これらすべてに対応し，日常生活が維持できるように支援していくことが求められている．また，自殺対策，障害者就労支援などの行政課題への取り組みも役割の1つといえる．

　多くの精神科・心療内科クリニックは医師，受付スタッフ，看護師，精神保健福祉士など最低限の人的資源で運営されている．経営を考慮すれば医療制度のなかで影の薄い存在である心理師の雇用は後回しにされがちであったが，反対に薬物療法以外のケアに理解や関心がある医師や経営者から質の高い医療の提供を期待されてきた．今後「公認心理師」という国家資格化により医療制度のなかで光が当たることを期待する．

B．クリニックで心理師に求められるもの

　心理師の主な業務は，心理検査と心理面接（カウンセリング・心理療法）だろう．近年，リワークや集団療法を行う施設も増えており，グループ治療に加わる機会もある．管理者（経営者）と治療者（心理職）を分け（A-Tスプリット），連携しながら患者の治療にあたることが望ましいとされるが，クリニックでは医師が経営者でありかつ主治医であることが多く，心理師が受け身となり，医師の指示待ち，御用聞きになりやすい傾向がある．また医師の診察時間短縮や，福祉的支援を受けるための診断書・意見書の材料のように心理面接や心理検査の目的が変質する場合もある．さらに診療所は病院に比べ従業員数が少なく多様な役割が求められ，「テストバッテリー」「週1回50分の心理療法」など学生時代に習うところの専門性をそのまま発揮できる機会は少なく，組織の特性を理解したうえでの応用が求められる．このような背景のなか，主体的に治療に参加するためには，医師と治療方針について話し合う機会や，ミーティング，ケースカンファレンスなど情報共有の場づくり[1]，心理検査・ケース報告書の平易な記述から始めるとよいだろう．心理療法の限界を知り，医師や他職種の専門性や技法の価値や効果を認め，情報交換をしていく[2]ためには，基本的な態度・理論・技法を，よい師・よい本・よい体験，患者から学ぶという臨床家としての姿勢とともに，上下関係にとらわれず意見を主張し合い，対立してもバラバラにならない関係づくりが必要となる．

■ 引用文献
1) 狩野力八郎：方法としての治療構造論．pp110-116, 218-226, 金剛出版, 2009
2) 上別府佳子：サイコロジストと精神科医との連携．上島国利，上別府佳子，平島奈津子（編）：知っておきたい精神医学の基礎知識．pp455-459, 誠信書房, 2007

（加藤祐介・横山太範）

精神科アウトリーチ

> **この項目で学ぶべきこと・理解すべきこと**
> - 精神科アウトリーチの概要を知り，日本の在宅医療の制度について理解する
> - 支援スタッフに求められる知識や専門性について，特にアウトリーチチームの特徴について理解する

A. 精神科アウトリーチとは

　精神科領域では心理・社会的問題が深刻でサポートが必要な人ほど，通院や来所相談などが困難となり，必要な支援が得られにくい傾向がある．精神科アウトリーチは，当事者や家族などの要請により，生活の場に出向いて支援を行うことを指す．

　海外では，精神保健にかかわる精神科医，精神科看護師，ソーシャルワーカー，心理師，作業療法士などからなる地域精神保健チーム（CMHTs）が各地に設けられ，アウトリーチによる包括的かつ継続的支援が行われることが一般的になりつつある．さらに，精神疾患の急性期など夜間・休日での対応も行う危機介入チームや，重度の精神疾患に特化した支援を行う包括型地域生活支援（ACT）プログラム，若年者などの精神疾患の早期支援に特化した早期支援チーム，認知症に伴う行動・心理症状（BPSD）の評価や対処方法のアドバイスなどを行う BPSD チームなどの専門化されたチームをもつ地域もある．

　わが国における公的サービスとしてのアウトリーチは，市町村保健センターなどによる医師や保健師の訪問が行われているが，継続的な支援や診療は制度として定められていない．一方近年では，がんや難病などに対する在宅医療が広く行われるようになり，この制度を利用した精神科在宅医療の実践も徐々に広がりつつある．

B. 在宅医療

　わが国の在宅医療は，現行の医療保険制度のなかでは訪問診療，往診，訪問看護によって行われる．往診が患者や家族の求めに応じてその都度，患家を訪問するのに対し，治療計画に基づき定期的に訪問して診療することを訪問診療とよぶ．一般的には定期的な診療に加え，24時間体制で電話対応や往診などで在宅療養を支援する．訪問看護は医師の指示に基づき患家に赴き医療処置などのサービス提供を行う．訪問看護は，外来通院中の患者であっても主治医の指示で実施できる．制度上は一般的な訪問看護と精神科領域に特化した精神科訪問看護がある．後者は保健師，看護師，准看護師，作業療法士，精神保健福祉士が患家を訪問し，看護および社会復帰指導などを行った場合に算定可能とされている．

C. 精神科アウトリーチにおける心理師の働き

　アウトリーチでは，生活場面での情報収集が可能であり，当事者の地域生活全般にわたるニーズも把握しやすい．この利点を活かし，症状だけでなく本人のストレングスを含む多角的なアセスメントを行い，薬物療法のみならず，リカバリー志向性の柔軟な心理・社会的支援をチームで検討し実行する．一方で，アウトリーチの対象となる当事者は，サービス利用に対してしばしば否定的な感情や不安をもつ．適切な見立てや見通しに基づく信頼関係の構築や支援方法の検討において，心理師の専門的な働きが期待される．また，患家への訪問では身体的不調への気づきや対処，社会資源の利用，関係機関との連携など幅広い知識と技能が求められる．これらは心理師も含め，訪問支援にかかわるすべての専門職が身につけるべき超職種的知識・技能として習得される必要がある．

〔高野洋輔〕

第9章

精神保健サービス

医療外資源
公助の仕組み

> **この項目で学ぶべきこと・理解すべきこと**
> - 社会保障制度の概要を知る
> - 医療外の，特に公的な資源・制度についての知識を得る
> - 資源・制度を有効に活用するために，身につけるべき姿勢，そして心理師としての役割を考える

A．公助とは

公的扶助（公助）は，社会保険・社会福祉・公衆衛生とともに社会保障制度のなかに位置づけられる[1]．疾患をもつ人や高齢者らが，医療を受けつつ地域で生活していくために，医療機関と地域，福祉との連携は欠かせない．地域生活のために必要とされるサポートには，身体的な支援，生活の支援，精神的な支援，経済的支援，などさまざまある．

医療で働く心理師には，専門職として，制度や資源について適切な知識をもつこと，対象となる人のニーズを的確に捉え，知識に基づいて対象となる人に適切な助言が提供できること，さまざまな専門職種との連携を図り，地域社会にある多様な資源を結びつけることが求められる．

本項で扱う「公助」は狭義には公的扶助を指すが，本書では，公的な社会資源・支援サービスと医療との連携を内容に含めることが求められている．まず公的扶助について概説し，公的な支援サービスとの連携についても概観することとする．

B．公的扶助

1 公的扶助の位置づけ

日本の福祉制度は，自助・互助・共助・公助[2]の適切な組み合わせによって，国民の自立した生活が成り立つよう考えられている．自助とは，自ら働いて収入を得，自らの生活を支え，自らの健康を守り維持することを指す．互助つまり相互扶助はインフォーマルな形での支えあいを指し，近隣住民同士の助け合いやボランティアがこれにあたる．共助は，生活上生じるリスクを相互に分散して支えあうために制度化されたシステムのことで，社会保険などがこれにあたる．さらにこうした自助・互助・共助では十分に対応できないような問題，生活困窮などの状況に対して，所得や生活水準・家庭状況などの定められた要件に従って必要な生活保障を行う制度が「公助（公的扶助）」として位置づけられる[1,2]．

2 公的扶助と社会保険の違い

日本における社会保障制度の特徴は，国民皆保険制度にあり，国民の支払う保険料と公費（税金）によって，社会保障の給付が賄われる．社会保障のうち，公的扶助（生活保護）と社会保険について概観する．

生活保護は，公的扶助の主たる制度で，生活に困窮している者に困窮の程度に応じた必要な保護を行い，健康で文化的な最低限度の生活を保障し，同時に自立を助長することを目的とする．財源は国と地方自治体の税金によって賄われる．一方，社会保険

制度は，国民が支払う保険料と公費（税金）を財源に運営される．定年退職によって給与収入がなくなる，病気になって療養費用がかかる，といった出来事によって生活に困窮することを予防する機能をもつ[1]．医療を受ける際も，国民医療保険をはじめとして，高額療養費制度，労働者災害補償保険，特定疾病療養費など，さまざまな制度が活用できる．

C．他機関との連携

1 生活をイメージし，必要な支援を考える

上記のような制度を利用する際，他機関との連携は不可欠となる．入院など限られた場面で患者やその家族とかかわりをもつ際に，その人の地域での生活のイメージが不十分になり得ることを認識しておく必要がある．その人がどこでどのように生活するのか，生活するうえでどのような希望をもち，どのような困難が生じうるかを考え，必要に応じて，医療外の制度・資源との協力・連携を行う．

2 資源について知る

児童，高齢者など，ライフステージによって，活用できる社会保障と資源は異なる．経済的側面だけでなく，自宅で生活・療養するための支援や教育や仕事に関する支援などその領域は広く，地域に設置された機関がそれぞれの機能をもち，利用する制度によって窓口は異なる．

いくつかの機関とその機能の例を挙げる．地域包括支援センターは，地域生活に関する総合相談窓口として，市町村が設置する．地域で暮らす人の医療・介護・福祉サービスを適切に供給する支援体制づくりを担う中核機関である[1]．また，相談支援事業所は地域移行支援や地域定着支援を行う，都道府県から指定を受けた機関である．地域生活を送るうえで，生活支援を必要とする障害のある人とその家族を対象に，地域で自立した生活を送るための相談や情報提供などを行う機能をもつ[1]．児童相談所では，虐待や不登校に関する相談援助のほか，児童施設への入所に関する判定も行っている[1]．

制度は改定されるうえ，都道府県や市町村によって定められているものもある．最新の地域に即した情報を得ることが必要である．さらに，公的な資源はその要件などから，困難はあっても制度を利用しにくい場合があることにも留意する必要がある．また，複数の問題が絡んでいる場合に，単一の制度のみで支援することが困難なこともある．

3 支援をつなげ，コーディネートする

個人を中心にすると，その人が所属する地域のなかには，共助・互助を含めた数多くの資源が存在する．資源について情報提供するのみでは，不十分な支援となることも少なくない．個々の資源を断片的に切り取るのではなく，さまざまな資源を組み合わせ，コーディネートしながら活用することが求められる．

目の前の人がどのような問題を抱え，どのような希望をもっているかを丁寧に聞き，そのためにどのような制度やサービスが利用しうるかを包括的にアセスメントすること，その制度を扱う機関の窓口に立つ支援者と連携しながら個人に必要な資源を活用することが必要になる．連携先の機関は，社会福祉士や保健師などさまざまな専門性をもつ職種で構成され得る．彼らは心理師とは異なる視点，異なる専門性からの支援を提供し得る存在である．どのようなニーズがあって連携を求めているのか，自らの職種や自らの所属する施設で担い得る役割はどのようなもので，相手に期待する役割はどのようなものかを適切に伝え，話し合う力も求められる．支援者同士がお互いの役割を理解しあい，その職種の強みや特性を活かしつつ連携が行われていくことが望ましい．

4 資源につながることそのものを支援する

心理師が支援の対象とする人のなかには，社会資源の存在を知っても，これまで経験したことのない状況に対応する力の脆弱さや対人緊張の問題からその窓口に出向き，自分の希望を適切に表現して，資源の活用を行うことが難しい人もいる．このような個人の特性も理解して適切なサポートを行うこと，個人の特性に関して他機関他職種の理解を促進することも，心理師の重要な役割といえよう．

D. 他機関と連携するうえで

　他機関と連携するうえでは，機関を越えて対象となる人の情報共有の仕方を検討するとともに，情報保護にも十分留意することはいうまでもない．どのような目的で，誰とどのような情報を共有するのかについて，説明し，本人の同意を得ることが必要である．

■ 引用文献
1) 社会保障のしくみ．NPO法人 日本医療ソーシャルワーク研究会：医療福祉総合ガイドブック2016年度版．pp2-15，医学書院，2016
2) 厚生労働省地域包括ケア研究会（平成20年度老人保健健康推進等事業）：地域包括ケア研究会報告書—今後の検討のための論点整理．2009．http://www.mhlw.go.jp/houdou/2009/05/h0522-1.pdf

（小林清香）

医療外資源
互助の仕組み

この項目で学ぶべきこと・理解すべきこと
- 自助グループの有効性について理解する
- 自助グループへの参加の勧め方を学ぶ

A. 自助グループとは

　精神疾患など，それぞれの共通の障害を体験した人（患者）やその家族などがグループをつくって活動し，お互いを助け合うとともに情報を交換し，その障害に対する社会の理解を深めるよう広報活動を行いながら，当事者の社会的権利を擁護しようとするグループ活動のことである[1]．患者や家族自身が自主的に運営する自助グループに対して，専門家などが運営するものはサポートグループとされている．さまざまな疾病に応じた自助グループが存在している．

　一般的な集団療法と比較して，自助グループの有効性として，「回復者同士は上下のない平等な関係であり，仲間の意識をもち，強い集団凝集性をつくれ，回復者のモデリング効果が高い」「回復者自らが参加するプログラムであることで，専門家への依存的になることなく，自分の責任性やモチベーションを高めることができる」「医療という枠を超えた全人的な生き方やスピリチュアリティの問題として，取り組んでいくことができること」「苦しむ仲間を援助することで，自分自身の回復を見直す機会になり，自己効力感を高めることができる」「疾患（依存症など）というスティグマを押しつけられ，社会的な援助が絶対的に不足している問題に対して，これに悩む人自身が中心になって社会に対してその存在を問い直し，援助を求めていく力をもつこと」などが挙げられている[2]．

B. 自助グループの実際

1 アルコール依存症の自助グループ

　アルコール依存症の治療において自助グループへの参加は非常に重要な位置づけとされ，多くの治療プログラムのなかに，自助グループ見学などが含まれている．日本ではアルコホーリクス・アノニマス（AA）と断酒会が特に有名である．いずれも依存症者同士で行うミーティングを基本としている．

　AAは，1935年に米国オハイオ州アクロンでアルコール依存症者のビルとボブによって始められた最初の自助グループである．日本では1975年に最初のAAミーティングが行われたとされている．AAの主な活動はミーティングに参加することと，メッセージ（メンバーが病院などへ自らの酒害・回復体験やAAの存在を伝えること）であり，回復するために提案された12ステップが提唱されている．活動の基本理念は，① 運営はいかなる宗教，政党，組織からも自立していること，② 匿名性を遵守し，自分で飲酒をやめたいという願望をもっていることだけ

がメンバーになる条件であり，そのほか個人的な状況は一切問わない．また無名性を保持し，マスコミや公の場では個人名を名乗らない，③上下関係のないメンバー相互による活動を行うなどである[3]．

断酒会の始まりは，米国でのAAの存在と活躍を知った下司孝麿医師の勧めから，1958年に下司病院の院内で，松村春繁氏と小原寿雄氏によって始められた高知県断酒新生会とされ，また同時期に東京でも断酒新生会の活動が始まったとされている．その後1960～1970年代にかけて全国的に広がり，現在に至る．断酒会の活動は，酒害体験などを話す例会出席を基本とする．日本の実情に合わせてAAとは異なる面もあり，①非匿名性（個人名を明らかにし，例会には名前を名乗って参加する），②会費制，③役職があることなどである．また家族の例会参加が奨励されていることや，酒害相談を行っている点についても特徴的である[3]．

断酒会会員の調査では，3年以上断酒を継続していた人では，断酒会定着群の95％が5年間断酒を維持していたが，断酒会脱落群は50％の断酒維持率であった[4]．また大阪のアルコール依存症者の調査では，長期断酒者では自助グループ参加率がより高かったと報告されている[5]．

2 その他の疾患の自助グループ

薬物依存症では，NA（ナルコティクス・アノニマス）やダルク（DARC），病的賭博ではGA（ギャンブラーズ・アノニマス）などの活動が有名である．NAやGAはAAの活動を参考にミーティングなどの活動を行い，12ステップを回復のためのプログラムとしている．ダルクは入寮によるリハビリテーションを行っている．

依存症性疾患以外にも，うつ病，統合失調症，神経症性疾患，摂食障害，認知症，発達障害などさまざまな精神疾患や，がん，糖尿病などの慢性疾患などの自助グループ（患者会など）が数多く存在している．これらにはサポートグループや家族会も多く，医療機関が積極的にサポートしているものも多い．

C．自助グループへの参加の勧め方

自助グループへの参加が良好な経過をもたらすことが多く，特に障害などによって社会や家庭などによりどころの少ない人などには，大きな支えとなり得る．また依存症性疾患などで否認が強い人に対しても，否認を解くきっかけにもなりうる．しかし，すべての人に自助グループが適しているわけではないことにも留意すべきであろう．

自助グループを勧めるときには，一度でその人に適したグループが見つかるとは限らず，また一度では自助グループのよさがわからないことが多いので（特にミーティングや人前で発表することに慣れていない人は），何度かさまざまなグループに足を運んでもらうよう勧めるとよいだろう．また治療者も時々その自助グループとコンタクトをとって，その実情を把握しておくことが望ましい．

■ 引用文献

1) 大熊輝夫：現代臨床精神医学．改訂第11版．金原出版，2008
2) 森田展彰：自助グループ．臨床精神医学 35（増刊）：536-542，2006
3) 藤田さかえ：わが国における自助グループ―断酒会とAAの発展の経過．日本臨牀 55（特別号）：649-653，1997
4) 猪野亜朗，大越 崇，奥宮祐正：アルコール依存症の短期予後と長期予後 断酒会員の追跡調査から．精神経誌 93：334-358，1991
5) Noda T, Imamichi H, Kawata A, et al：Long-term outcome in 306 males with alcoholism. Psychiatry Clin Neurosci 55：579-586, 2001

（中山秀紀）

小児・児童に対する精神保健福祉サービス

この項目で学ぶべきこと・理解すべきこと
- 小児・児童に対する精神保健サービスの現状と役割，社会的動向を知る
- 情緒・行動の問題について，子どもの発達的ニーズと家族のライフステージからの定式化と診断システムを理解する
- 医療・教育・福祉における治療資源と支援制度を把握し，多職種連携の視点をもつ

A. 児童思春期精神保健サービスとは

1 発達途上の子どものニーズと受け皿

子どもの情緒・行動の問題は不安やうつ気分，不登校や引きこもりなど内在化する問題から，非行やいじめ，攻撃的行動，多動など外在化する問題，反復する痛み，食思不振など身体化する問題，生活自立や言葉の遅れなどの発達の問題まで幅広い．これらの多くは発達途上にある子どもに必要なケアや教育を提供する，家庭・保育や学校で生活に支障をきたし気づかれる．少子高齢社会への急速な変化のなかで育つ子どもの心理社会的ストレスと対応のニーズは急増する一方，受け皿となる資源は不足している．

このため学校など子どもがかかわる現場での相談や対応から，地域の相談・支援機関や一次医療機関でのケースマネジメント，社会福祉士，臨床心理士，小児科医，精神科医などの専門職の多職種チームによる治療的介入や重症例の入院治療や施設入所まで，階層化されたアクセスの経路とケアの受け皿の整備が目指されている．

2 育ちの多様性を支える

世界保健機関（WHO）の提案する国際生活機能分類や特別ニーズ教育世界会議のサラマンカ声明にあるように，地域生活における共生や多様性の保障と社会的障壁の解消の理念が国際社会で共有されている．国内でも，障害を理由とする差別の解消の推進に関する法律（障害者差別解消法），障害者の日常生活及び社会生活を総合的に支援するための法律（障害者総合支援法），インクルーシブ教育システムなどの法や制度として現実化する過程にある．サービスの実践でも子どもの精神的健康の問題を機能障害，活動制限，参加制限の側面から多角的に把握することで，子どもへの発達促進的なかかわりと個人の特性に応じて環境を整えることの両面から包括的な介入が可能になる．

3 子どもの安全保障と権利擁護

子どもの精神保健の問題は虐待，ネグレクト，貧困，搾取やいじめなど不適切な養育環境や権利侵害と関連する場合もあり，子どもの安全の保障と意思表明などの権利擁護の視点から支援や介入のあり方をアセスメントする必要がある．

近年の動向として，児童福祉機関でも子どもの権利擁護に関する対応強化のために弁護士など司法の専門職がスタッフに加わり，心理師が司法面接の研修を受ける機会も増えている．医療機関でも，子どもの救急医療や先進医療を担う機関では，子ども虐待予防のための組織（CAPS）を設置し，多職種チームを結成することが義務づけられた．心理師は子どもと家族の精神保健の視点に立ち，アセスメントや関係調整を行う役割を担う．その際に司法的対応を前提とした司法面接やリスク・アセスメントの方法や地域・関係機関の虐待対応のフローチャートがあることを知っておく必要がある．また市町村など地方公共団体においても要保護児童対策地域協議会の設置が推進され，守秘義務を課せられた医療，教育，福祉の関係諸機関で情報共有を積極的に行うことで子どもの安全を保障することが期待されている．

B. 発達評価と診断システム

1 発達評価の重要性

子どもの発達評価は治療・支援計画の作成に不可欠であるとともに，教育や福祉の制度，精神保健サービスの利用に直結する．障害者総合支援法では，知的発達の遅れ（知的能力障害）のみならず，社会性とコミュニケーション（自閉症スペクトラム障害）や注意と行動の制御（注意欠如・多動性障害）など複数の発達領域の障害も含められた．このため標準化された多次元的なプロフィールを分析できるWechsler式知能検査や認知・行動・感覚特性に関する評価尺度を組み合わせた包括的なアセスメントは不可欠である[1]．知的障害の場合は療育手帳，他の発達障害では精神障害者保健福祉手帳の取得が可能となり，生活支援や就労支援制度へつながる．

2 多軸診断システム

包括的な診断は子どものための精神保健サービスへの入口として重要であり，多軸診断システムが提案されている[2]．米国精神医学会によるDSM-IVや乳幼児を対象とする診断基準（DC Zero to Three），WHOのICD-10（1軸：精神障害，2軸：特異的発達障害，3軸：知的水準，4軸：一般身体疾患，5軸：心理社会的および環境的問題，6軸：適応機能の全体的評定）のいずれもこのシステムを採用している．最新のDSM-5では多軸診断はなくなったが，生活機能障害の程度や心理社会的ストレスに関する多くの評価尺度が付録として掲載されている．

DSM-5では，診断ごとに発症年齢による表現型や閾値設定の違いなどの留意点が記述されるが，「児童思春期に特異的な」というカテゴリーはなくなり，低年齢に限られていた発症年齢の定義が高年齢に引き上げられ，小児期には能力により代償され気づかれない場合もあるなどの追記がなされた．このため小児期から成人期までの連続性をもった診断がなされ，若年でも精神障害者保健福祉手帳の取得など精神保健サービス利用の手続きが容易になった．

C. 治療と支援の資源・窓口

1 地域社会における支援

子どもの精神保健の問題に対応する資源の多くは，保健，教育，福祉など地域の公的機関が提供している．全国に共通したガイドラインに基づくが，地域ごとに人的・経済的状況や地理的条件などでサービスの内容やアクセシビリティも異なる．発達支援では，児童発達支援センターおよび事業での療育訓練や幼稚園，保育園への訪問支援サービス，放課後等デイサービスの提供がある．福祉的支援としては児童相談所やそれを補完する児童福祉施設などに設置された子ども家庭支援センターで，ソーシャルワーカーや心理師などの専門職が地域の福祉資源などと連絡調整しながら相談援助を行う．

2 教育における支援

教育の場で提供されるものとして，中学校に配置されたスクールカウンセラーによる心理社会的支援がある．学齢期の子どもと家族，教職員に対する相談に加え，学校・地域での事件・事故における緊急支援を担っている．最近は家族への福祉的対応を行うスクールソーシャルワーカーの配置も増えている．

3 家族支援と多職種協働

周産期から乳幼児期，児童思春期と子どもの成長に伴い子育て，教育，自立と養育者の役割は変化する．子どもの精神保健の問題がこれらの養育機能不全を背景とする場合は，子育て支援センターでの育児不安への対応や育児サークルなどのピア・サポートの提供，教育における配慮，就労・自立支援などの制度を通じた家族へのサポートが有効である．

小学校への就学や高等教育や就労への移行に際しては，主な対応・支援機関も移行するため担当機関の多職種のスタッフが合同で移行支援ケース会議を開催することも情報共有の役に立つ．

子どものための精神保健サービスは多職種協働を前提としており，さらに上述した地域内の要保護児童対策地域協議会や医療におけるCAPSや緩和ケア，リエゾンサービスにおいても多職種間の情報共有と協働によって初めて有効に機能する．

■ 引用文献
1) 辻井正次,明翫光宜,松本かおり,他:発達障害児者支援とアセスメントのガイドライン,3版.pp23-28,金子書房,2014
2) 山下洋:ケース・フォーミュレーション.日本精神神経学会小児精神医療委員会(監修),斉藤万比古,小平雅基(編):臨床医のための小児精神医療入門.pp135-139,医学書院,2014

(山下洋)

成人に対する精神保健福祉サービス

この項目で学ぶべきこと・理解すべきこと
- 日本で実際に提供されている精神保健福祉サービスのなかで、特に就労を目標とした社会復帰支援のための福祉資源について学ぶ
- 多様な施設の位置づけを知り、他職種と連携・協働するうえでの基礎知識を習得する

A. 日本における精神保健福祉サービスとは

わが国で提供されている精神保健福祉サービスを紹介する。生活支援、就労支援など、幅広いサービスがあり、障害のある人々が共通の福祉サービスのなかから必要とするサービスを選択して受けることができる。各都道府県に設けられた精神保健福祉センターが活動の拠点となり、地域の福祉サービスを統括している。本項では特に地域生活支援とデイケア、就労支援を紹介する。

B. 地域生活支援

1 地域生活支援事業

精神障害のある人が、その有する能力や適性に応じて自立した日常生活または社会生活を営むことができるよう、住民に最も身近な市区町村を中心として実施される事業である。

2 相談支援

福祉に関する相談や情報提供、障害福祉サービスの利用支援、関係機関との連絡調整、権利擁護のために必要な援助を行う。

3 地域活動支援センター

その地域で生活している人を対象に、相談など日常生活支援や地域交流活動を行い、社会復帰と自立と社会参加の促進を図る施設である。

4 福祉ホーム

1人で何とか生活できる力はあるが、家族環境や住宅事情などで住宅が確保しにくい人が利用する施設である。管理人や世話人が日常生活に関する相談および助言、関係機関との連絡調整を行い、日常生活に必要な支援を行う。利用期限は原則2年以内と定められており、その後単身生活へと移行する人が多い。

C. デイケア

1 居場所型デイケア

精神障害のある人の社会復帰を進めるグループ活動を行う。活動内容はレクリエーション、手工芸、料理、スポーツなどさまざまなプログラムが定められている。長期入院患者が自宅退院した結果、日中の居場所となる「地域のなかでの受け皿」としての役割が主である。医療機関や保健所に併設されることが多い。

2 通過型デイケア

病院や精神科診療所に併設されたデイケアのなかで、再発予防よりも、集団生活への適応力や自己効力感を回復し就労・就学など社会復帰のための準備を整えるために設計されている。統合失調症の当事者を対象としたもののほか、うつ病からの復職を支

表1　オープン就労とクローズ就労

	オープン就労（企業に疾患を明かす）	クローズ就労（企業に疾患を明かさない）
メリット	・病気や体調への配慮 ・通院日が平日に設定しやすい ・少ない日数/時間から始められる ・就労準備期間に支援者にサポートをしてもらえる ・就労後も，定着支援を受けられる	・求人の選択肢は多い ・自分の好きな職種を選べる ・給料がよい案件もある ・最初から長い時間で働ける
デメリット	・求人の種類が限られる ・給料はあまり高くない ・精神障害者保健福祉手帳が必要 ・上司や人事担当者には，自分の障害や特性を明かす必要がある	・体調が悪くても休めない ・長時間働かなくてはならない ・通院日の設定が限られる ・職場での困りごとは，独力で解決する必要がある

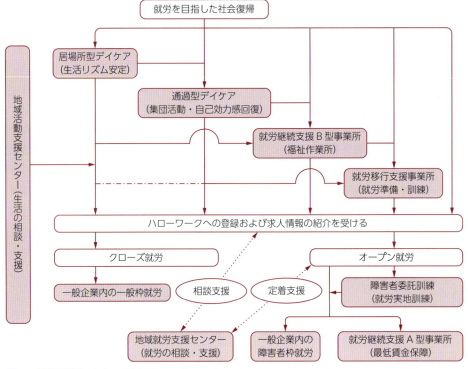

図1　事業利用にあたってのフローチャート

援するためのリワーク・プログラムと一体となった施設や，発達障害圏の当事者を対象として社会性獲得のためのスキルアップを支援する施設も開設されている．

D．就労支援

1 就労継続支援（A型・B型）

仕事を通して仲間づくりや社会適応能力の改善を図る場である．A型事業（雇用型）では法の定める最低賃金，各種保険が保証される．B型は軽作業や自主製品作りなど従来の福祉作業所に該当する．

2 就労移行支援

一般企業などへの就労を希望する人に，一定期間就労に必要な知識および能力の向上のための訓練を行う．事業所内や企業において作業や実習を実施し

て適性に合った職場探しを行い，就労後の職場定着のための支援の必要性を見極める．これらを通じて一般就労に必要な知識・能力を養い，適性に合った職場に就労・定着を図ることが可能になる．利用期限は原則2年以内と定められている．

3 障害者委託訓練

主に就労経験のない当事者が，期間を定めて委託先の企業で就労経験を積む訓練制度である．利用にあたってはハローワークへの登録が必要である．

4 ハローワーク

都道府県が行う事業で，求人情報の管理や紹介を行う．当事者が就労する枠組みは障害を会社に明かす就労（オープン就労）と明かさない就労（クローズ就労）があるが（表1），いずれの求人情報もハローワークは提供している．

5 地域就労支援センター

各自治体が住民である当事者に提供するサービスであり，就労にあたっての相談・準備の支援を行う．就労前の求人の検討，書類作成，面接同行だけでなく，就労後も定期的に職場訪問して定着支援を行う．

実際に当事者が各施設を利用するフローチャートをまとめたので参考にされたい（図1）．

（管　心）

高齢者に対する精神保健福祉サービス

この項目で学ぶべきこと・理解すべきこと
- 65歳以上の高齢者の基本的な社会資源として介護保険制度があることを知る
- 高齢者を支える基本的社会資源としての介護保険サービスの概要を知る

A．介護保険サービスとは

2000年に介護保険法が施行され，介護保険サービスが始まった．65歳以上の要介護者，また，40〜64歳で特定疾病により介護を必要とする者が介護保険制度の対象となる．

従来の老人福祉制度では，利用者が行政窓口に申請し，市町村がサービスを決定していた．これに対して，介護保険制度では利用者が自らサービスの種類や事業者を選んで利用できることが特徴である．

介護保険サービスを利用するためには，まず市町村の窓口または地域包括支援センターで申請を行い，要介護認定を受ける必要がある．認定は要支援1〜2（要介護状態になるおそれがあり日常生活に支援が必要），要介護1〜5（認知症や寝たきりなどで介護サービスが必要）に分かれる．要支援の場合は介護予防サービス計画，要介護の場合は介護サービス計画（ケアプラン）に沿ってサービスを受けることができる．利用者の自己負担は，所得によって1割または2割である．

要介護（要支援）認定者は2000年4月末には218万人であったが，2015年4月末には608万人に増えている．サービス受給者は制度開始から15年間で149万人から511万に増加しており，特に居宅サービスの伸びが大きい[1]．

次に実際の介護保険サービスの主なものを，厚生労働省の分類[2]に従い，①訪問型サービス，②通所型サービス，③短期入所サービス，④地域密着型サービス，⑤施設サービスに分けて記載する．

B．訪問型サービス

1 訪問介護（ホームヘルプ）

訪問介護員（ホームヘルパー）が利用者の自宅を訪問し，食事・入浴・排泄などの身体介護や，掃除・洗濯・買い物・調理などの生活支援を行う．通院の

援助を提供している事業所もある．

利用者の直接的な援助にあたらないサービスは提供できない（家族の食事の準備など）．

2 訪問看護

看護師が利用者の自宅を訪問し，主治医の指示に基づき看護を提供する．バイタルサインや病状，服薬状況のチェック，排泄や入浴の介助，在宅酸素，カテーテルやドレーンチューブの管理，褥瘡の処置などが含まれる．

C．通所型サービス

1 通所介護（デイサービス）

利用者がデイサービスセンターなどの通所介護の施設に通い，サービスを受ける．提供されるサービスには，食事や入浴などの日常生活上の支援，レクリエーションなどを通じた対人交流を含めた生活機能向上のための機能訓練などのサービスが含まれる．利用者の自宅から施設までの送迎も行われている．

2 通所リハビリテーション（デイケア）

利用者が介護老人保健施設や病院，診療所などの通所リハビリ施設に通い，サービスを受ける．提供されるサービスには，食事や入浴などの日常生活上の支援，生活機能向上のための機能訓練などが含まれる．日常生活支援を中心とする共通的サービスのほかに，運動器の機能向上，栄養改善，口腔機能改善などの選択的サービスを組み合わせることができる．

D．短期入所サービス

1 短期入所生活介護（ショートステイ）

介護老人福祉施設（特別養護老人ホーム）などが，常に介護が必要な者の短期間の入所を受け入れる．利用者の心身の状態不良のほか，介護者の身体的・精神的負担の軽減などが利用条件として挙げられる．連続利用は30日を限度とする．

E．地域密着型サービス

1 定期巡回・随時対応型訪問介護看護

在宅の，要介護1～5に認定を受けた者を対象とする．訪問介護員と看護師などが連携してサービスを提供する態勢をとり，定期的な巡回や随時通報への対応など，必要なサービスを必要なタイミングで柔軟に提供する．

2 小規模多機能型居宅介護

1つの事業所で，施設への通所型サービスを中心として，短期間の宿泊型サービスや利用者自宅への訪問型サービスを組み合わせて提供する．1事業所あたりの登録は29名以下で，比較的小規模であることも特徴として挙げられる．

3 認知症対応型共同生活介護（グループホーム）

認知症がある利用者を対象とし，要支援2から利用可能である．1つの共同生活住居で5～9人の利用者が介護スタッフとともに共同生活を送り，食事や入浴などの日常生活支援や機能訓練などのサービスを受ける．

基本的に住民票住所地域の施設への申し込みとなり，希望施設に入所相談をして，診断書などの提出，面接を経て入所となる．

F．施設サービス[3]

1 介護老人福祉施設（特別養護老人ホーム）

必要性に応じて要介護1から利用可能であるが，要介護4～5の者が多い．常時介護が必要で在宅での生活が難しい者に，日常生活支援や介護を提供する住まいである．

基本的に住民票住所地域の施設への申し込みとなり，希望施設に入所申し込みをし，入所が近づいた時期に診断書などの提出，面接がある．待機期間が長い場合が多い．

2 介護老人保健施設

65歳以上で医療やリハビリテーションの必要度が高い，重度の要介護状態の者を対象とする．医療

施設であるため医療はほかの形態の高齢者施設より充実しているが,レクリエーションはほとんどない.入居一時金がなく費用負担が比較的軽いことも特徴として挙げられるが,3か月ごとに退所/入所の判定があるため長期入所は難しい.

■ 引用文献
1) 厚生労働省老健局総務課:公的介護保険制度の現状と今後の役割 平成27年度. http://www.mhlw.go.jp/file/06-Seisakujouhou-12300000-Roukenkyoku/201602kaigohokenntoha_2.pdf
2) 厚生労働省:介護事業所・生活関連情報検索. http://www.kaigokensaku.jp
3) 高齢者サービス. NPO法人日本医療ソーシャルワーク研究会(編):医療福祉総合ガイドブック2016年度版. pp130-136, 医学書院, 2016

(井藤佳恵)

第10章

関連する法規と制度

精神保健福祉法・精神障害者保健福祉手帳

> **この項目で学ぶべきこと・理解すべきこと**
> - 精神保健福祉法の目的やその背景を理解する
> - 患者の人権を制限する入院や行動制限を行う場合の精神保健指定医の役割を理解する
> - 精神障害者保健福祉手帳の制度について理解する

A. 精神保健福祉法の目的

精神保健及び精神障害者福祉に関する法律(精神保健福祉法)の第1条には法の目的として,①精神障害者の医療および保護,②自立・社会復帰の促進,③精神障害の発生の予防が挙げられているが,特に精神障害者の人権擁護と社会復帰促進に関する点が重要である.

B. 精神保健福祉法の改正と歴史的背景

1950(昭和25)年に精神衛生法が制定されたが,いわゆる「私宅監置(自宅などに患者を監禁すること)」の禁止と,患者の入院を主眼とした措置入院制度および指定病院制度が主な内容であった.1965(昭和40)年の改正はライシャワー事件(駐日米国大使が統合失調症患者に刺傷された事件)が契機となり,治安対策的な変更が主なものであった.

1987(昭和62)年の改正で精神保健法となり,人権保障と自立・社会復帰の促進へと法律の目的が大きく変更された.これは,1983年の宇都宮病院事件に代表されるような精神医療の現場で起こったさまざまな人権侵害事件が背景となっている.

1995(平成7)年に現行の名称へ変更された.2013(平成25)年の改正では従来の保護者制度が廃止され,医療保護入院は保護者の同意要件がなくなり,「家族等のうちいずれかの者」の同意が要件となった.これは,従来の法で定められた「保護者」の義務が過重となっていると考えられたためである.

C. 精神保健指定医

精神保健指定医(以下,指定医)は国家資格であり,精神保健福祉法において精神障害者の非自発的入院・処遇のすべてにかかわる非常に重要な役割を担う.指定医は精神障害者の人権を制限することができる資格である.このため資格の取得の要件は厳しく設定されており,定められた診療経験年数とともに,法に基づいた適切な診療を行っていることを記載したケースレポートの審査を受けなければならない.指定医の資格は5年ごとに更新される.

D. 精神医療審査会

精神医療審査会は,精神科病院に入院した精神障害者の人権を擁護しつつ適切な医療および保護を確保するために都道府県に設置された審査機関である.具体的な役割は,①入院患者の定期病状報告書の審査,②入院患者もしくは家族などから退院請求もしくは処遇改善請求があったときに,入院やその処遇の妥当性を審査することである.指定医と法律に関し学識経験を有する者が委員に任命される.

E. 患者の人権を制限する入院や行動制限

1 医療保護入院，応急入院

医療保護入院は，指定医の診察と家族等の同意に基づいて本人の意思によらず精神科病院へ強制的に入院させる制度である．これは精神障害者の医療および保護のため入院が必要であるが，任意入院が行われる状態ではない（すなわち本人より入院の同意が得られない）場合に行われる強制入院である．家族等とは配偶者，親権者，扶養義務者，後見人または保佐人で，該当者がいない場合は市町村長となる．

入院を要するが家族等に連絡をとることができず同意を得られない，かつ自傷・他害のおそれがない場合は本人の同意がなくとも指定医の診察により72時間に限り応急入院指定病院に入院させることができるのが応急入院制度である．72時間を経過しても入院継続が必要な場合はこの期間内に家族等の同意を得るなどして医療保護入院へ切り替える．

2 措置入院，緊急措置入院

自傷・他害のおそれがある精神障害者を都道府県知事の権限で精神科病院に強制的に入院させる制度である．精神障害の疑いがある者を発見した者（警察官，検察官，保護観察所長，矯正施設長，精神科病院管理者，一般人）の通報ののち，2名以上の指定医が診察を行い，その結果措置入院が必要と指定医の判断が一致した場合に入院させることができる．自傷・他害の恐れが消失したと認められる場合は，「措置入院者の症状消退届」を都道府県知事に提出し，退院（措置解除）させる．

精神障害者による突発的な事故や自殺を防ぐため急速を要し，正規の手続きを省略して1名の指定医の診察で72時間に限り入院させることができる緊急措置入院という制度もある．この場合，72時間以内に正規の措置入院手続きをとるか，他の入院形態への変更，あるいは退院させることになる．

3 任意入院患者の退院制限

原則的に自由意志で入院した任意入院患者は自らの意志で退院できる．しかし，患者から退院請求があるものの病状などから直ちに退院させることが問題であると指定医の診察で判断した場合は，72時間を限度に退院を制限することができる．72時間を経過しても入院継続が必要と想定される場合は医療保護入院に切り替える．

4 隔離

隔離の対象となるのは，自殺企図や自傷行為の切迫，他の患者に対する暴力や著しい迷惑行為，急性精神運動興奮などを伴う患者である．12時間を超えない隔離については医師であれば行うことができるが，12時間を超える場合は必ず指定医が患者を診察したうえで判断しなくてはならない．隔離開始に際しては文書で患者に告知し，その後隔離継続中は毎日医師が診察することが必要である．

5 身体拘束

身体拘束は隔離より強い行動制限であり，自殺企図・自傷のおそれが著しく切迫した際や多動・不穏が顕著である場合などに用いられるが，二次的な身体障害をもたらすおそれがあるため必要最小限にとどめるべきである．身体拘束は指定医が患者を診察しやむを得ずその必要があると判断した際に開始する．隔離の際と同様，身体拘束開始時には文書で患者に告知し，その後毎日頻回に診察する必要がある．

6 通信・面会の制限

入院患者の通信・面会の制限は必要最小限にとどめるべきである．特に信書（手紙など）の発受信の制限を行うことはできないと明記されている．しかし，電話や面会については，病状などから医師が必要と判断した場合に制限することができる．なお，人権を擁護する行政機関の職員や，患者代理人である弁護士との電話や面会の制限をしてはならない．

F. 精神障害者保健福祉手帳の制度

これまで身体障害者には身体障害者手帳の，知的障害者には療育手帳の制度に基づいた支援が行われてきたが，精神保健福祉法の1995（平成7）年の改正に伴い，精神障害者の自立・社会参加を促進するために設けられたのが精神障害者保健福祉手帳の制度である．手帳の交付により，所得税や住民税の障

害者控除，公共施設の入場料や公共交通機関の運賃の割引などを受けることができる．等級は障害の程度によって1級（最も重度で常時援助が必要）から3級（日常生活と社会生活に若干の制限がある）に判定され，日常生活，社会生活に支障がない場合は非該当と判断される．精神障害者保健福祉手帳の申請のための診断書の作成は指定医を中心とした精神科医が行うことが原則であるが，てんかん患者などの場合は必ずしもその通りではないとされている．

■ further reading
- 精神保健福祉研究会（監修）：四訂 精神保健福祉法詳解．中央法規，2016
- 高柳功，山本紘世，櫻木章司：三訂 精神保健福祉法の最新知識．中央法規，2015

（高柳陽一郎）

障害者総合支援法

この項目で学ぶべきこと・理解すべきこと
- 障害者総合支援法の成立までの背景を知る
- 障害者総合支援法のポイントを知る
- 障害者総合支援法の具体的な内容を知る

A. 制定の背景，経過

障害者に関する施策は，2003（平成15）年の支援費制度によって，行政機関が障害者のサービスを措置する制度から障害者やその家族がサービスを選ぶ制度へ転換した．

しかし，①障害種別ごとの縦割り施策，②精神障害者は支援費制度の対象外，③支給決定のプロセスの不透明さ，④全国共通の判断基準が規定されていないなどの課題があり，こうした点を解消する障害者自立支援法が2006（平成18）年から施行された．

その後，2011年に「利用者の応能負担の原則化」「発達障害を障害者・障害児支援の対象に位置づけることを明確化」などの見直しを行い，2013（平成25）年から障害者の日常生活及び社会生活を総合的に支援するための法律（障害者総合支援法）が施行されている．

B. 障害者総合支援法のポイント

- 身体障害・知的障害・精神障害（発達障害を含む）・難病などの種類にかかわらず，市町村がサービスを提供する（障害児入所支援と一部の地域生活支援事業は，都道府県が提供）．
- 個々の障害者の申請を受けて，市町村は全国共通の「障害支援区分」を用いてサービスの必要度を把握し，市町村審査会の審査・判定を経て支給決定を行う．
- 国の費用負担責任を明確化（給付費の1/2を義務的に負担）するとともに，利用者にも家計の負担能力その他の事情によって上限額を設けた額の負担を求める〔生活保護世帯，市町村民税非課税の障害者は，障害福祉サービス（補装具を含む）利用料は無料〕．
- 国は基本方針，都道府県・市町村は「障害福祉計画」を定め，サービス提供基盤を確保する．

C. 障害者総合支援法の具体的内容

1 サービスの体系

個々の障害者の障害の状況や勘案すべき事項（介護者，居住等の状況）を踏まえて支給決定が行われる「自立支援給付」と，市町村の創意工夫により柔軟に実施する「地域生活支援事業」に大別される．さらに「自立支援給付」は，日常生活上の介護等を受ける「介護給付」，就労や生活の訓練等を受ける「訓練等給付」，心身の障害を除去・軽減するための医療費の自己負担額を軽減する「自立支援医療費」，補装具の購入費用を支給する「補装具費」などに分けられる．「地域生活支援事業」は市町村が行うもの

表1 介護給付

サービス名(数)	内容
居宅介護(ホームヘルプ) (16万959者・児/1万9239か所)	自宅で，入浴，排泄，食事の介護などを行う．
重度訪問介護 (1万162者/6855か所)	重度の肢体不自由者または重度の知的障害もしくは精神障害により行動上著しい困難を有するものであって常に介護を必要とする人に，自宅で，入浴，排泄，食事の介護，外出時における移動支援などを総合的に行う．
同行援護 (2万2808者・児/5930か所)	視覚障害により，移動に著しい困難を有する人が外出するとき，必要な情報提供や介護を行う．
行動援護 (8921者・児/1506か所)	自己判断能力が制限されている人が行動するときに，危険を回避するために必要な支援，外出支援を行う．
療養介護 (1万9664者/244か所)	医療と常時介護を必要とする人に，医療機関で機能訓練，療養上の管理，看護，介護および日常生活の世話を行う．
生活介護 (26万4660者・児/9199か所)	常に介護を必要とする人に，昼間，入浴，排泄，食事の介護などを行うとともに，創作的活動または生産活動の機会を提供する．
短期入所(ショートステイ) (4万2375者・児/4150か所)	自宅で介護する人が病気の場合などに，短期間，夜間も含め施設で，入浴，排泄，食事の介護などを行う．
重度障害者等包括支援 (29者・児/9か所)	介護の必要性がとても高い人に，居宅介護など複数のサービスを包括的に行う．
施設入所支援 (13万1541者/2618か所)	施設に入所する人に，夜間や休日，入浴，排泄，食事の介護などを行う．

と都道府県が行うものに分けられる．障害児支援に関するサービスは「児童福祉法による給付」となる．

2 自立支援給付

介護給付（表1），訓練等給付（表2），障害児支援のうち通所（表3），入所（表4）をそれぞれ表にして示した〔表中の括弧内は，2016年1月時点の利用者数（障害者・障害児）/施設数（か所）を示す〕．

3 自立支援医療費

● 精神通院医療

精神保健福祉法第5条に規定する統合失調症などの精神疾患を有し，通院による精神医療(向精神薬，精神科デイケアなど)を継続的に要する者を想定．

● 更生医療

身体障害者福祉法に基づき身体障害者手帳の交付を受け，その障害を除去・軽減する手術等の治療に（人工関節置換術，水晶体摘出術，ペースメーカー埋め込み術，人工透析など）より確実に効果が期待できる者（18歳以上）を想定．

● 育成医療

身体に障害を有する児童で，その障害を除去・軽減する手術等の治療により確実に効果が期待できる者（18歳未満）を想定．

4 補装具費

補装具種目一覧リスト（義肢，装具，車いすなど）が厚生労働省により公表されている[1]．

5 地域生活支援事業

● 市町村地域生活支援事業

市町村（指定都市，中核市，特別区を含む）は，10の必須事業（理解促進研修・啓発事業/自発的活動支援事業/相談支援事業/成年後見制度利用支援事業/成年後見制度法人後見支援事業/意思疎通支援事業/日常生活用具給付事業/手話奉仕員養成研修事業/移動支援事業/地域活動支援センター機能強化事業）と，20の任意事業（日中一時支援，巡回支援専門員整備，自動車運転免許取得・自動車改造費用の助成，知的障害者職親委託など）や，障害支援区分認定等事務に取り組む．

表2　訓練等給付

サービス名(数)	内容
自立訓練(機能訓練) (2288者/184か所)	自立した日常生活または社会生活ができるよう，一定期間，身体能力の維持，向上のために必要な訓練を行う．
自立訓練(生活訓練) (1万1936者/1194か所)	自立した日常生活または社会生活ができるよう，一定期間，生活能力の維持，向上のために必要な訓練を行う．
就労移行支援 (3万376者/3120か所)	一般企業などへの就労を希望する人に，一定期間，就労に必要な知識および能力の向上のために必要な訓練を行う．
就労継続支援(A型) (5万5736者/3109か所)	一般企業などでの就労が困難な人に，雇用して就労する機会を提供するとともに，能力などの向上のために必要な訓練を行う．
就労継続支援(B型) (20万6837者/9892か所)	一般企業などでの就労が困難な人に，就労する機会を提供するとともに，能力などの向上のために必要な訓練を行う．
共同生活援助(グループホーム) (10万1010者/6939か所)	夜間や休日，共同生活を行う住居で，相談，入浴，排泄，食事の介護，日常生活上の援助を行う．

表3　障害児支援(通所)

サービス名(数)	内容
児童発達支援 (8万1524児/3770か所)	日常生活における基本的な動作の指導，知識技能の付与，集団生活への適応訓練などの支援を行う．
医療型児童発達支援 (2552児/100か所)	日常生活における基本的な動作の指導，知識技能の付与，集団生活への適応訓練などの支援および治療を行う．
放課後等デイサービス (11万7057児/7489か所)	授業の終了後または休校日に，児童発達支援センターなどの施設に通わせ，生活能力向上のために必要な訓練，社会との交流促進などの支援を行う．
保育所等訪問支援 (2245児/421か所)	保育所などを訪問し，障害児に対して，障害児以外の児童との集団生活への適応のための専門的な支援などを行う．

表4　障害児支援(入所)

サービス名(数)	内容
福祉型障害児入所施設 (1711児/191か所)	施設に入所している障害児に対して，保護，日常生活の指導および知識技能の付与を行う．
医療型障害児入所施設 (2080児/186か所)	施設に入所または指定医療機関に入院している障害児に対して，保護，日常生活の指導および知識技能の付与，ならびに治療を行う．

● 都道府県地域生活支援事業

都道府県（指定都市，中核市に委託可能）は，専門性のある相談支援事業や市町村域を越えて広域的な支援が必要な5つの必須事業（専門性の高い相談支援事業/専門性の高い意思疎通支援を行う者の養成研修事業/専門性の高い意思疎通支援を行う者の派遣事業/意思疎通支援を行う者の派遣に係る市町村相互間の連絡調整事業/広域的な支援事業）とサービス・相談支援者指導者育成事業，20の任意事業（オストメイト社会適応訓練事業，発達障害支援体制整備，矯正施設等を退所した障害者の地域生活への移行促進，身体障害者補助犬育成など）に取り組む．

■ 引用文献

1) 厚生労働省：補装具費支給制度の概要. http://www.mhlw.go.jp/bunya/shougaihoken/yogu/gaiyo.html

〔日詰正文〕

発達障害者支援法

この項目で学ぶべきこと・理解すべきこと
- 発達障害者支援法における「発達障害」の定義を理解する
- 発達障害者支援法で規定されている ① 早期発見とライフステージを通した一貫した支援, ② 発達障害者支援センターの役割, ③ 関係者養成と国民の啓発について理解する

A. 発達障害者支援法における「発達障害」の定義

　2004（平成16）年12月に成立, 公布された発達障害者支援法により, それまで, 既存の障害者福祉制度の谷間におかれ, 対応が遅れがちであった障害が法律によって規定された.

　この法律における「発達障害」とは,「自閉症, アスペルガー症候群その他の広汎性発達障害, 学習障害, 注意欠陥多動性障害その他これに類する脳機能の障害であってその症状が通常低年齢において発現するものとして政令で定めるもの」（第2条第1項）とされている. それぞれの障害特性やライフステージに応じて, その自立および社会参加について生活全般にわたる支援をすることを, 国・地方公共団体・国民の責務として定めた法律である.

　この法律においては, 国民は,「発達障害者が社会経済活動に参加しようとする努力に対し, 協力するように努めなければならない」（第4条）とされ, 理解されにくいといわれる発達障害について社会の理解が求められている. 国および地方公共団体は発達障害に関する国民の理解を深めるため, 必要な広報その他の啓発活動を行うものとするとされており, この法律によって発達障害の定義がなされ, その概念が明確化されたことにより, 社会の理解が進んできていると考えられる.

　発達障害という区分は従来のICD-10やDSM-Ⅳの精神疾患の疾患区分においてはなく, 日本独自の区分の仕方であったが, 2013年のDSM-5においては,「神経発達症群」という区分に自閉症スペクトラム障害, LD（限局性学習障害）, ADHD（注意欠如・多動性障害）が入ることとなり, 日本が先取りした定義だったともいえよう[1].

B. 発達障害者支援法で定められている事項

1 早期発見とライフステージを通した一貫した支援

　法第1章第3条第2項において,「国及び地方公共団体は, 発達障害児に対し, 発達障害の症状の発現後できるだけ早期に, その者の状況に応じて適切に, 就学前の発達支援, 学校における発達支援その他の発達支援が行われるとともに, 発達障害者に対する就労, 地域における生活等に関する支援及び発達障害者の家族に対する支援が行われるよう, 必要な措置を講じるもの」としている.

　法第2章で支援について具体的に述べており, まず, 発達障害の健康診断における早期発見の必要性（第5条）, 引き続いて, 早期の発達支援（第6条）の必要性を述べている. 障害児1人ひとりが, その障害の状態に応じ, 十分な教育を受けられるようにするため, 適切な教育的支援, 支援体制の整備その他必要な措置を講じるものと特別支援教育について記載し, （第8条）, この必要な措置は小中学校のみならず, 高等学校, 専門学校, 大学においても適切な教育上の配慮をする必要があるとしている. 発達障害児の放課後児童健全育成事業（放課後児童クラブ）の利用についても定めている（第9条）.

　就労についても, 公共職業安定所, 社会福祉協議会, 教育委員会などの関係機関および民間団体相互の連携を行いながら, 発達障害者の特性に応じたリハビリテーションを行い, 適切な就労の機会の確保に努めなければならないとしている（第10条）. ま

た，自立して生活できるように社会生活への適応のために必要な訓練を受ける機会の確保，グループホームやケアホームなど共同生活を送るための住居の確保を行い，訪問して行動援護などを行う支援も行っている（第11条）．

家族への支援についても定め，児童相談所などの関連機関と連携して家族が適切な監護をすることができるように，相談，助言を行い，家族が一時的な休息のために利用できる支援などを行うこととなっている（第13条）．

2 発達障害者支援センターの役割

発達障害者への支援を総合的に行うことを目的として，発達障害者支援センターを，都道府県・指定都市自ら，または，都道府県知事などが指定した社会福祉法人などが運営することを規定している（法第3章）．発達障害者支援センターの役割は，発達に関するさまざまな相談，就労支援，関係機関との調整支援，普及啓発と研修である（第14条）．家族や本人からの発達に関するさまざまな相談に応じ，発達検査などを実施，特性に応じた療育や教育について具体的な支援計画の作成や助言を行う．就労支援においては，公共職業安定所，地域障害者職業センターなどの労働関係機関と連携して情報提供および，障害の特性に応じた助言を行う．これらの支援は，地域における関係機関と密接な連携が必要であるため，その調整も発達障害者支援センターの重要な役割である．「都道府県は，専門的に発達障害の診断及び発達支援を行うことができると認める病院又は診療所を確保しなければならない」（第19条）とあるように，医療機関も確保され，医療機関との連携も行われる．また，発達障害の特性理解の普及啓発のために，発達障害に関するパンフレットを作成し，公共機関や一般企業などに配布する．また，関係機関の職員や，行政職員などに研修を提供する．

人口規模，既存の地域資源の有無などによって，各センターには地域性があるが，基本的には，利用者が在住する地域センターに相談することとなる．

3 関係者養成と国民の啓発

法第4章では，関係者養成と国民の啓発，また発達障害の原因の究明や治療効果の研究の必要性を述べている．特に，「国及び地方公共団体は，発達障害者に対する支援を適切に行うことができるよう，医療，保健，福祉，教育等に関する業務に従事する職員について，発達障害に関する専門的知識を有する人材を確保するよう努めるとともに，発達障害に対する理解を深め，及び専門性を高めるため研修等必要な措置を講じるもの」（第23条）とし，発達障害に関して専門的知識を有する人材を教育，確保していくことが求められている．また，専門家の育成のみならず，国民の理解を深めるための啓発活動を行うこととなっている（第21条）．

C．発達障害者支援法における今後の課題

発達障害者支援法によって，ライフステージを通した発達障害者へのさまざまな支援が行われるようになり，発達障害者支援センターの数も都道府県ごとに充実してきた．しかし，まだ，特に成人の発達障害への理解や支援は十分行われているとはいえず，地域で安心した生活を送れるようになってきたとはいえないと考えられる．今後はさらに，教育や啓蒙活動によって専門家の育成のみならず，地域で生活する一般の人々の理解を促し，支援ネットワークを密にしていく必要があると考えられる．

■ 引用文献
1) 日本精神神経学会（日本語版用語監修），髙橋三郎，大野裕（監訳）：DSM-5 精神疾患の診断・統計マニュアル．pp31-85，医学書院，2014

■ further reading
- 加我牧子，稲垣真澄，大塚晃，他（編）：医師のための発達障害児・者診断治療ガイド．pp10-14，診断と治療社，2006
- 国立障害者リハビリテーションセンター：発達障害情報・支援センター．http://www.rehab.go.jp/ddis/

（石井礼花）

知的障害者福祉法・知的障害者更生相談所・児童相談所・療育手帳

> **この項目で学ぶべきこと・理解すべきこと**
> - 知的障害者福祉法の目的と，法に基づく更正援護の実施機関を理解する
> - 知的障害者更生相談所と児童相談所の相違を把握する
> - 療育手帳の制度と問題点が説明できる

A. 知的障害者の福祉の理解

知的障害者の福祉にかかわる法律として1960（昭和35）年施行の知的障害者福祉法がある．同法は，「知的障害者の自立と社会経済活動への参加を促進するため，知的障害者を援助するとともに必要な保護を行い，もつて知的障害者の福祉を図ることを目的とする」（第1条）．知的障害者への更生援護を行う実施機関として，知的障害者更生相談所と福祉事務所が挙げられ，前者は同法による設置が各都道府県に義務づけられている．後者は同法ではなく社会福祉法に規定されており，混同に注意が必要である．

知的障害者更生相談所の業務は主に2つに分類される．1つは，相談・指導であり，知的障害者に関する問題について，家族などからの相談に応じ，必要な指導や助言を行うものである．もう1つは，判定・指導であり，18歳以上の知的障害者を対象に，医学的，心理学的判定を行い，必要な指導や助言を行う．後者には，療育手帳に係る障害程度の判定が含まれ，相談案件の大半を占めている．

療育手帳にかかわるもう1つの実施機関として，児童相談所が挙げられる．児童相談所は知的障害者更生相談所と併設されることがあり，かつ療育手帳にかかわる判定など類似した業務があるために，両者の相違について理解することが重要である．

B. 児童相談所の基本事項

児童相談所は児童福祉法にて規定され，各都道府県に設置が義務づけられている（政令指定都市，中核市でも設置可能）．設置目的は，家庭などからの相談に応じて，子どもや家庭などに援助を行うことで，子どもの福祉を図るとともに，その権利を擁護することである．

児童相談所の業務は主に，市町村援助，相談，一時保護，措置の4つに分類される．これらの相談援助活動は児童の事柄であり，"知的障害"に特化していない点が知的障害者更生相談所とは大きく異なる．実際に相談内容も，障害相談から養護，保健，非行，育成など多岐にわたり，虐待への対応が近年では特に増加している．これらの業務のなかに，療育手帳にかかわる障害程度の判定が含まれており，児童相談所の主たる業務の1つとなっている．

C. 心理師が理解すべき療育手帳の制度

療育手帳は，知的障害児・者に対して発行する障害者手帳であり，彼らに対して一貫した指導・相談を行うとともに，援護措置を提供することを目的とする．障害者手帳には，身体障害者手帳や精神障害者保健福祉手帳があり，法律に基づいて発行される．一方，療育手帳は知的障害者福祉法などの法律に規定されておらず，旧厚生省による通知に基づいて発行される．そのため，都道府県によって障害の程度区分や手帳の名称などが異なることがあり，同程度の知的機能や適応行動のレベルであっても，利用できる福祉サービスが変わる可能性もある．

療育手帳に関する判定は，児童は児童相談所，18歳以上の者は知的障害者更生相談所で基本的に行う．地域によって，判定機関の名称が異なることもあるので，利用する地方自治体ごとに事前に確認されたい．療育手帳にかかわる主な援助措置として，特別児童扶養手当の申請や公共交通機関運賃割引などがあるが，これらも自治体や利用機関によって異なる点にも注意が必要である．

〈北 洋輔〉

心神喪失者等医療観察法・司法精神医学

この項目で学ぶべきこと・理解すべきこと
- 心神喪失者とはどのような人かを理解する
- 心神喪失者等医療観察法の仕組みを理解する

A. 心神喪失者とは

　刑法第39条は「心神喪失者の行為は，罰しない」「心神耗弱者の行為は，その刑を減軽する」と規定しており，心神喪失者は無罪とされ，心神耗弱者については刑を必ず減軽しなければならない．心神喪失者，心神耗弱者の具体的な内容・基準については，1931年の大審院（現在の最高裁判所）判決が，現在でも使用されている．それによれば，「心神喪失とは，精神の障害により事物の理非善悪を弁識する能力またはその弁識に従って行動する能力のない状態」をいい，心神耗弱とは，精神の障害がまだこのような能力を欠如する程度には達しないが，その能力の「著しく減退した状態をいう」とされている．

B. 心神喪失者等医療観察法（図1）

　心神喪失者等医療観察法（以下，医療観察法）の正式名称は心神喪失等の状態で重大な他害行為を行った者の医療及び観察等に関する法律である．心神喪失などの状態で殺人，傷害，放火などの重大な他害行為を行った者（対象者）に対し，継続的かつ適切な医療とその確保のために必要な観察および指導を行うことによって，病状を改善し，同様の他害行為の再発防止を図り，社会復帰を促進することを目的に，2005（平成17）年7月より施行された．

　検察庁・裁判所において心神喪失・心神耗弱者と認定され刑を免れた対象者について，検察官は地方裁判所に医療観察法による処遇の要否に関する審判（当初審判）の申し立てを行う．対象者を鑑定入院医療機関（精神科病院）に入院させ，医療観察法による医療の要否に関する精神鑑定（医療観察法鑑定）

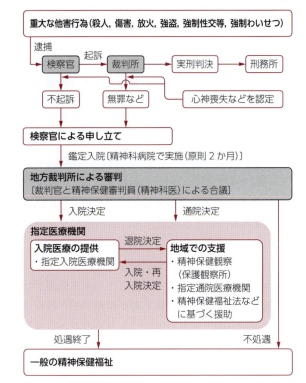

図1　医療観察法の仕組み

が行われる．処遇の要否の決定は，地方裁判所に設置される裁判官1名と精神保健審判員（精神科医が務める．精神保健判定医名簿より事例ごとに選任）1名によって構成される合議体によって行われる．合議体は，医療観察法鑑定書や社会復帰調整官による生活環境調査報告書，精神保健参与員（精神保健福祉士などが務める．精神保健参与員候補者名簿より事例ごとに指定）が選任されている場合にはその意見などを総合したうえで，対象者の処遇に関する決定を行う．決定には，①入院決定，②通院決定，③本法による医療を行わない，の3種類がある．

　入院決定を受けた対象者は，指定入院医療機関（国，都道府県が開設する病院）に入院する．指定入院医療機関では，医師，看護師，作業療法士，精神

保健福祉士,臨床心理技術者などから構成される多職種協働チーム(multi-disciplinary team)による医療が提供されている.退院の決定は,対象者,対象者の保護者,指定入院医療機関からの申し立てに基づき,裁判所が決定する.

通院決定を受けた対象者は,保護観察所による精神保健観察に付され,指定通院医療機関に通院する.保護観察所は,指定通院医療機関の管理者などと協議のうえ,処遇の実施計画を策定し,保護観察所に所属する社会復帰調整官が対象者の観察・指導などを行う.精神保健観察の期間は原則3年間であるが,裁判所の許可により2年を超えない範囲で延長することが可能である.

(五十嵐禎人)

成年後見制度

この項目で学ぶべきこと・理解すべきこと
- 成年後見制度の概要を理解し,当事者・家族に説明できる
- 鑑定書に必要な項目,特に知能検査,心理学的検査について知る

A. 成年後見制度とは

認知症,知的障害,精神障害などで判断能力が不十分な場合に,財産管理,契約締結,遺産分割などの協議を支援し,当事者を保護する制度である[1].

1 後見制度の種類

大きく分けて法定後見制度と任意後見制度がある.
法定後見制度は,判断能力の欠如~不十分の順に「後見」「保佐」「補助」の3つに分けられる(表1).
任意後見制度では,本人に十分な判断能力があるうちに,将来に備えて,あらかじめ選んだ代理人(任意後見人)に代理権を与える契約(任意後見契約)を公証人の作成する公正証書で結んでおく.任意後見人は,任意後見監督人の監督のもとに任務を行う.

2 成年後見人

法定後見制度では,家庭裁判所によって選ばれた成年後見人など(成年後見人,保佐人,補助人)が,本人を代理して契約などの法律行為を行ったり,本人の同意を得ないで行われた不利益な法律行為をあとから取り消したりして,本人を保護・支援する.成年後見人などは,家庭裁判所の監督を受ける.

申し立ては本人,配偶者,四親等内の親族のほか,検察官,市町村長などが,本人の同意を得て行う.
成年後見人などには,本人の親族,法律・福祉の専門家,福祉関係の公益法人,その他の第三者・法人などが選ばれる.複数選ぶことや,これを監督する成年後見監督人などが選ばれることもある.

B. 心理師と成年後見制度のかかわり

心理師は,その臨床行為のなかで,成年後見制度について当事者や家族から質問を受けることが少なくない.また,診断書,鑑定書[2]の作成時に助言や検査などの形でかかわることが多いと考えられる.

1 診断書と鑑定書

診断書は当事者が医師に依頼して作成する.鑑定書は裁判所が鑑定人を指定し鑑定事項を定めて行われる.補助および任意後見では,医師の診断書で足りるとされるが,必要に応じて鑑定書を作成する.後見と保佐では,不要と判断されない限り,医師の鑑定を行う.鑑定料は10万円以下のことが多い.

2 鑑定項目

鑑定事項,鑑定主文,鑑定経過,家族歴および生活歴,既往歴および現病歴,生活の状況および現在の心身の状態〔精神の状態として,意識/疎通性,記憶力,見当識,計算力,理解・判断力,現在の性格

表1　法定後見制度の概要

	後見	保佐	補助
対象となる方	判断能力が欠けているのが通常の状態の方	判断能力が著しく不十分な方	判断能力が不十分な方
申立てをすることができる人	本人，配偶者，四親等内の親族，検察官，市町村長など(注1)		
成年後見人など(成年後見人，保佐人，補助人)の同意が必要な行為		民法13条1項所定の行為(注2〜4)	申立ての範囲内で家庭裁判所が審判で定める「特定の法律行為」(民法13条1項所定の行為の一部)(注1,2,4)
取り消しが可能な行為	日常生活に関する行為以外の行為	同上(注2〜4)	同上(注2,4)
成年後見人などに与えられる代理権の範囲	財産に関するすべての法律行為	申立ての範囲内で家庭裁判所が審判で定める「特定の法律行為」(注1)	同左(注1)
制度を利用した場合の資格などの制限	医師，税理士等の資格や会社役員，公務員等の地位を失うなど(注5)	医師，税理士等の資格や会社役員，公務員などの地位を失うなど	

注1：本人以外の申立てにより，保佐人に代理権を与える審判をする場合，本人の同意が必要になります．補助開始の審判や保佐人に同意権・代理権を与える審判をする場合も同じです．
注2：民法13条1項では，借金，訴訟行為，相続の承認・放棄，新築・改築・増築などの行為が挙げられています．
注3：家庭裁判所の審判により，民法13条1項所定の行為以外についても，同意権・取消権の範囲とすることができます．
注4：日用品の購入など日常生活に関する行為は除かれます．
注5：公職選挙法の改正により，選挙権の制限はなくなりました．
〔法務省：成年後見制度〜成年後見登記制度．http://www.moj.go.jp/MINJI/minji17.html より〕

の特徴，その他（気分・感情状態，幻覚・妄想，異常な行動など），知能検査，心理学的検査〕などからなる．特に，知能検査，心理学的検査については，Wechsler式知能検査（成人版）第3版（WAIS-Ⅲ），Binet式知能検査，改訂長谷川式簡易知能評価スケール（HDS-R），柄澤式「老人知能の臨床的判定基準」，ミニ・メンタル・ステート・テスト（MMSE）などの検査，その他について，症状に応じて適切なものを実施し，その結果を記載する．

■引用文献
1) 法務省：成年後見制度〜成年後見登記制度．http://www.moj.go.jp/MINJI/minji17.html
2) 裁判所：成年後見制度．http://www.courts.go.jp/saiban/syurui_kazi/kazi_09_02/

（夏堀龍暢）

物質乱用・依存関連法規

この項目で学ぶべきこと・理解すべきこと
- 物質使用に基づく事件事故について，その法的な対応を整理する
- 覚せい剤，麻薬，大麻などの物質使用に関する法規制を理解する

A．物質使用に基づく事件事故と法規

1　酩酊者規制法

　酒に酔つて公衆に迷惑をかける行為の防止等に関する法律（酩酊者規制法）は，酩酊者（アルコールの影響により正常な行為ができない状態の者）の行

為を規制し，または保護するなどの措置を講じることによって，過度の飲酒による害悪を防止することを目的とする．警察官は，警察官職務執行法の規定により酩酊者を保護した場合において，当該酩酊者がアルコールの慢性中毒者またはその疑いのある者であると認めたときは，速やかに，最寄りの保健所長に通報しなければならない．通報を受けた保健所長は，必要があると認めるときは，当該通報にかかる者に対し，医師の診察を受けるように勧めなければならない．この場合において，当該通報にかかる者の治療または保健指導に適当な他の医務施設を紹介することができる．

2 警察官職務執行法

警察官が，警察法に規定する個人の生命，身体および財産の保護，犯罪の予防，公安の維持ならびに他の法令の執行等の職権職務を忠実に遂行するために，必要な手段を定めている．異常な挙動や酩酊状態の者に，質問したり医療機関などの適切な場所に保護するなどの規定がある．

3 道路交通法

この法律は，道路における危険を防止し，その他交通の安全と円滑を図り，および道路の交通に起因する障害を防止することを目的とする．2014年からは自動車等の安全な運転に支障を及ぼすおそれがある「一定の病気」（統合失調症，てんかん，再発性の失神，無自覚性の低血糖症，そううつ病，重度の眠気の症状を呈する睡眠障害，認知症，その他自動車等の安全な運転に必要な認知，予測，判断又は操作のいずれかに係る能力を欠くこととなるおそれがある症状を呈する病気）に該当する場合，免許の拒否または取り消しの事由とされている．この「一定の病気」に「アルコール，麻薬，大麻，あへん又は覚せい剤の中毒」を加えたものを「一定の病気等」と総称し，該当する場合は，交通事故などの状況や医師の診断により，免許を取り消したり暫定的に免許の効力を停止することができる．

B．物質の法規制

1 覚せい剤取締法

覚せい剤の乱用による保健衛生上の危害を防止するため，覚せい剤およびその原料の輸入，輸出，所持，製造，譲渡，譲受および使用に関して必要な取り締まりを行うことを目的とする法律である．アンフェタミン，メタンフェタミンとその塩類などが規制されている．

2 麻薬及び向精神薬取締法

麻薬と向精神薬の乱用を防止し，中毒者に必要な医療を行うなどの措置を講じ，生産や流通について必要な規制を執り行うことによって，公共の福祉の増進を図ることを目的とした法律である．麻薬としてはモルヒネ，コカインなどが指定されている．向精神薬は，その乱用の危険性と治療上の有用性により，第1種，第2種および第3種向精神薬の3種類に分類されており，バルビツール酸系やベンゾジアゼピン系薬物が指定されている．

3 大麻取締法

大麻の所持，栽培，譲渡などに関する規制であり，大麻乱用を規制するための法律である．

〔舩田正彦〕

介護保険法

この項目で学ぶべきこと・理解すべきこと
- 介護保険法の概要を理解する
- 要介護認定の流れの概要を理解する

A. 介護保険法の目的と特徴

1 目的

介護保険法（Long-term Care Insurance Law）とは，介護を必要とする高齢者に対して，必要な介護サービスの負担を社会全体で支えるための保険制度を規定する法律である[1]．医療保険（p.4）から独立した社会保険制度となっている．

2 特徴

わが国の介護保険制度は，対象者について要介護認定という公的な手続きで要介護状態を定義していること，ケアマネジャーが作成するケアプランに基づく介護サービスへの給付であることなどに特徴がある．2000年から実施され，法律はおおむね5年ごと，介護サービスの公定価格である介護報酬は3年ごとに改定されている．介護一時金や介護年金などの民間介護保険とは異なる．

B. 介護保険制度の基本的枠組み

1 保険者と被保険者

保険者は，市町村である．ただし，費用は加入者（被保険者）からの保険料（1/2）と税金（国1/4，都道府県1/8，市町村1/8）で負担している．

被保険者は，市町村の区域内に住所のある40歳以上の者である（65歳以上は第1号被保険者，40～64歳は第2号被保険者）．保険料は，第1号被保険者では所得により市町村が条例で定め，第2号被保険者では加入している医療保険者ごとに設定される．なお第2号保険者の被扶養者には保険料の負担はない．

2 サービス事業者

サービス事業者は，在宅サービス（訪問介護・通所介護など），施設サービス（介護老人福祉施設・介護老人保健施設など）と，その中間的位置づけである地域密着型サービス（定期巡回・随時対応型訪問介護看護など）に分類できる（pp.151-153）．

なお福祉用具の貸与・購入および住宅改修費用の支給もなされている．

C. 要介護認定と介護サービス

1 要介護認定の手続き

要介護認定は，市町村などに要介護認定申請を行うことから始まる．市町村の認定調査委員は，家庭訪問をして心身状態や環境を調査する．訪問調査結果によるコンピュータ判定（第一次判定）と主治医意見書に基づいて，介護認定審査会で第二次判定がなされ，判定結果が本人に通知される．判定は，要介護（1～5），要支援（1, 2）および非該当である．

2 介護サービス計画の作成とサービスの利用

申請者からの依頼に基づき，要介護の場合は居宅介護支援事業者がケアプラン（介護サービス計画）を，要支援で予防給付を利用する場合は地域包括支援センターがケアプラン（介護予防サービス計画）を作成する．介護サービス費用における自己負担は，支給額上限額までは費用の1割（一定以上の所得者は2割）である．

3 介護予防

超高齢化を迎えているわが国の介護保険制度を持続可能なものとするために，各自治体では要介護度の重症化や介護予防の活動（地域支援事業）が地域包括支援センターを拠点として進められている．

■ 引用文献
1) 厚生労働省：介護保険とは. http://www.mhlw.go.jp/stf/seisakunitsuite/bunya/hukushi_kaigo/kaigo_koureisha/gaiyo/index.html

（伊藤弘人）

障害年金・生活保護

この項目で学ぶべきこと・理解すべきこと
- 相談利用者（クライエント）の生活を保障する公的支援の内容を知る
- 相談利用者が公的支援を利用できる状況を知り，相談のなかで提案することができる

A．障害年金

1 制度の説明

病気やけがによって心身に重度の障害が残り日常生活や仕事に困難が多くなった65歳未満の人に，加入している年金制度から年金を支給する制度である（表1）．対象となる障害には精神の障害を含む．

2 利用の方法

診断書，病歴に関する書類，年金手帳や戸籍に関する書類を用意し，窓口で申請する．

原則として初診日から1年6か月を経過した時点で障害を認定する．精神疾患の場合は通院を継続していることなどで確認する．

B．生活保護

1 制度の説明

憲法第25条に規定される生存権を保障するために，国が生活保護法に基づき生活に困窮する国民を保護し自立を助長するために支給するものである．8つの扶助が用意されている（表2）．

生活保護には国家責任，無差別平等，最低生活保障，保護の補足性の4つの原理と，申請保護，基準および程度，必要即応，世帯単位の4つの原則がある．受給者には，不利益変更の禁止，公課禁止の2つの権利が保障される一方，譲渡禁止，生活上の義務，届け出の義務，指示などに従う義務が課せられており，義務に従わなかった場合は廃止や変更がなされたり返還や費用の徴収が行われる．

2 利用の方法

居住地の福祉事務所または市町村の担当課窓口で原則として本人が申請する．資産と扶養の状況についての調査（ミーンズテスト）が行われ，14日以内

表1 障害年金の種類

種類	初診日	障害等級表の等級	保険料の納付	手続きの窓口
障害基礎年金	65歳未満	1～2級	初診日に納付要件を満たしていること（初診日が20歳未満の場合，納付は不要）	市町村の国民年金課
障害厚生年金	加入者であること	1～3級		年金事務所
障害共済年金				職場の共済組合事務所

表2 扶助（保護）の種類

種類	説明	給付
生活扶助	生活費，光熱費など．居住地と世帯構成，各構成員の年齢によって換算される	毎月一定額を現金で支給
教育扶助	義務教育の費用など	
住宅扶助	家賃など	
医療扶助	必要な医療	現物給付
介護扶助	必要な介護サービス	
出産扶助	分娩に必要な費用	現金で支給
生業扶助	就労や技能習得に必要な費用	
葬祭扶助	葬儀にかかる費用	

に判定される.
　制度は変更されることがあるので最新の情報[1]を常に確認する.

■ 引用文献
1) 生活費と仕事. NPO法人 日本医療ソーシャルワーク研究会（編）：医療福祉総合ガイドブック　2017年度版. pp84-128, 医学書院, 2017

（堀口寿広）

第4部

心理師の専門技能

第11章	心理師の役割とスキル	170
第12章	心理アセスメントの技法	187
第13章	個人心理療法	205
第14章	家族・集団支援技法	218
第15章	コミュニティ・アプローチ	228

第11章

心理師の役割とスキル

精神医療にかかわる心理師の必須技能

> **この項目で学ぶべきこと・理解すべきこと**
> - 心理師に求められる技能とその基準について理解する
> - コミュニケーション，ケースマネジメント，システム・オーガニゼーションの内容を把握し，それぞれの技能により心理師が何をはたすべきかを理解する

A．心理師の技能の枠組み（framework）

技能（competence）とは，専門職の課題，義務，役割を適切に実行するために学習された能力（ability）と定義できる．心理師の技能は，心理学の知識と技法（skill）の学習によって習得される能力であり，心理学の基準を枠組みとして形成される(表1)．

B．心理師に必要な基本技能

心理師の活動を適切に実践するために必要な基本技能は，関係を形成する「コミュニケーション技能」，問題解決に向けて方針を定めて介入する「ケースマネジメント技能」，問題解決の活動を社会的に位置づける「システム・オーガニゼーション技能」に分類される．

1 コミュニケーション技能

医療職は薬物治療などの生物学的方法による生理身体面への介入を主とするのに対して，心理師はコミュニケーションによる心理面への介入を通して問題解決を図ることを基本とする．心理師は，以下に示すコミュニケーション技能を活用して患者や関係者と協働関係を形成し，問題の成り立ちを把握し，問題解決の活動を幅広く展開する[1]．

表1　心理師の技能の基準

種類	基準
専門性	専門職としての価値と態度，個人と文化の多様性の理解，倫理・法律・政策の意識，内省・自己評価・自己ケア
関係性	人間関係重視
科学性	科学的知識と方法，研究/評価
実践性	エビデンスに基づく実践，アセスメント，介入，コンサルテーション
教育性	教育/スーパービジョン
組織性	協働/マネジメント，組織運営/アドボカシー

〔American Psychological Association：Competency Initiatives in Professional Psychology. http://www.apa.org/ed/graduate/competency.aspx より訳出〕

●関係形成のためのコミュニケーション技能

共感，明確化，自己一致といったカウンセリング技法を用いて患者や関係者との間で安心できる関係を形成し，問題解決に向けての協働関係を構築する．協働関係構築には，患者の主体性を尊重し，問題への積極的取り組みを支援する動機づけ面接の技法も役立つ（p.205）．

●情報収集のためのコミュニケーション技能

問題形成に関連する発達的要因，医学的要因（生物学的病因，診断分類など），環境的要因（家族関係など）の専門知識に基づいて患者や関係者から情報を聴取し，問題のアセスメントを実行する．

●介入のためのコミュニケーション技能

患者や関係者に対して，問題解決に向けての方法を説明し，協働して事例の個別状況に即して方法を調整し，同意を得て適用する．患者や関係者から介入効果を聞き取り，必要に応じて方法を修正する．

●社会的協働のためのコミュニケーション技能

同僚や他職種と協働し，問題解決に有効なチームや組織を形成・運営し，社会的活動として臨床活動を展開する．

2 ケースマネジメント技能

事例の問題状況を把握し，問題解決に向けて介入の目的，方針，方法を策定し，患者や関係者に説明して同意を得て介入を進める．介入に際しては医療職などの他職種と連携・協働する．介入効果を評価し，必要に応じて介入の方針と方法を修正する[2]．

●アセスメント

問題の状況に即して面接法，観察法，検査法といった多様なアセスメント技法（第12章参照）を用いて問題関連の情報を多面的に収集・分析して，問題の所在や成り立ちを明らかにする．

●ケース・フォーミュレーション（CF）

問題の成り立ちに関する仮説であるCF（p.178）を作成する．作成にあたっては，生物-心理-社会モデル（p.175）に基づき，多様な要素を組み込んだ問題維持の悪循環を把握する．

●介入

CFに基づき，問題の解決や改善を適切に実施するための方針を定め，介入方法を選択し，事例の状況に介入していく[3]．介入技法選択では，エビデンスベースド・アプローチ（p.181）に基づき，効果が実証されている技法を優先する（第16〜23章参照）．個人心理療法（第13章参照）だけでなく，家族・集団（第14章参照）やコミュニティに介入する技法（第15章参照）も活用する．いずれの場合でもチーム医療（第2章参照）の観点から他職種との連携や協働が前提となる．

3 システム・オーガニゼーション技能

社会的専門職である心理師は，属する社会システムが有効な活動を展開するための組織化に貢献する．チーム医療のメンバーとして，システム・オーガニゼーションの技能を用いて下記の役割[4]を担う．

●心理師固有の活動の実践者

ケースマネジメントに基づく心理師の活動を他職種と協働して実践するために組織を形成し，運営するためにコラボレーション，ネットワーキング，リーダーシップの技能が求められる．

●患者-医療の間，職種間の媒介者

インフォームド・コンセントで医療の方針を患者に，患者の意向を医療に伝える橋渡しの役割や，職種の間をつなぐ役割をはたすために心理教育（p.226）やコーディネーションの技能が必要となる．

●他職種への助言者

他職種が患者の心理を理解し，患者や家族と協力関係を形成すること，多職種がチームを形成するチームビルディング，医療スタッフのバーンアウト（燃え尽き症候群）防止などに心理学の立場から助言を与える役割であり，そのためにコンサルテーションの技能が必要となる．

C．臨床心理学の中核技能

心理師は，心理学の枠組みを基盤に実践活動を行う専門職である．心理学にはさまざまな専門領域があるが，精神医療とかかわる心理師が基盤とするのが臨床心理学である．その中核技能としては，心理師の基本技能に加えて研究・評価技能，教育技能，リーダーシップ技能が重視される（表2）．

研究・評価技能によって，アセスメントや介入の効果評価を行い，有効性が実証された技能を明示し，エビデンスベースドな実践を保証することが心理師の重要な役割となる．単に心理師の活動だけでなく，他職の活動やチーム医療，あるいはメンタルヘルスシステム全体の活動の評価を担うことも期待される．また教育技能によって，患者だけでなく，他の専門職にも臨床心理学の知識や技能を適切に伝えて，心理的な側面から問題の解決をしていく環境を整えていくことも求められる．さらに，多職種協働のチーム活動においてチームワークやリーダーシップの心理学的理論[5]に基づき，チームビルディングや意思決定の際のリーダーシップをとることも必要とされる．

表2 臨床心理学の中核技能

技能	内容
技能の前提となる基本的態度	エビデンスに基づく判断，心理学的知識に基づく推論．自己を内省する力．心理学的考えをわかりやすく伝えるコミュニケーション力
心理学的アセスメント	多様なアセスメント技法を選択し，解釈する能力．面接法，検査法，観察法などの構造化された方法を用いる
心理学的フォーミュレーション	ケース・フォーミュレーションを作成し，利用者と共有し，修正し，介入に向けて活用する能力．多面的要素を統合する観点を備えた理論的枠組みを活用し，利用者と協働して構成する
心理学的介入	心理療法の理論と技法に基づく介入を実践する能力．認知行動療法の実践能力は必須であり，それ以外の心理療法モデルを1つ以上実践する能力を備え，さまざまな問題（不安，気分，適応，摂食，精神病，物質関連，身体症状関連，性関連，発達，パーソナリティ，神経認知）に適した方法を用いて介入できる．①個人，②カップル・家族・集団や，③社会活動・組織への介入ができる
研究	研究のエビデンスを批判的に評価する能力．独創的研究を立案し，計画し，実行できる能力．少数事例研究，パイロットスタディ，実行可能性調査，活動の効果評価を遂行できる能力
評価	介入の効果と広範な影響を測定評価するのに適した方法を選択し，実践する能力
専門職としての価値観と人間的成長	専門職に関連する倫理，パワーバランス，多様性と不平等，自己の価値観への影響を理解する能力．技能の限界を意識し，さらなる学習意欲を調整し，スーパービジョンを活用し，レジリエンスとセルフケアを発展させる能力
コミュニケーションと教育	さまざまな人々と効果的にコミュニケーションができ，適切に心理学の方法を教え，スーパービジョンの過程を理解し，学習を支援する能力
組織，社会的影響力，リーダーシップ	リーダーシップの理論とモデルを理解し，サービスの開発と運営においてリーダーシップを発揮できる能力．法制度と政策立案の文脈を意識できる能力．サービスの質を保持しながら組織の改善を進め，サービスシステムを有効に運営する能力．多職種協働のチームで活動し，サービスの利用者や関係者と協力してサービスを企画し，展開する能力

〔British Psychological Society：Careers, education and training. http://www.bps.org.uk/careers-education-and-training/より訳出〕

■ 引用文献
1) 下山晴彦：臨床心理学をまなぶ1―実践の基本．東京大学出版会，2014
2) 下山晴彦：臨床心理アセスメント入門．金剛出版，2008
3) 下山晴彦（編訳）：専門職としての臨床心理士．東京大学出版会，2003〔Marzillier J, Hall J (eds)：What is Clinical Psychology 3rd Edition. Oxford University Press, 1999〕
4) 鈴木伸一（編著）：医療心理学の新展開．北大路書房，2008
5) 下山晴彦（監修），高橋美保（訳）：チームワークの心理学―エビデンスに基づいた実践へのヒント．東京大学出版会，2014〔West M：Effective Teamwork：Practical lessons from organizational research, 3rd Edition. John Wiley & Sons, 2012〕

（下山晴彦）

心理師の倫理

この項目で学ぶべきこと・理解すべきこと
- 職業倫理とは何かについて，概略を知る
- 陥りやすい問題を踏まえ，職業倫理を実践するには何が必要か理解する

A．職業倫理とは

1 定義

職業倫理とは，ある特定の職業集団が自分たちで定め，自分たちの構成員の行為を規定し，律する行

動規範である．社会から信頼を得，人々を傷つけることなく社会に対して十分に貢献することができるよう，専門職の団体はその構成員の行動について判断するためのルールを定め，それを社会に対して示すのである[1]．各職業集団はこうしたルールを有しており，それらはその団体の倫理綱領や倫理基準などとよばれている．

2 法律との違い

職業倫理は，ルールや規範という点では法律と共通する部分があるが，国会で可決され施行される法律や各自治体の議会で定める条例とは異なり，心理師の集団が自分たちで定めるルールである．

B．倫理的意思決定のプロセス

職業倫理を実践するには倫理的意思決定のプロセス[1]を踏まえることが必要である．まず職業倫理についての知識・理解が必須である．心理師の領域における職業倫理の内容は，7つの原則（①相手を傷つけない，②十分な教育・訓練によって習得した専門的行動の範囲内で相手の健康と福祉に寄与する，③相手を利己的に利用しない，④1人ひとりを人間として尊重する，⑤秘密を守る，⑥インフォームド・コンセントを得，相手の自己決定権を尊重する，⑦すべての人々を公平に扱い，社会的な正義と公正・平等の精神を具現する）にまとめることができる[1,2]．これらの原則に具体的に何が含まれ，何が求められているのか，熟知する必要がある．また，各専門職団体の倫理綱領や，省庁などが示す諸規定，場合によっては法的知識も必要となる．

これらについて熟知したうえで，現実状況に接した際には倫理的な「見立て」を行う[3]．ここでは，クライエントが語る内容や周囲の状況，経緯などについての情報を得たうえで，倫理の用語で状況を理解・描写する．そして，その状況のなかにどのような倫理的問題が含まれているのか，それぞれの問題にどのような対応が考えられるか，自身のなかでブレインストーミングを行う．可能であれば，職業倫理に詳しい同僚や専門家に相談することが望ましい．1つの状況のなかに複数の倫理的問題が含まれている場合もあり，注意が必要である．

その結果，案出された倫理的問題とその対応方法について，それらの妥当性や実現可能性，実施した場合の結果について吟味し，最も妥当かつ結果が良好と思われる方法を選択して実行する．最後に，その対応方法を行ったあと，生じた結果について検討する．そして，その結果について上述のプロセスを繰り返していくことが求められる．

C．陥りやすい倫理的問題

1 秘密の保持

例えば，クライエントの家族と名乗る人物から，クライエントについて困っている，どのような対応をすればよいかと尋ねる電話があったとする．ここにはどのような倫理的問題が含まれているだろうか（倫理的な見立て）．相手が誰であるかを確認することは難しく，クライエントについての情報を本人の許可なく第三者に示すことはできない（原則⑤）から，この問い合わせには回答することができない．しかし他にも注意すべきことがある．現実には，クライエントの周囲の方々から問い合わせが寄せられることは非常に多い．そこで，クライエントに接する際には，こうした問い合わせについてどのように対応するか，連携などが必要ならば，誰とどのような協働・連携が必要と考えられるのか，早い段階で心理師側から問いかけ，話し合い，合意しておかなくてはならない（原則⑥）．実際に起こるトラブルには原則⑥の履行が不十分であることが多い．さらに，この電話の人物がどのような状況にあるのかを手短に把握し，何らかの援助が必要と考えられる場合には，他機関への紹介など，原則⑤を破ることなく，その場で可能な援助を行うことが求められる（原則②）．

現在，秘密保持には条件があるとの考え方が一般的であり，その条件のなかで最も有名なものは，明確で切迫した生命の危険がある場合は，危害を加えられるおそれのある人，周囲の人々，警察に通告し，さらに，危険が回避されるようさまざまな手段をとらなくてはならないという，いわゆる Tarasoff 原則である[1]．この場合，心理師は，明確で切迫した生命の危険が存在するかどうか，危害を加えられるおそれのある相手が特定されているかどうか（自殺の

危険の場合はこの「相手」は明白である），判断しなくてはならない[4]．しかしこの原則の履行はいわば最後の手段であり，心理師としては，自殺を含めた生命の危険があると考えられる場合には，医師との連携を強化して医療的ケアを密にする，面接回数を増やすなど，援助を強化することがまず必要である．

2 多重関係

多重関係の問題（原則③），すなわち専門職とクライエントとの間に，専門職-クライエント関係だけではなく，他の関係（例えば，友人関係，社交的関係，教員-生徒，性的関係）も存在することで生じる問題，とりわけ性的多重関係の問題は件数も多く，被害も深刻である．性的多重関係はクライエントの多くにPTSD様の問題を生じさせることが知られており[5]，きわめて重大な問題である．性的多重関係とそれ以外の非性的多重関係とは連続線上にあり，非性的多重関係を起こす専門職は性的多重関係も起こしやすく，非性的多重関係から性的多重関係へと段階的に進行することも指摘されている[6]．専門職がクライエントからの贈り物を受け取る，自分の個人的なことについてクライエントに話す，クライエントと社交的関係をもつといったことは，専門職-クライエント間の境界線を崩してしまう行いであり，危険である．

3 専門的能力

クライエントは，自身にとって最適な援助を受けるために来談する．したがって心理師は，目の前にいるクライエントが，自らの専門的能力の範囲内で援助を行うことができる相手なのか，常に吟味し，他の専門職による対応のほうがクライエントにとってよいのであれば，早い段階でリファーを行うことが求められる（原則②）．そのため心理師は，早い段階で，自分の専門的能力の範囲内であるのかアセスメントを行う必要がある．専門的能力の範囲外のクライエントに援助を提供してしまうことは，クライエントを傷つけてしまうことにつながる（原則①）．心理師のなかには，来談した人はすべて自分で対応するのが当然という暗黙の前提を有し，他の専門家にリファーするという選択肢を考えない人がいるようである．これは，他者と密な関係をもちたい，あるいは自身の有能感を満足させたいといった欲求ではないのか吟味する必要がある．もちろん，自分の能力や経験を誇大に宣伝することは相手を欺く行為である（原則④）．

十分な援助を提供するには1人ひとりのクライエントに合った対応を行うことも当然必要であり（原則⑦），誰が来ても同じ対応をするということは適切ではない．相手の状態や状況を細かくアセスメントし，最適の対応を行うことができるよう，根拠のある対応を行うことが求められる．その意味では，効果についての研究を日頃からレビューしておくことや，常に研鑽を怠らないようにすることも専門職として重要である（原則②）．

■ 引用文献

1) 金沢吉展：臨床心理学の倫理をまなぶ．東京大学出版会，2006
2) Redlich F, Pope KS：Editorial：Ethics of mental health training. J Nerv Ment Dis 168：709-714, 1980
3) 金沢吉展：倫理の視点をどうスキルアップに活かすか？ 臨床心理学 15：700-703, 2015
4) Knapp S, VandeCreek L：Application of the duty to protect to HIV-positive patients. Prof Psychol Res Pr 21：161-166, 1990
5) Pope KS：Sexual involvement with therapists：Patient assessment, subsequent therapy, forensics. American Psychological Association, Washington, DC, 1994
6) Somer E, Saadon M：Therapist-client sex：Clients' retrospective reports. Professional Psychology：Research and Practice 30：504-509, 1999

〈金沢吉展〉

生物-心理-社会モデル

この項目で学ぶべきこと・理解すべきこと
- 生物-心理-社会モデルとは何かについて知る
- 心理師を目指すうえで，なぜ生物-心理-社会モデルの考え方が重要かについて理解する

A．生物-心理-社会モデルとは

生物-心理-社会モデル（BPS）とは，人間の疾患や障害の形成，発展を理解するうえで生物学的・心理学的・社会学的要因のすべてが重要であることを示したモデルである．BPS は，1977 年に米国の精神科医 George L Engel によって提唱され[1]，当時，生物学か心理学かという一元主義的病因論の対立を抱えていた精神医学分野に大きな衝撃を与えた．現在，BPS は臨床心理学分野においても重要な参照モデルとなっている[2,3]．

B．心理師と生物-心理-社会モデル

1 アセスメント

心理師は，心理学の専門的知識を有し，さまざまな心の問題や障害に対して介入を行う．介入方針の決定には，問題に関する情報収集および問題の形成や発症・維持・悪化要因に関する分析，すなわちアセスメントが不可欠である．BPS が描くように，人の心の問題はきわめて複雑な諸要因から成り立っており，多面的で多層的かつ精細なアセスメントを行うためには，心理学的観点からのみならず生物学的および社会学的観点から統合的な問題理解に努める必要がある（図1灰字）．

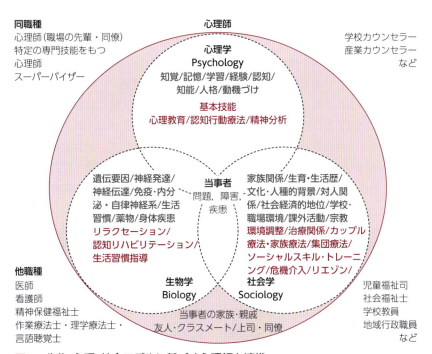

図1　生物-心理-社会モデルに基づく心理師と連携
灰字：人の心の問題に影響しうる要因，赤字：用いられる介入．

2 介入：多職種連携に基づくチーム医療

心理師は基本的に心理学的な介入を行うが、生物学や社会学的な性質をより強くもつ介入も担う（図1赤字）。心理師の技量や介入範囲を超える事例の場合には、特定の専門技能をもつ心理師や他の専門職にリファーを行う。

いずれにせよ心理師はさまざまな周辺資源を最大限活用しながら、当事者やその家族を中心とした多職種からなるチームを形成し、協働して問題解決や全般的機能の改善を目指す。特に異職種間の意思疎通には一定水準の知識と用語の共有が必須であり、心理師にはBPSの3領域にわたる知識と技能の習得が求められる。

■引用文献
1) Engel GL : The need of a new medical model : a challenge for biomedicine. Science 196 : 129-136, 1977
2) 下山晴彦：臨床心理学1―これからの臨床心理学．東京大学出版会，2010
3) 高橋美保：生物-心理-社会モデルと心理職のスキルアップ．臨床心理学 15：746-750, 2015

（袴田優子）

機能分析

この項目で学ぶべきこと・理解すべきこと
- 機能分析の概要，前提，臨床的意義を学ぶ
- 機能分析の実施手続きを学ぶ
- 機能分析の臨床応用例と留意点を学ぶ

A．機能分析とは

1 概要

機能分析（functional analysis）は，クライエント（以下，CL）に生じている問題行動を標的として，それを引き起こす要因となっている変数を特定するとともに，その問題行動が維持されている環境との相互作用のメカニズムを把握する技術である．具体的には，特定の環境下で，その問題行動がどのような機能をはたしているのかを把握することを通して，問題行動の維持メカニズムを明らかにする．

2 前提

機能分析は，主に，学習理論に基づく行動療法および認知行動療法において開発され，発展した．そのため，前提として，①問題行動は個人に内在するものではなく，環境との相互作用のなかで維持されている，②問題行動は学習（経験）によってその頻度が増減する，③問題行動が維持されているのは，その行動に伴い（結果的にCL自身を困らせることになっていたとしても，少なくとも一時的には，もしくは一面的には）何かしらの強化子（快の増加や不快の減少）が得られているためである，という発想に立脚する．また，④機能分析が対象とする問題行動は，観察可能な行動だけではなく，観察できない内的反応（例えば，抑うつ感や不安感などの気分・感情的反応，心拍数や発汗などの生理的反応，自責的思考などの認知的反応）も含まれる．

3 臨床的意義

機能分析の実施には以下のような臨床的な意義が期待できる．第一に，特定された維持変数を変化させることを通じて，結果的に問題行動を低減させることが可能になる．第二に，問題行動と置き換える形で，問題行動と機能的に等価な別のより適応的な行動に置き換えていくことを通じて，結果的に問題行動を低減させることができる．第三に，複数の問題行動がある場合，問題行動間の連鎖を把握することで，問題構造の全体や共通するテーマ（スキーマ）の理解に役立つ．このように，問題行動の（そのCLやCLを取り巻く環境下における）機能を把握することで，問題行動を低減および解消していくための重要なヒントを得ることができる．また，認知行動療法に必須となる（ミクロおよびマクロの）ケース・

フォーミュレーションにおいて，機能分析は中核となるアセスメント技法とされており，個々のCLへのオーダー（テイラー）メイドな見立てと介入の土台となる臨床技術とされている．

B．機能分析の実施手続き

機能分析の実施手続きを3つのステップに分け，各ステップの要点を述べる．

1 標的行動の決定

CLが抱える問題のうち，標的とする行動を選択する．先述の通り，標的行動は，観察可能な行動だけでなく，内的な行動（認知，生理，感情）も対象となりうる．CLが抱える問題のうち，標的とすべき行動が複数あると考えられた場合には，何を標的行動とするのかは臨床的に判断がなされる．その際の指標となるのは，① 行動が操作的に定義可能であり，具体的で，CLにもわかりやすいか，② 理論的に考えて，それらの行動が独立しているか，それとも関連しているか，③ それらの問題行動の生起に順序性がありそうか，④ その行動を標的とすることでCL自身や周囲の人からの協力が得られそうか，などがある．こうした点に考慮しながら，機能分析の対象とする問題行動を整理し，CLの主訴に則した形で当面の標的行動を決定する．

2 標的行動と環境との関連性のアセスメント

次に，標的行動とそれを取り巻く環境変数との関連性についての情報を収集し，その関連性をアセスメントする．その際に重要となるのが三項随伴性の分析である（図1）．三項随伴性の分析は，ABC分析ともよばれ，問題行動を引き起こす先行刺激（antecedent：A），刺激に対するCLの反応（標的となる問題行動）（behavior：B），その反応から引き起こされる後続刺激（結果）（consequence：C）の3要因に着目し，どういった先行刺激（A）と後続刺激（C）が特定の問題行動（B）を持続させているのかを明らかにしていく手法である．なお，先行刺激には，「内的な欲求や衝動」と「外的な手がかり」のどちらも含まれる．また，後続刺激は本人にとっての強化子に着目する．

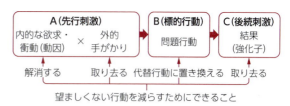

図1　機能分析での三項随伴性に基づく行動理解と介入のポイント

分析の際には，まず標的行動が生起する場面について情報を集め，① 標的行動（B）が生じやすくなるのは，どのような先行刺激（A）を経験したあとなのか，② 標的行動（B）が行われたあとにどのような後続刺激（C）が生じることで，その後標的行動が起こりやすくなっているのかを詳細に把握する．併せて，標的行動が生じないで済んでいる場面について着目し，① どのような先行刺激（A）があると標的行動（B）が生じにくくなるのか，② 標的行動（B）後にどのような後続刺激（C）があれば（もしくはないときには）その後の標的行動が減少するのかについても詳細に把握する．情報収集（アセスメント）には面接法だけでなく，観察法，準実験的な方法が用いられる．また，情報源はCLの主観に基づく発言内容だけでなく，より客観的な生理指標や行動指標とともに標準化された心理尺度なども適宜用いる．

3 標的行動が維持されているメカニズムの検討

三項随伴性の分析の結果，特定の先行刺激や特定の後続刺激がある際に標的行動の頻度が増加（または減少）することが明らかになれば，その行動のもつ機能について仮説を立てることができる．その仮説の妥当性は，① 可能であれば先行刺激や後続刺激を実際にコントロールし，その結果の違いをモニターする，② 影響の有無が想定される先行刺激や後続刺激についてのさらなる情報を収集し，CLのこれまでの反応の差異を確認する，などで評価できる．

C．機能分析の臨床応用例と留意点

最後に，自傷行為を標的とした機能分析の一例を紹介し，臨床応用時の留意点を述べる．なお，図1

の枠組みを適時参照しつつ読み進められたい．

　上述の実施手続きに従って，自傷を主訴とするCLに対し，心理師が自傷をしてしまう場面やきっかけを聴いたところ，「家族とのケンカ」が主な先行刺激（外的手がかり）となっていることがわかってきたとする．その際に留意すべきは，①1つの行動（自傷）が複数の機能を多次元的に有している場合があること，②先行刺激（内的欲求）と後続刺激を個別に把握するのではなく，両者の関連性を理解すること，である．例えば，ケンカが先行刺激となっている場合でも，①家族への強いイライラ感が生じているなかで，自傷により家族から痛みに注意がそらせて，イライラが低減できている，②ケンカに伴う過度な罪責感から免罪符が欲しいという内的欲求が強まっているなかで，自傷が免罪符となり，いくぶん罪を償った感覚が得られている，③アサーション・スキル不足のために自分のつらさを言葉で表現できずにいるなかで，自傷がそのつらさを伝える唯一の手段となっている，などの無数の機能仮説が想定しうる．また，こうした複数の機能が同時に存在することで，自傷が強固に維持されている場合もある．もし①であればイライラしない工夫や注意を逸らす別の行動の獲得が，②であれば過度な罪悪感を軽減するためのアプローチや別の免罪符の獲得が，③であればアサーション・スキルの獲得が，自傷低減に役立つ可能性がある．また，そもそもケンカが起こりにくい環境作りや工夫の模索も有益かもしれない．そのため，心理師は，自傷についての機能仮説を（配慮ある形で）CLに共有し，適時，評価・修正しながら，先行刺激および後続刺激への介入や調整をし，適切な代替行動の獲得を促すことが求められる．

〈林　潤一郎〉

ケース・フォーミュレーション

この項目で学ぶべきこと・理解すべきこと
- ケース・フォーミュレーションの進め方や診断との違いについて理解する
- ケース・フォーミュレーション作成の一連の流れを把握する
- ケース・フォーミュレーションの役割について理解し，状況に応じて認知行動療法を実践できるようになる

A．ケース・フォーミュレーションとは

1 定義

　「介入の対象となる問題の成り立ちを説明する仮説」と定義される．アセスメント情報を整理し，再構成することによって，問題が発展し，具体的な問題行動として発現し，維持されているプロセスに関する仮説として形成されたものがケース・フォーミュレーション（CF）である．通常は，患者，関係者，同僚などが理解しやすいように，問題の構成要素の関連性を簡略化して図として示す．ここでは，使用されることが多い認知行動療法（CBT）のCFを解説する[1]．

2 臨床過程におけるCFの活用

　次に示す①〜⑫の順でCFの生成と修正を進め，臨床的に活用する．

　①アセスメントによって問題に関連するデータを収集する．②得られたデータを分析し，介入のターゲットとなる具体的問題を同定する．③その問題を維持させている悪循環に関する仮説としてCFを生成する．④クライエント（患者や関係者）にCFを提示し，問題理解について説明（心理教育）する．⑤クライエントからCFに関する意見をもらい，CFを修正する．⑥CFの修正作業を通してクライエントとの間で問題理解を共有し，問題解決に向けての

協働関係を深める．⑦ 共有した CF を作業仮説として介入方針を定める．⑧ 介入方針をクライエントに説明（心理教育）し，合意を得る．⑨ 介入方針に関する合意を得る過程でクライエントの動機づけを高める．⑩ 介入した結果，効果が見られない場合には CF を修正する．⑪ 修正された CF に基づき介入方針を変更して介入を進める．⑫ 介入効果がみられたならば，CF に基づき再発防止のための留意点を確認し，終結とする．

3 診断との違い

診断は，DSM や ICD といった一般的診断分類基準に従って患者の病気を客観的(操作的)に判断し，分類する．それに対して CF は，病気を含む患者の問題が成立し，維持されているメカニズムに関する臨床的仮説である．CF では，病気という一般的分類ではなく，問題の個別状況に即して問題の成り立ちを探り，介入方針を定めるための作業仮説となることが目的である．

B．CBT のケース・フォーミュレーション

1 作成の手続き

まず介入の対象となる具体的問題を特定する．次にその問題を構成する要素の関連性を明らかにし，問題の維持メカニズムを把握する．

● 現在の問題の維持に関するミクロな CF

刺激-反応-結果の各要素の連鎖がどのように問題維持のメカニズムを構成しているか明らかにする．

刺激 問題が起こる「きっかけ」（刺激・場面）は何か．どのような「状況」や「対人関係」が契機となり問題は起こるのか．

反応 「認知」「感情」「行動」「生理」の各要素の反応がどのように問題を成り立たせているか．各要素はどのような反応をし，相互作用をしているか．

結果 結果として何が起こっているか．「生活への影響」「重要な他者の反応」「患者の対処の仕方」はどのようなことを引き起こしているか．

● 問題の成り立ちに関するマクロな CF

ミクロな CF が現在起こっている問題を維持させている悪循環についての仮説であるのに対して，マクロな CF は，問題がどのように発生し，発展して

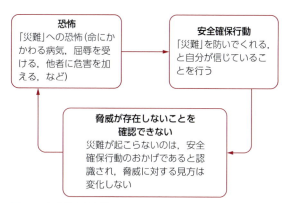

図1　安全確保行動
〔下山晴彦（監訳）：認知行動療法臨床ガイド．金剛出版，2012 より一部改変〕

現在に至ったのかという問題の成り立ちについての仮説である．

手続きとしては，問題の素因が何で，何を契機として問題が発生し，どのように発展して現在の事態に至ったのかを検討し，問題の成り立ちを明らかにする．

素因 遺伝，体質（例：発達障害），家族関係（例：虐待，親の離婚や不和）など．

発生要因 母子分離，病気（本人，家族など），所属の異動，勉学や仕事のつまずきなど．

発展要因 周囲の無理解，周囲との不和や対立（例：いじめ，孤立など），サポートの喪失，不適切な介入（専門家によるも含む）など．

2 CF 作成のための参照パターン

● 維持プロセスのパターンモデル

CF を作成するためには，認知，感情，行動，生理の反応の相互作用の結果が当初の問題にフィードバックされることで，問題を維持する悪循環を見いだすことが必要となる．研究によって，悪循環の維持プロセスのパターンが見いだされており，それらは CF 作成のガイドとして参照できる．

代表的な維持プロセスとしては，「安全確保行動」がある（図1）[2]．このほかにも「回避」「活動減少」「破滅的な誤解」「過剰警戒」「自己成就的予言」「遂行不安」「恐怖に対する恐怖」「完全主義」「短期報酬」がある．

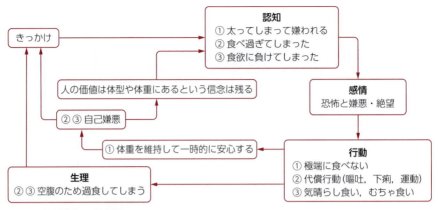

図2 摂食障害の悪循環
〔下山晴彦（監訳）：認知行動療法臨床ガイド．金剛出版，2012 より一部改変〕

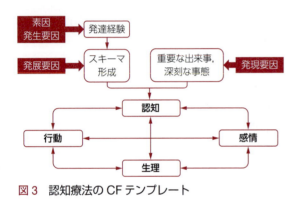

図3 認知療法のCFテンプレート

● 各障害特有の悪循環モデル

　各障害に特有の悪循環モデルを参照してCFを形成することができる．摂食障害の悪循環モデルを示す（図2）[2]．

● 認知療法のCFテンプレート

　認知療法系のCBTでは，認知モデルの構造に基づいてマクロなCFを形成するためのテンプレートが提案されている（図3）．発達初期の経験が患者の思い込み（コアビリーフ）や先入観（推論の誤り）といったスキーマの形成に影響を与え，そこに重要な出来事が起こることで不適切な自動思考（認知）が生じて，問題を維持・悪化させる感情，行動，生理反応の悪循環を起こすという枠組みである．

C．ケース・フォーミュレーションの役割

　CFは，患者には偶然生じた出来事のように思われていた問題を，その成り立ちと維持のプロセスを理解できることで，「意味あるもの」に変化させる．また，図式化して示して，問題を外在化することで，患者は問題の悪循環から一歩外に出ることができ，介入に向けての理論的根拠を得ることで，問題解決に向けての動機づけをもつことができる．問題の発展や維持に関する理論と患者の個人的体験を結びつけ，患者のおかれた具体的状況に即してCBTを実践していくことが可能となる[3]．

　なお，CBT以外の心理療法のCFやチームでCFを活用する方法については，文献4）で詳しく解説されている．

■ 引用文献

1) 下山晴彦（編訳）：認知行動療法ケース・フォーミュレーション．金剛出版，2006〔Bruch M, Bond FW：Beyond Diagnosis：Case Formulation Approaches in CBT. John Wiley & Sons, 1998〕
2) 下山晴彦（監訳）：認知行動療法臨床ガイド．金剛出版，2012〔Westbrook D, Kennerley H, Kirk J：An Introduction to Cognitive Behaviour Therapy：Skill and Application, Sage Publications, 2011〕
3) 下山晴彦：臨床心理アセスメント入門．金剛出版，2008
4) Johnstone L, Dallos R (eds)：Formulation in Psychology and Psychotherapy：Making Sense of People's Problems, 2nd edition. Routledge, 2014

（下山晴彦）

エビデンスベースド・アプローチ

> **この項目で学ぶべきこと・理解すべきこと**
> - 効果研究を実施・利用する際の留意点を知る
> - メタ分析を実施・利用する際の留意点を知る
> - エビデンスを当事者の視点から見てみる

エビデンスベースド・アプローチ（evidence-based approach）とは実証的なデータ（エビデンス）に基づいた臨床実践である．これは，実践と研究の双方において実証的なデータを重視する姿勢を指す．効果研究のみでなく，当事者の変化を客観的に評価しながら介入を行ったり，幅広い研究成果を参照しながら新しい方法を工夫することも含む[1]．

昨今，効果研究やメタ分析は広く行われている．そのため，エビデンスの量に加えて質が求められる．研究の種類に応じた国際的なガイドラインが相次いで発行されている．それらは，研究成果を公表する際はもちろんのこと，研究論文を参照するときに，研究の内容をどの程度信頼してよいかという判断にも役立つ．近年，それらに関する日本語の解説も相次いで刊行されている．以下の各項目でも対応するものを紹介する．

A. 効果研究

1 事例研究

臨床心理学，精神医学において，事例研究は予備的研究にとどまらない重要性をもつ．実践では，介入マニュアルから得られた知識と同時に，自分が経験した個々の事例の知識を活用している．事例研究は臨床家の認知過程に最も即した研究ともいえる．

一事例実験では，独立変数（介入）を系統的に操作して従属変数（症状）の変化を検討する．介入を行わずに観察だけを行うベースラインに続き，介入を行い，症状が変化するかどうかをみるABデザインが最も単純なものである．介入後に再び観察期間を設けるABAデザインもある．Bの期間に自然な変動とは考えられない（Aの期間にはみられないような）症状の低下がみられたら，介入の効果である可能性が高い．事例シリーズでは，事例Aに続いて，統制したい要因について値の異なる事例Bを提示するというように，要因を系統的に変化させる．例えば，介入を開始するまでの待機期間を統制条件としたうえで，その期間を変化させる多層ベースライン法によって（Aさんは2週間，Bさんは3週間など），症状の変化が介入によるものである（単なる時間経過ではない）という内的妥当性が高まる．

事例研究の報告の質に関して，Guidelines for clinical case reports in behavioral clinical psychologyやCAREガイドラインといったものが提唱されている．そこでは，介入と対象者の変化を時系列に沿って理解できる図表を用いることなどが重視されている．さらに，CAREガイドラインでは，考察に当事者からの視点を取り入れることも求めている[2]．

2 ランダム化比較試験

最も強力なエビデンスとされるのがランダム化比較試験（RCT）である．RCTでは，ランダムに対象者をある介入を行う群と対照群に割り付ける．介入法以外の条件は統制したうえで，ランダムな割り付けをすることで，特定の介入法を研究参加者自身が選択（希望した）ことに由来する動機づけの違いなどの影響が出にくくなる．例えば介入法Aは大学病院で，介入法Bは学生相談所で行うといった差異はなくす．これによって，効果の違いは介入法によるという確信（内的妥当性）が高まる．統制群は介入なし群とすることもあれば，従来からある他の介入法群とすることもある．

RCTは予定通りに進むとは限らない．統制群の人と介入群の人がこっそり情報交換をするかもしれない．このようなバイアスについても考察する必要がある．臨床試験報告に関する統合基準（CONSORT）

声明で重視されていることは，研究のデザインやなされた介入の実際を，介入群と統制群の違いが明確になるように時系列に沿った図表にすることや，有害事象も測定することなどである．また，各群に割り当てられる対照者数も事前に設定することが求められている[3]．RCT 論文を読むときに，これらの点を意識しながら読むことが，エビデンスを臨床に役立てることにつながるだろう．

B．メタ分析

メタ分析（meta-analysis）とは，ある介入に関する複数の効果研究について，介入群と統制群との差異を集計する方法である．個々の研究について，両群の症状などの平均値の差異を標準化して効果サイズ（effect size）を算出し，複数の研究結果を集約するのである．医学文献の検索エンジンである PubMed では，メタ分析論文のみを表示させることも可能である．

メタ分析は，現場の臨床家がエビデンスを探すときに最初に検索するものといえる．多数の研究を集約しているという強みがある．一方，その内容がどの程度信頼できるものかはやはり精査の必要がある．メタ分析論文の質を高めるために，PRISMA（preferred reporting items for systematic reviews and meta-analysis）声明や AMSTAR（assessment of multiple systematic reviews）ガイドラインというものが提唱されている．まず，レビューの対象となる研究（一次研究）を包括的に検索する必要がある．MEDLINE（PubMed），CENTRAL（Cochrane central resister of controlled trials），PsycINFO などは頻繁に用いられるものである．どのような検索語を用いるかも重要である．次に，検索された一次研究が，どの程度バイアスを受けているおそれがあるかの評価も重要になる[4]．

メタ分析の便利な点は，多くの研究の知見が 1 つの数値で表現できることである．しかし，一般に代表値をみるときは，分散などの分布の情報（個々の事例が平均値からどの程度ずれているか）も加味する必要がある．これは，メタ分析でも同じで，メタ分析に含まれた一次研究における効果量にはばらつきがある．集計された効果量を中心としたときに，一次研究の効果量が値の大きいほうに偏っている場合は報告バイアスの可能性がある．報告バイアスは古くは「引き出し問題」とよばれ，期待通りの研究結果が出たときは論文として報告し，効果がないあるいは小さいときは公表を控えるという傾向のことである．また，どのような研究で効果量が大きいかを分析することで，どのような対象者や実践場面で介入効果がより期待できるのか，といった情報が得られることもある．

C．当事者にとってのエビデンス

歴史上には，適切な RCT がなされなかったため，多くの命が失われた悲劇があった．エビデンスが当事者の益になることは間違いない．では，当事者は RCT への参加に積極的だろうか．他の人が RCT に参加してくれた恩恵を受けるだけの「ただ乗り」は許されないものであり，介入を求める人は効果研究に参加する義務がある，という意見もある．一方，効果研究に参加した人のほうが，参加を拒否した人よりも死亡率が低いということも知られている．

また，RCT では統制群が必要である．介入を求める人に研究のために介入をしないことは，倫理的にためらわれる．しかし，現実には予約が一杯で，開始まで待ってもらうことが必要な場合も多い．この期間を「介入なし」条件と見なすことはしばしば行われる（待機リスト群）．

当事者に対しては，わかりやすくエビデンスを説明する必要がある．「症状尺度得点の有意な減少がみられた」というよりも，「56％の人が診断に当てはまらなくなった」といった説明のほうがよい．また，批判的思考のスキルが優れた人は，エビデンスのある介入を選ぶ傾向があることも知られている．

■ 引用文献

1) 杉浦義典：臨床心理学研究法．藤永 保（監修），内田伸子，繁桝算男，杉山憲司（責任編集）：最新心理学事典．pp739-741，平凡社，2013
2) 谷 晋二：症例研究の必須事項．行動療法研究 41：13-18，2015
3) 奥村泰之：非薬物療法の介入研究の必須事項．行動療法研究 40：155-165，2014
4) 国里愛彦：系統的展望とメタアナリシスの必須事項．行動療法研究 41：3-12，2015

（杉浦義典）

報告書の作成

この項目で学ぶべきこと・理解すべきこと
- 報告書の機能を把握し，作成の基本的事項を理解する
- ケース・フォーミュレーションのための報告書の構成を知る
- 依頼に応じた報告書を作成できるようになる

A．報告書作成における基本的事項

心理検査や心理療法の結果を的確に表現し，依頼者の要請に応えることは，被検者の利得のために大変重要である．しかし，書き方によっては，被検者にレッテルを貼ることにもなりかねない．被検者や依頼者にとって有益なものとするにはさまざまな点に留意する必要がある．

1 報告書の機能

報告書の機能は，依頼者からの質問に答えることにある．そのためにはまず，尋ねられている質問を正しく捉える必要がある．

そして，その内容は，報告者が事例を系統立てて述べる（ケース・フォーミュレーション）ための自分なりの理論に則っており，一定の様式に従ってわかりやすく記されていることが望まれる．

2 報告書作成の基本姿勢

報告書の所見は，有している情報を的確に踏まえ，理論に根づいた独立したものであることが望ましい．心理検査という切り口を用いることで初めて把握される情報もある．これは患者理解の重要な資料となり得る．報告書の基礎となる主題を見つけたうえで，部分的な情報をも統合的に扱えるとよい．

鑑別診断が要求されており，それが可能と思われるときには，その所見をまとめる．ただし，用語の意味合いを，報告書の作成者と読み手が共通に理解している必要がある．

3 紹介状の書き方

紹介状作成の要点は，報告書と同様である．相手に紹介・依頼事由が伝わるよう明確に記す必要がある．そのうえで，事例の見立てや治療経過，使用薬剤などの必要な医療情報について簡潔明瞭に記す．

B．報告書の構成：ケース・フォーミュレーションのために

報告書の構成としては，年齢に準拠した型，項目に準拠した型，また2つの型の折衷の3つが挙げられる[1]．

年齢に準拠した様式は，時間軸で生じた出来事を羅列するため膨大な資料を要し，また重要/些細なこと，一度限りのこと/習慣や性格から生じたことの区別がつきづらく，現実的ではない．したがって臨床場面では下記の2つの様式が一般的である．

1 項目に準拠した様式

項目に準拠した様式は，報告書として最もよく用いられる．一般に，心理検査の報告書には下記のような項目が含まれる．
- 検査中の行動
- 知的側面
- 情緒的側面
- 葛藤や攻撃性のあり方
- 対人関係における感受性，反応の仕方
- 適応および不適応機制
- 本人の価値観や自己像
- 診断的指標
- 予測的意味

特に心理検査から得られる情報は，各検査の人格理論によって，さまざまな形にまとめることができる．ただし，得られた情報を統合的に扱うことができないと，まとまりに欠いた報告書となるおそれがある．

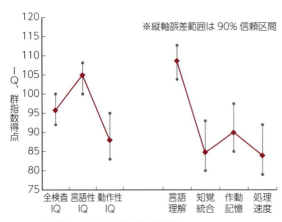

図1 WAIS-Ⅲ IQ と群指数の得点
検査の機密性を守るため，被検者やその家族への開示は控える．

2 年齢と項目を併用した様式

年齢と項目を併用した型は，項目によるアプローチを行いつつ，そこに時間軸も組み合わせたものである．Huber JT は，時間軸を，現在，過去，未来の順とした次のような様式を提案している[1]．

機能 対象者の現在の外的行動，知的機能，素質と他の要因との関連性

力動性 現在の行動様式での志向性，考えや感情，葛藤や不安

発達 現在の事態が生じた経緯，重要な人物からの圧力や指示，防衛・症状・適応などの学習の経緯

予後 その生活を変えうる圧力・指示・潜在力，危険な行動を生じさせる要因，効率的に機能するのに必要なもの，障害の程度や性質，心理療法の必要性，他の治療法

C. 報告書の一般様式

報告書の一般的な様式について，下記2例を示す．

1 心理検査結果の報告書

心理検査結果の報告書は，一般的には被検者情報，依頼事由などの基本情報を記したうえで，観察事項や検査結果および所見を記す．観察事項には，被検者に特徴的な行動や外見，また検査者の印象も含まれる．検査結果および所見には，B．で述べた内容が含まれる．要約は，複数の検査を実施した場合に特に重要となる．

● 例1：心理検査結果報告書

被検者氏名 ○○．23歳（○○年○月○日生），女性．

検査日 XX年X月X日

検査者 ○△

検査依頼者（機関） 精神科医師

検査依頼理由 発達障害の鑑別診断補助のため（職場で指示通りに業務を遂行できず，上司の促しにて来院）

検査内容 Wechsler 式知能検査（成人版）（WAIS-Ⅲ）

生活歴 4年生大学卒業後，XX年X-6月 地元の中小企業に就職（一般事務職）

観察事項 検査に対しては終始協力的な態度で臨まれた．回答後に検査者の表情や反応をうかがうことが多かったが，一方で，時折窓の外を眺め，注意がそれる様子も見受けられた．

検査結果および所見 検査の結果，全検査IQは96（90%信頼区間92〜100，パーセンタイル順位39），知能水準は平均レベルであった（図1）．言語性IQは105（90%信頼区間100〜109，パーセンタイル順位63），動作性IQは88（90%信頼区間83〜95，パーセンタイル順位21）であった．群指標は，言語理解（VC）109（90%信頼区間103〜114，パーセンタイル順位73），知覚統合（PO）85（90%信頼区間80〜93，パーセンタイル順位16），作動記憶（WM）90（90%信頼区間85〜97，パーセンタイル順位25），処理速度（PS）84（90%信頼区間79〜92，パーセンタイル順位14）であり，言語理解と作動記憶は平均的なレベルにあるが，知覚統合，処理速度は平均よりもやや劣っていた．群指数間の差をみると，言語理解と比べて，その他すべての群指標は有意に低いことが示された．この結果から，言語による理解や表現は得意とするが，視覚的な情報は重要性を整理できず，全体を見渡す前に気になった部分に注意を向ける傾向がうかがえる．

下位検査をみていくと，言語性尺度では，「単語」「理解」の得点が高い（図2）．このことから，語彙数が豊富であり，知識や経験を用いて状況を想像しながら常識的な判断や対応を行う能力が優れていることが推察される．

動作性尺度は全般的に低いが,「絵画配列」の得点が高めであったことは,視覚的な情報であっても,そこに意味を見いだせると,言語情報と同様に常識的判断ができるものと思われる.

「絵画配列」以外の動作性尺度の得点の低さからは,先述したように,提示された視覚刺激に対して選択的注意を向けることの不得意さがうかがえる.言語性尺度の「算数」の得点の低さも,記号的な情報に対して見通しを立てて思考する能力の不足を示唆しており,ここでも注意力の問題が指摘される.

ただ,課題に取り組む姿勢を検討すると,誤答より処理速度の遅延が低得点につながっているようであり,「符号」では確認を繰り返しながら書く様子から,こうした情報処理の不得手を自覚しての不安感が関与しているとも思われた.

このように,本所見は,注意欠如・多動症にみられるような注意の転導性が目立っていた.

対応としては,重要性を整理できない視覚情報は言語化したり,意味づけしたりすることで覚えることが望ましい.また,周囲がAさんに指示する際は,最も重要な点を伝えたうえで,1つずつ順を追って説明するなどの工夫が必要である.こうした取り組みによって不安が軽減されれば,有している能力の発揮につながるとも思われる.

要約 動作性IQが言語性IQに比して有意に低値であり,注意欠如・多動症にみられるような所見であった.

2 診療録の書き方

診療記録は,患者の視点で問題に目を向け,それに基づいた医療を行うという考え方(POS)に基づき,問題志向型診療記録(POMR)を用いるのが一般的である.日々の診療録は,下記の通りSOAP形式で書かれる(p.13).

S Subjective Data:患者の会話内容などの主観的情報
O Objective Data:精神症状や行動などの客観的情報
A Assessment:生じている問題に関する治療者の分析,評価,見立て
P Plan:Aに関する治療計画

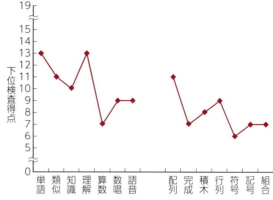

図2 WAIS-Ⅲ下位検査得点
検査の機密性を守るため,被検者やその家族への開示は控える.

特に電子カルテの場合,職種も立場も異なる不特定多数が閲覧する可能性があることを念頭におく必要がある.

●例2:診療録
S とにかく夜眠れない.一度眠ったと思っても,1~2時間で目覚めてしまう.
＜不眠の要因と思われること＞この入院環境自体がだめ.自分の病気はよくなるのかと考え込んでしまう.
＜日中は＞人の出入りも多いので気が紛れる.考え込むことはないが,昼間休もうとしても眠れない.
＜向精神薬服用に関して＞今まで飲んだことはないが,眠れないのはつらいので試してみたい.
＜医師と相談する＞ぜひお願いしたい.
O ・経緯:○○年○月○日 大腸がんに対する精査加療目的に入院.○月○日 不眠への対処に関して精神科に依頼あり.
・背景情報:(既往歴,家族歴など.紙面の都合上省略)
・スタッフからの情報:遠慮がちな方であり,これまで不眠の訴えは聞かれず,巡視時は入眠している様子であった.時折思いつめた表情をしていることがある.
・向精神薬:処方なし
・訪室時の様子:臥床していたが,ベッド上端坐位となる.笑顔を見せることもあるが,どことなく張りつめた表情で訥々と語る.

A 不眠の要因として，病状に対する不安が関与していると思われる．現在の入院環境が不安を増幅させている可能性もある．
P 本人も希望しており，向精神薬の調整が必要．精神科医に相談．また，今後定期的な訪室（週2回）により，精神症状評価と心理的支援を継続する．

D．表現に関する注意事項

報告書の内容は読む人に明確に伝えられねばならない．そのためには，冗長性を避け，簡潔な表現が望まれる．「かもしれない」「と思われる」といった推定の表現，「ある程度」「かなり」などの修飾語，「よい」「十分な」などの価値判断を含む表現は，それが不可欠なものか，また読み手にとって明確であるかを吟味する．専門用語は，報告者のいわんとする意味合い通りに読み手に伝達されるときに限って使用する．そして文体の構成にあたっては，余計な細工はせず，整然とさせることを心がける．

■ 引用文献
1) ヒューバー JT：事例を系統的に記述する方法．ヒューバー JT（著），上芝功博（訳）：改訂 心理学と精神医学の分野での報告書の書き方，pp25-39，悠書館，2009

（冨岡 直）

第12章

心理アセスメントの技法

初回面接

この項目で学ぶべきこと・理解すべきこと
- 初回面接の役割と構造を理解する
- 初回面接の手続きを把握する
- 初回面接に必要な知識と技術を理解する

A. 初回面接の理解

1 初回面接とは

初回面接は，本人やその関係者から得られた情報を系統的に収集，分析し，見立てや今後の治療ならびに援助方針を定めるための初期の作業を指す[1]．

2 初回面接の構造

初回面接は，臨床過程の前提として位置づけられる[2]．そのため，本人との信頼関係の形成と，見立てに必要な基本情報の収集を循環し進めながら，今後の問題解決に向けた本人またはその関係者との協働関係構築を図ることが重要である．

ラポール形成とアセスメントを両立させ，見立てや今後の方針を伝え，問題解決に向けた協働関係の構築を図ることが初回面接の基本的な構造である．

アセスメントのための参照枠として，各心理学理論，異常心理学，神経生物学的理論の知識は必須である．これら多元的な情報に基づき，システム全体との関連を併せた総合的な見立てをもつ視点と技術が求められる[2]．

3 精神科領域で求められる初回面接

精神科領域における初回面接（初診または予診）では，鑑別診断とその後の治療指針に向けた情報として「生物-心理-社会モデル」の適用が必須となる[3]（p.175）．以下，各評価の内容を示す．

- 生物学面の評価：意識レベル，外因・内因・心因，認知機能，家族歴（遺伝負因），行動化の予測．
- 心理学面の評価：気分，不安感の程度，生育・生活上のトラウマ的出来事，喪失体験など．
- 社会学面の評価：予後予測に基づく経済状況，サポート資源の適用，社会機能レベル，キーパーソン．

B. 初回面接の手続き

1 初回面接前の情報

相談票 事前に記入した相談票から得られる情報と，これから予測できることを整理し，記入者が誰か，についても留意する．外見は，どのような状態かをある程度予測することに役立つ．文字のまとまりは，必ずしも知的レベルを反映するとは限らないが，状態像を把握する際の情報となる[4]．

待合室での様子 待合室での様子は，重要な情報となる．可能ならば治療者が待合室まで行き，直接声をかけ迎えるのが望ましい．待合室のどこでどうしていたか，付き添い者と一緒にいるか，別々か，面接室に入る様子も十分に観察しておく[4]．

2 ラポール形成

初めになされるべきは，患者またはその関係者の緊張を和らげることである[5]．

関係者がいる場合，まずは患者本人を先によび聞く（患者の年齢によっては，同席で始め，その後に

構造を分ける場合もある)．家族や関係者から先に情報を収集すると，患者は疑心暗鬼となり，その後の治療に向けた協働関係を構築する障害となる可能性もあるので注意する[4]．

次に，これから始まる面接の所要時間，内容を伝える．主訴を含め初回までに得ている情報にはっきりと触れることが重要である．あいまいに触れると患者は疑念が膨らむ．事実と向き合いつつ支持的である，という関係のモデルを示すことが望まれる[5]．

3 面接の始まりの段階

支持的，共感的態度を保ちながら，まず自由回答式で主訴，来談理由を簡潔に語ってもらう．意図せず来談した場合であっても，来談をねぎらい，自発的な語りを促すことで，精神状態，性格や発達特性の情報を入手できる．語られる症状から，思考困難（認知障害），気分障害，不安障害，物質乱用，身体的訴え，社会およびパーソナリティの問題の各領域に分類できる．重複する症状も鑑み，ここでは領域の見当をつけて，次の現病歴聴取で，その領域の症状を尋ね，診断や評価を見いだしていく[5]．

4 面接の中間の段階

ここでは，特に重要な情報に時間を割くよう，面接を統制し，現病歴と生育歴を中心に聴取する．

現病歴聴取 現在の様子・症状の描写，身体機能，対人関係との関連，症状の開始時期と期間，ストレッサー，現在の他の医療機関の受診状況，以前の相談歴の有無，その内容と様子を聴取し，B. 3 で確認した領域を徹底的に探る[5]．

生育歴聴取 各発達段階の全般的健康と気質や問題，子どもや思春期・青年期の患者は保護者からも聴取する．成人期の患者は，教育歴，職歴，対人関係，病前性格，結婚歴，違法行為歴，過去の医療歴，身体化症状，家族歴と遺伝負因，患者の対人関係への認知や態度についても聴取する．家族歴の聴取では，特に死亡者の死因に留意し，とりわけ自殺には注意する．これは負因となる可能性が高い[4]．

聴取する際は，感情表出，応答の仕方にも注目し，これまでの対処方略にも検討を加える．対処方略について探ることは，今後の援助方針を立てていくうえで，重要な手がかりとなる．

上述以外の情報源に，声の調子などの付随的で無自覚な態度，治療者に刺激され表出した反応がある．治療者は一方的に質問するのみならず，情報を要約，明確化し，必要に応じて直面化させていく．その際の患者の応答も重要なアセスメント資料となる[5]．

さらに，他機関に援助要請すべき点の有無，緊急性の程度，心理療法の適用可能性も評価する．

5 面接の終わりの段階

ここでは，得られた情報に基づく見立てを伝え，問題に取り組む協働関係を確かなものとすることが目標となる[2]．

患者またはその関係者は，ここまで治療者とともに過ごし，治療者にかなりの希望と信頼を寄せるようになり，何らかの情報が得られると期待している．よって初回面接の最後では，問題や症状に関する見立てや方針を伝えることが必要である[5]．そのため，ある種の達成感と希望をもてるように努める．見立てを伝える際はわかりやすい言葉で，明確な点（問題の概要），推測の点（心理学的にみてどのように問題が生じうるか），わからない点に絞る[5]．できるだけ十分かつ明瞭に，治療者の把握した問題や状況，それに対する可能な選択肢，そのなかでも望ましい方法を伝え，今後の援助的かかわりに関する予定を患者またはその関係者と協働で立てていく．

リファーが必要な事例ではその旨を提案として伝え，リファー先をいくつかの選択肢として示す[5]．

C. 初回面接の達成に向けて

B. 1～4 が達成され初めて，問題解決に向けた協働関係が構築される．協働関係の構築は，その後の治療が患者の利益にとって資するものとなる．

以上のように初回面接とは，単に情報を収集するだけではなく，得られた情報を処理し，結果報告までの心理的アセスメントの主要過程を含む作業である．同時に，その後の介入過程に向けての協働関係を構築するための重要な役割を担う．

D. 予診における診断面接のプロセス

医療領域では，心理師が予診を行い，診断に必要

な情報収集をすることがある．そこで，最後に一般的な診断面接のプロセスをまとめておく．① 診察者の自己紹介と面接目的の説明→② 主訴の傾聴と症状の確認→③ 症状の発展経過（現症歴）と精神疾患既往歴の聴取→④ 自傷他害等のリスク評価→⑤ 現症歴で見落としている可能性のある症状の系統的検討（抑うつと気分変動/精神病/不安/強迫/心的外傷/解離/身体への懸念/食行動/睡眠/嗜癖/パーソナリティ/排泄）→⑥ 既往歴・アレルギー・家族歴・発達歴・社会歴の聴取→⑦ 精神状態の診察（外見/行動/気分/感情/思考の過程と内容/認知と知的能力）→⑧ 患者からの追加情報と質問→⑨ 面接への協力についての感謝を患者へ伝達，今後の手続きについての説明[5]．

■ 引用文献
1) 下山晴彦：臨床心理アセスメント入門―臨床心理学は問題をどのように把握するのか．金剛出版，2008
2) モリソン J（原著），高橋祥友（監訳），高橋晶，他（訳）：精神科初回面接．医学書院，2015
3) 笠井清登：精神科医師からみて．津川律子，橘 玲子（編著）：臨床心理士をめざす大学院生のための精神科実習ガイド．pp192-193，誠心書房，2009
4) 宮内 勝：精神療法・生活療法の視点から．宮内 勝：分裂病と個人面接―生活臨床の新しい展開．pp58-60，金剛出版，1996
5) 髙橋三郎（監訳），染矢俊幸，北村秀明（訳）：DSM-5 診断面接ポケットマニュアル．医学書院，2015

（日下華奈子）

行動観察

この項目で学ぶべきこと・理解すべきこと
- 行動観察の 2 つの意味と目的を理解し，観察の視点を養う
- 行動観察の留意点を理解し適切に実施できる

A．行動観察とは

行動観察は，広義に行動アセスメントを意味し，精神病理，発達障害，コミュニケーション，対人関係，身体発達の側面など，多面的なクライエントの理解につながる．また狭義には，応用行動分析学に基づく行動分析を意味し，これにより，クライエントの問題行動の形成機序を明確にしていくことができる．

B．行動アセスメント

1 面接場面における「質的」行動観察

面接場面では，クライエントが言葉で話す内容より，表情，口調，態度などの非言語情報に，より強く精神状態や行動特徴が表出されていることがある．行動観察によって，クライエントの真意をくみ取ったり，見立てに有用な情報を得ることができる．表情，姿勢，話し方，理解力や注意力，気分，見当識，自我意識などを観察する．

2 心理検査場面における「質的」行動観察

心理検査場面は高度に構造化されており，質的行動観察の好機であるが，ともすれば漠然と観察したり，観察者の経験や主観に依存することになる．検査の内容や目的に応じて，あらかじめ観察するべき行動や評価の基準などを設定しておくと，より対象の行動特性を把握できることにつながる．知能検査場面での質的行動観察の視点は p.194 参照．

3 心理検査場面における「定量的」行動観察

観察により行動を定量的に評価する心理検査はわずかだが，自閉症状を行動観察する尺度に自閉症診断観察検査第 2 版（ADOS-2）がある[1]．主な評価対象である対人コミュニケーション行動を最大限に引き出すために，あらかじめ決められた検査用具や質問項目を用いて半構造化面接を行う．検査全体を通して，被検者の対人コミュニケーション行動のさまざまな側面を観察できる点が強みである．

4 行動観察の留意点：定型発達の理解

行動観察に基づき，クライエントの行動をアセスメントする際，あらかじめ定型発達の子どもや大人の典型的な行動を十分に理解しておくことが重要である．定型発達児者の年齢相応の行動を知ることなしに，クライエントが見せた行動が標準の範囲内なのか，あるいは逸脱しているのかの判断はできない．臨床家は，定型発達の発達プロセスに対する十分な知識と経験が必要不可欠である．

C．行動分析

応用行動分析学では，三項随伴性〔先行条件（antecedent）-行動（behavior）-結果（consequence）〕に基づいて行動の分析を行う．行動を前後の事象と関連づけて検討することにより，行動の機能を明らかにできる点がメリットである．ある子どもが「嘘をつく」という事象があった場合，その前の先行条件と結果を観察し分析することで，例えば「回避」という機能があることをあぶり出すことができる．行動の機能を明らかにすることで，問題となっている行動や本人が困っている行動を軽減させるための具体的な対策が立てられるのである．

■ 引用文献
1) 黒田美保，稲田尚子（監修・監訳）：ADOS-2 日本語版．金子書房，2015〔Lord C, Rutter M, DiLavore PC, et al：Autism Diagnostic Observation Schedule-Second Edition（ADOS-2）. Western Psychological Service, 2013〕

（稲田尚子）

心理評定尺度

この項目で学ぶべきこと・理解すべきこと
- 心理評定尺度とは何か，どのような目的で使用されるのかを理解する
- 臨床でよく使用される尺度や，性格や全体的な精神健康度を測る尺度について，主なものを理解する

A．心理評定尺度とは

心理評定尺度は個人の心理的特徴を把握する目的で使用される．例えば「全くない」から「よくある」など何段階かの尺度で質問項目に回答することで，回答者の思考や行動などがどの程度項目内容に当てはまるか把握できる．臨床では，例えば問題症状の程度を測定する尺度に患者が事前に，または面接時に回答することで，アセスメントに有用な情報が得られる．心理学的研究では例えば，プリポスト・デザイン，統制群法実験，ABABデザインなど，介入の効果検証に心理評定尺度が用いられる．

心理評定尺度は個人でも集団でも実施可能で，客観的なデータを短時間で得られる．その一方で，回答者の意識可能な主観に依存するため，虚偽や社会的望ましさの影響を考慮する必要がある．尺度のみでなく他の検査や行動観察などのデータと組み合わせて患者の全体を理解する視点が大切である．また，測定する概念が明確であること，信頼性および妥当性が満たされていることが求められる．

以下に紹介する尺度のうち，＊印がついたものは80点，＊＊は280点，＊＊＊は450点の保険点数が診療報酬として定められている（2016年4月1日現在）．

B．臨床現場で使用される尺度（表1）

1 抑うつ

Zungうつ性自己評価尺度（SDS）＊，うつ病（抑うつ状態）自己評価尺度（CES-D）＊，Hamiltonうつ病評価尺度（HDRS）＊などがよく使用される．Beckうつ病自己評価尺度（BDI）は21の主要な抑うつ症状の項目で構成され，気分と認知に焦点が当てられている．

簡易抑うつ症状尺度（QIDS-J）は睡眠，食欲/体

重，精神運動状態などの16項目でうつ病のスクリーニングと重症度を評価できる．PHQ-9は，PHQからうつ病に関する9項目を抽出して作成されたものである．

K6やK10は質問数が少ない簡便な尺度であり，うつ病や不安障害のスクリーニングに使用される．

2 不安

MAS不安尺度（MAS）*はMinnesota多面人格目録（MMPI）**から顕在性不安に関する項目を抜き出したものである．状態-特性不安検査（STAI）*は，状態不安と特性不安の各20項目で構成される．不安測定検査（CAS）*は5因子の40項目によって不安傾向を測定し，因子別のプロフィールを描く．

Liebowitz社交不安尺度日本語版（LSAS-J）*は社交不安障害によくみられる行為や社交状況を把握するもので，各項目の評価は「恐怖感/不安感」と「回避」に分かれている．

対人不安尺度では，FNEやその短縮版がよく使用される．対人不安傾向尺度[1)]は，対人場面を予測するだけでも不安が生起することに注目した児童用尺度である．状況別対人不安尺度は，対人不安を生起させる5つの状況別に不安を測定するものである．

3 強迫性障害（OCD）

Yale-Brown強迫観念・強迫行為尺度（Y-BOCS）が強迫性障害のアセスメントに最もよく使用される．性や薬物の項目を含むため，子どもにはCY-BOCSが使用される．まず症状リストから該当する症状を特定し，次に強迫観念と強迫行為についてそれぞれ，かかる時間，社会的障害，苦痛，抵抗，制御の程度を問う質問に5段階で回答する．

Maudsley強迫尺度（MOCI）邦訳版*は，「確認」「清潔」などを問う30項目から構成された自記式質問紙である．

4 自閉症スペクトラム障害

自閉症診断面接改訂版（ADI-R）や，小児自閉症評価尺度（CARS）がある．高機能自閉症に関するスクリーニング質問紙（ASSQ）は高機能自閉症も対象とした尺度である．自閉症スペクトラム指数（AQ）日本語版*は，成人の自閉症傾向の個人差も測定できる．

5 ADHD

子どものアセスメントを対象としたConners 3は，保護者用，教師用，本人用の3種類があり包括的な評価が可能である．成人用としては，Wender-Utah評価尺度（WURS）*やASRS-v1.1のほか，小児期と成人期両方における症状でADHDを診断するCAADID，自己記入式項目と観察者評価式項目からなるCAARSがある．

表1 主要な心理評定尺度

症状	代表的な尺度
抑うつ	SDS*, CES-D*, HDRS*, BDI, QIDS-J, PHQ-9, K6, K10, IDD, MADRS-S, SRQ-D, GDS
不安	MAS*, STAI*, CAS*, LSAS-J*, FNE, 対人不安傾向尺度，状況別対人不安尺度，HAS, SAS, PSWQ, WDQ
パニック障害	PDSS
強迫性障害	Y-BOCS, CY-BOCS, MOCI邦訳版*
自閉症スペクトラム障害	ADI-R, CARS, ASSQ, AQ日本語版*, PARS-TR***
ADHD	Conners 3, WURS*, ASRS-v1.1, CAADID, CAARS
PTSD	CAPS***, IES-R*, PDS*, PTSS-10, PCL
性・ジェンダー	UGDS, ジェンダー・アイデンティティ尺度
反芻傾向	ARS, UGRS, PBRS, ネガティブな反すう尺度
性格傾向	NEO-PI-R, NEO-FFI, MPI*, EPQ-R, EPP, Y-G（矢田部ギルフォード）性格検査*, パーソナリティインベントリー*, MMPI**, TPI**, PILテスト**, TEG-Ⅱ東大式エゴグラム*, 新版TEG*
全体的な精神健康度	WHO-5, WHO QOL26*, 精神的健康調査票（GHQ）*, 職業性ストレス簡易調査票，CMI健康調査票*, POMS*

6 PTSD

PTSD臨床診断面接尺度（CAPS）***は構造化面接尺度であり，トレーニングを受けた専門家によって実施される．出来事インパクト尺度改訂版（IES-R）*は，PTSD関連症状を測定する22項目で構成される自記式質問紙である．外傷後ストレス診断面接尺度（PDS）*は成人用の自己報告式の尺度である．PTSS-10は，災害後のストレス症状を10項目で簡便に評価できる．

7 性・ジェンダー

性別違和尺度（UGDS）は，オランダで作成され世界各国で使用されている自己記入式の尺度である．FTM（female-to-males）用とMTF（male-to-females）用があり，それぞれ異なる12項目で構成される．ジェンダー・アイデンティティ尺度[2]は，自己の性別のありようを抽象的に問い，身体的性別と性自認が異なっていても同性愛指向があっても測定可能である．

8 反芻傾向

怒り反芻尺度（ARS）は，過去の怒りについて，その原因と結果を繰り返し考える傾向を測定する．苦悩（grief）に特化した反芻を測定するものに苦悩に特化した反芻尺度（UGRS）がある．PBRSは，抑うつ的な反芻に関するポジティブな信念を測定する尺度である．ネガティブな反芻尺度[3]はネガティブな反芻のみに焦点を当てており，ネガティブな事象を思い起こさせる手続きが含まれている．

C. 性格や全体的な精神健康度の尺度（表1）

1 性格傾向

NEO-PI-R人格検査はBIG FIVEの5次元に基づき，神経症傾向，外向性，開放性，調和性，誠実性を240項目で測定する．その短縮版のNEO-FFI人格検査は各因子12項目で構成される．Eysenckの理論に基づくMaudsley性格検査（MPI）*は，神経症傾向と外向性-内向性の2軸に基づいており，のちにEysenck性格検査改訂版（EPQ-R）やEPPが開発された．Y-G（矢田部ギルフォード）性格検査*は特性論に基づくが，結果のプロフィールは5類型によって表される．パーソナリティインベントリー*は5つの類型論に基づくものである．

MMPI**はミネソタ大学で開発され，オリジナルは566項目，日本版は550項目で構成される．東京大学で開発されたTPI**は500の質問項目で構成され，回答者の性格特性，状態，環境などを多面的に把握できる．PILテスト**は人生の目的や生きがいについて問う内容である．そのほか，東大式エゴグラム（TEG）-Ⅱ*や新版TEG*も性格傾向の把握によく使用される．

2 全体的な精神健康度を測定する尺度

WHO-5は最近2週間の気分状態を問う5つの質問項目で構成される．さまざまな言語に翻訳されており，国際比較研究での使用に便利である．WHO QOL26*は主観的なQOLを26項目で測定する．GHQ精神的健康調査票*は主に神経症のスクリーニングに使用されることが多く，60問の調査票のほかに，30問，28問，12問の短縮版がある．

職業性ストレス簡易調査票は職場のストレスチェックに適した57項目の尺度で，ストレス要因，ストレス反応，修飾要因の3つで構成されている．CMI健康調査票*は心身両面の自覚症状を問うものであり，男性用は211項目，女性用は213項目で構成される．感情プロフィール検査（POMS）*は65の質問項目で，緊張，抑うつ，怒り，活気，疲労，混乱の6因子を測定するものである．

■ 引用文献

1) 松尾直博, 新井邦二郎：児童の対人不安傾向と公的自己意識, 対人的自己効力感との関係. 教育心理学研究 46：21-30, 1998
2) 佐々木掌子, 尾崎幸謙：ジェンダー・アイデンティティ尺度の作成. パーソナリティ研究 15：251-265, 2007
3) 伊藤 拓, 上里一郎：ネガティブな反すう尺度の作成およびうつ状態との関連性の検討. カウンセリング研究 34：31-42, 2001

（中野美奈）

知能検査

この項目で学ぶべきこと・理解すべきこと
- 代表的な知能検査の概要を理解し，適切に検査を選択し，使用できるようになる
- 実施や解釈上の留意点を理解する
- 検査中の行動観察の視点，および回答の質的分析に注目する視点を養う

A．知能検査とは

知能検査は，スクリーニング目的の集団実施用と精密検査目的の個別実施用に大きく分かれるが，本項では，精神医療，臨床心理の現場で用いることの多い後者を取り扱う．

1 Wechsler 式知能検査とは

Wechsler 式知能検査は，米国の Wechsler によって開発された最も代表的な個別知能検査である．現在日本では，WISC-Ⅳ（5歳0か月～16歳11か月）[1]とWAIS-Ⅲ（16～89歳）[2]が用いられ，低年齢用のWPPSI-Ⅲ（2歳6か月～7歳3か月）は標準化作業中である．WISC-Ⅳは15種類，WAIS-Ⅲは14種類の下位検査から構成されている．所要時間は60～95分である．

結果は，各下位検査について評価点が算出され，これらをまとめて合成得点を算出する．WISC-Ⅳは，全検査IQ，言語理解，知覚推理，ワーキングメモリ，処理速度の5つ，WAIS-Ⅲでは全検査IQ，言語性IQ，動作性IQ，言語理解，知覚統合，作動記憶，処理速度の7つである．全検査IQは，全体的知的発達水準を示す．言語理解は，結晶性能力の水準を示す．日常生活や教育を通して身につく部分が大きい．知覚推理/知覚統合は，流動性知能（非言語的な推理能力）の水準や視覚認知の水準を示す．ワーキングメモリ/作動記憶は，聴覚的ワーキングメモリの水準や音韻情報処理スキルの水準を示す．処理速度は，作業を手際よく進める力の水準，単調な反復作業において集中力や動機づけを安定して維持する力の水準，筆記スキルや視覚運動協応，視覚的短期記憶などの水準を示す．

2 Binet 式知能検査とは

Binet 式知能検査は，Wechsler 式と並ぶ代表的な個別知能検査の1つである．日本では現在，田中ビネー知能検査Ⅴ（2歳～成人）[3]が用いられている．「年齢尺度」が導入されており，1～13歳級の問題（96問），成人の問題（17問）が難易度別に並べられている．各年齢級の問題は，言語，動作，記憶，数量，知覚，推理，構成など多様な側面からなり，1～3歳級は各12問，4～13歳級は各6問，成人は17問が設定されている．所要時間は60～90分である．

IQ の算出方法は，2～13歳と14歳以降で異なり，2～13歳は精神年齢と生活年齢の比によってIQを算出する．14歳以上は偏差IQが求められ，全検査IQに加え，結晶性，流動性，記憶，論理推理の4分野において各偏差IQが求められる．

B．知能検査を実施する際の留意点

1 使用する知能検査の種類を選ぶ

Wechsler 式は，各指標の合成得点（偏差値）およびそれに基づく認知プロフィールが得られるが，Binet 式では2～13歳では全検査IQのみが得られ，IQ値は精神年齢と生活年齢比により求める点が大きく異なる．検査の目的，被検者のニーズや状態に応じて慎重に選択する．途中で検査を変更する必要がある場合もある．またWISC-Ⅳは5歳から適用できるが，能力的に5歳相応でないと実施が難しく，結果の算出が困難になることもある．被検者が5～8歳で，知的発達に遅れのある場合，著しい行動上の問題がある場合などは，田中ビネー知能検査Ⅴあるいは発達検査（p.198）が選択される場合が多い．

2 再検査する際は，適切に間隔をあける

知能検査を頻繁に実施することは推奨されていない．Wechsler式知能検査は，2年以内に同じ検査を再度受けると，学習効果により得点が高めになることが報告されているため[4]，実施間隔は2年以上あけるべきである．Binet式知能検査に関しては，1年以上あけることが望ましいとされている．

3 検査中は質的な行動観察を行う

質的な行動観察から得られる情報は，検査の値と同じくらいに重要である．着席，注意，教示の理解，模倣を観察することで，学習のレディネススキルを評価できる．自己制御とフラストレーション耐性，自己モニタリング（「間違えた」），自己評価（「これは難しい/簡単」），自己アドボカシー（「休憩したい」「もう1回言って」「わからない」），課題への注意水準，反応の柔軟性，反応抑制，こだわり（例：反応を繰り返す），効率の悪さ（課題遂行に必要以上のステップがかかる）を観察することは，被検者が必要としている支援を検討する際に有用である[5]．

C. 結果を解釈する際の留意点

1 差（ディスクレパンシー）に注目する

Wechsler式の結果は，合成得点の値だけでなく，各指標間，各下位検査間の差（ディスクレパンシー）に注目し，個人間の差だけではなく，個人内の能力差について丁寧に検討する．結果は，被検者が抱える日常生活の困難との関連を考慮して解釈する．

2 疾患特有のプロフィールパターンはない

多くの先行研究を総括すると，知能検査における疾患特有の認知プロフィールはないと結論づけられている．過去には，例えば自閉スペクトラム症に特有の認知プロフィールについて盛んに研究されてきたが，一様ではないことが明らかになっている．自閉スペクトラム症では，知能検査の認知プロフィールに凸凹があることが多いが，それだけで診断を推測することは厳に慎まなければならない．知能検査でわかることは，あくまで知的水準と認知機能であり，疾患の診断とは切り離して考えるべきである．一方，クライエントの包括的アセスメントを行うためには，知的水準と症状を照らし合わせて考慮する必要がある．知能検査は必須の検査であり，できるだけ診断・評価の初期に実施する．

3 誤反応や回答の質的分析を行う

被検者の誤反応は，どうして間違えたのかを質的に分析することにより，本人の特性や情報処理スタイルを知る手がかりにすることができる．

例えば，自閉スペクトラム症の場合，WISC-Ⅳの「単語」で，より難しい単語の説明はできるのに「友情」のように人との関係性に関する単語の説明ができない場合などがある．その項目の特性を踏まえ，なぜ間違ったのかを考えると，子どもの特性が浮かび上がってくる．ほかには，正答だが説明が迂遠な場合もある．動作性の課題で，極端にスピードが速い場合にその方略を尋ねると，独特な情報処理スタイルを話してくれることもある（例：積木模様の課題で線が入っていない見本に「線が見える」）．逆にスピードが遅い場合も，そこで求められている能力が弱いのではなく，教示が難しくて理解できていなかったり，求められている内容（制限時間内に精一杯やること）がわかっていないという背景が隠れている場合もある．これらは検査の値からは絶対にわからない部分で，量的分析に加え，誤反応や回答の質的分析も重要であることを忘れてはならない．

■ 引用文献

1) 日本版WISC-Ⅳ刊行委員会：日本版WISC-Ⅳ理論・解釈マニュアル．日本文化科学社，2010
2) 日本版WAIS-Ⅲ刊行委員会：日本版WAIS-Ⅲ理論マニュアル．日本文化科学社，2006
3) 田中教育研究所：田中ビネー知能検査Ｖ．田研出版，2003
4) 岡田 智他：発達障害の子どもの日本版WISC-Ⅲ知能検査法の再検査間隔に関する研究—練習効果と安定性について．児童青年精神医学とその近接領域 51：31-43，2010
5) 黒田美保，辻井正次（監訳）：自閉症スペクトラム障害の診断・評価必携マニュアル．東京書籍，2014〔Saulnier CA, Ventola PE：Essentials of Autism Spectrum Disorders Evaluation and Assessment. Wiley, 2012〕

（稲田尚子）

神経心理学検査

この項目で学ぶべきこと・理解すべきこと
- 神経心理学検査の概要と目的を理解する
- 各高次脳機能領域における代表的な検査を把握する

A. 神経心理学検査とは

1 概要

神経心理学検査は，元来，高次脳機能の障害の同定とその測定を目的として開発されたものである．高次脳機能障害とは，外傷や疾病などによる脳の損傷によって生じ，言語や注意，知覚，記憶，運動，遂行機能などに障害を示すものを指す．具体的には，失語，失読，失書，失行，失認，記憶障害，それらの複合病態である認知症などが含まれる．

2 目的

神経心理学検査の主たる目的は，高次脳機能障害のスクリーニング，およびその障害の程度やプロフィールに関する詳細なアセスメントである．検査結果は，高次脳機能障害と統合失調症やうつ病などの他の主要な精神疾患を鑑別し，患者の診断を確定するうえでの根拠資料として参照される．また，高次脳機能障害の程度やプロフィールについて精査することで，今後の治療計画を立てたり治療効果を定量化したりするうえでも役立てられる．

B. 各高次脳機能領域における代表的な検査（表1）

1 知能・見当識

知能全般を包括的に評価する代表的な検査にWechsler式知能検査（成人版）第3版（WAIS-Ⅲ）がある．また認知症のスクリーニング目的で改訂長谷川式簡易知能評価スケール（HDS-R）やミニ・メンタル・ステート・テスト（MMSE）がよく用いられる．また患者の状態に応じて，追加検査により高次脳機能状態を精査する．知能全般の簡便な評価法に repeatable battery for the assessment of neuropsychological status（RBANS）や神経行動認知状態検査（COGNISTAT）があり，WAISの実施が困難な認知症患者などに用いられる．

2 言語

言語機能は，話す，聞く，読む，書くの4つの基本要素に分類される．代表的な言語障害は失語症である．主症状は，発語の障害（失構音），喚語の障害（呼称や語想起の障害や錯語），統語の障害（失文法），聴覚的理解，復唱，読字，書字の障害である．こうした症状の包括的評価のために標準失語症検査（SLTA）やWAB失語症検査が用いられる．

3 注意

注意機能は，覚醒水準や持続的注意，選択的注意，転換的注意，配分的注意により構成される．代表的な検査に標準注意検査法（CAT）がある．定速聴覚連続加算検査（PASAT）やストループ課題（Stroop Task），連続遂行課題（CPT）などが含まれ，注意のさまざまな側面について包括的に評価する．

4 記憶

代表的な記憶機能検査はWechsler記憶検査改訂版（WMS-R）である．WMS-Rは言語性および視覚性の短期記憶を包括的に評価し，記憶機能の精査に用いられる．他の記憶検査との併用も多い．しかし，こうした記憶検査は必ずしも生態学的妥当性をもたないことも多く，Rivermead行動記憶検査（RBMT）を用いて日常生活における記憶障害が査定される．

5 前頭葉に関連する機能

前頭葉，とりわけ前頭前野（PFC）は，ヒトにおいて最も発達し大脳の約3割を占める．前頭側頭葉

表1 主要な神経心理学検査

高次脳機能領域			代表的な検査
知能全般	包括的検査		（成人）WAIS-Ⅲ，RBANS，COGNISTAT，（児童・青年）Wechsler式知能検査（児童版）第4版（WISC-Ⅳ），Binet式知能検査，Kaufman式児童用アセスメント・バッテリー（K-ABC），Das-Naglieri認知評価システム（DN-CAS）
	非言語性検査		Raven色彩マトリックス検査，コース立方体組み合わせテスト
	認知症		（スクリーニング）HDS-R，MMSE，時計描画テスト（CDT），N式精神機能検査（認知機能評価），Alzheimer病評価尺度（ADAS）
	軽度認知障害		（スクリーニング）Montreal認知アセスメント（MoCA）
言語	包括的検査		（失語症）SLTA，WAB失語症検査
	聴覚的理解		トークンテスト
	喚語		口頭による語連想検査，Boston呼称検査
注意	包括的検査		CAT
	選択的注意		抹消・検出検査，ストループ課題，トレイルメイキングテスト（TMT-A）
	転換的注意		PASAT，TMT-B
	持続性注意		CPT
記憶	包括的検査		WMS-R
	言語性短期記憶		三宅式記銘力検査
	視覚性短期記憶		Benton視覚記銘検査，Rey-Osterriethの複雑図形
	聴覚性短期記憶		Rey-Osterriethの聴覚性単語学習検査（AVLT）
	長期記憶		自伝的記憶検査，クロヴィッツテスト
	日常生活上の障害		RBMT
前頭葉に関連する機能	包括的検査		Frontal Assessment Battery（FAB）
	流暢性		流暢性テスト（語・文字・意味・デザイン）
	遂行機能	問題解決力	実行時計描画課題（CLOX），Porteus迷路検査，Hanoiの塔課題，London塔課題
		心的柔軟性	（注意・概念の転換）WCST，ストループ課題，TMT-B
		ワーキングメモリ	（聴覚性）PASAT，（視覚性）Nバックテスト
		日常生活上の問題	BADS
	行動制御 意思決定		Iowaギャンブリング課題，逆転学習課題
知覚	包括的検査		（視覚）VPTA
	半側空間無視		BIT
行為	包括的検査		（失行）SPTA-Ⅱ

本文中の既出検査は略称にて記載．

変性症など前頭葉にかかわる脳機能障害は前頭葉機能検査（FAB）などにより包括的に評価されうる．しかしPFCは機能的に一様ではなく，他の脳部位と協働しながらきわめて複雑かつ高度な処理を行う．例えば，以下のようなものがある．

遂行機能（実行機能） 遂行機能とは，自らの目標達成に向けて必要な情報を維持・更新し実行方略を考案・計画し，状況に応じて柔軟に方略を転換し効果的に行動するための諸機能の総称をいう．特に背外側PFCの損傷患者では遂行機能検査成績に低下が

みられることが知られており，Wisconsin カード分類検査（WCST）やストループ課題などが査定に用いられる．また生態学的妥当性の観点から，患者の日常生活上の問題を検出するため遂行機能障害症候群の行動評価（BADS）が実施されることもある．

行動制御と意思決定 前頭葉眼窩皮質の損傷患者では人格に変容が生じ，衝動性や反社会的行動の増加がみられる．背景には眼窩皮質が関与する刺激-報酬/罰の連合学習の形成と修正，こうした学習に基づく行動制御や意思決定の障害があるとされる．このため Iowa ギャンブリング課題や逆転学習課題などが評価に用いられる．

6 知覚

感覚のモダリティごとに検査される．視覚に関する研究は最も進んでおり，代表的な検査に標準高次視知覚検査（VPTA）がある．VPTA は視知覚の基本機能に加え，物体・画像，相貌（顔），色彩，シンボル（文字・記号），視空間，地誌などの諸側面を包括的に評価可能である．また脳卒中や頭部外傷などによる右半球（特に頭頂葉周辺領域）損傷を受けた場合，左半側の視空間に対する失認が生じやすい．これを半側空間無視といい，行動性無視検査（BIT）により評価される．

7 行為

失行とは「運動可能であるにもかかわらず合目的的な運動が不可能な状態」と定義される．肢節運動失行（行為が不完全で拙劣）や観念運動失行（模倣困難），観念失行（順序通りの道具使用）がある．包括的検査に標準高次動作性検査第2版（SPTA-Ⅱ）があり，構成失行（図形構成）や着衣失行なども評価される．

■ further reading
1) 田川皓一（編）：神経心理学評価ハンドブック．西村書店，2004
2) レザック MD（著），鹿島晴雄（総監修），三村 將，村松太郎（監訳）：レザック神経心理学的検査集成．新樹会創造出版，2005
3) 石合純夫：高次脳機能障害学，第2版．医歯薬出版，2012

（袴田優子）

脳画像検査

この項目で学ぶべきこと・理解すべきこと
- 脳構造画像検査と脳機能画像検査の種類と内容について理解する
- 脳構造画像検査と脳機能画像検査の精神医療や臨床心理領域における適用と意義について理解する

A．脳画像検査とは

脳画像検査とは，脳の構造と機能について評価する検査法である．精神医療や臨床心理領域において，脳画像検査を使用する目的は，①脳腫瘍や脳梗塞のような明確な器質的脳病変を除外するため，②精神疾患に特有な脳構造もしくは脳機能所見から診断の補助に用いるため，である．精神疾患の多くは，明確な脳病変は認められないと考えられてきた．しかし，測定と解析手法の発展により，精神疾患においても脳の構造や機能に特徴があるという知見が蓄積されてきている．そのため，精神疾患は神経回路の疾患であると考えられるようになってきている．現在は，除外診断のためだけでなく，精神疾患自体についての情報を得るために脳画像検査を用いることが期待されている．

B．脳構造画像検査

脳構造を調べる検査法としては，X線を用いて脳の断層画像を得るコンピュータ断層撮影（CT）と磁気を用いて脳の断層画像を得る磁気共鳴画像（MRI）がある．CTも MRI も，脳腫瘍，脳梗塞，脳内出血

などの器質的脳病変の特定が可能になる．CTよりもMRIは精度が高く，定量的な評価はMRIで行われることが多い．認知症，統合失調症，気分障害などに特徴的な脳構造についても知見が蓄積されてきており，精神疾患の診断補助や治療反応の予測などが期待されている[1]．

C. 脳機能画像検査

脳機能を調べる検査法としては，①体内に投与した放射性同位体を用いて脳の血流や糖代謝，脳内受容体を評価する陽電子放射断層撮影（PET）や単一光子放射断層撮影（SPECT），②近赤外光を用いて脳血流を評価する近赤外線スペクトロスコピー（NIRS，光トポグラフィーともよぶ），③脳の電気活動を測定する脳磁図（MEG）や脳波（EEG）がある．それぞれの脳機能画像検査は，測定している指標（脳血流や電気活動など），時間分解能（どのくらい時間的に細かく脳活動を検討できるか），空間分解能（どのくらい正確に活動部位を特定できるか）によって特徴づけられる[2]．

脳波や脳磁図は，てんかんの診断などにおいて使用されてきている．また，認知症，統合失調症，気分障害などの精神疾患においても，各種脳機能画像検査での特徴な所見について知見が蓄積されてきている[1]．そのような知見の蓄積により，2014年から光トポグラフィーが抑うつ症状の鑑別診断の補助として保険診療に含まれるようになっている．現在は研究段階ではあるが，機能的磁気共鳴画像（functional MRI）なども研究の蓄積が進むことで，精神疾患の診断や治療反応の予測の補助に活用されることが期待される．心理師は，認知心理学や生理心理学の知識を背景にもちながら，脳画像検査についても理解を深めておく必要がある．

■ 引用文献
1) 福田正人（監修）：精神疾患の脳画像ケースカンファレンス診断と治療へのアプローチ，中山書店，2014
2) 堀忠雄：脳機能の画像解析．堀忠雄：生理心理学—人間の行動を生理指標で測る．pp33-51, 培風館，2008

（国里愛彦）

発達検査

この項目で学ぶべきこと・理解すべきこと
- 発達検査の臨床や研究上での重要性を理解する
- 代表的な発達検査の概要を理解し，適切に使用できるようになる
- 発達検査の実施や解釈上の留意点を理解する

A. 発達検査とは

子どもを理解するうえで，暦年齢と発達水準は不可欠な指標である．年齢は生年月日さえわかれば自動的に算出できるが，発達水準はそうではない．この発達水準を調べるのが発達検査である．特に乳幼児の場合，知的水準だけではなく運動機能を含めた全体的な発達を捉えることが求められる．発達の評価は，各年齢における定型発達でみられる行動や反応を基準に，対象がそれに合致するかをみることである．検査の方法は大きく分けて，保護者からの聴取によるものと子どもに課題を実施する個別検査がある．代表的な発達検査の概要を述べる（表1）．

1 遠城寺式乳幼児分析的発達検査[1]

対象 0～4歳8か月
領域 運動（移動運動，手の運動），社会性（基本的習慣，対人関係），理解・言語（発語，言語理解）の3領域，6項目

保護者からの聴取と子どもの直接行動観察で実施する．簡便で所要時間も10分程度と短くスクリーニングに適している．実施方法は，基本的に，子ども

表1　代表的な発達検査

検査名	方法	対象年齢	所要時間	領域	発行年	問題点・注意点
遠城寺式乳幼児分析的発達検査	保護者からの聴取＋子どもの直接行動観察	0〜4歳8か月	10分	運動，社会性，理解・言語	1977	標準化の時期が古い，発達指数は算出されない
津守・稲毛式乳幼児精神発達検査	保護者からの聴取，保護者の直接記入	0〜7歳	20分	運動，探索，社会，生活習慣，言語	1961	標準化の時期が古い，発達指数は算出されない
KIDS乳幼児発達スケール	保護者からの聴取，保護者の直接記入，保育士などの直接記入	0〜6歳	10〜15分	運動，操作，理解言語，表出言語，概念，対子ども社会性，対成人社会性，しつけ，食事	1989	標準化の時期が古い，発達指数の総合平均値が105
DENVERⅡデンバー発達判定法	保護者からの聴取＋子どもの直接行動観察	0〜6歳	15〜20分	個人・社会，微細運動・適応，言語，粗大運動	2003（日本）1989（米国）	発達指数は算出されない
ASQ-3	保護者の直接記入	1〜66か月	10〜15分	コミュニケーション，粗大運動，微細運動，問題解決，個人・社会	2009（米国）	エコチル調査にて使用・市販されていない
新版K式発達検査	個別検査	0歳〜成人	30分	姿勢・運動，認知・適応，言語・社会	2001	国際比較に使用しにくい
Bayley-Ⅲ乳幼児発達検査	個別検査＋保護者の直接記入	1〜42か月	50〜90分	認知，言語，運動，社会-情動，適応行動	2006（米国）	日本版開発中
マレン早期学習検査	個別検査	0〜68か月（運動は33か月）	30〜90分	受容言語，表出言語，微細運動，粗大運動，視覚的受容	1995（米国）	日本版がない

〔辻井正次（監修）：発達障害児支援とアセスメントのガイドライン．pp104-113，金子書房，2014を参考に作成〕

の暦年齢相応の問題から開始し，合格であれば上の年齢段階の問題へ進み不合格が3つ続いたところで中止する．下の年齢段階の問題については合格が3つ続いたところで，それ以下の年齢段階の問題については通過していると判断し中止する．結果は，発達グラフに示され，その形，暦年齢との相対関係を見ながら分析し，発達の偏りも把握することができる．同一の検査用紙に何回でも結果を記入でき，以前の検査結果と比較して発達の状況を継続的に検討することができる．

2 津守・稲毛式乳幼児精神発達検査[2]

対象 0〜7歳．3種類に分類され，「1〜12か月」「1〜3歳」「3〜7歳」に適用可能な3種類の発達検査が作成されている．

領域 運動，探索，社会（大人との関係，子どもとの関係），生活習慣（食事，排泄，生活習慣），言語の5領域

保護者からの聴取により実施する．実施時間は約20分である．暦年齢相応の問題項目から開始し，下の月齢段階についてはまとまりのある項目群がすべて○になるまで，また，上の月齢段階についてはすべて×になるまで項目の聴取をする．検査結果は，確実にできるを○，時々できるを△，できない・経験がないを×とし，それぞれ1点，0.5点，0点として，得点から発達年齢に換算する．また，各領域の結果が折れ線グラフで表される「発達輪郭表」が得られ，領域間の差を把握することができる．

3 新版K式発達検査[3]

対象 0歳〜成人

領域 姿勢・運動（P-M），認知・適応（C-A），言

語・社会（L-S）の3領域

　個別検査で実施する．検査の所要時間は30分程度である．検査用紙は年齢によって第1葉から6葉までに分かれ，定型発達児の50％が通過する検査項目が，年齢帯に分けて配置されている．検査用紙に通過項目（＋）と不通過項目（－）を記録し，その境目を線でつなぎプロフィールを作成する．これによって，個人内の発達の偏りを視覚的に把握できる．領域別の得点と全領域の得点を算出し，各得点について，換算表を用いて発達年齢を求める．その発達年齢に基づき発達指数を算出する．

4 Bayley-Ⅲ乳幼児発達検査[4]

対象　1〜42か月

領域　認知，言語（受容言語，表出言語），運動（粗大運動，微細運動），社会-情動，適応行動の5領域

　世界で最も利用されている発達検査であるが，日本版は現在刊行に向けて標準化を行っている段階である．認知，言語，運動領域は個別検査で，社会-情動，適応行動は保護者による質問紙で評価され，それらから総合的に発達を査定する．実施時間は，12か月未満で50分程度，13か月以上では90分程度である．個別検査では，どの尺度項目から実施してもよいが，表出コミュニケーションの前に受容コミュニケーションを行う．年齢に応じた開始点から実施する．各実施項目が達成されれば1点，されなければ0点をつけるが，別の検査項目を実施している最中に別の項目の採点が可能な場合（偶発的観察），採点しても構わない．下限は開始点から3項目連続して1点，上限は5項目連続して0点である．

　Bayley-Ⅲでは尺度得点，合成得点を算出することができる．尺度得点は，下位尺度ごとに出され，合成得点は，それぞれ得られた下位尺度得点の合計から，認知尺度，言語尺度，運動尺度，社会-情動尺度，適応行動尺度の領域ごとに算出される．尺度項目において発達年齢と成長得点も算出できる．成長得点は下位検査の素点に基づいて算出され，各下位検査について子どもの長期間の成長をみるために利用される．下位尺度得点は平均10，標準偏差は3，合成得点は平均100，標準偏差15で標準化されている．全体的な発達年齢指数は算出できない．

B．発達検査を実施する際の留意点

　個別検査は，子どもが落ち着け，また，粗大運動の評価も行えるような一定の広さがある部屋で実施する．検査は子どもとのラポールが十分にとれた状態で行う．

　検査の選定も重要で，保護者からの聴取は子どもの家庭での自然な様子がわかるといった利点はあるが，保護者の主観が入りやすいので，個別検査と組み合わせることが望ましい．

　検査実施時の行動観察から得られる質的な情報は，臨床的には，検査の値と同じくらい重要である．教示の理解，着席行動などを観察すれば，学習へのレディネスを評価できる．そのほか，注意，多動，こだわり，反応の柔軟性，感情制御やフラストレーション耐性，要求や援助要請行動などの情報は，支援において重要である．したがって，こうした行動観察も課題と同時に行う必要がある．

C．結果を解釈する際の留意点

　全体の発達指数や発達年齢だけでなく，発達の領域間のディスクレパンシー（差）に注目することが重要で，それを日常生活の行動と関連づけて解釈することが不可欠である．同時に，その後の発達の経過をある程度予測し，それに基づいて現在できる適切な支援を考えていく．しかしながら，発達早期においては子どもの変化が大きいため，早期の発達アセスメントの結果をもとに数年後の機能水準を予測したり解釈したりすることは慎まなければならない．むしろ，半年，1年といった単位で，発達検査を実施し，子どもの発達過程をフォローしていくことが重要である．

　研究では国際比較が必須であり，今後はBayley-Ⅲ乳幼児発達検査の普及が期待される．欧米では，Mullen Scales of Early Leaning（マレン早期学習検査）がBayley-Ⅲの対象以降の年齢帯に使用されるが，こうした検査の日本版の開発も望まれる．

■ 引用文献

1) 遠城寺宗徳：遠城寺式・乳幼児分析的発達検査法・解説書．慶應義塾大学出版社，1977

2) 津守 真，稲毛教子：増補 乳幼児精神発達診断法―0歳～3歳まで．大日本図書，1961
3) K式発達検査研究会（編）：新版K式発達検査2001年版―標準化資料と実施法．ナカニシヤ出版，2008
4) Bayley N：Bayley Scales of Infant and Toddler Development-Third Edition. Harcourt Assessment, San Antonio, 2006

（黒田美保）

認知症にかかわる検査

この項目で学ぶべきこと・理解すべきこと
- 認知症にかかわる心理検査の役割を理解する
- 認知症の代表的な心理検査を知る

A．認知症にかかわる心理検査の役割

1 認知症の鑑別診断

認知症の診断プロセスでは，問診による病歴，現在の症状，身体所見の聴取をベースに，検査データが利用される．心理検査は，画像検査，血液検査と並び，認知症の鑑別診断に用いられる．心理検査のなかでは，とりわけ，神経心理学検査がよく利用される．心理検査で得られるデータの特徴は，本人・家族の生活に近く，それゆえ，実感を伴って理解しやすいということにある．

2 生活障害の理解

認知症では，生活上のさまざまな行為・行動である日常生活動作（ADL）の遂行に障害が生じる．疾患による器質的変化が認知機能障害をもたらし，それが生活障害を出現させるためである．心理検査は，生活障害の背景にある認知機能障害を明らかにし，生活障害の発生機序の理解を深め，ケアの方法・環境調整の検討に役立つ．

3 重症度の判定

ひと口に認知症といっても，認知症の前駆状態である軽度認知障害（MCI）から軽度，中等度，重度の認知症まで状態に幅がある．現在の状態と重症度を明らかにすること，経時的変化を測定すること，可能な範囲で今後の見通しを家族に示し情報提供す

表1 認知機能の状態を評価・精査するためのアセスメントツールと目的

ツール	目的
Wechsler 記憶検査改訂版（WMS-R）	記憶機能の精査
神経行動認知状態検査（COGNISTAT）	認知機能の多面的評価
臨床認知症評価法（CDR）	認知症の重症度評定
Neuropsychiatric Inventory（NPI）	BPSDの評価

ることなどに心理検査が利用される．

B．代表的な心理検査

1 スクリーニング検査

初期の段階で認知症かそうでないかを判別することをスクリーニングとよび，そのために用いられるのがスクリーニング検査である．わが国で最も広く利用されているのはMMSE，HDS-R，およびCDTである．

● ミニ・メンタル・ステート・テスト（MMSE）

MMSE[1]は国際的に利用されているスクリーニング検査である．見当識，記銘力，注意・計算，言語，図形模写などの認知機能を，30点満点で評価する．所要時間は約10分である．認知症を疑う際の目安として，23点以下に設定する場合が多い．

● 改訂長谷川式簡易知能評価スケール（HDS-R）

HDS-R[2]はわが国で開発されたスクリーニング検査で，MMSE同様，30点満点で，見当識，記憶などを短時間で評価する．MMSEと異なり，麻痺の影響を受けないよう動作性の課題は含まれていない．

認知症を疑う際の目安としては，20点以下に設定する場合が多い．

●時計描画テスト(CDT)

CDTは国際的に利用されているスクリーニング検査である．時計の絵を描く課題を正しく遂行できるか否かを基に認知機能の異常を検出する検査である．特異度の高い検査で，描画に異常が見られた場合には認知症の可能性が高い．

2 認知機能の状態を評価・精査するためのアセスメントツール

認知症かどうかを判別した後の段階で行われるのは，心理的，身体的ケアの方向性の検討，そして，介護者家族に対する支援である．そのためには，認知機能の状態をより詳しく評価・精査することが有用である．いくつかのアセスメントツールを示した（表1）．

■ 引用文献

1) Folstein MF, Folstein SE, McHugh PR："Mini-Mental State". A practical method for grading the cognitive state for the clinician. J Psychiatr Res 12：189-198, 1975
2) 加藤伸司，下垣 光，長谷川和夫，他：改訂長谷川式簡易知能評価スケール（HDS-R）の作成．老年精神医学雑誌 2：1339-1347，1991

（松澤広和）

投映法

この項目で学ぶべきこと・理解すべきこと
- 代表的な投映法の種類とその意義について理解する
- 検査だけでなく心理療法技法としての側面について理解する
- テストバッテリーについて理解する

A．代表的な投映法

1 投映法とは

投映法には，自己の精神内界の一部を「映し出す」という意味がある．その手法の性質が「あいまいな刺激」を用いて，被検査者に提示してリアクションを求める点であることが重要である．あいまいな刺激は，被検者を不明瞭な軽いストレス下におくことになり，刺激によって触発されてイメージされたものを言語化したり（何を，どこまで表現するかの取捨選択も迫られるかもしれない），視覚化して表現する能力が問われる．必然的に被検者の知的能力や環境への刺激に対する態度やパターンも引き出され，明らかにされるのがその特徴といえるだろう．

2 代表的な投映法

●ロールシャッハ・テスト

Rorschach Hが開発した10枚の図版（インクブロット）を提示する手法であり，その図版は国際標準化されている．まず自由反応段階で，被検者に図版に何が見えるかどのように見えるかを問う．その後に，どうしてそう見えたのかを，テスターと被検者がともにふり返りつつ検証するプロセスをたどる．特に，ストレス状況下でどのように耐え忍びつつ回復できるか，病態水準の査定，行動化の予測，精神療法や心理療法開始後の展開をある程度予測することが可能である．

●絵画統覚検査(TAT)

米国のMurray HAらが考案した検査で，図版は成人用と子ども用とで異なる．図版に印刷されている絵を見て，描かれている人を登場人物とした過去，現在，未来の物語をつくり，被検者に自由に語ってもらう．被検者の願望や欲求不満，葛藤の存在を明らかにする．

●臨床描画法

臨床描画法は，主体的かつ自発的な創作活動を要するのが，他の投映法とは異なる．代表的なものは

Koch K が考案したバウム・テスト（Baumtest）であり，最も用いられることの多い心理検査法である．HTP法（家-樹木-人物描写テスト）は紙面1枚ずつに，家と樹と人を描くが，1枚のなかに3つのアイテムを描く統合型HTP法も臨床現場で広く浸透している．風景構成法は中井久夫が考案した国内オリジナルの描画法である．付加物を含めた11のアイテムを画面の中に構成することを求めるため，見通しを立てながら配置する知的機能についても査定することが可能である．

● 文章完成法（SCT）

途中まで書かれている文章を提示し，その続きを思い浮かべて作文を完成させる方法である．中学生用もあるため，学校臨床の現場でも用いられる頻度の高い検査である．

B．心理療法技法としての側面とテストバッテリー

臨床描画法は，スクイグルや風景構成法など心理療法の一技法として心理療法の中に組み込まれて実施されることがある．心理臨床現場では，投映法によって深い内面の葛藤や無意識的な側面を拾い上げ，心理評定尺度検査で意識的な自己評価を測定して，立体的にパーソナリティを理解しようとするテストバッテリーが組まれることが多い．そのため両方の情報を読み取る力量が求められる．

（田中志帆）

第12章 アセスメント結果のフィードバック

この項目で学ぶべきこと・理解すべきこと
- 心理検査を含む，心理アセスメント結果のフィードバックについて基本的に押さえておくべき事項を理解する
- アセスメント結果を患者と共有し今後に活かすことの大切さを理解する

A．心理師と心理アセスメント

下山は，心理アセスメントについて「臨床心理学的援助を必要とする事例（個人または事態）について，その人格，状況，規定因に関する情報を系統的に収集し，分析し，その結果を総合して事例への介入方針を決定するための作業仮説を生成する過程」と定義している[1]．また松澤は，チーム医療における心理アセスメントの機能を2つ挙げ，1つは「心理職が患者・クライエントと問題を共有し，その解決に向けて協働的に取り組む基盤となる」とし，もう1つは「チーム内において患者・クライエント理解のための心理学的視点を他職種のスタッフに示し，チームの方向性に影響を与える」としている[2]．

結果として，心理アセスメントそのものがクライエント自身にとって役立つものでなければならない．そのため，何を明らかにしたいために検査を行うのかを明確にし，テストバッテリーもその目的や状況に応じて柔軟に組んでいくことが望ましい．

B．アセスメントとフィードバックの実際

心理アセスメントにおける情報収集の手段は面接法，観察法，心理検査といったものが挙げられる．しかし，心理検査を実施する一連の流れのなかには，対話を通して相手を知っていく「面接」も，検査を受ける態度から情報収集を行う「観察」も含まれていることになる．だからこそ，報告書の作成にあたっては数値などから得られた結果にとどまらず，検査中の態度，検査時の面接で得られた情報なども含めて総合的にまとめる．例えば①今回の検査の目的，②各検査の結果，③検査態度から考えられること，④総合的に今回の結果から何がわかって，今回明らかになったことが実生活のなかで問題となっていることとどうつながっているのか，そし

てそれを改善していくにはどんなことが求められるのか，について書いていく．問題点を羅列するのではなく，もともともっているよい資質，特徴についても併記する．そして，誰が読んでもわかりやすい報告書を心がける．本人以外の誰にどう伝えるかは，状況によって異なるので考慮が必要である．支援者用の報告書と本人向けの説明用シートは別立てで作成するのも1つの方法である．また検査の機密性を保つため結果の記録用紙をコピーしてそのまま渡すことは厳禁である．

結果をクライエントに伝えるときには，報告書の内容に沿って，特に先に挙げた④の部分を丁寧に説明していき，結果を聞いて感じたことをクライエント本人から語ってもらう．検査結果について検査者が一方的に伝えるのではなく，双方のコミュニケーションを大切にして情報を共有するなかで，クライエントが落ち着いて自己を見つめ，理解を深めていくことができるような働きかけが求められる．そうなると，「どうしてこういうところで毎回つまずくのかわかりました」と自己理解に基づく発言が得られる場合も多く，1回のフィードバック面接がカウンセリング的に機能する場合もある[3]．他の支援スタッフに心理アセスメントの結果を伝えるときも，他の専門職種の立場から見えている本人像を聞き取りディスカッションを行うことで，より理解が立体的になる．その結果チーム全体での理解が深まり支援の質を高めていくことができると考えられる．

■ 引用文献
1) 下山晴彦：心理アセスメント入門．金剛出版，2008
2) 松澤広和：心理アセスメントとチーム医療．臨床心理学：39-42，2015
3) 花村温子：リエゾン治療に活かす心理アセスメントの実際．こころの科学 184：68-72，2015

（花村温子）

第13章

個人心理療法

動機づけ面接

この項目で学ぶべきこと・理解すべきこと
- 動機づけ面接と一般的なクライエント中心アプローチや認知行動療法との違いがわかる
- 動機づけ面接がもつエビデンスがわかる
- OARSとスピリット，4つのプロセスが挙げられる
- 習得するために必要な手段を知る

A．動機づけ面接とは

1 問題飲酒に対するアプローチがスタート

動機づけ面接（MI）は心理学者である米国のWilliam R Millerが問題飲酒者に対する新しいアプローチを発表したことがきっかけで，これを読んだ英国のStephen Rollnickが英国内で広め，シドニーで2人が出会い，本にした．本は現在第3版[1]になり，エビデンスの積み重ねに従ってMIの概念も変わってきている．現在は4つのプロセスとして概念化されている．

2 定義

クライエント自身の内発的動機づけを治療者が積極的に引き出し，かかわることによって，行動変化が生じるようにする特定のコミュニケーションスタイルである．ゴール志向的でありながら，クライエント中心のカウンセリングスタイルをもち続ける．クライエントの矛盾した行動に寄り添いながら，隠された感情や背景を探り，矛盾を解消して前に進むようにしていく．

3 他のアプローチとの違い

伝統的なクライエント中心アプローチのような非指示的カウンセリングと比べると，MIはフォーカスとゴールが明確である．MIでは，クライエントが自らの行動についての何らかの決定にたどり着けるよう，治療者が積極的に関与する．クライエントが決断に迷い，堂々巡りを繰り返しているときに，それを放置することはない．クライエントが自分で判断し，行動を決定することの大切さを治療者が強調し，決めやすいように選択肢を提示したり，情報を提供することがある．

一般的な認知行動療法とも違う．特定の認知モデルはもたず，「動機づけ不足」を病理的と見なすことがない．同じ診断名・重症度のクライエントの間でも変化への準備性はさまざまである．そして，クライエントが起こすべき行動は1つだけではない．1人のクライエントのさまざまな変化の段階が共存することもある．

治療者はこうしたクライエントのあり方に対して，批判や評価，モデルやステージへの当てはめをしない．クライエントの矛盾や葛藤に対して共感し，それもクライエントの自律的な選択行動として受け入れ，明らかな矛盾や認知の偏りがあっても治療者から教育的に指摘したり，正しいやり方を教え込むことはない．気づくのはクライエント本人の仕事であり，治療者はそれを助けるガイドである．

MIは単独で使われることが少ない．クライエントが自らの矛盾や葛藤に気づき，解決策を求めてきたとき，それを提供すること自体はMIではないが，

臨床家として必要なことである．提供するものは薬物療法や認知行動療法，ソーシャルワークなどになるだろう．MI は他のアプローチと共存しやすい．

B．エビデンス

MI のエビデンスは動機づけが必要なすべての領域に及んでいる．系統的レビューは 200 以上ある．主な対象にはアルコールや違法性薬物などの嗜癖領域，気分障害や摂食障害，強迫性障害などの一般的精神疾患がある．また，他の心理療法と違い，糖尿病などの生活習慣病やヒト免疫不全ウイルス（HIV）感染予防のような公衆衛生領域にもエビデンスがある．関節リウマチ患者における薬物アドヒアランスの向上など，身体疾患の治療にも役立つ[2]．

司法領域にも MI は応用されている．薬物事犯や性犯罪などは再犯が多い．こうした犯罪に対して厳罰化をしても，刑期が長くなるだけで，再犯予防にも治安維持にも役立たない．矯正施設や更生施設でMI を使うと再犯を減らせる[3]．

C．実践

1 必要な 4 つの基本的スキル「OARS」

O Open ended question：開かれた質問．クライエントが先入観なく自由に自分の行動や感情を話せるように促す．

A Affirmation：是認．変化の方向につながる発言をクライエントがしたら，是認する．矛盾した発言や，表面的にはネガティブな発言の中から是認できるポイントを発見し，認め，変化の発言を強化する．

R Reflective listening：聞き返し．オウム返しのような単純な聞き返しから，増幅した聞き返しや両面をもった聞き返し，リフレーム，比喩などのさまざまな複雑な聞き返しを使う．単純な聞き返しの場合も戦略的に使うことで，クライエントの複雑な感情が浮き彫りになる．

S Summarize：サマライズ．出てきた話をまとめ，今どこにいるのか，これからどこに行こうとしているのかをクライエントと治療者の間で共有できるようにする．話を聞く側のクライエントが次のステップに進みやすいようにする．

2 スピリット

協同 Collaboration．治療者はクライエントに対するガイド役として振る舞う．

受容 Acceptance．人はそれぞれ固有の価値観をもっている．治療者と違っていて当然である．違いを受け入れ，クライエントが自ら判断することをサポートし，変化に向かうことを是認する．

喚起 Evocation．MI を MI らしくさせている部分である．治療者が戦略的にクライエントから変化に向かう発言が生じるように働きかける．

慈悲 Compassion．カウンセリングでも医療行為でも最終的な目標はクライエントの福祉である．治療者の野心や利得，研究の進歩など，クライエントの利益とは無関係なものはほかにおく．

3 進め方：4 つのプロセス

かかわる クライエントと治療者間に作業同盟を結ぶ．

フォーカスする 話の対象を特定のものに絞る．

引き出す クライエント自身から変化への動機づけを引き出す．なぜ，どうやってそうするかについてのクライエント自身の考えや感情を活用する．

計画する 動機づけが高まるとクライエントはなぜ変わるのかよりも，いつ，どのように変わるかについて考え始める．このときに情報や助言が必要になる．適宜，情報を提供し，それをもとにクライエントの判断をさらに引き出していく．

D．習得

習得に関する研究が多いことも MI の特徴である．
- 治療者の教育歴や過去のトレーニングがどのようなものであっても，MI の使用には支障がない．
- マニュアルではなく文脈に合わせて行う．
- 人並みの共感・言語能力があれば，職種や学歴，経験を問わず，誰でも身につけられる．
- 実際に行えるようになるためには，合計で数日間の集団ワークショップ参加と 1 年程度の個人レッスン（スーパービジョン・コーチング）が必要である．

■ 引用文献
1) Miller WR, Rollnick S：Motivational Interviewing, Third Edition：Helping People Change（Applications of Motivational Interviewing). Guilford Press, 2012
2) Georgopoulou S, Prothero L, Lempp H, et al：Motivational interviewing：relevance in the treatment of rheumatoid arthritis? Rheumatology（Oxford), 2015
3) McMurran M：Motivational interviewing with offenders：A systematic review. Leg Criminol Psychol 14：83-100, 2009

（原井宏明）

応用行動分析

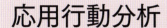

- 応用行動分析とは何かを理解する
- 応用行動分析の基本的な考え方を理解する

A．応用行動分析学とは

応用行動分析学（ABA）は，米国の心理学者Skinner BFによって創始され発展してきた行動分析学の1分野であり，実験行動分析学によって明らかにされた行動の理論的枠組みや知識をさまざまな行動改善に応用し，社会に役立てることを目的とした行動科学である．

ABAの研究成果は，認知行動療法を代表とする臨床心理学，さらに，教育学，医学，看護学，薬理学，老年学，経済学，スポーツ，安全管理，社会政策など幅広い領域に及んでいる．近年，ABAにおいて最も研究発表件数の多いのは，自閉症や発達障害に関する領域である．このため一般的にABAという名称は，自閉スペクトラム症/自閉症スペクトラム障害の介入プログラムや特定技法を指して用いられることも少なくない．しかしながら本来ABAは学問領域であり，上述のように特定の療法や介入技法を表すものではないことに留意すべきである．

B．応用行動分析学の考え方

ABAでは認知，思考，感情などの心的事象も発言や書字など観察・測定可能な内的言語行動として捉え，分析の対象とする．また「行動」を環境（皮膚の外側）と個人の相互交渉と捉え，環境変数の変更によって行動を変容させ問題解決を図る．

ABAは行動科学として，治療や介入効果について，目標行動や手続きの具体化，観察・測定可能な客観的データを重視し，事例研究の手法としては行動の測定を1つの事例で複数回・継続的に測定し記録する1事例研究デザインを重視する．

1事例研究デザインでは非介入期（ベースライン期）と介入期における行動の増減（トレンド）によって効果測定を行う．最も単純なABデザインのほか，ABAデザイン，ABABデザインなどの反転デザインがある．また少数事例（もしくは場面，目標行動）を対象にして，介入期を時間的にずらすことで時間的効果を排除し介入効果を証明する多層ベースラインデザイン，複数の条件の効果を同時に比較していく条件交代デザインなどがある．

C．機能分析という考え方

行動分析学においては行動の形ではなく，その機能の分析を重視する．機能分析とは，「弁別刺激」「反応」「強化」という随伴性を明らかにし，その行動の機能を仮説検証することである．

例えば，ある子どもが「困難な課題」のもとで離席行動を示し，結果として「課題をしなくてよい（困難な課題の消失）」状態が生じている場合，その離席行動は課題からの「回避機能」をもつと仮説される．一方，同じ離席行動でもその行動が「注目されない場面」で生じ，「教師が追いかける（注目の提示）」という状態が生じている場合，その離席行動は「注目機能」が仮説される．機能分析では，見かけ上同じ行動であっても機能の違いに着目し，それに応じた介入計画を実施する．

介入の原則としては，その行動を引き起こす先行条件（弁別刺激）を除去・変更し，行動の維持要因となっている後続条件（強化刺激）を変更・停止（消去）することで不適切な行動を減弱させ，逆に同じ機能をもつ適切な行動，もしくは適切な代替行動が生じるよう先行条件と後続条件を整備し，生じた場合に積極的に強化する（分化強化）．また適切な行動が生じやすくなるようさまざまなプロンプト（援助）技法が用いられ，スモールステップ化がなされる．

（井上雅彦）

認知行動療法

この項目で学ぶべきこと・理解すべきこと
- 認知行動療法（CBT）の概要と特徴を把握する
- CBTの実施手続きの全体像と各ステップでの要点を知る

A．認知行動療法の概要と特徴

認知行動療法（CBT）は，行動療法に基づく技術と認知療法に基づく技術を，対象となる問題の状態に合わせて適宜組み合わせて介入を行う心理療法である．エビデンスベースドの発想に基づき，妥当であると支持された各種の問題理解や有効な介入技術を積極的に用いながら，個々のクライエント（以下，CL）に対して，より効果的な臨床実践を提供しようとするところに特徴がある．そのため現在では，さまざまな精神障害や心身の不適応に対して薬物療法と双璧をなす治療的アプローチとして，その有効性が世界的に最も支持された心理療法である．

またCBTは，①生活場面で生じる具体的な問題に焦点を当てる，②環境と個人の反応（認知，行動，感情，身体）が織り成す問題維持の悪循環に着目する（図1），③CLとの協働関係を構築し，問題解決に向けた具体的戦略を立てる，④CL自身のセルフコントロールを目標とする，⑤障害や問題ごとに有効な構造化された介入プロトコルが充実している点などの特徴がある[1,2]．

B．CBTの実施手続き

1 実施プロセスの全体像

CBTの一般的なプロセスを①導入，②見立て，

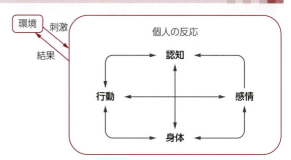

図1　問題理解における環境と個人の反応との悪循環

③目標設定，④介入，⑤終結の5ステップに分けた（表1）．以下，各ステップでのCBTの要点を示す．

2 関係性の構築，動機づけ

導入の段階では，CLとの関係性構築が重要となる．そのため，セラピストは①CLの生き方やこれまでの苦労や努力に対する敬意と関心をもつ，②共感的な理解に努める，③協力的に接する，④一方的な指導者・先導者ではなく，CLの希望する目標を同定し，そちらに進むために有用と思われる情報を提供しながら，CLのチャレンジを積極的に支えつつ，ともに歩む"ガイド役"になる，などを心がけながらCLの話を聴き始める．また，CLの積極的参加が介入効果を高めることから，動機づけ面接の発想と技術も有用である．

3 アセスメント，ケース・フォーミュレーション

見立ての段階では，アセスメント，ケース・フォーミュレーションにより，CLの抱えている問

表1 認知行動療法の実施プロセス

① 導入：関係性の構築，動機づけ
② 見立て：アセスメントとケース・フォーミュレーション
③ 目標設定：心理教育，当面の作業仮説と目標設定
④ 介入：介入技法の説明・選択・施行・評価・修正
⑤ 終結：再発予防

表2 代表的な介入技法と主な分類

環境への介入技法	認知への介入技法
・環境調整	・心理教育
・関係者へのコンサルテーション	・セルフ・モニタリング
行動への介入技法	・認知再構成法
・応用行動分析	（思考記録表）
・行動活性化	・ソクラテス式対話
・アサーション・トレーニング	・行動実験
・ソーシャルスキル・トレーニング	**身体への介入技法**
・問題解決法	・呼吸法
感情への介入技法	・漸進的筋弛緩法
・曝露法，曝露反応妨害法	・リラクセーション
	・マインドフルネス

題を明確化する．アセスメントでは，①CLの困っている具体的な問題や症状（主訴）を特定し，②機能分析の発想に基づきながら，それらが現在，どのように悪循環のなかで維持されているのか（例えば，どのような偏った一面的な認知が症状維持に寄与しているのか？　など），③そして，そうした維持パターンがどのような環境や経緯のなかで発展してきたのか（例えば，偏った一面的な認知をしがちになってきたのは，これまでのどのような経験の影響がありそうか？　など）を心理師自身が理解できるように，想像を膨らませながら必要な情報を多面的に収集する．

ケース・フォーミュレーションでは，アセスメントで得られた情報を統合し，CLの問題維持メカニズムおよび有効と思われる介入法について心理師の仮説を構築し，介入の見通しを立てる．その際，これまでの研究から支持されている各種精神障害や心身の不適応の理解モデルと介入プロトコル[1,3]を参照し，利用することが重要である．

4 心理教育，当面の作業仮説と目標設定

目標設定の段階では，まず心理師は心理教育を通して既知の知見のなかから有用だと思われる情報を提供するとともに，（必要に応じてノーマライズをしながら）問題維持についてのフォーミュレーションをCLに提示し，本人の実感と照合してもらう．その際，フォーミュレーションの結果を，①わかりやすく図示する，②できるだけ問題の本質を捉えたシンプルな内容にする，③本人の問題だけでなく，強みや資質に対する理解も示しながら，適時（それらが裏目に出ていないかなどの観点で）組み込む，などの工夫がなされる．フォーミュレーションに合意が得られたら，当面の作業仮説を立て，具体的で評価可能な目標を設定する．

5 介入技法の説明・選択・施行・評価・修正

介入の段階では，作業仮説と目標に則して，効果が期待される介入技法（例えば，偏った認知を修正するために認知再構成法を用いる，など）とその理論的根拠および手続きを紹介する（代表的な介入技法を表2に示す）．

そのなかでCLから選択され合意が得られた技法を面接内で実施し，効果をモニターする．一定の効果が得られた場合，介入効果が日常生活にも般化するように，面接外でもホームワークとして介入法を実施するよう促す．

ホームワークは，①できるだけ現状からの変化が少ないものから始める，②具体的で明確な実施課題を設定する，③達成できなかったとしても「今後のヒントが得られるので落胆する必要はない」ことを事前に共有するなどの工夫が用いられる．

その後，介入効果をモニターし，不十分であった場合には，その理由についてCL自身の実感を聴くとともに，①介入技法の選択の不適切さ，②介入技法の選択の不足（他の技法を併せて用いる必要はないか），③介入技法の実施法や手順の不備，④技法選択のもとになっている見立てを見直す必要性について自問し，十分な効果が得られるまでフォーミュレーションや介入技法の修正・施行を継続する．

6 再発予防

介入により，十分な効果が安定して得られるようになってきたら，再発予防を重視しながら，次第に面接回数を減らし，終結に備える．具体的には，①

問題につながりやすい苦手な環境や自分が陥りやすい悪循環とそれに寄与しがちな自分の（認知や行動などの）特徴をふり返る，②自分が身につけた技法の使い方や使い所を再確認する，③適時ロールプレイなども用いて，今後起こり得る問題への対処（再来談含め）のリハーサルも行う．こうした再発予防を経て，当初の主訴やそれと類似する問題に対しCL自身で対応できる見通しがつけば終結となる．

■ 引用文献
1) ウエストブルックD，ケナリーH，カークJ（著），下山晴彦（監訳）：認知行動療法臨床ガイド．金剛出版，2012
2) 坂野雄二（監修），鈴木伸一，神村栄一（著）：実践家のための認知行動療法テクニックガイド―行動変容と認知変容のためのキーポイント．北大路書房，2005
3) ハッセルVBV，ハーセンM（著），坂野雄二，不安・抑うつ臨床研究会（監訳）：エビデンスベイスト心理治療マニュアル．日本評論社，2000

■ further reading
- 下山晴彦（編）：認知行動療法を学ぶ．金剛出版，2011．
  CBTの全体像と各技法についてさらに学びたい人に．
- レドリーDR，マルクスB，ハイムバーグR（著），井上和臣（監訳）：認知行動療法をはじめる人のために．星和書店，2007．
  CBT面接の進め方と留意点をさらに学びたい人に．

（林 潤一郎）

第3世代認知行動療法

この項目で学ぶべきこと・理解すべきこと
- 第3世代認知行動療法が誕生した背景を理解する
- 第3世代認知行動療法のキーワードであるマインドフルネスを理解し，第3世代認知行動療法の特徴を理解する
- マインドフルネスに基づいた認知行動療法の種類とおのおのの特徴を理解する

A．認知行動療法の流れ

第3世代の認知行動療法は，第1世代としての行動療法，第2世代としての認知行動療法，それに次ぐ第3世代の流れとして発展してきた．これらの経緯から第3世代行動療法や新世代認知行動療法と呼ばれる．

第3世代認知行動療法の特徴の1つは，仏教や禅などの東洋文化の流れを取り込んだマインドフルネスを導入している点にある．マインドフルネスとは「意図的に，今この瞬間に，価値判断をすることなく注意を向けること」と定義されている[1,2]．

第2世代認知行動療法ではネガティブな思考の「内容」を変えようとして思考にとらわれてしまうことがあるのに対して，第3世代の認知行動療法は認知の「機能」に注目して，思考と距離をとって脱中心化する[1]．

B．第3世代認知行動療法の諸技法

第3世代の認知行動療法にはマインドフルネスストレス低減法（MBSR），マインドフルネス認知療法（MBCT），弁証法的行動療法（DBT），アクセプタンス＆コミットメント・セラピー（ACT）などが含まれる[3]．

MBSRはKabat-Zinnが1979年にマサチューセッツ大学医学部のストレス低減クリニックで慢性疼痛やストレス反応障害などへの対処法として開発した[2]．その後，Segal，Williams，Teasdaleがうつの再発につながる反芻を予防するために，MBSRのマインドフルネス訓練を活用してMBCTを開発した[1]．いずれも週1回8週間のプログラムで，瞑想や呼吸法，ヨガ，ボディワークなどが用いられる．

DBTはLinehanが境界性パーソナリティ障害に対する認知行動療法として開発した．弁証法と禅の原理を取り入れており，行動変容というテーゼに対して，マインドフルネスの自己受容をアンチテーゼ

として加えることで，変化と受容のバランスをとり治療的変化が生まれる．介入法の1つであるグループスキルトレーニングでは，① コア・マインドフルネス・スキル，② 対人関係保持スキル，③ 感情調整スキル，④ 苦悩耐性スキルの4つの心理社会的スキルを獲得する[4]．

ACTはHayesらが開発した言語行動の行動分析理論に基づき，行動活性化とアクセプタンスを並立させた[5]．ACTでは認知ではなく文脈を転換することによって脱フュージョンを行い，今ここの現実をありのままに受け入れ，自らの価値に基づいた行動を活性化する．具体的には，① アクセプタンス，② 脱フュージョン，③「今，この瞬間」に存在すること，④ 文脈としての自己，⑤ 価値づけされた方向性を定義すること，⑥ コミットされた行為の6つのコアプロセスを通じて心理的柔軟性を獲得する．

■ 引用文献
1) 越川房子（訳）：マインドフルネス認知療法―うつを予防する新しいアプローチ．北大路書房，2007〔Segal ZV, Williams JMG, Teasdale JD：Mindfulness-Based Cognitive Therapy for Depression：A New Approach to Preventing Relapse. Guilford Press, 2002〕
2) Kabat-Zinn J：Wherever You Go, There You Are：Mindful meditation in everyday life. Hyperion, 1994
3) 熊野宏昭：新世代の認知行動療法．日本評論社，2012
4) 小野和哉（訳）：弁証法的行動療法実践マニュアル―境界性パーソナリティ障害への新しいアプローチ．金剛出版，2007〔Linehan MM：Skills Training Manual for Treating Borderline Personality Disorder. Guilford Press, 1993〕
5) 春木豊（監修），武藤崇，杉浦義典，伊藤義徳（訳）：マインドフルネス＆アクセプタンス―認知行動療法の新次元．ブレーン出版，2005〔Hayes SC, Follette MM, Linehan VM：Mindfulness and Acceptance：Expanding the Cognitive-Behavioral Tradition. Guilford Press, 2004〕

〔高橋美保〕

行動医学

この項目で学ぶべきこと・理解すべきこと
- 行動医学の定義と，関連の深い学問領域について整理する
- 行動医学が適用される対象領域の多様性について理解する
- 行動医学で用いられる心理療法的技能の種類と用途について理解する

A．行動医学とは

1 定義

行動医学（behavioral medicine）とは，健康と疾病に関する心理・行動科学的および医学生物学的知見と技術を集積統合し，これらの知識と技術を病因の解明と疾病の予防，診断，治療およびリハビリテーションに応用していくことを目的とする学際的学術（国際行動医学会憲章，1990）とされる．心身医学，臨床心理学，公衆衛生学などと関連が深い．

2 対象領域

この領域は身体医療に心理学を中心とする行動科学を導入したことで確立したが，現在は，身体疾患のみならず精神疾患や運動機能・高次機能障害なども対象とする．疾患の治療に加えて予防や健康増進も目的とする．臨床研究や疫学研究に加えて基礎研究も大きく発展している，といった特徴がある．

代表的な適用対象は，① 心身症，不安症，抑うつ障害，問題行動などに対する行動療法，認知行動療法，リラクセーションなどによる介入，② 慢性身体疾患や生活習慣病（糖尿病，高血圧，虚血性心疾患，慢性疼痛など）の治療における援助，③ これらの疾患の予防や健康行動の確立と維持，などである[1]．つまり，心身症や精神疾患の臨床心理学的理解と介入，慢性身体疾患の治療のアドヒアランス促進，疾患予防と健康行動の確立などを含んでいる．

B. 行動医学で用いられる心理療法的技能

当初身体疾患に対する直接的介入から出発した領域なので，心身症に対する介入技法と共通する点が多い．身体反応をオペラント学習で随意的にコントロールすることを目指すバイオフィードバック療法が特徴的であったが，現在は適用範囲の拡大に応じて以下のような介入技法が用いられている[2]．

1 リラクセーション

さまざまな身体疾患の発症や経過に，ストレスの蓄積と関係する心身の慢性的な緊張状態がかかわっているため，漸進的筋弛緩法，自律訓練法，バイオフィードバック療法などの継続的な実施によって，リラクセーション状態を維持できるようにしていく．

2 認知行動療法

生活習慣病において問題となる，食事・運動・休養・飲酒・喫煙などの不規則さの変容を図ったり，通院，服薬などのセルフケア行動を促進するために行動療法的な技法が用いられる．不安症，抑うつ障害，問題行動などに対しては，認知面への介入も含めた認知行動療法の有用性が高い．

3 マインドフルネス

心身症患者に認められるアレキシサイミア（失感情症）や，不安・抑うつなどに対して，自らの身体，感情，思考などに距離をおいて均等な気づきを向けるマインドフルネスが有効であり，難治性の慢性疼痛などにも効果を上げることで注目されている．

■ 引用文献
1) 日本行動医学会．http://www.jsbm.jp/
2) 熊野宏昭：ストレスに負けない生活．ちくま新書，2007

（熊野宏昭）

認知リハビリテーション

この項目で学ぶべきこと・理解すべきこと
- 統合失調症の認知機能障害について，その概要を理解する
- 認知機能障害を改善するための心理療法的介入スキルを把握し，実践できるようにする

A. 認知機能障害への理解

われわれは日常生活のなかで，意識的無意識的にさまざまな情報の処理を行っている．特定の刺激に注意を向け，必要な情報を記憶し，状況に応じて行動する．こうした情報処理機能を「認知機能」とよぶが，統合失調症の患者はこの機能に障害がみられることがわかっている．このような要素的な認知機能の障害が，就学や労働といった社会的な活動を制限することから，患者の生活のしづらさが生じると考えられている．統合失調症における認知機能障害はKraepelin Eの時代から議論されてきたが，精神症状に対する薬物療法の効果や，長期的入院の解消といった社会的要請によって，その理解と対応への関心が強くもたれるようになってきている．

認知機能の分類方法や測定のための道具については研究者間でもさまざまな議論があり，障害の程度に関する個人差も大きいものではある．そのなかでも多くの研究で報告されている領域としては，維持や選択を含めた注意機能，ワーキングメモリや比較的短いスパンの記憶機能，処理速度，実行機能などが，健常群との差が大きく，統合失調症の認知機能障害としてよくみられるものといえる[1]．

B. 認知機能障害の改善

認知リハビリテーションといったときには，高次脳機能障害を対象としたリハビリテーションプログ

ラムなどを指すこともあるが（p.319 も参照），本項では統合失調症に代表されるような，認知機能障害を呈する精神障害を対象とした情報処理機能の改善手法を指すこととする．この介入スキルの目的は，一定のトレーニング手続きに加えて，ふり返りやフィードバックといったメタ認知的かかわりによって患者の情報処理機能を改善させることで，社会生活機能を向上させることである．現在は，cognitive remediation therapy（CRT）や the neuropsychological educational approach to remediation（NEAR）といったアプローチが開発されている．このような介入手法全般について，cognitive remediation（認知機能の改善）という言い方が普及してきており，メタ分析によってその介入効果が報告されている[2]．

セッションでは，その機能領域の改善に寄与すると考えられる認知課題を用いてトレーニングを行うが，具体的な介入スキルとしては，drill and practice と strategy coaching に分類することができる．

前者は認知課題を反復練習することで，より自動的な機能改善が目指される．また，後者では，教示を工夫することによって，効果的な課題遂行のための方略の習得が目指される．個別，集団のどちらの形態でも実施可能であるが，重要なことは認知課題遂行時の成果を日常生活に般化させることである．そのためには，認知機能の評価に加えて，患者の日常生活の状況や改善後の目標などについても詳細にアセスメントを行う必要があり，モチベーションの維持のための工夫を行うことが求められる．

■引用文献
1) Bilder RM, Goldman RS, Robinson D, et al：Neuropsychology of first-episode schizophrenia：initial characterization and clinical correlates. Am J Psychiatry 157：549-559, 2000
2) Mcgurk SR, Twamley EW, Sitzer DI, et al：A Meta-Analysis of Cognitive Remediation in Schizophrenia. Am J Psychiatry 164：1791-1802, 2007

（中坪太久郎）

対人関係療法

この項目で学ぶべきこと・理解すべきこと
- 対人関係療法（IPT）とはどのようなものか，基本となる考え方など概要を把握する
- IPT で扱う問題領域を理解する
- IPT の治療プロセスを理解する

A．対人関係療法とは

1 対人関係療法（IPT）とは

対人関係療法（IPT）は，Klerman GL や Weissman MM らにより 1960 年代末より開発され，1984 年に公に定義づけられた療法である．認知行動療法と同様，エビデンスに基づいた精神療法として国際的に認識されている．IPT は当初，成人の大うつ病患者のために開発されたが，双極性障害，心的外傷後ストレス障害（PTSD），社交不安障害，パニック障害，摂食障害などにも効果が示されている[1]．

IPT は精神科的障害の原因に多元モデルを採用しており，必ずしも対人関係が原因と考えるわけではない．しかし発症のきっかけやその後の経過には対人関係が大きく影響することが多く，症状そのものも対人関係に影響を与えることが多い．IPT では症状と対人関係問題との関係を把握し，対人関係問題に対処することで症状へのアプローチを目指す[2]．

2 IPT の特徴
●期間限定で行う

目標を明確にし集中的に取り組むため，治療で得たものを患者のスキルとして計画的に定着させるため，また，依存や退行や回避を防ぐために，IPT は期間限定で行われる．治療継続の場合も，期間限定治療の再契約という形をとる．

- オープンエンドではなく焦点化がなされる

患者の現在の対人関係における1つか2つの問題領域に焦点を当てて取り組む.

- 現在の対人関係を扱う

幼少期の家族関係や人間関係,以前の対人パターンなどは現在の問題理解のためにふり返るが,焦点とはしない.現在の対人関係に注目する.

- 精神内界でなく対人関係を扱う

否認,投影,抑圧などの防衛機制を直接話題にはしない.治療者の解釈よりも実際の患者の対人関係で起こっていることに焦点を当てる.

3 IPTで扱う問題領域

- 悲哀

重要な他者が亡くなったあとの複雑化した死別反応を扱う.否認→絶望→脱愛着という「正常な悲哀プロセス」ではなく,遅延したりゆがんだりした「異常な悲哀プロセス」を扱う[2].

遅延した喪のプロセスを促進すること,喪失したものに変わる関心や関係を再構築できるように患者を助けることが目標となる.

- 対人関係上の役割をめぐる不和

患者と重要な他者との間で互いに抱く期待がずれており,それが病気の発症や維持に影響している場合に扱われる.対人関係の不和を「役割期待のずれ」として理解し,自分の期待と相手の期待を理解できるよう支援する.大きな流れとしては「詳細な調査→選択肢の検討→練習」の順に進めていく[2].

- 役割の変化

離婚,出産,退職,転居,転職などによる役割の変化に適応できていない場合を扱う.「役割の変化」を認識すること自体に意味がある[2].

①古い役割のあきらめ,②感情の表現,③新たなスキル獲得,④新しい愛着とサポートを育て新しい役割のプラスの側面を見つけること,が課題の中心となる[1].

- 対人関係の欠如

社会性が乏しく,親しい関係自体をもつことができない場合を扱う.他の問題領域のいずれかももっている場合はそちらに焦点を当てるのが望ましい.

過去の対人関係や治療者との関係に注目し,新しい人間関係を構築するための材料とする.

- 役割不安

社交不安障害用のマニュアルでは「役割不安」という問題領域が新たに提案されている.本来は能力がある領域なのにリラックスできない状態を意味する.自分の対人パターンを認識し,対人関係や自己肯定感への影響を理解し,感情の適切な表現やポジティブな体験への気づきの促しなどを行う[3].

B. IPTの治療プロセス[2]

1 初期

- 病歴の聴取など

まず病歴を聴取し診断する.患者には「病人としての役割」をはたすよう説明し,また,投薬の必要性を評価する.

- 対人関係質問項目の聴取

患者にとって重要な人間関係について治療者の納得がいくまで聴取する.まず関係性について事実的側面を聞き,その関係の満足できる側面と満足できない側面を聞く.その際は具体的なエピソードとその場面のやりとり,そのときの気持ちを聞き出すことが重要である.

- 主要な問題領域の特定および治療契約締結

発症当時の環境,生活の変化,悩んでいたことなどについて質問し,発症のきっかけとなった可能性の高いライフイベントを見つける.そして,対人関係質問項目とライフイベントの聴取に基づいて,主要な問題領域を4つのなかから(通常は1つか2つ)決定する.問題領域について患者に説明し,治療目標について合意を得たのち,治療契約を結ぶ.

2 中期

- 前回の面接以降について聴取

前回の面接以降に起こった直近の過去について,どのようなことが起こったのか出来事を聞く.出来事と気分を結びつけることで,対人関係の出来事とうつ病などの症状の関連を理解することができるようになる.

- 大きな感情を伴った出来事についての話し合い

症状と最も関係していると思われる出来事について詳細に話し合い,気分の変化との関連を話し合

う．出来事の詳細，そのなかで感じた気持ち，患者が下した評価など，多くを聞き取る．

- 患者の成功をサポートし，うまくいかなかったことの理解の援助

なぜうまくいったのかの理解や，うまくいかなかった場合は，求めていたものやその実現のための選択肢などについて考える．

- 問題領域への結びつけとロールプレイ

対人のパターンを，治療で取り組んでいる問題領域と結びつける．選択肢の検討を十分に行い，今後はどのように対処できるかロールプレイを通して確かめ練習する．

- セッションのまとめ

進歩を肯定的にふり返る．面接のまとめを実生活のなかで見つめ直す．面接は「作戦」を立てる場であり，日常生活がその作戦を実行する場となり，それがそのまま「宿題」となる．

3 終結期

終結期には，症状と問題領域の変化，および問題解決に役立った得られたスキルをふり返る．

終結についての患者の気持ちの確認は，終結期に入る前に始めておく．終結が悲哀の時となり一時的に症状が悪化する可能性もある．

また，今後不安なこと，再燃・再発について話し合い，使えそうなスキルを確認する．追加治療が必要な場合もあるが，期間限定の枠組みは崩さない．

■ 引用文献

1) 水島広子（訳）：対人関係療法総合ガイド．岩崎学術出版社，2009〔Weissman MM, Markowitz JC, Klerman GL：Comprehensive Guide to Interpersonal Psychotherapy, First Edition. Basic Books, 2000〕
2) 水島広子：臨床家のための対人関係療法入門ガイド．創元社，2009
3) 水島広子：対人関係療法でなおす社交不安障害．創元社，2010

（中野美奈）

森田療法・内観療法

この項目で学ぶべきこと・理解すべきこと
- 森田療法の理論と実践について理解する
- 内観療法の理論と実践について理解する

A．森田療法の理論[1]

森田療法は精神科医の森田正馬（まさたけ）が，1919年に開発した精神療法である．森田神経質とよばれる社交不安症，全般不安症，強迫症，パニック症，心気症などの治療に効果がある．森田は，死や病を苦にする素質（ヒポコンドリー性基調）に，きっかけが加わって病感や不安，恐怖が起こると考えた．さらに，それを取り除こうと固着することでそれにとらわれる悪循環（精神交互作用）があるとした．

B．森田療法の実践

1 森田療法の原法

治療では，死の恐怖を取り除くのではなくあるがままに受け入れ，裏にある生の欲望に沿った行動をするよう支援する．伝統的な森田療法は，長期にわたる入院治療を原則としていた．入院は絶対臥褥期，軽作業期，重作業期，実生活（社会復帰）期の4期に分類される．第1期の絶対臥褥期（1週間）は何もせずひたすら横になり，第2期の軽作業期（1～3週間）は軽い作業を行う．第3期の重作業期（1週間以上）はやや重い仕事をし，第4期の実生活（社会復帰）期（1週間以上）は社会復帰に向けた準備を行う[2]．なお，森田療法は日記療法を組み合わせて行うこともある．

2 森田療法の発展

入院森田療法は一定期間の生活を伴うため，特殊な設定や施設を必要とする．それによって治療者にも患者にもハードルが高くなるため，近年では外来で実施する外来森田療法が主流となっている．

C. 内観療法の理論

内観療法は，民間人で実業家の吉本伊信が浄土真宗の身調べという修養法から宗教色を払拭して，1950年代に開発した心理療法である．客観的現実的認知をすることで恩愛感と自責感を得て，他者視点，脱我という気づきに到達するとされており[3]，全人的な気づきを得ることで症状が改善する．

D. 内観療法の実践

1 集中内観

内観療法では，過去の対人関係における自分の態度や行動を客観的，多面的，経時的に調べる[4]．他者に「してもらったこと」「して返したこと」「迷惑をかけたこと」の3項目に沿って調べるが，その際，対象や時期を区切ったうえで，各項目について具体的かつ客観的に想起する．1~2時間おきに3~5分程度で，各項目について1つのエピソードを選択して面接者に調べたことを報告する．内観中は，屏風で区切られた半畳のスペースで過ごし，外界の刺激は遮断される．内観療法には内観を1週間続ける集中内観と日常生活のなかで行う日常内観がある．

2 内観療法の発展

厳格な治療構造や1週間という時間の長さへの抵抗もあるため，近年では，日常の枠組みのなかで気軽に内観に触れるための内観ワークや，内観療法の実施に工夫を施す変法が試みられている．

■ 引用文献
1) 北西憲二：森田療法の基本的理論．北西憲二，中村 敬（編著）：心理療法プリマーズ 森田療法．pp20-39，ミネルヴァ書房，2005
2) 黒木俊秀：入院治療I（森田療法原法の実際）．北西憲二，中村 敬（編著）：心理療法プリマーズ 森田療法．pp72-87，ミネルヴァ書房，2005
3) 川原隆三：内観療法の原理と応用．心身医学 42：355-362，2002
4) 竹元隆洋：内観療法の技法と理論．三木善彦，真栄城輝明，竹元隆洋（編著）：心理療法プリマーズ 内観療法．pp3-28，ミネルヴァ書房，2007

（高橋美保）

精神分析的心理療法

この項目で学ぶべきこと・理解すべきこと
- 精神分析の基本原理の実践方法について理解する
- 医療での精神分析的心理療法とチーム医療における応用について学ぶ

A. 精神分析の基本原理

S Freudによって誕生した精神分析における基本的な考え方は，① 人間の行動や思考は無意識によって規定されていると仮定すること，② 夢は無意識の発露であるため，クライエントから報告された夢も治療的に取り扱われ，クライエントが乳幼児の場合にはプレイセラピーで展開される象徴的内容（人形遊びや描画など）を取り扱うこと，③ 乳幼児期体験を通して形成された感情のあり方，防衛機制，関係性がセラピストやその時々の対人関係を通して再現ないし表現されるので（転移関係），治療的にそれを扱うこと，である．

B. 精神分析的心理療法の実際とは

精神分析的オリエンテーションで行われる心理療法では，上記のように幼児期からの重要な他者との関係性に基づく，転移や治療に対する抵抗，夢や語られた内容を取り扱う．治療的枠組み（治療構造）

として，同じ曜日と同じ時刻の週1回以上の定期的な面接を導入するのが基本である．プレイセラピーでは，人形遊びやその他の遊具で展開される遊びや物語について象徴的な意味を推測し，無意識的願望，葛藤を子どもにわかりやすい言葉で伝えていく．クライエントが子どもの場合には，女性心理師から男性心理師に担当が代わると，子どもの遊具の取り扱い方や態度が大きく変化することもある．遅刻や終了時刻になっても遊具で遊び続けるといった行動面のコミュニケーションも，成人同様に転移解釈を試みることになる．

C．精神分析のチーム医療への応用

個人心理療法でも集団療法でも，担当医や他のスタッフとの協力が必要不可欠であり，スタッフ間にどのような転移関係が展開されているかを読み取ることも必要である．例えば，もしクライエントが処方された薬を増量してほしいと主治医に要求した話を面接場面で繰り返し語るのなら，心理師に対しては依存できない母親転移が生じ，主治医には理想化され依存可能な母親転移が生じている可能性がある．そのような場合には単に薬を増量して理想化を強化するのではなく，担当医師と心理師が連携してクライエントの現実的な認識を促すかかわり方を検討するのが望ましいだろう．

入院場面でも，クライエントの言動によって病棟看護師間に対立が生じるような場合は，心理師が病棟での人間関係を冷静に俯瞰してクライエントの防衛機制（分裂や投影同一化）や転移の存在を読み取ることが求められる．そしてコンサルテーションのなかでチーム内の関係性の意味を伝え，看護師同士が反目し合ったり加担し過ぎないよう留意する．こうして成育歴に起因する鮮烈かつ愛憎を含む多様な情緒を内包し，成長を促す「抱える器（環境）」となる治療チームの機能が発揮されるのである[1]．

米国のFreibergが行った，心的外傷体験をケアされることなく育った母親や父親と，誕生した乳幼児との愛着障害を家庭訪問によって危機介入していく精神保健活動も，チーム医療の例としてよく知られている．成育過程での情緒的体験をクライエントがふり返り整理して，現在と未来のよりよいあり方に役立てられるように，治療者が存在し続けることが重要なのである．

■ 引用文献
1) 東中園 聡：精神科病院臨床のなかでの精神分析療法．精神分析研究 58：230-237，2014

（田中志帆）

第14章

家族・集団支援技法

カップル療法・家族療法

> **この項目で学ぶべきこと・理解すべきこと**
> - カップル療法・家族療法の特徴を理解する
> - 実践に役立つポイントを把握する

A. カップル療法・家族療法とは

1 特徴

カップル療法・家族療法では，家族全体をシステムとして捉える点に最大の特徴があり，個々人の属性でなく家族メンバー間の相互の関係性に着目し，行為の連鎖やパターンに介入する[1]．関係性を捉える視点は，言動（問題維持的な行動パターン），文脈（先行する歴史的出来事，社会システム構成要素），ビリーフ（信念体系やナラティブ）がある[2]．問題解決や回復する力は，家族に本来備わっている，と捉えることが治療者の基本的態度である[1]．

2 カップル療法・家族療法適用の留意点

リクルートメント（参加メンバーを集める/決める）には特別な注意を払う．夫婦関係が主訴の場合，配偶者（パートナー）の同行を勧める．ただし DV，虐待など家族内に暴力がある場合，安易な導入は禁忌である[1]が，DV に対しては，カップル療法の適用を判断するガイドラインも示されている[2]．

3 介入のポイント

初期段階では，①家族との作業同盟づくりと並行し，②家族をアセスメントし，**1** の視点から暫定的な仮説を立てる．①ではジョイニング（仲間と認められるよう努める態度や言動），多方向の肩入れ（個々人の言い分に十分傾聴し，全員から等距離に立つ）を目指す．個々人が語るニーズを全員が納得する共通目標にまとめ，伝える作業が重要となる．

4 関係性のアセスメントと介入のツール

アセスメントやメンバー間の相互理解を促すツールに，ジェノグラム・インタビューがある[3]．世代間（3世代までさかのぼる，書き方は[3]参照）で繰り返されるパターンや葛藤，文化差，喪失体験が現在の問題に取り組む際の共通理解を深めることに役立つ．さらに家族，夫婦システムが直面化しやすい危機の理解に家族ライフサイクルの視点が役立つ．

B. カップル療法の流れ

夫と妻もしくは親密な2人の双方のニーズから，関係改善あるいは解消するかも含め，彼らが問題に対し自己決定し，その自己決定にふさわしい言動がとれるよう援助する．**A. 3** に加え，すでに関係のなかに存在するも，2人には容易に見落とされているよい点に焦点を当てる（リフレーミング）を行う．また，臨床場面でよくみられる子どもの問題が夫婦関係悪化を助長している事例では，親としての協働作業を優先するべきである．

C. 家族療法の流れ

A. 3 4 の初期ステージを経て，家族と作業同盟を結び，アセスメント作業が進むと問題への理解がある程度進んでいく．ただし，その後も問題が引き

続く場合（家族システムの閉鎖），介入ステージへと移行していく．①（具体的な）到達目標の設定，②実施・実行，③②を妨害する諸要因の検討と対処を行う．これらを繰り返すことで，家族が相談に持ち込んだニーズが解消される例は少なくない．

■ 引用文献
1) 日本家族研究・家族療法学会（編）：家族療法テキストブック．金剛出版，2013
2) 中釜洋子：家族のための心理援助．金剛出版，2008
3) 中村伸一：ジェノグラムの書き方—最新フォーマット．家族療法研究 19：259-262, 2002

（日下華奈子）

患者の家族支援

この項目で学ぶべきこと・理解すべきこと
- 疾患を抱える患者の家族が経験する問題について理解する
- 家族の問題に対する心理師としてのかかわり方，特に求められるアセスメントの内容について理解する

A. 患者の家族が経験する問題

1 患者の家族とは

医療の現場において中心となるのは，当然ながら患者である．しかし，精神科疾患，身体疾患を問わず，家族の1人が疾患に罹患することにより，患者自身はもとより，各家族構成員および家族のシステム全体もさまざまな影響を受ける．その影響の度合いは，別居・同居の別や罹患以前の物理的・心理的距離により異なるが，家族のケアも医療に携わる心理師にとって重要な役割の1つである．

なお，本項における「家族」とは，同居・別居にはかかわらず，患者の近親者，例えば親，配偶者，子ども，きょうだいなどのことを指すこととする．

2 医療における患者の家族

医療現場において家族は，看病，付き添い，病状説明への同席，治療費の支払いなど，患者に対するケアの提供者としての役割を担っている．特に治療が長期にわたる疾患の場合，患者を身体的・精神的・社会的に支える家族の存在は非常に重要である．そうした状況下において医療者は，家族が患者をケアすることを当然であると捉えていることが少

表1 「介護者としての家族」の課題

分類	課題
身体面	介護による過重労働 付き添いや見舞いに伴う負担
精神面	患者を支えなければという責任感 治療方針などの決定に伴う負担 周囲からの偏見
社会面	治療費の支払い 患者，自身の休・退職に伴う収入減

表2 「支援を要する者としての家族」の課題

分類	課題
身体面	不眠，食欲不振，疲労感 自身の身体疾患
精神面	病気を知ったことによるショック，動揺，抑うつ気分，気力の減退 病気に気づけなかったという罪責感 自己ないしは他人や社会に対する怒り
社会面	勤務形態や生活リズムの変化 交友関係の制限，変化

なくない．この「介護者としての家族」が経験する負担を挙げる（表1）．

一方で，患者の家族もまた，身体的・精神的・社会的な困難を経験し，がん医療の領域において家族は「第2の患者である」とも表現される[1]．このような「支援を要する者としての家族」が経験する課題を挙げる（表2）．

B. 患者の家族へのかかわり方のポイント

1 基本的なスタンス

　医療の現場で心理師が家族にかかわる際、「介護者としての家族」と「支援を要する者としての家族」という2つの側面があることを念頭におくことが非常に重要である．医療チームの一員として働く場合、患者を支える家族の状態をアセスメントし、得られた情報をチームにフィードバックすることが最も期待される．同時に、医療者の前で「介護者」としての役割をとらざるを得ない家族に、自分自身の気持ちや課題について話せる場を提供するということも、心理師として求められる役割と考えられる．

2 アセスメント

　患者の家族にかかわる際には、以下のような点に留意しながらアセスメントを行う．

●家族の特性

家族構成　家族の構成、居住形態、年齢、職業、介護への関与、病状説明の有無などの基本的な情報．

サポート体制　主介護者（患者の治療・療養におけるキーパーソン）は誰か、主介護者を支える人は誰か、公的なサポートの適用などの状況．なお、実際の付き添いなどのサポートのみならず、患者および家族の相談相手などの精神的なサポートについても確認することが望ましい．

家族関係　各家族構成員同士の関係、相互作用、力動．罹患によって家族関係に変化があった場合にはその点についても把握する．

既往歴　家族の身体科既往歴として患者の介護に影響する可能性があるものがある場合には確認する．また精神科既往歴がある場合、その病名および治療内容について詳細を確認する．

●ストレッサー

病状認識　患者の病名・病状・治療などについて、主治医、診療録などから医学的な情報を確認するとともに、家族の主観的な理解を把握する．医学的な情報と家族の理解に乖離がある場合には、否認や抑うつによる理解不足あるいは医療者とのコミュニケーション不良の可能性を念頭においてアセスメントを行う．

患者の病状　患者の身体症状、精神症状に関する家族の認識を確認する．また症状に伴う家族への影響についても把握する．

社会的要因　治療や通院に要する時間や労力および経済的負担．他の家族構成員や知人からの偏見や精神的な重圧の有無についても確認する．

●家族の状態

身体的状態　不眠、食欲不振などの症状．また、家族自身が疾患に罹患している場合にはその状態、通院状況なども確認する．

精神的状態　家族にはしばしば抑うつ、不安がみられる．介入の必要性をアセスメントするとともに、精神症状をきたしている原因や状況について整理する．また、患者が終末期にある場合には、予期悲嘆などの症状がみられる場合もあるので留意する．

●家族への介入

介護者として　介護者としての家族への介入として最も重要なのは上述の内容を網羅したアセスメントである．そのうえで、患者の介護に支障をきたす要因がある場合には、必要な情報提供を行う．病状理解の不足などの医学的な問題であれば医師や看護師、経済的な困難などの社会的な問題であれば社会福祉士など、他職種と適宜情報共有、連携をしながら支援にあたることが望ましい．

支援を要する者として　家族自身が精神心理的な問題を有している場合には、直接的な介入を行う．筆者が専門とするがん領域においては、家族への介入として、心理教育[2]、夫婦療法[3]、問題解決療法[4]などの効果が示されており、これらの介入はほかの疾患においても有用であると考えられる．

　患者の家族は、自身のことは後回しし、自身の悩みごとを医療者に相談してはいけない、などと考えている場合も多く、家族自身の問題を扱う場であることを伝えることが役に立つ．その際、「〇〇さん（患者）の娘さん」ではなく「××さん（家族自身の名前）」でよびかけることへの意識も重要である．

■引用文献

1) 大西秀樹：第二の患者．大西秀樹：がん患者の心を救う―精神腫瘍医の現場から．pp176-207, 河出書房新社, 2008
2) Walsh K, Jones L, Tookman A, et al：Reducing emo-

tional distress in people caring for patients receiving specialist paliative care. Randomized trial. Br J Psychiatry 190：142-147, 2007
3) McLean LM, Jones JM, Rydall AC, et al：A couples intervention for patients facing advanced cancer and their spouse caregivers：outcomes of a pilot study. Psychooncology 17：1152-1156, 2008
4) Sahler OJ, Fairclough DL, Phipps S, et al：Using problem-solving skills training to reduce negative affectively in mothers of children with newly diagnosed cancer：report of a multisite randomized trial. J Consult Clin Psychol 73：272-283, 2005

（吉田沙蘭）

ペアレント・トレーニング

この項目で学ぶべきこと・理解すべきこと
- ペアレント・トレーニング（PT）について理解する
- PTの基本的な考え方を理解する

A. ペアレント・トレーニングとは

　発達障害のある子どもに限らず，子どもの心身の発育成長にとって，家庭環境は重要な要因であり，なかでも親の養育行動はそれらに大きな影響を及ぼす．ペアレント・トレーニング（PT）とは，行動変容の技法の学習を通して親の養育行動を変容させることで，子どもの健全な成長発達の促進や不適切行動の改善を目的とした教育的なアプローチである．

　PTの概念を広義に捉えると定型発達幼児を対象としたノーバディーズ・パーフェクト（NP）や，虐待傾向のある親を対象としたコモンセンス・ペアレンティング（CSP）などさまざまなプログラムが含まれるが，一般的には発達障害の親や，子育て困難のある親を対象とした行動変容理論に基づいた親指導プログラムに限定して用いられることが多い．

　PTには個別的に提供されるプログラムとグループで提供されるものがあるが，重篤な問題行動を扱う場合や個別療育に付随する場合以外は，グループ形式で実施されることが多い．PTの効果としては，子どもの生活スキルやコミュニケーション行動などの適応行動の獲得，問題行動の改善，親の養育スキルの獲得，親子関係の改善，子育てストレスや抑うつ状態の軽減などが示されてきている．

B. 発展

　自閉スペクトラム症/自閉症スペクトラム障害に対しては，1960年代から行動療法による治療効果の維持や日常場面への般化を促進する目的で導入が開始された．その後「共同治療者としての親」という位置づけのなかで，身辺自立スキル，コミュニケーションスキル，社会的スキル，学習スキル，問題行動の低減などさまざまな課題の維持や般化に応用されるようになった．1970年代には親自身が獲得した養育スキルの維持や，直接トレーニングを受けていない他の課題に対する教示行動への般化に対する研究が発展し，1980年代以降は早期高密度介入や絵カード交換式コミュニケーションシステム（PECS）などの体系化された治療プログラムのなかに組み込まれるようになってきた．

　一方，破壊的行動障害（DBD）を対象にしたPT（DBD-PT）は，家庭における養育環境の崩壊や親子の相互交渉の悪循環が子どもの問題行動の生起に関係していることから，親のストレスなどの家族の要因を評価し，親のかかわり方の変容だけでなくストレスマネジメントを含めた支援プログラムとして発展してきた．Brookman-Frazeeらは，DBD-PTと自閉スペクトラム症を対象にしたPT（以下ASD-PT）は，応用行動分析の行動原理をベースにしている点では一致しているが，これら2つのPT研究間に交流が乏しいことを指摘している[1]．しかし近年，DBD-PTとASD-PTは互いの要素を取り込みながら融合し発展しつつある[2]．

C．内容

わが国における発達障害の親に対するPTの実態調査[3]によると，多くはグループ形式での連続講座として実施されており，小学生以下の発達障害のある子どもの親を対象としていることが示された．子どもの診断名は多種多様であり，内容としては，「褒め方」や「トークンエコノミー法」などの強化に関する事項，「環境調整」や「視覚支援」などの先行条件の整備に関する事項，問題行動への対応に関する事項などが挙げられた．

グループ形式の場合，その多くは1回のセッションが1～2時間で，期間としては3か月から半年にかけて定期的に複数回行われることが多く，講義に加えて，グループ討議やモデリング，ロールプレイなどが参加者の実態に合わせて適時実施され，ホームワークが出されることが多い．

D．評価尺度

評価尺度は，事前に参加者である親やその子どもの状態を評価し配慮するために，また事後評価と組み合わせることによってプログラムの効果を評価するために活用できる．親に対してはBeck抑うつ尺度（BDI），状態-特性不安検査（STAI），育児ストレスインデックス（PSI），Eyberg子どもの行動評価票（ECBI）などが用いられる．子どもについては発達検査のほか，子どもの行動チェックリスト（CBCL）や子どもの強さと困難さアンケート（SDQ）などが用いられることが多い．

E．実際

井上ら[4]のプログラムは，知的障害，自閉症，その他の発達障害など幅広い障害のある幼児から学齢児までの子どもをもつ親を対象にしている．特に子どもとのかかわり方の学習だけでなく，家庭での課題を発見し，実際にスタッフと指導プログラムを立てて実践することを特徴としている．プログラムの人数は10名程度で8～9回の隔週の連続講座で構成され，1回のセッションは2時間で講義とグループ演習からなる．参加者は，事前にプログラムの目的，内容，費用，回数などについて十分な説明と同意を得たうえで決定される．グループで行うため，重篤な精神疾患がなく，グループで話し合うことができる状態であることを基準にしている．PTよりも個別面接が適している場合はそちらを紹介する．

1グループに対して指導者1名と補助スタッフ数名で運営し，補助スタッフには先輩保護者であるペアレント・メンターが入る場合もある．補助スタッフは配慮を要する参加者をフォローしたり，メンターの場合は必要に応じて自分の子どもの支援グッズを紹介したり体験を話したりする．

ワークブックに基づいて「褒め上手」（強化方法），「整え上手」（視覚化と構造化），「伝え上手」（指示の出し方），「観察上手」（行動の見方と問題行動への対応），「教え上手」（課題分析と家庭での指導方法）などの内容の講義とグループワークが実施される．グループワークは，演習のほか，日頃の悩み，地域の情報の交換，サポートブックや療育課題の作成などがある．療育課題の作成は，自分の子どもに合った療育プログラムをスタッフと一緒に作成し，家庭で実施し，その結果を持ち寄って話し合いながら工夫を共有していく．親が取り組む課題は，親自身が自分の子どもに合わせて課題を選択する．幼児であれば「着替え」や「入浴」「洗面」「歯磨き」などの身辺自立，児童期では，「簡単な家事の手伝い」や「整理整頓」や「学校の宿題」などの日常的な生活の中で出合う課題が選択されることが多い．

F．課題

厚生労働省はPTを発達障害の家族支援施策の柱として位置づけているが，支援者養成，スタッフ・時間・場所・予算の確保などいくつかの課題が存在する．特に支援者養成については組織化も必要となる．現在わが国の代表的なPTプログラムとその研究者が共同して「共通プラットホーム」を作成している．今後，スタンダードなスタッフトレーニングプログラムの開発が望まれる．

■ 引用文献

1) Brookman-Frazee L, Stahmer A, Baker-Ericzén MJ, et al：Parenting interventions for children with autism spectrum and disruptive behavior disorders：opportunities for cross-fertilization. Clinical Child and Family

Psychology Review 9：181-200, 2006
2) 井上雅彦：自閉症スペクトラム（ASD）へのペアレントトレーニング（PT）. 本城秀次, 野邑健二（編）：発達障害医学の進歩 24　発達障害児の家族支援. pp30-36, 診断と治療社, 2012
3) 松尾理沙, 野村和代, 井上雅彦：発達障害児の親を対象とした PT の実態と実施者の抱える課題に関する調査. 小児の精神と神経 52：53-59, 2012
4) 井上雅彦, 野村和代, 秦 基子：子育てが楽しくなる 5 つの魔法. アスペエルデの会, 2008

（井上雅彦）

集団療法

この項目で学ぶべきこと・理解すべきこと
- 集団療法の特徴や進め方を把握する
- 集団療法に独特の期待される効果について理解する
- 集団療法実施における留意点を理解し, 実践に臨む準備をする

A. 集団療法とは

　集団療法とは, グループ活動で生じる力動を用いて, 参加者個人の成長を図る活動である. 参加者は, 集団力動を起こすためにも 3 人以上は必要で, 15 人ほどを超えてくると, 聞いている時間が延びて, スタッフも個々の参加者に目が届かなくなるなどデメリットが目立つ. スタッフはグループプログラムを回すリーダーと, その補助にあたるコリーダーが 1 人ないし複数名で構成される. セッションは 90～120 分程度であり, 通常継続してなされる（ほかに, 単発でなされるもの, 合宿形式でなされるもの, 期限のないものなどがある）.

　集団療法に該当する活動の範囲は幅広く, 例えば当事者会, 家族会, ピアサポートグループ, エンカウンターグループ, 集団認知行動療法, リワークプログラム, デイケアなどが挙げられる. ここでは集団認知行動療法を例にとり, 実際の手順や, 効果, 注意点について解説する. 詳しくは, 文献 1) を参照してほしい.

B. 集団認知行動療法

　集団認知行動療法は, 状況と個人の認知・行動の反応との連鎖をみて認知や行動の幅を広げてみるという考え方や, セッションの回数, 各セッションのアジェンダや流れが明示されるという特徴があるなど, 大枠は個人を対象とした認知行動療法と同じである. 違いは認知行動療法に取り組む対象が個人か集団かのみといってもよい. 定時に 1 つの部屋に参加者とスタッフが集まり, 通常は「前回セッションの宿題の確認→今回セッション内容の共有→実践→シェアリング→今回セッションの宿題の確認」と展開してセッションが終わる.

1 期待される効果

　内容や進め方の基本は個人を対象にした場合と変わらないが, 集団であるがゆえに生まれてくる効果がいくつかある. まず自分の語りをほかの参加者に受け止めてもらえるという体験, ほかの参加者の語りを聞く体験によって, 自分の抱えている悩みが 1 人だけのものではなかったとわかる. これらが孤独感を緩和し, 安心感や励みを生み, 勇気を与えるのである. また認知行動療法的な視点からも, 他者が問題をどのように考え, どう取り組んでいるのかを知るというのは, 認知や行動の幅の拡大につながるという効果を生む. 自己の言動をふり返り相対化することができる.

2 実施上の留意点

　プログラムを始める前にスタッフはグループのルールを参加者に明示し共有しておく必要がある. 代表的なものを列挙すると,「誹謗中傷をしない」「パスの権利」「話をさえぎらない」「時間を守る」「グループでされた話を外に漏らさない」などがある[2].

グループ実施中のスタッフの留意すべき点として，（相互交流を促したいので）発言が止まったときは自分の場合を話してみる，話せそうな人を促す，発言機会が均等になるようにするなどの工夫が必要である．また，プログラム前後や休憩中の交流も大切にしたい．

■ 引用文献
1) Yalom I D, Leszcz M：Theory and practice of group psychotherapy, 5th ed, Basic Books, 2005
2) 大島郁葉，葉柴陽子，和田聡美，他：トレーナーに必要とされる態度やスキル．伊藤絵美，石垣琢磨（監修）：Challenge the CBT 認知行動療法を提供する―クライアントとともに歩む実践家のためのガイドブック．pp18-25，金剛出版，2015

（川崎 隆）

ソーシャルスキル・トレーニング

> **この項目で学ぶべきこと・理解すべきこと**
> - ソーシャルスキル・トレーニング（SST）の目的，方法，および基本姿勢について理解する
> - SSTで扱われている「技能」とは何かを把握する

A. ソーシャルスキル・トレーニングとは

1 目的

ソーシャルスキル・トレーニング（SST）とは，学習理論に基づき体系的，意図的に対象者の技能形成を図る，構造化された治療または援助技法である．対人的状況のなかで必要とされる技能の獲得，般化，保持を促進することで生活障害が改善され，さまざまな社会的ストレスへの回避や対処が可能となることを目指している．その結果，対象者の自信が回復し，QOLが高められ，さまざまな二次的障害の防止につながっていくと考えられている．また，SSTの有効的な実施のためには，他のさまざまな治療や支援と組み合わせることが必須とされている．

2 対象

SSTの対象の範囲は広い．統合失調症や不安障害，発達障害などを対象とした医療領域，児童の不適応行動などを対象とした教育・福祉領域，復職支援などの産業領域，更生保護施設などの司法矯正領域などで行われる．また，家族への介入や専門家教育，ストレスマネジメントなどにも活用されている．

B. ソーシャルスキルとは

1 SSTで対象となるスキルとは

SSTでは，社会生活技能（social skills），疾病自己管理技能（illness management skills）の2つのスキルを対象としており，基本的には日常生活技能（living skills）は対象とならない．

また，SSTにおけるソーシャルスキルとは，「感情や要求を正確に伝え，対人的な目標を達成するのを助けるあらゆる行動」[1]，「対人交流の中で肯定的及び否定的な感情を表現でき，行動の結果で社会的強化（周囲から与えられる肯定的な反応）を失わずに済む能力」[2]などと定義されており，学習によって獲得が可能で，改善可能なものとされている．

2 ソーシャルスキルを構成する諸要素

ソーシャルスキルを構成する要素として，「受信技能（社会的認知・知覚の技能）」「処理技能（社会的問題解決と意思決定の技能）」「送信技能（効果的な表出技能）」の3側面が提唱されている．そのほか「相互作用的な行動」や，社会的慣習の知識などの「状況因子」を諸要素として含むこともある[2]．

C. SSTの実施方法

1 アセスメント

SSTセッションの実施前には，必ず対象者の技能の不足な点と過剰な点を評価しておく必要がある．

生活場面ごとに聴取し，受信技能-処理技能-送信技能の各側面に基づいて評価され，技能実行に影響する背景因子も含め事前アセスメントは行われる．本人や周囲の人との面接，日常の行動観察，心理学的検査や尺度を通して行われ，SSTの目標はこれらの結果を基に対象者とともに設定されることが多い．

また，セッション中のライブアセスメントや，終了時のアセスメントも必ず行われる[3]．

2 セッションの流れ

代表的なセッションの一例を示す（図1）．「導入」では必ず「参加の自由の保障」がされる．ロールプレイ技法を用いた練習には，必ず「正のフィードバック」「修正のフィードバック」「モデリング」の過程が含まれており，その後「宿題の設定」とその実施が促される．

「正のフィードバック」では，ロールプレイのなかで対象者の技能のできていた点やよかったところが本人に返される．これはすでに獲得されている技能のうち望ましい技能や側面を強化する目的で行われる．その後技能をよりよくするための「修正のフィードバック」が行われ，改善点が検討される．つまりSSTでは「問題点を指摘し教える」のではなく，「まずできているところを褒めて伸ばす」ことに主眼がおかれ，対象者にネガティブなフィードバックは一切行われない．「モデリング」では，社会的場面を模したなかで改善点を取り入れた新たな技能のお手本が示される．対象者はその模倣から試み，実技リハーサルを繰り返すなかで新たな技能を獲得してゆく．その後さらに正のフィードバックが行われた後，「宿題の設定」となる．「宿題の設定」では，今回獲得した新たな技能を日常生活のなかで実施することが求められる．宿題の実行を繰り返した後には当該の技能の般化が期待されており，セッション終了後にはそのための工夫や介入も行われる．

なお，セッションで扱われる技能は，援助者や治療者が望ましいと判断した技能ではなく，対象者に必要で対象者自身が獲得したいと希望した技能のみであり，各個人のSSTの目標に則して扱われる．

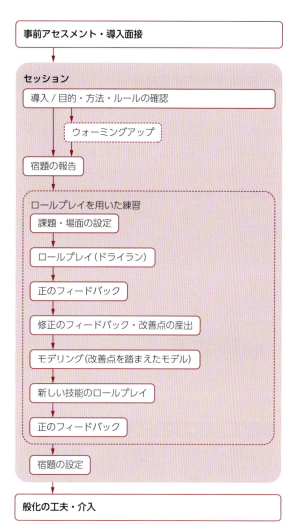

図1　SSTセッションの流れ

3 その他の技法

上述の技法のほかに，主に受信技能の改善を目的として「注意の焦点づけの技法」，処理技能の練習として「問題解決技法訓練」が行われるなど，セッションにおいてはさまざまな技法が駆使されている．また集団だけではなく，訪問場面や個人のカウンセリングなどで個別に実施されることも多い．

4 自立生活技能プログラム・モジュール

モジュールとは，心理教育と組み合わされた課題領域別学習パッケージであり，服薬自己管理や症状自己管理，地域生活への再参加等を目的とした一連のプログラムが開発されている[4]．「導入」「教材を使った質疑応答」「ロールプレイ」「社会資源管理」

「派生する問題」「実地練習」「宿題」といった7つの学習過程に沿って進むよう構造化されている．

D．SSTを実施する意味

SSTは，未来志向・希望志向で行われ，対象者のストレングスを信じ，エンパワーメントしていきながらリカバリーを目指し実施されるものである．SSTは，発症や障害による社会生活の機会喪失からくる機能低下を補い，自尊心の低下を防ぐだけでなく，技能の獲得や能力の開発を通して，新たな自己発見をももたらしてくれると考えられている．

■ 引用文献
1) 池淵恵美（監訳）：精神障害者の生活技能訓練ガイドブック．医学書院，1992〔Liberman RP, DeRisi WJ, Mueser KT：Social skills training for psychiatric patients. Pergaman Press, New York, 1989〕
2) 熊谷直樹，天笠 崇，岩田和彦（監訳）：改訂新版 わかりやすいSSTステップガイド―統合失調症をもつ人の援助に生かす．星和書店，2005〔Bellack AS, Mueser KT, Gingerich S, et al：Social skills training for schizophrenia, 2nd ed. Guilford Press, 2004〕
3) 舳松克代（監修），小山徹平（編）：SSTテクニカルマスター―リーダーのためのトレーニングワークブック．金剛出版，2010
4) 東大生活技能訓練研究会（編）：わかりやすい生活技能訓練．金剛出版，1995

（小山徹平）

心理教育

この項目で学ぶべきこと・理解すべきこと
- 心理教育が発展した経緯を知り，基本的な考え方を理解する
- 集団を対象とした心理教育の手順を理解する
- 認知行動療法における心理教育の手順を理解する

A．心理教育とは

心理教育とは，心理療法と教育的介入を統合した，専門家によって提供される介入方法である[1]．そのルーツは教育と医療の2つの領域に求めることができる．教育領域では精神分析家Fritz Redlが，非行などの攻撃行動をもつ子どもへの介入方法として開発，発展した宿泊集団治療が最初である[2]．医療領域では，主に家族療法の世界で発展してきた，統合失調症患者とその家族の支援法をルーツとする見方が一般的である[3]．いずれも，困難な状況に陥っている本人やその周囲の人々が自分自身の力で生活をコントロールできるようになること（エンパワーメント）を目指し，彼らが有するリソースを尊重しながら，それらを活用すべく専門家と参加者が協力し合って問題の解決を図る（コラボレーション）という点で一致している．こうした考え方は，今日の心理教育においても同様に重要である．

現在，心理教育は医療，教育にとどまらず，さまざまな分野で活用されている．現在実施されている主要な心理教育を大別すると，ルーツの流れをくんだ集団を主要な対象として実施するものと，認知行動療法の理論と結びつき，集団，個人を問わず個々のセッションのなかで実施するものとがある．

B．心理教育の実際

1 集団を対象とした心理教育

例としてADHDや発達障害，行為障害を有する思春期の子どもたちを対象とした怒りのコントロールに関する心理教育の手順を示した（表1）[4]．

心理教育を行う際は，参加者が専門家の説明によって，心理教育の目的となっている技法（表1の場合，怒りをコントロールするための技法）を理解できるように配慮する必要がある．そのためには，今その場で体験できる身近な題材を用いて，参加者たちに内容を解説するというやり方が効果的である（この例の場合，参加者たちがその場で経験している呼吸や体の弛緩などの実際の生理的反応を扱うこ

とで，怒りと生理的反応が関連しているという問題について具体的に考えてもらう）．ほかにも，ロールプレイによってターゲットとなっている問題の状況を再現することで適切な行動を習得する訓練の場を設けたり，グループリーダーとしての役割を参加者間で当番制にすることで，ソーシャルスキルの習得や自尊心の向上のきっかけづくりを行ったり，といった工夫をするとよい[4]．

集団での心理教育が効果的であるためには，①参加者たちがもつ共通の問題に沿って目的を提示，②参加によって得られるであろう効果の明確化，③効果を得るための道筋の明示，④実施内容の選択，⑤目的に合ったエクササイズをデザインすること，⑥評価の実施，という手順で構造化することが重要である[5]．

2 認知行動療法における心理教育

認知行動療法では面接の場に持ち込まれた問題を専門家とクライエントとが協働しながらアセスメントし，介入計画を立て，それを実行し，やがて終結を迎える．特に介入計画の立案と終結の際，心理教育が積極的に活用される．介入計画の立案の段階では，専門家は認知行動療法の理論に基づく問題に関する公式（心の仕組みとはどのようなものか，問題はどのように発生するか，問題解決をどのように行うか）をクライエントに示す．そしてクライエントとともにその公式にクライエントの問題を当てはめてみる．そうすることで，クライエントは自分の問題を一般化することができ，解決策のリストから対処法をともに探ることが可能となる[6]．

終結の段階では，専門家が再発を防ぐための方法をクライエントに示し，実際に起こりそうな問題をクライエントに挙げてもらいながら，そのための具体的対策を練る[6]．そうすることで，専門家に頼らなくてもクライエント自身が自らのセラピストとなり，実生活で困難に対処できるよう備えることができる．

表1　怒りのコントロールに関する集団心理教育の手順

（1）心理教育の目的を説明する
（2）怒りに関する説明をする
　・怒りの生理的機能について知る
　・怒りの喚起時に身体に起こる変化を捉える重要性を知る
　・怒りが喚起されるきっかけを知る
　・自分自身の怒りの原因となった状況についてふり返る
　・怒りを管理する方法が適切であったかを判断するための基準を知る
（3）レクチャーの内容と実生活とを結びつける
　・実際に怒りを収めた経験を話す
　・その経験を社会的な基準に照らし，適切さを評価する

〔Kellner MH, Bry BH：The effects of anger management groups in a day school for emotionally disturbed adolescents. Adolescence 34：645-651, 1999 をもとに作成〕

■ 引用文献

1) Lukens EP, McFarlane WR：Psychoeducation as Evidence-Based Practice：Considerations for Practice, Research, and Policy. Brief Treat Crisis Interv 4：205-225, 2004
2) Belknap N：Minding the Children in 1951：Who Is Minding Them in 2001? Reclaiming Youth International 10：66, 2001
3) 平木典子：心理教育というアプローチの発展と動向．日本家族心理学会（編）：家族支援の心理教育—その考え方と方法．pp2-14, 金子書房, 2007
4) Kellner MH, Bry BH：The effects of anger management groups in a day school for emotionally disturbed adolescents. Adolescence 34：645-651, 1999
5) Furr SR：Structuring the Group Experience：A Format for Designing Psychoeducational Groups. Journal for Specialists in Group Work 25：29-49, 2000
6) 堀越 勝：精神療法とは何か？ 堀越 勝，野村俊明：精神療法の基本—支持から認知行動療法まで．pp6-73, 医学書院, 2012

〈小堀彩子〉

第15章

コミュニティ・アプローチ

コンサルテーション

> **この項目で学ぶべきこと・理解すべきこと**
> - コンサルテーションの理論と実践について理解する
> - コンサルテーションの特徴を理解する

A. コンサルテーション

1 コンサルテーションとは

コンサルテーションとは,「2人の専門家(一方をコンサルタントとよび,他方をコンサルティとよぶ)の間の相互作用の1つの過程」であり,「コンサルタントがコンサルティに,コンサルティが仕事のなかでかかえている精神衛生に関する特定の問題をより効果的に解決できるよう援助する関係」とされる[1]。

2 コンサルテーションの実践

コンサルテーションにおける介入は以下の6つのステップからなる[2,3]。

① コンサルテーションの依頼:求めを確認し,依頼を受けるか判断する.
② コンサルテーションへの入場:コンサルティの所属する機関との関係形成を行う.ただし,問題の結果への責任はコンサルティが負う.
③ コンサルティとの対等な関係の形成と維持:対等で相互に頼る関係を形成する.
④ 情報収集と問題のアセスメント:コンサルテーションのタイプに応じてアセスメントを行う.
⑤ 問題を解決する計画の立案:コンサルティに理解でき,実施可能で,受け入れられやすい計画を作成して実行可能性を高める.計画が完成したら終結する.
⑥ フォローアップ:コンサルティとの関係性を強化・維持し,必要時に利用できるようにする.

3 コンサルテーションの特徴

メンタルヘルス・コンサルテーションには,以下の7つの特徴がある[2,3]。

① 精神内界と環境の両要因の重視:精神内界だけでなく,コンサルティが所属する機関の歴史,構造と機能,文化など環境の影響を考慮する.
② コンサルタントとコンサルティの対等な関係:両者の関係は対等であり,コンサルティにとってコンサルタントとの関係は任意である.
③ 仕事上の問題解決と職務能力の増進という2つの目標:コンサルティが現在の問題に対処できるよう援助するだけでなく,コンサルティが今後似た問題に有効に対処できるように職務能力を高める教育が重視される.
④ メンタルヘルス・コンサルテーションの4つのタイプ:クライエント中心のケース・コンサルテーション,コンサルティ中心のケース・コンサルテーション,コンサルティ中心の管理的コンサルテーション,プログラム中心の管理的コンサルテーションがある.
⑤ コンサルタントがコンサルティに働きかける5つの役割:コンサルティが急がず十分に考えることを促進する役割,参照枠を広げる役割,教育的な働きかけを行ってコンサルティの職務能力を高

める役割，コンサルティに役割モデルを提供する役割，コンサルティとクライエントの関係に問題がある場合は両者の橋渡しを担う役割がある．

⑥ 心理療法の回避：コンサルティが提出する仕事上の困難のみを扱い，コンサルティの個人的問題は直接扱わない．

⑦ 広い範囲への影響と予防：コンサルテーションは，コンサルタントがコンサルティの所属する大きな集団を媒介して広く影響を及ぼすことができる点，また，コンサルティがかかわる人の精神疾患発症，有病率，障害が残る確率を減らすという形で予防ができる点は長所である．

■ 引用文献
1) 山本和郎：コミュニティ心理学―地域臨床の理論と実践．東京大学出版会，1986
2) 丹羽郁夫：ジェラルド・キャプランのメンタルヘルス・コンサルテーションの概観．コミュニティ心理学研究 18：160-174，2015
3) Caplan G, Caplan RB：Mental Health consultation and collaboration. Jossey-Bass, 1993

〈高橋美保〉

危機介入

この項目で学ぶべきこと・理解すべきこと
- 危機と危機状態を理解する
- 危機介入の理論と実践について理解する

A．危機介入とは

1 危機とは

危機という言葉はギリシャ語の Caerus という言葉に由来し，Hippocrates は病状の分かれ目をカイロスとよんだ[1]．危機はネガティブな側面だけでなく，転機や飛躍という成長促進可能性を有する．

2 危機状態とは

Caplan は，危機状態を「人生上の重要目標が達成されるのを妨げられる事態に直面した時，慣習的な課題解決法をまず初めに用いてその事態を解決しようとするが，それでも克服できない結果発生する状態」と定義している[1,2]．

危機状態が発生すると，均衡を保っていた心の状態がゆさぶられ，「難問発生状況」が起こる[1,3]．それは子どもの成長や進学などライフサイクルを通して起こることもあれば，病気，事故，災害などの偶発的な出来事により発生することもある．発生するときには，挑戦，喪失，脅威のいずれかの形で起こるが，誰にも同じように苦痛となるとは限らない．パーソナリティ特性，状況認知の仕方，経験に基づく対処の見通しによって，脅威の程度は異なる[1,3]．

3 危機介入とは[1]

危機介入とは，危機状態にある人や集団に対して崩れたバランスをできるだけ早く回復し，よりよい状態で健康状態を保つことを支援するための介入である．

そのために，まずは「難問発生状況」の的確なアセスメントを行い，それに基づいた最低限の介入を迅速かつ集中的に行うことで，個人や集団が自分の力で対処できるようになるまで短期的に介入する．

危機状態が持続するのは1〜6週間であるため，危機介入は短期間の間にタイミングよく行い，面接回数も5回以内となる．

4 危機介入の実践[1]

危機介入は以下の5期に分類される．
① 危機状態時点での接触：危機の極期と捉えて事情をしっかり聞き取り，介入の準備をする．
② 危機状態のチェック：クライエントの精神的混乱状態について自傷他害の危険性のチェック，人的資源の確保，危機介入を受け入れる力や健康度の

確認を行う．

③ 危機状態の理解：これまでの経過の時系列による理解，体験の意味づけ，これまでの対処，利用した資源の確認を行う．

④ 危機介入の検討：リフレーミングにより新しい意味づけを行い，新たな対処方法，新たに利用できる身近な外的資源，新たに利用できる専門家や専門機関について検討する．

⑤ 介入の具体策の決定：④ で検討した具体策を実行し，結果をフィードバックしながら，必要に応じてさらに新たな具体策を検討し，最終的に開かれた終結に向かう．

5 危機介入の特徴[1,3]

危機介入は健康モデルに則り，使える資源や能力を同定して，それを活かせるように働きかける問題解決的アプローチを基本とする．また，個人に対する援助だけでなく，他の関係者や関係機関と積極的に連携を図るなど環境調整を行うことから，コミュニティ心理学の考えに沿った介入技法といえる．

■ 引用文献

1) 山本和郎：危機介入とコンサルテーション．ミネルヴァ書房，2000
2) 加藤正明（監修），山本和郎（訳）：地域精神衛生の理論と実際，医学書院，1968〔Caplan G：An Approach to Community Mental Health. Tavistock Publicatuions, 1961〕
3) 山本和郎：コミュニティ心理学―地域臨床の理論と実践．東京大学出版会，1986

（高橋美保）

リエゾン

この項目で学ぶべきこと・理解すべきこと
- コンサルテーション・リエゾン（CL）活動の一連の流れを把握する
- 心理師による CL 活動のコア・コンピテンスを知る

A．コンサルテーション・リエゾン活動

1 コンサルテーション・リエゾンとは

精神科において，コンサルテーションとは，専門知識を用いて依頼に応じた助言や提案を行うことである．リエゾンとは，多職種連携によってケアを実行する機能を意味する．コンサルテーション・リエゾン（CL）は，双方の意味合いを包含し，一般医療において，入院患者のメンタルケアを行うことを指す．

2 活動の実際：手順と留意点

まず依頼状を読み，依頼事由を予測する．可能であれば，事前に患者の身体状況などの情報を得る．次に病棟を訪ね，依頼主から趣旨を確認する．看護師からも，患者の日頃の様子などの情報を得たうえで，実際に患者に会う．極力プライバシーに配慮するが，患者の身体状況や治療を優先し，時間・場所など面接構造の変更には柔軟に対応する．

面接では，患者が今困っていることを中心に聴く．やみくもに問題を掘り下げたりしない．CL は危機介入であり，あくまで問題解決的アプローチが望まれる．必要に応じて家族からも情報を得る．

得られた情報を総合して，問題の核心がみえてくると介入方針も立てられる．見立てや介入の方針，必要な助言などをスタッフに伝え，カルテに記載する．専門用語は避け，平易，簡潔にまとめる．

時に患者にニーズがないのも CL の特徴である．スタッフへの対応に徹することもある．

依頼当初の問題が解決したと判断したら，患者や依頼主の意向を確認のうえ，介入を終了する．

B. 求められる知識や態度

筆者らは，一般医療現場における心理臨床研修におけるコア・コンピテンスとして，以下の3点を挙げている[1]．心理師によるCL活動のコア・コンピテンスと読み替えてよい．

1 多角的理解力

問題を身体因，社会的因子も含めて統合的，多角的に理解するためには，医学や医療に関する幅広い知識が要求される．心理師は十分な卒前教育を受けていないのが現状であるが，せめて主要な身体疾患の標準治療の流れは把握しておきたい．

2 力動理解と協働能力

CLでは，集団力動を含めて問題の本質を把握し，時にその関係調整に入る必要がある．心理師は医療のなかで辺縁的存在であるがゆえに，問題を俯瞰できる．その視点を活かしチームで有機的に機能できるとよい．

3 意志疎通困難な患者との疎通能力

CLでは，重症患者や終末期患者など，言語を介した意思疎通の困難な患者への支援をも求められる．疎通困難であることの要因を把握したうえで，コミュニケーションの目的を意識し，手段の工夫を講じたい．

4 知識や技能習得のために

上記の能力を培うには，現場での研修機会を得られるとよい．また学会や研究会等への参加は，技能習得だけでなく，ピアサポートの獲得にもつながる．

■ 引用文献
1) 冨岡直，中嶋義文：総合病院での心理職の訓練システム．臨床心理学 13：101-106, 2013

（冨岡 直）

アウトリーチ

この項目で学ぶべきこと・理解すべきこと
- アウトリーチの背景について理解する
- 危機介入時のアウトリーチにおける意思決定の優先順位を知り，活用できるようにする
- アウトリーチを実施するための関連技術について理解を深める

A. アウトリーチとは

1 定義

アウトリーチは，こちらから手を伸ばし援助者自らが対象者のもとに出向く支援と定義される[1]．現場では家庭訪問とほぼ同義であるが，予防を目的としたポピュレーションアプローチにおけるアウトリーチ，危機介入を目的としたハイリスクアプローチにおけるアウトリーチ，また再発予防を目的とした慢性的な疾患や予後のフォローアップにおけるアウトリーチなど，いくつかに分けられる．

2 アウトリーチの必要性

アウトリーチが必要な理由は，端的にいうと，自ら支援を求めない，または求められない人ほど，ハイリスクな場合が多いからである．そのような人たちは，自ら支援機関を訪れることが少ない．そのために，支援者が自ら出向くアウトリーチが必要不可欠なアプローチとなる．

近年，利用者の検索履歴に基づき，必要なメンタルヘルス情報や具体的な支援先についてターゲティング広告を利用して表示するなど，ICTやSNSの発達による，さまざまなオンライン情報アウトリーチサービスも構築され始めている．これらのオンラインアウトリーチは支援をなかなか求めない対象者に対して効果的なアプローチの1つと考えられるが，

一方で情報提供されても実際に支援に来ない人もいる．そのため，そのような人たちに支援者自らが出向くアウトリーチこそ必要不可欠な支援方法となる．

実際にアウトリーチが必要な場合は，自殺・自傷他害のリスクが高い場合，反社会的勢力が絡む場合，事故や災害，虐待や性暴力などトラウマ体験によるサバイバーズギルトや学習性無力感により援助を自ら求められない場合，引きこもりや強迫症などで家から出られない場合などが挙げられる．

対象者に支援を受けたいというニーズが少ない場合には，通常の臨床心理学的スキルだけでなく，動機づけ面接や説得・交渉技術，また積極的な訪問技術，多機関連携スキル，関係領域の法律知識や具体的な社会的リソースの把握，そして困難ケースにも立ち向かうタフネスさと経験値も必要となる．

B. 危機介入時のアウトリーチにおける意思決定

危機介入時のアウトリーチとは，先に挙げたように社会的なリスクが高く，早期介入・保護が求められるケースへの緊急出動・対応を意味する．生物-心理-社会的に安全が疑われる場合，法律に則った危機介入アウトリーチが求められる．

子ども虐待を例に概説すると，危機介入アウトリーチは，警察による警察官職務執行法に基づく立ち入りと，児童相談所の児童福祉法および児童虐待防止法に基づく立入調査，臨検捜索などがある．

特に危機介入アウトリーチで気をつけるべきことは，「介入」と「支援」の優先順位を明確に分けて判断することである．例えば，情報が少ない初期調査段階において子どもの安全が疑わしい場合には，リスク判定に基づき，「介入」として子どもの保護が優先されなければならない．被害（疑い）児童を保護し，さらなる事実確認調査ののち，「支援」として初めて子どもの安全計画，ストレングスの強化などが計画される．

1 インテーク

子ども虐待においてアウトリーチを行う機関は，予防的なアウトリーチを行う市区町村保健センターと子育て支援センター，介入的な危機介入アウト

リーチを行う児童相談所と警察，再発予防のアウトリーチを行う児童相談所と市区町村の子育て支援センター，というように大まかに役割が分けられる．

特に児童相談所では，関係機関または近隣からの通告によって調査が開始される．児童相談所では，通告を受けた段階で緊急受理会議を行い，通告情報のリスク判定および緊急出動（危機介入アウトリーチ）をするかどうかが決定される．初期段階は情報が少ないため，緊急出動に向かう支援者以外は同時並行でさらなる関係機関の情報を集める．危機介入アウトリーチでは，情報がない，または子どもの安全が疑わしい場合はリスクが高いと見込む必要があり，子どもの一時保護を前提に動く必要がある．

2 初回訪問

専門職がアウトリーチした場合，保護者は自分の精一杯の子育てを虐待や不適切な養育と疑われたと感じるために，拒否的態度となり，児童相談所と対立するケースになりやすい．しかしながら，子どもの安全が疑わしい場合（例：首から上に傷・アザがある，理由不明の傷・アザがある，子どもが帰りたくないと怖がっている，過去に虐待の係属歴があるなど）は，やはり一時保護を決断する必要がある．

3 現場の意思決定と見立て

危機介入アウトリーチでは，常に不確かな事実に対してリスクを大きく見積もる必要が生じる．なぜならば，安全かどうかの見立て（仮説）と実際に安全かどうかの事実には必ず誤差が生じるからである．例えば，その誤差は「危機介入アウトリーチ時に子どもが危険と判断し保護したが，後日詳細を調査したらリスクが低かった」場合と「危機介入アウトリーチ時に子どもが安全と判断し保護しなかったが，後日詳細を調査したらリスクが高かった」場合に表れる．この誤差は，前者は保護者や関係機関からクレームがくるリスクに，後者は虐待死のリスクにつながる．また虐待は密室で起こるため，丁寧に調査をしても事実が明らかにならないこともある．

それゆえ，危機介入アウトリーチ時には，事実と未来を誰も正確に予測できないという前提に立ち，子どもの安全が疑わしい場合には保護を優先すると

いう意思決定が重要とされる．

　重要なエビデンスとして，アウトリーチ時に保護者と信頼関係が構築できることと，子どもの安全は全く別のことといわれる[2]．そのため，危機介入アウトリーチ時には，受容共感的なスキルだけでなく，保護者がウソをついている可能性もあらかじめ想定して臨むことが，エビデンスに基づく危機介入アウトリーチとして重要である．

C．アウトリーチに必要な近接スキル

　アウトリーチに必要な近接スキルには，多機関連携のリーダーシップスキル，セルフケアスキルなどが挙げられる．危機介入におけるアウトリーチは，直ちに意思決定と具体的対応が求められるため，各機関や専門職の立ち位置によって「なぜこの程度の傷で保護するのか？」，または「なぜリスクが高いケースを保護しないのか？」といった意見対立が生じやすい．このような状況について，介入機関による意思決定の根拠を説明し，関係機関に理解と協力を求めるリーダーシップスキルが重要となる．また，セルフケアスキルとして，自らの身体・心理的ケア，また職場環境や業務改善などの基盤作りも必要である．なぜならば，危機介入アウトリーチ現場は，非常にストレスレベルが高く，支援者の二次受傷やバーンアウトなども起こりやすいからである．

　日本ではまだまだ危機介入アウトリーチに対する予算，法的基盤，配置人数は，欧米よりも30年近く遅れている．よりよいアウトリーチのために，システム整備も踏まえた対応が，科学者兼実践者モデルに即する心理師には求められる．

■ 引用文献
1) 髙岡昂太：子ども虐待へのアウトリーチ—多機関連携による困難事例の対応．東京大学出版会，2013
2) Littel JH：Client participation and outcome of intensive family preservation services. Social Work Research 25：103-113, 2001

（髙岡昂太）

サポートネットワーク

この項目で学ぶべきこと・理解すべきこと
- サポートネットワークの概要を理解する
- 危機介入時にやるべきこと，やってはいけないことを理解する

A．サポートネットワークとは

1 定義

　サポートネットワークとは，当事者同士（時にファシリテーターを含む）がピアグループとして，抱えている問題を話し合いながら，理解し合う自助グループである．さまざまな形態があり，体験を共有し理解し合うサポートネットワークもあれば，体験学習サイクルとして，問題・理由・解決法を話し合う半構造的なサポートネットワーク，ワークショップ形式でアクティビティやロールプレイなどを通して，参加者個人および参加者間で気づきを共有するサポートネットワークなどがある．

2 種類

　サポートネットワークの種類は多岐にわたる．比較的小さなサポートネットワークでは，自助グループ，集団療法，またはペアレント・トレーニングなどが挙げられる．

　2つ以上の小さなサポートネットワークが相互につながったメゾサイズのサポートネットワークでは，子どもの安全を守るための家庭と児童相談所間のサポートネットワーク，学生のための学習支援室と学生相談室間のサポートネットワーク，また強迫性障害に対する病院と学校と家族間の多職種連携型認知行動療法サポートネットワークなどが挙げられる．

　地域コミュニティまで対象を広げると，包括型地

域生活支援（ACT），医療-司法-福祉の虐待や性暴力対応における多機関連携，北海道浦河町の「べてる方式」など町単位の試みなどのサポートネットワークやコミュニティエンパワーメントも該当する．

ほかにも，近年ではオンライン・サポートネットワークも増えてきている．

B．危機介入時のサポートネットワーク

現在，危機介入時，特にトラウマ体験（暴力，虐待，性暴力，事故，災害など）に対するサポートネットワークを運営する際に重要なことは2つある．

1つは，心理的応急処置（サイコロジカル・ファーストエイド）[1]という世界的に認知された心理教育である．これは安全と安心，トラウマ体験に基づくごく自然な心理的反応，対処に役立つ情報の伝達，問題解決の方法など，専門職が知っておくべき内容が網羅されている．

もう一方は，トラウマ体験後に詳細を無理に聞き出そうとする心理的デブリーフィングの危険性である．心理的デブリーフィングは危機介入において現在禁忌とされており，心にかかわる専門職として絶対にやってはいけない対応として覚えておく必要がある．

危機介入のサポートネットワークを運営するには，日頃の訓練や研修が欠かせない．例えば，イスラエルのようなトラウマ対応が進んだ国では，心理・医療・福祉・保健に携わる学生や専門職が，危機介入時のサポートネットワークでリーダーシップを担えるよう日頃から仮想訓練（学校内での銃乱射，レイプ事件，集団暴行，虐待，災害，ミサイルや生物兵器テロなど）を行い，コミュニティ単位の危機介入時のサポートネットワークを形成している．世界でも有数の災害経験大国である日本だからこそ，当事者が安全と安心を感じ，問題を共有し解決を目指せる，各グループの目的に応じたさまざまなサポートネットワークの構築が心理師に求められる．

■ 引用文献
1) 国立精神・神経医療研究センター，ケア・宮城，公益財団法人プラン・ジャパン（訳）：心理的応急処置（サイコロジカル・ファーストエイド：PFA）フィールドガイド. 2012〔World Health Organization, War Trauma Foundation and World Vision International：Psychological first aid：Guide for field workers. WHO, Geneva, 2011〕

（髙岡昂太）

デイケア

この項目で学ぶべきこと・理解すべきこと
- デイケアという現場の性質とその治療効果を理解する
- デイケアにおける心理師としての役割と，デイケアスタッフとしての役割を学び，デイケアにかかわる際の心構えをつくる

A．デイケアとは

わが国の精神医療の方針として「入院医療中心から地域生活中心へ」が唱えられたのが2004年であり，それまで地域生活への移行および地域生活への支援を中心となって支え，今後もその役割が期待されているのがデイケアである．デイケアとは，「外来治療では十分提供できない医学的・心理社会的治療を，週数日・1日数時間以上包括的に実施する場」であり[1]，入院治療よりも利用者に強いる制限が少なく，外来治療よりも手厚く網羅的で生物-心理-社会モデルに根差した見立てと支援ができるという利点がある．

デイケアはその機能に応じて，デイホスピタル型，職能型，居場所提供型に，また実施者に応じて，精神科デイケア，福祉デイケアに分類できる．対象は慢性的な統合失調症者が主であるが，発達障害者，思春期，老人期などのデイケアもあり，非常に

多様であるのが現在のデイケアの特徴でもある．毎週決まった時間に利用者およびデイケアスタッフが集まり，プログラムを行う．プログラムはデイケアの様式や利用者の目標や希望に添って決められ，デイケアのマンパワーによっては複数のプログラムが並行して実施され，利用者はプログラムを選択することもできる．プログラムの例としては，SST（社会技能訓練），ミーティング，集団認知行動療法，音楽療法，作業療法，ヨガ，調理，散歩，運動などが挙げられる．

B．デイケアの性質

1 治療効果

エビデンスとして生活・病気の自己管理の改善，症状の改善，社会的対人的能力の改善，社会活動への取り組みや社会資源の活用，入院・再入院防止，入院回数の減少が示されている[2]．

日中通える居場所をつくることは生活リズムを整えること，体力づくりにもなり，安全な場で他者と交流することや，デイケアで役割を得てそれを実行達成することが自己肯定感を取り戻す効果を生む．得てして日常において患者としての自己が強調されがちな生活をしている利用者が，患者としての自己以外の自己を育める機会は有意義である．

また，自己肯定感のさらなる促進や今後の安定した地域生活に直結するのは就労である．体力づくりや居場所，社会的役割の獲得は今後の就労にもつながるものでもあり，就労に向けた準備ができるのもデイケアの1つの治療効果であるといえる．

2 多職種協働

デイケアはさまざまな専門職が協働する場である．例えば，医師・心理師・看護師・精神保健福祉士・作業療法士・薬剤師・保健師などがチームに参加する．

デイケアをつくっていくメンバーという意味では，さまざまな利用者も，利用者の家族も，多職種協働の対象かもしれない．デイケアによっては，利用者を疾患や年齢で同一性を高めているものもあるが，多種多様な利用者で形成されるデイケアも意義深い．さまざまな利用者とさまざまなスタッフが，安全な場において，プログラム内外を通じて交流し，これによって治療的効果が生み出されるのである．ほとんど口を開かない高齢の統合失調症者が，新しく入った「若者」の統合失調症者に人生訓を語るときもあれば，日常では厄介者とばかり扱われてきた統合失調症の中年女性がデイケアの料理プログラムで段取りを仕切って，発達障害の利用者に包丁の使い方を教えるなどの面を垣間見ることができる．すなわち，多様な利用者がいることで，助ける-助けられる関係の転換が起こりやすく，それは治療要因の1つであるといえる．

C．デイケアにおける心理師の役割

1 心理師としての役割

通常の面接室内での心理面接に比べて，デイケアでは利用者のさまざまな言動をみることができる．そういった言動を整理し，心理的背景も含めて利用者個人を見立て，他職種と共有するのは心理師の1つの役割である．同時に，利用者同士の関係や，スタッフや自身も含めた場のアセスメントをし，起こっている現象の理解や，デイケアや多職種チームをより機能的にする工夫を探るのも心理師の役割であるといえる．

デイケアは通常プログラムに沿って活動を行うが，利用者からの希望や必要性が生じた場合には個別に話を聴くこともある．デイケアに参加することの目的などは常に利用者と共有できているとよい．利用者から希望が出た際に話を聴くのはもちろんのこと，聴く姿勢や方法のモデルを他職種に提示するのも心理師の役割といえるだろう．

2 デイケアスタッフとしての役割

デイケアにおいては，心理師の専門性をいかに発揮するかに固執するとうまくいかない場合がある．さまざまな予想もつかない出来事が入り乱れ，誰がその仕事をするのかグレーな仕事が頻発するからである．そういった誰もができるグレーの仕事が出現したときには，心理師の仕事ではないと看過するのではなく，率先してやるよう心がけたい．そういったデイケアスタッフとしての心構えが肝要である．

利用者がプログラムに取り組むのを見守るだけで

はなく，時にはメンバーの一員としてデイケア内のプログラムに参加して，（利用者を置き去りにしない範囲で）楽しむことも重要である．それがモデルになり，メンバー間のつながりを促進する契機となりうるからである．そのためにも，当たり前のことではあるが，利用者を1人の人間として尊敬することが重要である．

デイケアは，利用者とスタッフがともに過ごす時間が長く，さまざまな作業や過ごしをともに行うため，利用者の健康的な側面を目撃する機会が多々ある場所であり，その健康的側面を促進することができる．その点は外来診療や心理面接よりもはるかに効果的であり，難航している状況を突破する契機ともなりうる．同時に，デイケアの性質上，援助者の援助者としての側面以外の面が浮き彫りにされることがたびたびある．自分の家族構成や年齢，住んでいる場所などを聞かれる場合もあれば，プライベートでは絶対にカラオケには行かないところを皆の前で歌う目にあうこともある．そういったときに一個の人間として目の前の人にぶつかりにいくのも，デイケアスタッフの役割である．

デイケアはグループの力を利用するが，援助の対象はあくまでも個人であることには留意が必要である．各利用者の生活の歴史，現在の状態，有している価値観や今後の目標などを，常に正確に把握できずとも把握していこうとする姿勢が援助者には求められる．

3　心構え

利用者には「卒業」がある．卒業の理由は利用年限がきたから，次のステップ，例えば就労や作業所への移行のため，転居などさまざまである．理由はなんであれ，デイケアで出会った人たち，デイケアでの体験を，卒業する利用者にとってよかったと心から思ってもらえるように，日々心がけて臨床にあたり，その日を利用者とともに喜ぶことが，心構えとして挙げられる．また，現在デイケアが抱える問題として，集団に入れない利用者の脱落の問題や，利用が長期化する問題，運営の膠着化の問題などが挙げられている[3]ことやその問題への取り組みがなされつつある状況を知っておくのも有意義だろう．

■ 引用文献

1) 池淵恵美：デイケアの歴史と現在．臨床精神医学 30：105-110, 2001
2) 原敬造：精神科デイケアの有効性．デイケア実践研究 18：97-102, 2014
3) 関健：デイケアは治療法か治療の場か．デイケア実践研究 18：8-15, 2014

〈川崎　隆〉

第5部

問題別心理介入プロトコル

第 16 章	不安関連障害	238
第 17 章	抑うつ障害	260
第 18 章	統合失調症スペクトラム障害	266
第 19 章	発達障害	272
第 20 章	心身症 摂食障害群および睡眠覚醒障害を含む	282
第 21 章	物質関連障害および嗜癖性障害 その他の嗜癖関連障害を含む	295
第 22 章	触法精神医療における心理的アプローチ	305
第 23 章	身体疾患に伴う心理的問題	314
第 24 章	プロトコルの適用が困難な事例への対応	327

第16章

不安関連障害

総論

> **この項目で学ぶべきこと・理解すべきこと**
> - 主要な不安関連障害の特徴を理解し、その共通性と相違性について整理する
> - 不安を中核とした心理行動的問題の形成・維持・悪化のメカニズムを理解する
> - 不安症への心理的アプローチの基本構成要素を学ぶ

A．不安症とは

　不安症は、過剰な恐怖または不安とそれに関連する行動を中核とした著しい生活支障が生じる障害である。DSM-5[1)]によれば、切迫していると感じる脅威に対する情動反応としての恐怖や、将来の脅威に対する予期不安、さらには脅威を避けようとする警戒行動または回避行動によって特徴づけられる。代表的な疾患としては、突然生じる激しい動悸や窒息感などの身体的な苦痛（パニック発作）への不安を特徴とする「パニック症/パニック障害」、パニック様症状が生じたときにすぐに援助が受けられないことへの懸念から交通機関の利用や特定の場所、囲まれた場所などへの恐れや回避を特徴とする「広場恐怖症」、他者からの注目や評価が生じる社交場面への不安と回避を特徴とする「社交不安症/社交不安障害（社交恐怖）」、多数の出来事または活動についての過剰な不安と心配を特徴とする「全般不安症/全般性不安障害」、限定的な状況や刺激に対する過剰な恐怖と不安を特徴とする「限局性恐怖症」、特定の社会的状況において話すことができない「選択性緘黙」、さらには、愛着対象からの分離に関する過剰な不安を特徴とする「分離不安症/分離不安障害」などがある。

　また、不安症には分類されないが、病態理解や心理的アプローチによる治療を想定した場合に、不安関連障害として理解することが可能な疾患としては、繰り返される強迫観念とそれを抑制しようとして行われる強迫行為を特徴とする「強迫症/強迫性障害」、トラウマティックな出来事の再体験、解離症状、および関連刺激からの回避を特徴とする「心的外傷後ストレス障害（PTSD）」などがある。

B．不安の形成と維持の心理的メカニズム

　不安という感情は、元来、危険から身を守るために必要とされる本能的かつ合理的な反応である。しかし、本来ならば脅威をもたらすことがない対象にもかかわらず、過剰にかつ持続的に不安が生じることが問題となる。

　生活上の出来事を経験するなかで、特定の対象に一時的に強い不安を抱くことは珍しいことではないが、時間の経過とともにその不安は軽減されていく。しかし、不安症における不安は、軽減されるどころか、むしろ増悪し、かつ不安対象が広がっていく。その背景には、以下のような心理的メカニズムが介在し、悪循環を形成している[2)]。

1　不安喚起刺激の条件づけ

　生得的な不安も存在するといわれているが、特定の不安は、基本的に何らかの経験の結果として形成されたものだと考えるのが一般的である。例えば、

それまでは犬好きであった子どもが，公園で見かけた犬をあやしているうちに噛まれた経験を機に，犬を恐怖の対象として認識するようになり，犬のいそうな家屋や散歩道に近づくと不安が喚起されるようになる．このように経験を通して特定の刺激に対する恐怖・不安反応が形成されるプロセスを条件づけという．不安症の治療は，この条件づけられた反応をいかにリセットするかに重点がおかれる．

2 脅威刺激に関する認知情報処理の活性化

特定の刺激に対する恐怖・不安反応が条件づけされると，その刺激は「脅威」として認識されるようになり，刺激に対する過敏性が形成される．具体的には，特定の刺激やその刺激を連想させる状況に対する過剰な注目や自律神経系反応の過覚醒などが生じ，過剰な予測や破局的解釈などが想起されるようになる．先述の犬の例でいえば，実際に犬はいないにもかかわらず犬の鳴き声に似た音に敏感に反応したり，遠くに犬を見ただけで，自分に襲いかかってくるのではないかというイメージが浮かぶなどの反応が生じるようになる．

3 脅威刺激からの回避・逃避行動の習慣化

脅威関連刺激への過敏性が形成されると，脅威の到来を阻止したり，事前に回避しようとする行動が習慣化される．具体的には，脅威が生じないように過剰な対処を行ったり，行動を制限したり，行為を他者にゆだねるなどの行動がみられる．このような回避・逃避行動は，一時的には不安の緩和に役立つが，特定の行動が過剰に反復されることで，適応行動が抑制されてしまうことになるため，生活に大きな支障が生じるようになる．

4 学習解除機会の喪失

日常生活において，誰でも「苦手なもの」や「怖いこと」は多かれ少なかれあるものである．しかし，それがすぐに不安症として位置づけられるわけではない．われわれは，通常，生活のなかでその「脅威」に対する苦手さや不安を感じながらも，少しずつそれと直面し，対処し，慣れていくというプロセスをたどる．そしてその時間的経過とともに，当初の不安反応は軽減されていく．

しかし，不安症の場合は，先に述べたように脅威対象からの回避・逃避行動が習慣化してしまうために，対象に直面する機会が失われてしまう．このために脅威対象に慣れていくというプロセス，すなわち「最初は怖かったけど，何とかやり遂げることができた」「どうなるかと思ったけど，想像していたほどではなかった」といった経験を得る機会が奪われてしまう．その結果として，対象への脅威的なイメージは維持され，増悪し，拡散していく．

C. 不安症への代表的な心理的アプローチ

不安症への心理的アプローチは，不安の形成と維持の悪循環から抜け出すための支援を目的として行われる．実際の治療プロトコルの詳細については各項で述べるが，ここでは不安症の治療に適用される代表的な心理的アプローチについて概説する．

1 認知行動療法

不安を維持・増悪している情緒的，行動的，生理・身体的，認知的問題の悪循環を明らかにし，不安に対処していくための具体的な方略を身につけることで不安症を改善へと導く包括的な治療プログラムである．

具体的には，セルフ・モニタリング，心理教育，エクスポージャー，認知再構成法などを主要な構成要素としたパッケージプログラムが活用されているが，不安症の認知行動療法において中核的な技法とされているのは，エクスポージャーである．エクスポージャーとは，本人が脅威と見なしている対象（刺激，状況，他者，身体感覚，イメージなど）に段階的に直面させていくことを通して，恐怖感は一時的には高まるが，それらはいずれ鎮静化するのだということや，自分がイメージしていた破局的な結果には至らないのだということを経験させていき，特定の刺激に対する脅威的なイメージや解釈を修正し，条件づけられた過剰な情動反応不安を鎮静化していく方法である．

不安症への認知行動療法の効果は，多くの無作為化比較対照試験によって検討されており，その有効性が確認されている[3]．

2 リラクセーション

心身に生じる情動反応の低減や，脅威刺激への過敏性を緩和するために用いられる技法である．これまでに，自律訓練法，漸進的筋弛緩法，呼吸法などの方略が体系化されている．

またこれらの技法を応用した実践的な治療法として，系統的脱感作法や応用リラクセーションなどがある．

D. 不安症に用いられるその他の技法

心的外傷後ストレス障害や限局性恐怖症の治療に活用される技法として，眼球運動による脱感作と再処理法（EMDR）があり，効果を上げている．

また，森田療法，催眠療法，力動精神療法などもこれまで用いられてきているが，治療効果に関するエビデンスは十分とはいえない．

■ 引用文献
1) 日本精神神経学会（日本語版用語監修），髙橋三郎，大野裕（監訳）：DSM-5精神疾患の診断・統計マニュアル．pp187-188，医学書院，2014
2) 不安・抑うつ臨床研究会（編）：不安症の時代．日本評論社，1997
3) スタインDJ，ホランダーE（編），樋口輝彦，久保木富房，貝谷久宣（監訳）：不安障害．日本評論社，2005

（鈴木伸一）

パニック症・広場恐怖症

この項目で学ぶべきこと・理解すべきこと
- パニック症および広場恐怖症への心理的アプローチの流れを理解する
- 主要な技法であるエクスポージャーを実施する際のポイントを理解する
- クライエントへの動機づけの仕方や，エクスポージャーを促進するための心理師の役割について学ぶ

A. パニック症および広場恐怖症とは

パニック症とは，予期しないパニック発作（動悸，発汗，ふるえ，息苦しさ，胸痛，嘔気，めまい，現実喪失感，感覚麻痺，冷感，ほてり，コントロールを失うことへの恐怖，死ぬことに対する恐怖）を繰り返し経験したことで，再び発作が起こることへの不安や，発作の結果として死んでしまうのではないかという心配（予期不安）が持続する不安症である．

また，パニック症者の多くは，パニック発作が生じそうな場所や，発作が生じたときに逃げることができない，あるいは助けを得ることができない場所（乗り物，映画館，列に並ぶ，1人で過ごすことなど）を回避する行動が習慣化される．このような行動障害は広場恐怖症といわれ，発作への予期不安を維持・増悪させる原因となっている[1]．

B. 心理的アプローチのプロトコル

パニック症および広場恐怖症への心理的アプローチとして，最も高いエビデンスが示されているのは認知行動療法（CBT）である．CBTは構造化されたプログラムであり，通常8～12回程度のセッションで行われる．プログラムの主要な構成要素は，①不安のアセスメントと心理教育，②リラクセーション技法の習得，③内部感覚エクスポージャー，④ in vivo エクスポージャー，⑤認知再構成法などである[2]．

1 不安のアセスメントと心理教育

不安がどのような状況でどのように生じているかについて，気分状態や身体反応の面から明らかにするとともに，その状況や自己の状態に対する破局的な認知や誤った解釈を同定していく．また，習慣化されている回避行動を把握し，どのような刺激を脅威とみなし，それを避けることで，どのような悪循環が生じているかを明らかにしていく．

さらに，このようなケース・フォーミュレーションをクライエントと共有し，病態の自己理解と治療への動機づけを高めていく．

2 リラクセーション技法の習得

予期不安に伴う自律神経系反応の過覚醒を緩和する方法を学ぶことで，パニック発作は対処可能であるという考えを強化する．

3 内部感覚エクスポージャー

発作の前兆であるとしてクライエントが恐れている特定の身体症状（動悸や息苦しさなど）を意図的に作り出し，繰り返し経験することで，身体感覚に対する過敏性や恐怖感を低減する．

4 in vivo エクスポージャー

クライエントが恐れている現実的な状況（乗り物，車の運転，買い物など）を段階的に経験させながら，脅威状況への誤った認知や，そこで経験される身体症状への破局的解釈などを正常化していく．通常，不安のレベルを階層化した不安階層表を作成し，それに従って段階的に進めていく．また，エクスポージャー中は，不安の変化に注目させ，不安は一時的には高まるが，いずれピークを迎え，その後に鎮静化していくという不安の変化パターンをクライエント自身が体験的に学べるようにする．

5 認知再構成法

「発作が起こったら死んでしまうだろう」「この感覚は発作の前兆だ」などの脅威状況や身体感覚に対する破局的で誤った認知を再検討しながら，状況に即した妥当な考え方に修正していく．具体的には，エクスポージャー課題の遂行と組み合わせながら課題前にイメージしていたことと，実際に経験した内容を対比させながら，当初のイメージや思考が現実の体験に即していたかを確認するとともに，どのように考えれば自分の不安をうまくコントロールできるかを探索していく．

C．プロトコルの実際

症例提示

26歳，女性，元会社員．1年前に通勤電車の中で突然の動悸，息苦しさ，このまま死んでしまうのではないかという恐怖に襲われた．その後も数週間のうちに何度も同じような発作を経験したことで，電車に乗ることへの強い恐怖を感じるようになった．仕事を休むこともできず，早朝の比較的すいている各駅停車を利用して，何とか通勤していたが，次第に電車だけではなく，エレベーターや地下道，映画館などの閉鎖的な空間でも，発作が起こるのではないかという強い不安が生じるようになった．そして外出中はいつも緊張し，常に逃げ道を探すような生活に疲れていった．

この頃，職場の異動があったことを契機に，家でしばらく静養しようと思い退職．朝の通勤がなくなり安堵感は増えたが，外出に対する恐怖感は弱まるどころか，強まる一方で，家族同伴でないと不安で外出できなくなり，家に閉じこもりがちとなった．家族の心配もあり，精神科受診となり，当初は薬物療法が行われたが，予期不安と広場恐怖が思うように改善されないことから，認知行動療法が導入されることになった．

臨床での心理的アプローチ

■不安のアセスメント

薬物治療によりここ数か月はパニック発作は生じていないが，些細な身体の変化（動悸，胸苦しい感覚など）が生じると，怖くなって行動をやめてしまう．一時に比べると外出できる場所や回数は増えているが，電車には1人で乗れない．

苦手な場所 電車，車の渋滞，美容院，その他自分のペースで離脱できない状況．

不安の内容 身体感覚への過剰な注目，またあのときの発作が起こるのではないか，発作に狼狽している自分を周囲の人に見られるのは恥ずかしい．

回避行動 行動抑制，家族の同伴，スマートフォンを必死に操作する．

■ケース・フォーミュレーションと治療目標の設定

パニック症における不安と回避行動の悪循環を心理教育するとともに，段階的に活動範囲を広げてい

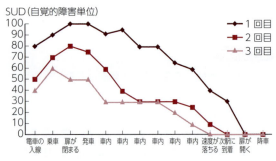

図1 エクスポージャー課題中の不安の変化（1駅乗車練習：往路）

きながら，苦手な場所や身体症状への過剰なイメージを修正していくことが重要であることを共有した．最終的な目標としては，再び就職することを念頭におくが，まずは，近隣のショッピングセンターに1人で電車で行き，買い物をして帰ってくることを治療目標とした．

■ 治療的介入とその効果
● まずは刺激に慣れさせる

日常生活における緊張感が高いことから，リラクセーションとして漸進的筋弛緩法の練習を行い，朝と夜に実施することとした．次に，in vivo エクスポージャーへの前段階として，電車という刺激や不安に関連した身体感覚への慣れを形成することを目的として，駅のベンチに座り，自分が電車に乗ることをイメージしながら電車の往来を眺めるという課題を行った．初日は母親同伴で実施し，2日目以降は1人で実施した．なお，課題の最中は身体感覚に注目し，その感覚がどのように変化するかを詳細にメモにとってくるように指示した．

初日は家族同伴なので駅に行くことに抵抗はなかったが，ベンチに座り，電車が入線してくると動悸，身体の硬直を感じ，「乗りたくない」「無理」などの言葉が繰り返し浮かんだ．2日目は，1人で駅に向かう道中，何度も「帰りたい」と思ったが，「ここががんばりどき」と自分を励ましながら何とかたどり着いた．一方，駅のベンチに座ってみると，昨日ほどの身体症状や不安はなく，「あ〜，そのうち電車に乗る練習をしなければいけないんだな」ということを漠然と考えていた．この課題のふり返りにおい

て，心理師は，不安は経験とともに鎮静化していくこと，身体症状から目をそらすのではなく，その変化に目を向けることで，むしろ冷静に自分を観察できることをクライエントと共有した．

● 少し慣れたら実際に体験させていく

次に，電車に乗る練習として，1つ隣の駅まで行き帰ってくることを課題とした．この課題においても，乗車中は身体感覚に注目し，その感覚がどのように変化するかを逐次記録するように指示した（図1）．なお，初日は母親に乗車駅まで同伴してもらうようにし，2日目以降は1人で実施した．

その結果，電車に乗り，発車の合図音が流れると，不安が急激に高まり，降車したい衝動にかられたが，家族が手を振っているのを見て思いとどまった．扉が閉まる瞬間，頭が真っ白になるくらい怖くなった．その後も，動悸や胸苦しさが強まっていったが，電車が動き出すと，少しだけ冷静な気持ちを取り戻すことができた．電車が進み，次の駅に向かって速度が落ちてくる頃には，比較的落ち着いて座っていることができた．帰りの電車は，不思議なことに，想像以上に落ち着いて乗ることができた．「あ〜，久しぶりに電車に乗れたんだ」という実感をぼんやり感じていた．2日目以降もおおよそ同じような様子であったが，経験を重ねるごとに，不安の強さと鎮静化するまでの時間が短くなっていることを実感できるようになった．

● 徐々に課題の難易度を上げていく

その後，エクスポージャー課題は，駅の数を増やしていくとともに，急行にも挑戦する課題へと進展し，クライエントは順調にクリアしていった．また，面接での課題のふり返りでは，「以前は，少しでも動悸を感じると，何とかしなければ，という焦りばかりが募っていたが，今は，この状態がどのように変化するのか見守ってみようという気持ちで向き合うことができるようになった」という報告や，「怖いことをあれこれ想像するのではなく，買い物のことや，食事のことなど，行動の目的のことを考えることができるようになった」などの報告が聞かれるようになり，電車へのイメージや身体症状への破局的認知が緩和されていることが確認された．

クライエントは飛行機や新幹線などの長時間の移

動や最終目標である就職に向けた具体的な活動には至っていないが，日常生活の活動にはおおよそ支障がなくなってきていることから，継続的な面接をいったん終了し，経過観察しながら，適宜，指導していくこととなった．

本症例のまとめ

パニック症による通勤困難を背景として，静養のために退職したことを契機に広場恐怖が悪化した症例について，段階的エクスポージャーを行った．脅威の対象であった電車によって生じる不安症状への注目とその変化の詳細な観察を基礎としながら，段階的に電車への乗車課題の難易度を上げていき，電車や身体症状への破局的なイメージを修正し，乗車への自信を取り戻していった結果，寛解に至ったケースである．このようにパニック症および広場恐怖のCBTでは，物理的な恐怖対象へのアプローチだけでなく，内部感覚へのエクスポージャーをうまく組み合わせていくことが重要である．

■ 引用文献

1) フリーマン A（責任編集），フェルゴワーズ SH, 他（編），内山喜久雄，他（監訳）：認知行動療法事典．日本評論社，2010
2) ハッセル VBV, ハーセン M（編著），坂野雄二，他（編訳）：エビデンスベイスト心理治療マニュアル．日本評論社，2000

（鈴木伸一）

社交不安症（対人恐怖症）

この項目で学ぶべきこと・理解すべきこと

- 社交不安症への心理的アプローチ（認知療法・認知行動療法）の流れを理解し，個別モデルの作成から行動実験までのポイントを理解する
- 認知療法尺度-改訂版の項目リストを知る

A．社交不安症とは

social anxiety disorder の訳語であり，社会恐怖，社会不安障害，社交不安障害ともよばれ，わが国では「対人恐怖症」という言葉で一般によく知られている．度を越えて，① 人前での発表や演技，行動をして注目される状況が不安で，② 恥ずかしいことをして，他人から否定的に評価されてしまうことを恐れ，その状況を避けて日常生活が妨げられるか，耐え忍んでひどいつらさを感じることが6か月以上続く病態である．Liebowitz 社交不安尺度（LSAS）が評価尺度として使用される[1]．

B．心理的アプローチのプロトコル

最もエビデンスレベルが高い，認知療法・認知行動療法（CBT）は，週1回50分程度の連続16回程度のセッションで行われる[2]．

1 アセスメント面接（心理教育を含む）

社交不安に関する主訴，現在の生活状況，生活歴などを共感的，受容的に聴取しつつ，ライフチャート（主訴に関する苦痛度が，年齢とともにどのように変化したかを点数化した図）を共同して作成する．主訴に対する目標設定を ① 短期（1〜2か月），② 中期（治療終結時），③ 長期（数年後）で行う．

2 認知行動モデルの作成（ケース・フォーミュレーション）

出来事（対人場面），認知（信念および自動思考，自己イメージ），行動（安全行動），感情および身体反応（不安に関連する身体的・認知的症状），注意のバイアス（偏り）を共感的に聴取し，個別モデルを作成する（図1）[3]．それらが矢印のように，悪循環を形成していることを共同的に確認する．

ホームワークとして，同様の個別モデルを別の対人場面で作成してくるなどが挙げられる．

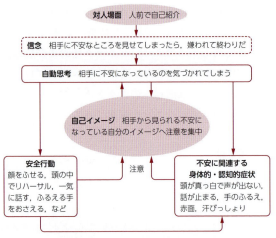

図1 Clark & Wells による認知行動モデル

3 安全行動と自己注目の検討

　安全行動とは，クライエント本人が安全確保にむかおうという考えから起こしている行動で，一見，よい結果を出しているように思えるのだが，結果的には，不安を逆に大きくしたり，信念を強めたりする悪循環につながっているものである．

　例えば，アイ・コンタクトを避ける，コップやグラスをきつく握る（ふるえるのをコントロールしようとする）ように，外から見える明確な行動だけでなく，自分が他者にどう見えるか想像しようとする（一種の自己注目），心のなかで文章をリハーサルする，いおうとすることを検閲するなどの頭のなかでの行動（mental act）も含む．

　自己注目を含む安全行動をする場合とそれらをしない場合を，心理師の前でロールプレイしてもらうことで，それぞれの場合に引き起こされる不安の強さの違いを理解してもらう．なお，以上のロールプレイは，ビデオ録画し，次回のビデオ・フィードバックのセッションで使用する．

　ホームワークとして，毎日のふとした場面で，自分が知らず知らずに安全行動をとってしまっているかどうかをチェックし，日記として記録してきてもらうなどが考えられる．

4 内的情報に基づく自己イメージの修正（ビデオ・フィードバック）

　クライエントは，（個別モデル作成のときにも記載してもらったように）ネガティブな自己イメージ（例えば，自分の顔は猿の顔のように真っ赤になっている）を認知としてもつ．対人不安が高まる場面で，そのネガティブにゆがんだ自己イメージに注意が偏って向いてしまう．

　前のセッションのロールプレイ時のビデオを心理師と2人で見る前に，まずは，そのビデオに映る自己イメージを予想（仮説）してもらい，十分，言語的に描写，表現してもらい，共同してホワイトボードや紙に記録しておく（顔の赤さがどの程度真っ赤なのかを色見本を使って具体的に決定しておくなど）．次に，ビデオに映る自分を第三者として客観的に観察するように教示し，2人でビデオを見る．その後，自分の予想した自己イメージと実際に見たビデオのなかの自己イメージを比較してもらい，自分の予想がネガティブな方向に偏っていたことに気づいてもらう（いわゆる guide discovery）（例えば，赤面ならば，そこまで真っ赤ではなく少しピンクだったとしてもほとんど肌色で，心理師と比較しても変わらない程度であったなど）．

　ホームワークとして毎日，自分の頭のなかに，どの程度ネガティブな自己イメージが浮かんでくるかを日記として記録してもらうなどを指示する．

5 注意シフト・トレーニング

　まず，頭のなかのネガティブな自己イメージや自分の身体感覚（赤面ならば顔の熱感，声のふるえならば喉のしめつけ感，手のふるえならば手の感覚など）に，対人場面での不安時に注意が偏ることを理解する．次に，外部の絵や写真などの視覚的な標的に注意を向け，何が見えるか実況中継するような形で観察する方法を取り入れ，不安の少ない状況で，自分の注意を自己と外部にシフトするトレーニングをセッション中に行う．さらに，外部の視覚的な標的として，目の前の心理師の服や顔に注意を向け，自己と心理師の顔の間で，柔軟にシフト練習を行う．

　ホームワークとして，家族やテレビに映る俳優などの顔から始め，買い物時にコンビニの店員などへ注意を向ける練習が考えられる．

6 行動実験（表1）

　まず，これまで対人場面で起こる安全行動，自己注目，ネガティブな自己イメージのような要素が，逆に不安や信念を強くする悪循環につながっていることを十分理解したかどうかを確認する．そのうえで，セッション中にクライエントが心理師と一緒にできる行動実験を設定し（例えば，知らない人に道を尋ねるなど），そのときに浮かぶ予測（自動思考）を紙などに書き出す．その後，心理師と一緒に，安全行動をせず，ネガティブな自己イメージは修正し，自己注目をやめ，目の前の人の顔に注意をシフトし，何が起こるか（自分を嫌って目をそらす，あるいは，変な人と驚いて自分を5秒凝視するなど）を観察するようにする．その実験の結果，自分の予測が正しくなかったことに気づき，バランスのとれた考え方を学び，紙などに記載して，まとめる．

　ホームワークとしては，セッション中に行ったのと全く同じ行動実験を毎日，自宅周辺でも行い，実験結果を記録し，予測の検証を続けてもらうなどが考えられる．

C. 認知療法尺度改訂版（CTS-R）

　心理師のコンピテンスの確認のために，Blackburnらが作成[4]．①アジェンダの設定と順守，②フィードバック，③共同関係，④ペース配分と時間の効果的利用，⑤対人的効果，⑥適切な感情表現を引き出す，⑦鍵となる認知を引き出す，⑧行動を引き出し，計画する，⑨誘導による発見，⑩概念的統合，⑪変化の技法の適用，⑫宿題の設定，の12項目からなる．認知療法を実践する際に，常に意識すべきである．

D. プロトコルの実際

症例提示

　23歳，女性，無職．小学5年時に，授業中の発表時に，しどろもどろになってしまったことがある．その後，人前で話すことに恐怖感がつきまとい，中学，高校，大学でも対人関係に苦手意識を感じるようになった．面接が怖くて，就職しないまま，大学を卒業．アルバイトも長続きしないため，自室に引きこもりがちとなった．CBTを希望し，受診した．

表1　歩いている人（通行人）に，○○駅までの道を尋ねる場合を例とした行動実験

状況	確認する内容	書き出した内容
予測（認知）	正確には何が起こると思ったか？ それはどのようにしてわかるのか？（信念を0から100%で評価する）	道を聞かれた人は，Aが変な人だと思う．Aの顔をじろじろ見つめる．80%
実験	その予測をテストするために何をしたか？（安全行動をやめることを覚えておく）	アイ・コンタクトを避けるという安全行動をやめて，通行人の顔を見て，通行人の視線が，Aの顔に向くかどうかを観察する．
結果（現実）	実験には何が起こったか？ その予測は正しかったか？	通行人は，駅のほうを見ながら，道順を説明してくれて，Aの顔に視線を向けることは，ほとんどなかった．
学んだこと	バランスのとれた見方とは？ 予測したことが今後起こる可能性はどれくらいか？（0から100%で評価する） もとの予測をさらにテストするにはどうしたらよいか？	通行人は，道を尋ねても，顔を見ない，つまり，変な人と思わない．今後起こる可能性は，50%．今回はたまたま，優しそうな通行人だったから，大丈夫だったにすぎない．次回は，怖そうな通行人に対して，実験する必要がある．

臨床での心理的アプローチ

■ **アセスメント面接**

苦手な状況　他人の視線を受けると，自分が挙動不審であるように思われているようで，居心地が悪い．自分の視線が相手に不快感を与えているのではないかと思うと，目を合わせられない．

治療目標の設定　①短期目標は近所の人の目を気にせずに散歩する，②中期目標はアルバイトの面接を受ける，③長期目標は常勤職につく，であった．

■ **認知行動モデルの作成**

　「近所の人とすれ違うとき」という具体的な状況を同定し，「変な人と思われるのではないか」という自動思考を引き出し，近所の人の前で，「目をきょろ

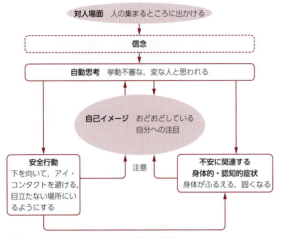

図2　症例における認知行動モデル

表2　安全行動のリスト例

・アイ・コンタクト（視線）を避けて，下を向く．
・表情や赤面を見られないように顔を隠す．
・表情，赤面，発汗などを隠すために，マスクや伊達メガネをする．
・自分が他者にどう見えるか想像する．
・（ふるえが出ないように）グラスやマイクなどをきつく握る．
・人や物の陰に隠れる．
・端にいて，気づかれないようにする．
・言葉数を少なくして，なるべく黙っている．
・頭のなかで文章をリハーサルする（頭のなかでいおうとすることを検閲する）．
・自分自身について話すことを避ける．
・機関銃のように，たくさんの質問を尋ね続ける．
・スピーチで，息継ぎや間が空くことを避ける．
・余裕をもっているかのように，作り笑いをして振る舞う．
・原稿やカンニングペーパーを用意して話す．

きょろとさせ，肩をふるわせ，動きがぎくしゃくしている自分」のイメージを引き出し，「下を向いて，目をそらす」という安全行動を引き出す．ホームワークで，認知行動モデルをほかの対人場面についても書いてもらう（図2）．

安全行動の同定が難しい場合は，リストを利用する（表2）．

■ 安全行動

「下を向いて，目をそらす」という安全行動をとる場合と，「下を向いて，目を見る」という安全行動をとらない場合の不安感を比較する．ホームワークで，人前で行っている安全行動を毎日記録（日記形式で）する（表3）．

■ ビデオ・フィードバック

ビデオを見る前に，「目をきょろきょろさせている程度」が100点満点でどの程度かを聴取．同様に，「肩をふるわせている程度」「動きがぎくしゃくしている程度」についても100点満点でどの程度かを聴取し，実際にビデオを見て，事前の予想と比較する．ホームワークで，ネガティブな自分のイメージ「目をきょろきょろとさせ，肩をふるわせ，動きがぎくしゃくしている」がどの程度浮かんでいるかを毎日記録する．

■ 注意シフト・トレーニング

ホームワークで，母や父などの家族に対して，注意シフトを行ってくる．

■ 行動実験
● 日常的な行動実験を2週（1回目，2回目）にわたって行う（表4）

状況　近所のコンビニでの買い物時，店員さんにAは「レジ袋を2枚（ストローを2本）ください」という．

予測（認知）　＜正確には何が起こると思ったか？＞店員さんは，Aを変な人だと思う．＜どのようにしてわかるのか？＞Aの顔を5秒じろじろ見つめる．80％，たしかにそう思う．

実験　アイ・コンタクトを避けるという安全行動をやめて，店員さんの顔を見て，店員さんの視線が，Aの顔に向くかどうかを観察する．

結果　店員さんは，「どうぞ」といって渡してくれて，Aの顔に視線を向けることはなかった．

学んだこと　＜バランスのとれた見方とは？＞店員さんは，余計なお願いをしても，顔を見ない，つまり，変な人だと思わない（今後起こる可能性は，50％）．今回はたまたま，優しそうな店員さんだったから，大丈夫だったにすぎない．次回は，怖そうな店員さんに対して，実験する必要がある．

ホームワークで同一の実験をやってきてもらう．

表3 対人日記の例（セルフモニタリング）

日付	出来事	自動思考	不安症状	安全行動	注意
11/16	人前で自己紹介をすることになった	不安に見えてしまったら，どうしよう	不安　頭が真っ白　言葉が出ない	笑顔を作る　一気に話す	自己に注意が向いていた

- 慣れれば，非日常的な行動実験(3，4回目)にもチャレンジ

郵便局の前で，見知らぬ歩行者に「郵便局はどこですか？」と質問する，あるいは，上着を裏返して着て街を歩いて，他人からじろじろと見られるかなど，少し恥ずかしいような行動実験も心理師と一緒にチャレンジしてみる．

■ 残された信念の検討

「嫌われてはいけないのか」「だめな人と思われてはいけないのか」「愛されないといけないのか」について，話し合う．

本症例のまとめ

社交不安症のため，就職活動やアルバイトができず，引きこもりがちであった症例について，CBTを行った．セッション中に心理師と一緒に行った行動実験を，ホームワークで1人で行ってもらい，少しずつ段階的に難易度を上げた実験を4週にわたって進めた．近所の人やコンビニの店員さんに，自分から目を合わせて，挨拶や声かけができるようになり，アルバイトの面接に応募できるまでに自信を取り戻した．

■ 引用文献

1) 朝倉 聡，井上誠士郎，佐々木 史，他：Liebowitz Social Anxiety Scale（LSAS）日本語版の信頼性および妥当性の検討．精神医学 44：1079，2002
2) 吉永尚紀，清水栄司：社交不安障害（社交不安症）の認知療法・認知行動療法マニュアル．不安症研究マニュアル特集号，2016
3) クラーク DM，エーラーズ A（著），丹野義彦（編集・監訳）：対人恐怖と PTSD への認知行動療法．星和書店，2008
4) 清水栄司，小堀 修：認知療法尺度：改訂版の活用．臨床精神医学 41：969-979，2012

表4 コンビニエンス・ストアーのレジへペットボトルを2本持参して，店員さんに1本を買うのやめますと返品する場合を例とした行動実験

状況	確認する内容	書き出した内容
予測（認知）	正確には何が起こると思ったか？　それはどのようにしてわかるのか？（信念を0から100%で評価する）	店員さんは，A が変な人だと思う．A の顔をじろじろ見つめる．80%，たしかにそう思う．
実験	その予測をテストするために何をしたか？（安全行動をやめることを覚えておく）	アイ・コンタクトを避けるという安全行動をやめて，店員さんの顔を見て，店員さんの視線が，A の顔に向くかどうかを観察する．
結果（現実）	実際には何が起こったか？　その予測は正しかったか？	店員さんは，ペットボトルのバーコードスキャンで忙しいみたいで，A の顔に視線を向けることはなかった．
学んだこと	バランスのとれた見方とは？　予測したことが今後起こる可能性はどれくらいか？（0から100%で評価する）　もとの予測をさらにテストするにはどうしたらよいか？	店員さんは，返品しても顔を見ない．つまり，変な人だと思わない．今後起こる可能性は，50%．今回はたまたま，優しそうな店員さんだったから，大丈夫だったにすぎない．次回は，怖そうな店員さんに対して，実験する必要がある．

（清水栄司・吉永尚紀）

全般不安症

この項目で学ぶべきこと・理解すべきこと
- 全般不安症を知る
- 段階的な心理的アプローチを知る
- 認知行動療法の手続きについて知る

A. 全般不安症とは

さまざまな物事に対する過剰な不安と心配が6か月以上持続し，その心配を抑制することが難しいと感じ，その不安や心配に落ち着きのなさや緊張感，疲労しやすさ，集中困難，易怒性，筋肉の緊張，睡眠障害のうち3つ以上が伴い（子どもの場合は1つ以上），その不安や心配が臨床的に意味のある苦痛や生活上の機能障害を起こしている場合，全般不安症に該当する[1,2]．不安の"全般性"が重要であり，その対象は健康，家族，仕事，将来，社会情勢など多数多岐にわたる．また，他の疾患で説明できるものでもない（例：人からの評価にのみ不安を感じ，それが社交恐怖として理解できる場合は該当しない）．

B. 心理的アプローチのプロトコル

1 全般不安症への心理的アプローチ

認知行動療法（CBT）が最も強いエビデンスを示している．他にも，応用リラクセーション法や生活習慣の修正などの有効性も報告されている．英国立医療技術評価機構によるガイドラインは，ステップドケアを推奨している．

しっかりとした査定（詳細な病歴聴取，併存疾患の確認など）を踏まえたうえで，第1段階では疾患についての正確な情報提供，生活習慣の修正（睡眠衛生の向上，運動，カフェイン・アルコールの制限など）とその臨床観察が推奨されている．改善が認められなければ，第2段階の治療として低強度の心理的アプローチ（自助本やインターネット支援型のCBT）を，第3段階の治療として高強度の心理的アプローチや薬物療法が推奨されている．

本項では，第3段階の心理的アプローチとして最も強いエビデンスが集積されているCBTを紹介する．

2 認知行動療法（CBT）の概要

個人療法では約60分のセッションを毎週12～16回実施し，集団療法では8～12セッションほどとなる．治療内容は心理教育，認知再構成法，エクスポージャーから構成される．リラクセーション技法をプロトコルに含むものと，そうでないものがある．

3 心理教育とモニタリング

全般不安症がどのような疾患かを伝える．認知行動モデルに従い，「心配によって最悪の事態を避けられる」「心配はコントロールできない」といった心配についての認知が不安感や身体感覚を生み出し，さらにやみくもに心配するという行動につながるプロセスを示す．また，心配は回避行動となりうることを理解してもらう．つまり，些細なことをあてどなく心配することで，最も強い不安を生み出す事柄やイメージ，他の苦痛な感情を回避するよう機能している可能性を共有する．

このモデルに従い，CBTでは心配に関連した自らの認知や行動を理解し，不安を回避せずに受け止めたうえで，「必要なぶんだけ，生産的に」心配し，実際的な行動をとる方法を学ぶことに取り組むと伝える．モニタリングから始め，自分がいつどのように何を心配し，どのような感情や結果を起こしているかを理解してもらう．

4 認知再構成法

全般不安症の患者は，「悪いことが起こる（過度の予測）」「起こったら対処できない（破局視）」「その事態を心配して予防しなければならない（心配のメ

タ認知）」「予防するためには状況をはっきり理解しないといけない（あいまいさへの不耐性）」といった信念を抱いていることが多い．患者が自分でどのような考えを抱きやすいかを観察してもらったうえで，その考えが現実を反映しているか，自分の生活の役に立つかを検討していく．

5 エクスポージャー（曝露）

心配曝露では，1日の決まった時間に心配する時間を設定（30～60分など患者に応じて設定）する．曝露のやり方は患者に応じて変える．さまざまなことをぐるぐると考えるのではなく，1つの事柄のみを徹底的に考える方法や，思いついたあらゆることをノートに書き出しながら考えるなどのやり方がある．曝露を通して，心配を受動的なプロセスではなく，能動的なプロセスとして捉え直すようにする．心配曝露以外の時間は目の前のやるべきことに取り組むようにする．また，心配によって回避している最悪のイメージを想像してもらうことで感情処理を促す想像曝露を行うこともある．

C. プロトコルの実際

症例提示

39歳，男性，会社員．幼稚園に通う長男，1歳の長女，妻と同居している．幼い頃より心配性だといわれてきたが，自分ではそうした性格が幸いしてこれまで問題なく過ごしてこられたと考えてきた．2年半ほど前，想定外に妻が第2子を妊娠した頃より，将来の養育費が気になり家計を強く心配するようになった．実際には十分な貯蓄と安定した収入があるにもかかわらず，1年前より心配と不安，不眠と緊張感に苦しむようになった．何とか出社を続けたものの，4か月前に倦怠感の強さのあまりに出社できなくなって以来，休職状態が続いている．

臨床での心理的アプローチ

■ アセスメント

Generalized Anxiety Disorder 7-item Questionnaire に回答したところ，15点であった（15点以上で重症）．生活の多くの時間，インターネットで心配事について検索し，疲労感のあまりに自室で横になり，家族との接触は最小限で，自らの状態が悪化していく不安と絶望感をどうにもできずにいた．

■ 治療的介入とその効果

全般不安症に対する認知行動療法プロトコルの開始に同意し，毎週12回のセッションを実施した．治療は心配の心理教育から始まった．患者はよい心配と悪い心配を区別するという考えをすぐに理解した．復職を見据えて生活習慣を整えることが重要だと心理師と話し合った．

そこで朝に起きて外出して散歩をし，図書館やカフェなど家の外で「心配タイム」を設けることにした．最初の心配タイムでは，心配なことをすべてリストに書き出す作業をしたが，トピックが紙1枚にも満たないことに患者は驚いた．2回目以降の心配タイムでは，毎回トピックを絞ってそれについて「とことん心配する」時間とした．この作業を繰り返すうちに，「結局，自分は家庭を守れるかということが一番心配で，怖かったんです」と語った．自然と，心配タイムは反芻や心配から，具体的な問題解決を行う時間へと変わっていった．

まず心配タイム以外の生活上の時間にすべきことやしたいことを心理師と話し合った．職場の同僚や人事係の担当者に連絡すること，試しに職場に行ってみること，家族と接すること（一緒に食事をとる，子どもと遊ぶ）なども始めるようになった．心理師とのやりとりのなかで，患者は「やみくもに心配するのではなく，今やるべきことが何かを考え，それに取り組む．これしかないんですね」と，心配に対する認知が変容したことを話した．

本症例のまとめ

全般不安症に特徴的な心配は，あてどなくさまよう認知プロセスである．本症例では，心配曝露を繰り返すうちに自然と「悪い心配」（さまざまな事柄をぐるぐると思い悩む認知プロセス）が「よい心配」（具体的に問題解決に取り組む認知プロセス）へと移行した．すべきことを実践する積み重ねにより自己効力感を得て，これが行動活性化としても機能した（家族とのあたたかい時間）．

■ 引用文献
1) 日本精神神経学会（日本語版用語監修），髙橋三郎，大野裕（監訳）：DSM-5 精神疾患の診断・統計マニュアル．pp220-224，医学書院，2014
2) Stein MB, Sareen J：Generalized Anxiety Disorder. N Engl J Med 373：2059-2068, 2015

（伊藤正哉）

強迫症

> **この項目で学ぶべきこと・理解すべきこと**
> - ERPを行ううえで必要な情報のとり方を学ぶ
> - 内部感覚エクスポージャーの用い方を知る
> - 儀式行為に対する代替行動の形成方法を知る
> - 思考の回避は強迫儀式であると知る

A．強迫症とは

　強迫症は無意味だとわかっている強迫観念と，それに基づく強迫行為（強迫儀式）を伴うものと定義されるが，強迫観念が妄信的な重症例や思考の強迫儀式の例や快感を求める強迫儀式など多彩な症状を呈する．

　本人の価値観に基づく安心・安全や快適感へのこだわりに対して，一般常識や治療者側の論理を押しつけずに治療することを心がける．

B．心理的アプローチのプロトコル

　行動療法による強迫症の治療は50年前に報告され，今では薬物療法より効果が高いことが証明されている．しかし，エクスポージャーを第一選択にしない治療者のほうが多い．その理由として，訓練や経験不足，倫理的・感情的問題や課題の創造力不足などが指摘されている[1]．

　本項では，曝露反応（儀式）妨害法（ERP）を行ううえで必要な情報のとり方について，情報が課題とどのように結びつくかがわかるように具体例を述べ，第3世代行動療法による介入についても簡単に触れる．

1 ERPのための情報収集：回避対象の分類

　不潔が怖いという患者の強迫行為には，単に洗浄強迫だけでなく，汚れの確認強迫や汚れが残っていることによる縁起の悪さを嫌う強迫などがある．そこで「強迫行為をしなかったとしたら，何が起こるのが嫌か」と尋ね，回避対象を明らかにする．

　ここから面接の方向性が大まかに定まり，具体的な課題作成へ向けて聴取が始まる．例えば，帰宅後の洗浄を行わねば不潔な子と同化し，「学校菌」が広がるという場合では，学校の机を拭いた布で自宅の宝物を汚す「聖域汚染」課題，完璧な集中力を維持したいというすっきり感へのこだわりでは，わざと机の上に気になるものを置いたまま勉強する「集中力の汚染」課題が考えられる．また，強迫症患者の多くが規則遵守の完璧さを欲するので，規則を緩めることは「完璧さの汚染」課題になる．ほかにも「良心の汚染」課題として，社会でわざと小さないたずらを行うなど，機能的には生活全体に緩いルールを波及させる課題を与える．このように最終的に提示する行動処方を視野に入れながら聴く．

2 ERPのための情報収集：不快感への注目

　これは回避行動の動因となっている不快感への気づきを促すプロセスである．恐怖に関する陳述は想像エクスポージャーに相当するため，詳しく話す態度を是認しながら積極的エクスポージャー行動を強化する．想像エクスポージャーの生理学的な機能としては，心拍数の増加など不快であろう身体内部感覚に対する馴化を待機することになる．

　内部感覚の聴取には個人個人の感覚に最もフィットする擬音語や擬態語であるオノマトペを使う．例えば，動悸をドキドキ，ワクワクや，喉の不快感をオエッ，ウッとや，怖い状況をゾクゾクやゾーッと

などである．これにより個別の特異的な不快感について治療者と容易に共有でき，そのまま治療課題とすることができる．不快感を避け続けてきた人に，逆に不快感をわざと集める課題に取り組むことを代替行動にする．この用い方で内部感覚を的確に意識させて，エクスポージャーを行うことは不安症の治療に有用であることが示唆されている[2]．

3 ERPのための情報収集：被害か加害か

恐怖や回避の対象によって自分や自分の大切にしているものの価値が崩壊するのを恐れる被害恐怖と，自分が汚染源や加害者として害を振りまくことを恐れる加害恐怖とに分類できる．

例えば，交通事故を起こすことを恐れる場合でも，他人への迷惑を恐れる加害恐怖と，事故で相手やその家族からの叱責を恐れたり，体験した事故の記憶がトラウマとなる被害を恐れたりしている場合がある．この場合の加害恐怖では贖罪できず生き続ける想像，被害恐怖では叱責される場面の想像がエクスポージャー課題となる．

物理的な汚れへの被害恐怖に対するエクスポージャーは現物を使うことも簡単であるが，自分が治るために他者を犠牲にする加害恐怖の想像エクスポージャーは，とても過酷な課題に挑戦しているといえる．

4 第3世代行動療法による介入

診断や重症度評価において不合理性の認識の有無が話題になる．一方，治療として不合理性に介入する認知療法は避けなければならない．強迫症はそれによって重症化することがあるからである[3,4]．

軽症であっても「思考も行動も回避せず」を心理教育するほうがよい．「常識的に危険確率は問題ない程度」と納得させようとするのは思考の回避である．納得したいという安全確保の儀式を妨害するには，論理的説得ではなく単純作業や呼吸法やマインドフルネス儀式妨害[4]などを用いる．不安や嫌悪への一極集中から，刻々と変化する「今，ここ」への注目をガイドするのである．抑うつ状態を誘引する反芻思考も繰り返す心のなかの儀式である．その妨害は基本的には抜毛などの悪癖矯正に用いるハビット・リバーサルの考え方でよい．反芻が始まるきっかけに気づき妨害する課題や生じにくくするための拮抗行動となる課題や起こさないための代替行動を課題として提示する[5]．

また人生の価値を再認識するために詳述してもらうことも介入の要である．時間や労力を使う頑なな行動と本来の人生の価値とのズレを，指摘も否定もせずに動機づけ面接を用いながら聞くのである．治療者の共感と是認によって，現状維持のルールを緩め不快感を増やすことが，病者から脱出する人生の選択であることに自身で気づくかもしれない．

C．プロトコルの実際

症例提示

11歳，女児，小学生．同じクラスの悪臭を漂わせ鼻をほじる児がその手で自分の机を触ったのを見た．ゾーッとする嫌悪感が走り，自分の唾で机を清める行動が出現した．帰宅すると必ず入念にシャワーを浴びた．教科書など自宅では使えない，除菌ティッシュで紙を拭いてしまう．玄関は学用品置き場となった．汚くないかを母に確認したり，トイレに3時間を要したり，不潔な子の唾を嫌悪し登校しぶりが出た．小児専門医から学校がストレスならば無理に行かせないようにと助言をされ不登校となり半年が経過していた．強迫症状の改善はみられなかった．

臨床での心理的アプローチ

母親に概要を聞いたあと，本人との初回面接では長時間のトイレの細かな儀式について詳述してもらい，トイレ内の課題を5つ考案した．また，「ゾーッと」に追いかけられ，避けることでますます居場所を狭めている現状について解説し，その奪還には「ゾーッと」をたくさん集める必要があると心理教育した．「ゾーッと」がたくさん落ちている学校に拾いに行く課題や自宅にある「ゾーッと」にも近づいたり触れる課題など全12個をつくった．2週間後には，トイレ課題は4/5課題を達成し，新たに難度の高いものを増やした．1か月後には毎日登校もし，公衆トイレも使えるようになり，カウンセリングは全4回で終結となった．

本症例のまとめ

小中学生によくみられる学校菌恐怖の一例である．回避対象を詳述してもらうことで想像エクスポージャーをセッション内で行い，回避の代替行動として「ゾーっと」集め課題を提示して楽しく行動療法を継続できるようにした．

■ 引用文献

1) サイズモア TA（著），坂井 誠，首藤祐介，山本竜也（監訳）：セラピストのためのエクスポージャー療法ガイドブック―その実践と CBT, DBT, ACT への統合．創元社，2015
2) 田中恒彦，岡嶋美代，小松孝徳：不安障害治療における行動療法でオノマトペがなぜ有用か？―内部感覚エクスポージャーにオノマトペを用いた実践報告．人工知能学会論文誌 30：282-290，2015
3) 原井宏明，岡嶋美代：図解やさしくわかる強迫性障害．ナツメ社，2012
4) 岡嶋美代：ERP を強迫性障害からすべての不安障害に適用する．神村栄一（編）：認知行動療法実践レッスン―エキスパートに学ぶ 12 の極意．pp53-68，金剛出版，2014
5) 岡嶋美代：メンタルチェッキングを妨害する作業療法の工夫―Zentangle，自己突っ込み発言，五感の活性化，"慈愛の祈り"の課題設定．日本認知・行動療法学会第 41 回大会発表論文集，412-413，2015

（岡嶋美代）

心的外傷後ストレス障害

この項目で学ぶべきこと・理解すべきこと

- 心的外傷後ストレス障害の症状・診断基準について理解する
- 主要な技法であるトラウマ焦点認知行動療法（CBT）と眼球運動による脱感作と再処理法（EMDR）について，その治療の流れや背景の理論を理解する

A．心的外傷後ストレス障害とは

心的外傷後ストレス障害（PTSD）は DSM-5 で，それまでの不安障害のグループから「心的外傷およびストレス因関連障害群」へと移った[1]．

致死性の出来事を自身が経験する，そのような他人を目撃する，親しい人に起こった致死性の出来事が，暴力的か，不慮であったことがわかったなどの状況にさらされた後に，1 か月以上以下のような症状が続く．①侵入的症状として，侵入思考，夢，フラッシュバック，心理的苦痛，生理学的反応など．②持続的回避としては，物理的，心理的に思い出させる刺激を回避する．③認知と気分の否定的変容として，想起不能，否定的認知，自責や他責，恐怖，戦慄，罪悪感，恥，興味の減退，他者からの解離，疎隔感，肯定的な感情を経験できないなどがある．④過覚醒としては，怒り，自己破壊的行動，警戒，驚愕，集中困難，睡眠障害などがみられる．

B．心理的アプローチのプロトコル

PTSD へのエビデンスの確立された心理療法は，トラウマ焦点認知行動療法（代表は持続エクスポージャー療法）と眼球運動による脱感作と再処理法（EMDR）である．

1 持続エクスポージャー療法（PE）[2]

背景の考え方は，情動処理理論で，過度な恐怖や不安を克服するために，クライエントを安全ではあるが，不安を喚起させる状況に直面させることで，情動を処理する．①心理教育，②呼吸再調整法，③現実エクスポージャー，④想像エクスポージャーの手続きがある．セッション数は 1 回 90 分のセッションを 10～15 回程度行う．

①心理教育（セッション 1）：治療原理として，PTSD の苦痛が続くのはトラウマの想起刺激を回避することから起こっており，PE によりそのような回避を打ち消す作用があることを伝える．また，よくみられるトラウマ反応，一般的な症状，情動，行動について伝える．クライエントに起こっ

ている反応のノーマライゼーションを行う．
② 呼吸再調整法（セッション1）：緊張や不安を低減するための手軽で有効なスキルとして呼吸再調整法を教える．
③ 現実エクスポージャー（セッション2〜）：本当は安全であるのにもかかわらず，クライエントが避けているような状況，行動，場所，対象などに，回避せずに挑戦することである．多くは，セッション内ではなく，宿題の形でクライエント自身に日常生活のなかで次回のセッションまでの間に挑戦してもらう．そのためには，セッション内で，やり遂げられそうな課題を選ぶことが重要となる．治療者の援助が必要な場合はセッション内で一緒に挑戦することもある．
④ 想像エクスポージャー（セッション3〜）：トラウマ記憶を想像のなかで想起し，再訪問することである．クライエントはトラウマとなった出来事を思い出し，声に出して描写する．その際に，現在形で，今見ていること，聞いていること，感じていることを話すように促される．話した内容は録音し，それを聞くことが宿題となる．

病的な恐怖構造は，① 刺激との関連づけが実際の世界を正しく表現していない，② 安全な刺激に対して生理的覚醒や行動の回避が起きている，③ 過剰な反応が容易に誘発され，適応的な行動を阻害している，④ 安全な刺激に危険を意味づけている，という特徴がある．③④のエクスポージャーの作業を通じて，こうした恐怖構造を活性化させつつ，それと矛盾する新しい情報を組み込むことで，馴化が起こり，修正が起こる．

2 EMDR[3)]

水平方向の眼球運動や左右交互の音刺激，触覚刺激など両側性刺激（BLS）を用いて，苦痛な感情を和らげる方法である．適応的情報処理理論が背景の考え方である．人間の脳が本来もっている情報処理の力が適切に働くと，否定的な出来事は周辺にある肯定的な情報と結びつき，中立，もしくは肯定的な情報へと変換される．しかし，トラウマ記憶に関してはこうした自然な処理が滞ってしまい，周囲の情報から孤立した状態で，いつまでも鮮明なままに残っており，フラッシュバックしたり，強い感情が蘇る．トラウマ記憶を想起しつつ，BLSを与えて脳を刺激すると，連想が活発になり，さまざまな情報との連結が図られ，想起される情報の内容が変化する．ここでの情報は，映像，音，感情，身体感覚，自己認知などすべてを指しており，ただ薄れていくこともあるが，忘れていた肯定的な側面を思い出すなど，出来事そのものの捉え方が大きく変わることもある．

EMDRの8段階は以下のようである．
① 病歴，生育歴聴取：クライエントにEMDRが適切かどうかの判断をし，全体の治療計画を立て，生育歴のなかにある記憶について，どんな順序で扱うかを決める．
② 準備：EMDRの説明や安全な場所などのリラクセーションを教え，セルフコントロールを高めておく．不安定なクライエントではここで十分な時間をかけることが多い．
③ 評価：ある外傷記憶について，代表する映像，それを想起してぴったりくる否定的な自己評価，置き換わるべき肯定的な自己評価，その主観的妥当性〔VOC（認知の妥当性尺度）：1〜7で評価〕，映像と否定的な自己評価に焦点を当てた際の感情，その苦痛の強さ〔SUDs（主観的障害単位）：0〜10で評価〕，身体感覚の部位を同定する．
④ 脱感作：これらを意識しながら，25往復程度の素早くリズミカルなBLSを導く．いったんイメージを止めて，そのときの気づきについてクライエントに報告を求め，その気づきに焦点を当てて次のBLSを加えるという形で，自然な連想の流れが十分に肯定的な連想の終わりに至るまでBLSと聴取を繰り返す．EMDRによって，否定的な題材が，脳内にもともと貯蔵されている肯定的なネットワークと連結されることで，自身のより肯定的で機能している部分を使える状態となる．適宜，元の場面に戻りながら，苦痛が軽減するまで時間の許す限り続ける．
⑤ 植えつけ：さらに，BLSを加えて，肯定的な認知を強める．
⑥ ボディスキャン：不快な身体感覚が残っていれば，BLSを加えて不快感を取り除く．

⑦ 終了：安全にセッションを終えるために，途中終了であれば，イメージの中で包み込むような作業をし，日常へと戻る．

⑧ 再評価：次回のセッションで前回の題材の再評価を行い，不完了な記憶は続き（④～⑦）を行い，完了ならまた新たな記憶に③～⑦を繰り返す．

EMDRにおける宿題は，安全な場所や，想起されたトラウマの簡単な記録程度である．

EMDRのメカニズムの仮説には，ワーキングメモリに負荷をかけて，過去の記憶の想起を邪魔すること，眼球運動がリラクセーションとして働く逆制止，レム（REM）睡眠との類似性，大脳半球間交互作用，前頭前野の活性化による今ここへの注意のシフト，単調な環境のスキャンが定位反射として働き，現在の環境の安全性が脳に伝わることなどが提案されている．

C．プロトコルの実際

症例提示

60歳代，男性，東日本大震災の被災者．海岸を散歩中に地震に遭い，津波が来ると考え，自宅に戻り，妻とともに高台に避難した．自宅が流されるさまを目撃した．著者訪問時（震災3か月後）は避難所のリーダーをしていた．症状は，大きな川を見て津波を思い出す，悪夢を見る（再体験症状），津波の映像は見たくないし，会話にも参加したくない（回避症状），入眠困難による睡眠導入薬服用（過覚醒症状），があり，PTSDの診断基準を満たしていたが，出来事インパクト尺度改訂版（IES-R）は29点（カットオフ24/25）で，症状はさほど重くはなかった．

臨床での心理的アプローチ

ここでは紙幅の都合で，EMDRにおけるアプローチのみ提示する．＜＞は筆者の発言．

① 病歴，生育歴聴取：短期的な危機介入の枠組みでは，最低限にとどめる．家族や仕事の様子など，災害以前の適応状態が比較的良好であることを確認して，PTSDに焦点を絞ることを考えた．

② 準備：PTSDについてその症状など，治療は津波のことをイメージしながら目を左右に動かすことで，脳がつらい出来事を消化しその記憶が薄れていくことを新聞記事を用いて説明した．また入眠困難や浅眠，記憶の処理とレム睡眠の関係について説明した．

③ 評価：津波について散歩から高台に逃げて家が流されるのを見たところまでを語ってもらいながら両手に両側性刺激を与えた〔R-TEP（直近トラウマエピソード・プロトコル）〕．否定的な自己評価としては「自分は無力だ」，置き換わるべき肯定的な自己評価「自分には力がある」，その主観的妥当性（VOC＝2/7），映像と否定的な自己評価に焦点を当てた際の感情は無気力，無力感．その苦痛の強さ（SUDs＝3/10），身体感覚の部位は頭が重い感じであった．

④ 脱感作：＜目を動かしながら，さっき話してもらった映像をイメージしてください．変わるかもしれないし，変わらないかもしれませんが，自然に起こるままにしておきましょう．先ほどの津波の場面で，特にきついところは？＞家が流されているところが一番きつかった．＜この場面からやっていきます．悲しみが出てきても，通りすぎていきますから，いつでもやめたくなったら手を挙げて合図してください＞

EM1：追いかけるのが精一杯．＜家が流れるイメージは頭のなかに？＞ない．だいぶよくはなっているつもりなんだけど．＜思い浮かべてください＞

EM2：ない．＜さっきの津波のこと，高台から家が流されるところ＞あんまり……流された，という頭だけしかない．＜さっき話していた前後で＞変わっている．＜イメージ＞だいぶ出なくなった．＜もう1回出来事のことを考えてください＞はい．＜頭のなかで，映像の流れを，ビデオを再生するみたいに流してください＞

EM3：だいぶ薄れてきている……思い出しても，あれ？　と，だいぶ薄れたのかな．＜今その津波のことを考えて，さっきは2,3嫌な感じと仰っていましたが，今は？＞うーん，あんまり困ることもない．下がっている．1点．今日の段階では0は難しい．眠れないのが心配だから．

⑤ 植えつけ：＜力があるが2点だったが，今の段階で，津波のことを考えてそう思えるのは＞3点．

EM4～9：何も考えが出てこない．＜(地震後の的確な行動，避難所での活躍を指摘) 津波のことを考えて，自分には力があるを一緒に考えて＞人をまとめるのは大変だ．津波のほうはもう確かに，気楽になった．＜もう1回，津波と，「私に力がある」を一緒に考えてください＞5点に変化したが，これ以上は難しい．

⑥ ボディスキャン：＜もう1回津波のことを考えていただいて，「私には力がある」も一緒に考えていただいて，目を閉じてください．身体に嫌な感じがするところがあるかどうか探してみてください＞頭がちょっと重い．＜最初に比べたら＞ずーっと軽い．＜では，頭の感じを意識しながらいきますよ＞

EM10～12：まだちょっと残っている．

⑦ 終了：感想などを聞き，また，その後の様子を教えてもらうように話した．フォローアップとして，4年後に元気にされていると確認できた．

本症例のまとめ

　津波被害後の支援活動の一環として実施したEMDRを用いた症例を提示した．家が流される場面を繰り返しイメージしても，両側性刺激が入ることで，イメージ自体が出てこない．さらに，肯定的な記憶を思い出すことで，肯定的なネットワーク同士がつながり，より肯定的な自己認知が活性化されていくことも可能となる．

■ 引用文献

1) 日本精神神経学会(日本語版用語監修)，髙橋三郎，大野裕(監訳)：DSM-5 精神疾患の診断・統計マニュアル．pp269-278，医学書院，2014
2) 金 吉晴，小西聖子(監訳)：PTSDの持続エクスポージャー療法―トラウマ体験の情動処理のために．星和書店，2009〔Foa EB, Hebree EA, Rothbauma BO：Prolonged Exposure Therapy for PTSD：Emotional Processing of Traumatic Experiences. Therapist Guide, Oxford University Press, 2007〕
3) 市井雅哉(監訳)：EMDR：外傷記憶を処理する心理療法．二瓶社，2004〔Shapiro F：Eye Movement Desensitization and Reprocessing：Basic Principles, Protocols and Procedures, 1st edition. Guilford Press, New York, 1995〕

（市井雅哉）

選択性緘黙

この項目で学ぶべきこと・理解すべきこと
- 選択性緘黙への心理的アプローチの流れを理解する
- 主たる対象である子どもに対する心理療法の動機づけや目標設定の仕方，保護者や学校との連携の仕方について学ぶ
- 行動療法や認知行動療法に基づく支援方法のポイントを理解する

A．選択性緘黙とは

　正常な言語能力，言語理解能力を有し，他の状況では話すことができるにもかかわらず，友達や先生とのかかわりなど話すことが期待される特定の社会的状況において一貫して話すことができないという特徴が1か月以上継続して認められる不安症の1つ．就学前後に認められることが多く，身体の過緊張や感情表出の抑制などを伴う場合も多い[1]．

B．心理的アプローチのプロトコル

　選択性緘黙に対する代表的な介入手続きとして，緘黙行動に対する機能的アセスメントに基づく随伴性マネジメント，シェイピング(反応の形成)，プロンプティング(促しの手がかり)とフェイディング(促しの手がかりを減らしていく)，ソーシャルスキル・トレーニングといった行動療法に基づくアプローチが挙げられている[2]．

1 心理療法への導入

クライエントが幼児や児童である場合が多いことも考慮し，緊張をほぐしつつ，非言語のコミュニケーションなども用いながら，心理療法に対する目標の共有と同意を行っていく．

2 機能的アセスメント

子どもの緘黙行動の直接観察や，保護者や教師などからの聞き取りを行い，緘黙行動がどのような機能（回避や注目の獲得など）をもつかアセスメントを行う．そのうえで，発語が生じにくい状況を生じやすい状況へと調整することが可能か，緘黙行動の結果として不適切な強化子を得ている場合には，その強化子を統制することが可能かを検討していく．

C．プロトコルの実際

症例提示

6歳，男児，小学生．一人っ子で，両親とともに暮らしている．家庭では発語が確認されており，初語などの発達上の問題は認められなかったが，小学校入学当初から，教室や遊び場面を含む学校での発語が確認されなかった．幼稚園では，活発におしゃべりをすることはなかったが，発語による意思表示などはできていた．授業などで指名すると，立ったまま沈黙するため，担任は指名をやめている．小学1年生の6月に，当該小学校に週1回勤務するスクールカウンセラーに，担任を通して相談依頼があった．

臨床での心理的アプローチ

■ 緘黙行動のアセスメント

母親および担任との面接を通して，発語が確認されやすい状況と発語が確認されにくい状況，発語が確認されにくい状況での行動を整理した．

[発語が確認されやすい状況] 家庭での両親との会話，幼稚園から一緒の友達との耳打ち．

[発語が確認されにくい状況と対象] 学校（授業中，休み時間）での交流のない友達や担任を含む教職員，スーパーなどの外出先，たまに会う親戚．

[発語が確認されにくい状況での行動] ジェスチャーによる意思表示，うつむいて黙る．

■ ケース・フォーミュレーションと治療目標の設定

慣れていない状況で発語が確認されにくく，ジェスチャーによる意思表示や沈黙が回避行動として機能していることを，母親および担任と，共有した．最終的な目標として，「友達とのおしゃべりや，授業で発言することの楽しさに気づくこと」を，クライエントと母親，担任とそれぞれ共有した．当面の目標として，「おはよう」を担任に言うことをクライエントとともに設定した．

■ 治療的介入とその効果

● 関係性の構築と動機づけ

初回面接開始時は，緊張で肩がこわばる様子が見受けられた．まずは緊張をほぐす目的で，絵を描いて行うしりとりに誘った．次第に表情が和らぎ，笑顔が確認できたところで，発語を促す意図で，「何の絵描いているか，ヒントちょうだい」と尋ねたが，首を振り，字で絵の説明を書きだした．

これを受け，発語をしない生活に対する困り感の有無を尋ねると，「困ることは時々ある」という選択肢を選んだため，「おしゃべりの楽しさに気づこう」という目標を設定した．併せて，次週まで，「学校で楽しかったこと」と「話ができなくて困ったこと」をモニタリングする課題を設定した．

保護者および担任と手続きを共有するため，モニタリングの課題は，一緒に書く項目を相談したり，内容を確認したりすることを推奨した．

● 発語場面の設定

モニタリングの課題を実行したことを称賛しつつ，「楽しかったこと」を増やし，「困ったこと」を減らす方法について「作戦会議」を行った．その際，クライエントとカウンセラーが1つずつパペットを手にはめ，パペットにも意見を出してもらう設定にした．その状況に慣れた頃，クライエントが小さな声で，パペットを介しながら「賛成」と発言することができた．最後に，次週まで，「おはよう」を担任に言えたかどうかと，そのときの気持ちについてのモニタリングを新たな課題として設定した．

担任にはプロンプティングとして，「おはよう」の声をかけることを依頼した．保護者には，発語に向

かう行動に強化子を提示する役割を担わせるため，課題への取り組みを称賛するよう依頼した．

● 般化と連携

担任にも面接に参加してもらい，モニタリングの結果をクライエント，担任，心理師が共有し，面接室にて，「おはよう」を言う社会的スキル訓練を行った．最初は発語できなかったが，パペットを用いることで発語ができ，最終的にはフェイディングの手続きを用いて，パペットなしで「おはよう」と発語ができた．

教室などでも発語が生起するまで担任が待つことで，「おはよう」を言うことができるように般化したため，他の児童に対して，担任と一緒に挨拶をするという目標を設定した．その後，徐々に担任には声を小さくするフェイディングの手続きを用いるよう促し，最終的にクライエント1人で挨拶ができたことを確認したため，クライエント自身にもフィードバックを行ったうえで，継続的な心理療法は終結とした．

この時点では，最終的な目標である，友達とのおしゃべりや，授業での自発による発言の生起には至らなかったが，みんなと合わせて音読することなどができるようになった．

本症例のまとめ

選択性緘黙が疑われる症例について，担任や保護者にも役割を担わせつつ，段階的に発語を促進することで，緘黙状態の改善と学校適応の促進を行った．リラックスした状況を設定しつつ，発語に対する積極的な姿勢を強化し，学校場面でもプロンプティングを行うことで発語を促し，成功体験を蓄積することができた結果，改善に至ったケースである．このように，特に子どもの選択性緘黙の症例に対しては，保護者や学校と連携し，成功体験を蓄積させるための手続きを組み合わせることが重要である．

■ 引用文献

1) 日本精神神経学会（日本語版用語監修），髙橋三郎，大野裕（監訳）：DSM-5 精神疾患の診断・統計マニュアル．pp193-195，医学書院，2014
2) Cohan SL, Chavira DA, Stein MB：Psychosocial interventions for children with selective mutism：A critical evaluation of the literature from 1990-2005. J Child Psychol Psychiatry 47：1085-1097, 2006

〈小関俊祐〉

分離不安症

この項目で学ぶべきこと・理解すべきこと
- 分離不安症に対する心理的アプローチの流れをつかむ
- 主要な技法である心理教育，認知再構成法，エクスポージャーについて学ぶ
- 子どもの不安症に対する心理的アプローチの留意点について知る

A．分離不安症とは

分離不安症とは，愛着をもっている人物（多くは親や家族）と離れることについての過度な不安を特徴とする不安症である．主な症状としては，愛着対象となる人物と離れなければならないことがわかると，動揺したり泣いたりして，離れないようにすることや，その人や自分自身に事件や事故，病気などが起こり二度と会えなくなってしまうという心配をしてしまうことがある．その他に，分離への恐怖による登校しぶりや，1人で留守番ができない，分離に関する悪夢をみるといった症状もみられる．分離不安症は，代表的な子どもの不安症の1つである．

B．心理的アプローチのプロトコル

分離不安症に対してエビデンスが示されている心理的アプローチは認知行動療法（CBT）である．児

童思春期の不安症に対するCBTのプロトコルは，分離不安症，全般不安症，社交不安症に対して適用されることが多い．標準的なプログラムは8〜10回程度で行われ，週に1〜2回のペースで実施される[1]．多くの場合は親子同席にて行われるが，年長者に対しては子どものみの実施も可能である．子どもの場合，セッションの目的を明確にするため，構造化が非常に重要である．同時に，明るく楽しい雰囲気を大切にしながら，子どもが興味をもてるような教材を事前に準備しておくこと，子どもの理解度に合わせて進度を調整することが肝要である[2]．

1 不安のアセスメントと心理教育

不安の適切なアセスメントは，心理的アプローチにおける重要な第一歩である．子どもを対象とする場合，漠然とした開かれた質問のみで不安症状を同定することは難しい．半構造化面接[3]などを活用し，的確な言葉を用いて，問題を明らかにしていくことが求められる．加えて，自己報告式の尺度[4]や親評定尺度[5]も組み合わせて，多角的なアセスメントを行うことが必要不可欠である．

心理教育においては，不安の仕組みの説明など症状や問題に関するものと，認知再構成法，エクスポージャーの考え方などを伝える技法に関するものが含まれる．いずれの場合も，具体的なたとえ話やイラストなどを活用することで，子どもと親が無理なく理解できるような工夫が求められる．また，不安を抱えることは誰にでもあることや，それを表現することはCBTのなかでは歓迎されることを繰り返し伝えることも関係づくりにおいて重要となる．

2 認知再構成法

子どもを対象とした場合，成人に対する認知再構成法をそのまま適用しても，完全に理解することは難しい．「型」にとらわれることなく柔軟に運用していくべきである．まず，「環境（場面）」「思考（考え）」「感情（気持ち）」の3つの関係性を学ぶところから始める．その際，マンガの吹き出しなどが活用できる．次に，不適応な考えの存在に気づくことができるように支援していく．ここでも，例えば，適応的な認知を「助けになる考え（お助けマン）」，不適応な認知を「助けにならない考え（おじゃまムシ）」とするといった工夫ができる[1]．ここまで理解できたら，これまでとは違った考えを柔軟に見つけ出すことができるよう支援する．ただし，他の考え方に気がついたり，多面的な捉え方をしたりといったプロセスは，あくまで行動的技法と組み合わせることを前提として進めていくことが重要である．

3 エクスポージャー

エクスポージャーは不安症の心理的アプローチにおいて最も重要な役割をはたす．子どもの場合はモチベーションを考慮して，段階的エクスポージャーを導入することが多い．「なぜ効果的であるのか」をきちんと理解してもらったうえで，あまり不安を感じない場面から最も苦手な場面に向けて徐々に挑戦していく．不安階層表の作成には，親や周囲の大人の助けを得るとよい．子どもは回避行動のために，行動のレパートリーが狭まっていることが多いため最初に挑戦する場面は，確実に達成可能な場面を選ぶようにする．また，各ステップは誰からみてもわかる具体的な行動目標とすること，1つひとつ着実に達成していくこと，目標の達成を子ども，周囲の大人，援助者が確実に確認することが重要である．

C．プロトコルの実際

症例提示

9歳，女児，小学生．母親が事故に遭ってしまうのではないかと心配して，母親との分離に恐怖を感じている．半構造化面接[3]の結果，分離不安症，社交不安症，全般不安症，限局性恐怖症に合致．自己報告[4]と親評定の尺度[5]でも高い不安症状を示している．

臨床での心理的アプローチ

■ 治療的介入

子どもの不安症に対するCBTプログラム小学生版[1]に基づき，週に1回のペースで親子同席面接（8回）とブースターセッション（3回）が実施された．本項では，後半に実施された不安階層表に基づく段階的エクスポージャーを紹介する．まず，不安な状況であっても回避しなければ，時間とともに不安は低減すること，何度も挑戦することで不安の程度

は弱くなり，不安が減少するまでの時間が短くなること，という点を皆で確認した．

続いて，自覚的障害単位（SUD）に基づき，「先生と部屋にいる（SUD＝30）」を最初の挑戦とした．SUDは開始時点の80点から，5分後50点，10分後10点と漸減することが確認された．本人の感想には，「時間が経てばだんだん慣れてきた」と記されていた．次に，「先生と一緒に階段にいる（SUD＝60）」を実施したところ，同じく時間経過とともにSUDが減少すること（80→20点），および「怖いのがどんどん減った」という感想が聞かれた．最終の課題として，「1人で階段にいる（SUD＝100）」を取り上げ，1人で施設内の階段を歩くことに挑んだ．結果，開始前は50点であったSUDが終了後には19点まで減少していた．本人からは，「最初は1人で階段を下りたり，上ったりするのは怖かったけど，最後は慣れてきた！ OK！」という感想が得られた．

■ 治療的介入の効果

心理的アプローチ終結後，半構造化面接によって，分離不安症，全般不安症，限局性恐怖症において顕著な改善がみられ，不安症の基準から外れることが示された．また，自己報告の不安症状は同学年の女子の水準を下回るまでの改善がみられた．

本症例のまとめ

母子同席CBTによって，分離不安症状の改善がみられた．以上のように，CBTの仕組みをわかりやすく伝えることで，モチベーションを高めながら，子どもと一緒に不安場面に実際に挑戦することが効果的である．さらに，その様子を母親が観察することで，セッション内で学んだことを日常生活で応用できるという点も重要であるといえる．

■ 引用文献
1) 石川信一：子どもの不安と抑うつに対する認知行動療法—理論と実践．金子書房，2013
2) 神尾陽子，石川信一，野中俊介，他：不安症状のある自閉症児のための認知行動療法マニュアル．ミネルヴァ書房，印刷中
3) Silverman WK, Albano AM：Manual for Anxiety Disorders Interview Schedule for DSM-IV：Child and Parent Versions. Graywind Publications, San Antonio, 1996
4) Ishikawa S, Sato H, Sasagawa S：Anxiety disorder symptoms in Japanese children and adolescents. J Anxiety Disord 23：104-111, 2009
5) Ishikawa S, Shimotsu S, Ono T, et al：A parental report of children's anxiety symptoms in Japan. Child Psychiatry Hum Dev 45：306-317, 2014

〔石川信一〕

第17章

抑うつ障害

総論

> **この項目で学ぶべきこと・理解すべきこと**
> - 主要な抑うつ障害の特徴を理解する
> - 抑うつ気分を中核とした心理行動的問題の形成・維持・悪化のメカニズムを理解する
> - 抑うつ障害への心理的アプローチの基本構成要素を学ぶ

A．抑うつ障害とは

抑うつ障害とは，悲しく，虚ろな，あるいは易怒的な気分が存在し，身体的および認知的な変化も伴って，個人が機能するうえでの資質に重大な影響を及ぼす状態が特徴であるとDSM-5[1]では定義されている．代表的な疾患としては，うつ病，重篤気分調節症，持続性抑うつ障害（気分変調症），月経前不快気分障害などがある．

B．抑うつ障害の心理的メカニズム

うつ病をはじめとする抑うつ障害は，抑うつ気分を主とする気分・感情の問題，自己や将来に関する否定的な思考や動機づけの低下などを主とする認知的問題，さらには活動抑制や嫌悪事象からの受動的回避を主とする行動的問題などの複合的な障害を引き起こす．これまで，抑うつ障害の背景にある精神病理や抑うつ症状を維持・悪化させる生活上の悪循環について，さまざまな理論やモデルが提唱されてきた．代表的なものは次の通りである．

1 認知モデル

うつ病の症状として否定的な思考がみられることは，臨床的知見として古くから知られていたが，Beck[2]は，否定的な思考がうつ病の精神病理の中核と捉え，自己・周囲（世界）・将来について否定的に考えることそのものが抑うつ気分を引き起こしていると考えた．そして，日常的に観察される否定的な思考（認知）を自動思考，その思考の背景にあるその人の価値観や信念をスキーマ（中核信念）とよび，この認知の階層構造の変容を行うことでうつ病の治療は可能であるとして，認知療法を体系化した．

2 行動モデル

FersterやLewinsohnらは，うつ病患者は，活動性が低下することによって環境への働きかけが低下し，それまで得られていたポジティブな体験（正の強化）を得る機会が減少する．また，嫌悪的な事態を回避するような非機能的な行動が習慣化する．これらの結果として，抑うつ気分が引き起こされるという理論を提唱した．この理論は，Martellらによって行動活性化療法として体系化された．

3 対人関係理論

Klermanらは，うつ病者にみられる「重要他者（significant other）」との固定化された非機能的な人間関係に着目し，その対人関係とうつ症状との関連性への自己理解を促進し，対人関係がもたらす問題への新たな対処法を学ぶことでうつ症状を緩和する治療法として対人関係療法を体系化した．

表1 認知行動療法の治療モジュール

ステージ	セッション	目的	アジェンダ	使用ツール・配布物
1	1～2	症例を理解する 心理教育と動機づけ 認知療法への社会化	症状・経過・発達歴などの問診 うつ病,認知モデル,治療構造の心理教育	うつ病とは 認知行動療法とは
2	3～4	症例の概念化 治療目標の設定 患者の活性化	患者の期待する治療目標と,現実的な治療目標についての話し合い 活動スケジュール表などの設定	問題リスト 活動記録表
3	5～6	気分・自動思考の同定	3つのコラム（状況,思考,気分の記録）	コラム法 考えを切り替えましょう
4	7～12	自動思考の検証 （対人関係の解決,問題解決技法）	コラム法 （オプション：人間関係の改善） （オプション：問題解決）	バランス思考のコツ 認知の偏りとは 人間関係モジュール 問題解決モジュール
5	13～14	スキーマの同定	上記の継続 スキーマについての話し合い	「心の法則」とは 心の法則リスト
6	15～16	終結と再発予防	治療のふり返り 再発予防 ブースター・セッションの準備 治療期間延長の決定	治療を終了するにあたって

〔厚生労働省：うつ病の認知療法・認知行動療法 治療者用マニュアル. http://www.mhlw.go.jp/bunya/shougaihoken/kokoro/dl/01.pdf より改変〕

4 その他の理論

上記の理論的モデルのほか,Seligmanの学習性無力感理論,Teasdaleの抑うつ的処理活性化理論などが認知行動科学の基礎研究を背景とした有力な理論として提唱されている.

なお,本項で紹介した諸理論は脳科学の発展に伴って,近年,心理学モデルとしての妥当性を神経科学的な視点から検証しようとする試みが盛んに行われるようになっている.

C. 抑うつ障害への代表的な心理的アプローチ

抑うつ障害の心理的アプローチは,主にうつ病の治療法として体系化されてきた.ここでは臨床研究によって有効性が示されている認知行動療法と行動活性化療法について概説する.

1 認知行動療法

うつ病の認知行動療法は,Beckが体系化した認知療法を基礎とし,行動的技法や問題解決技法などの技法が加えられながら改変を重ねて発展してきた.現在では,多くの臨床研究のエビデンスによってその有効性が検証されており,うつ病の有力な治療選択肢として位置づけられている.わが国では,うつ病の治療における保険診療としても認知行動療法は認められており,厚生労働省の推奨マニュアルも示されている[3].

治療モジュールは,おおよそ以下のような要素から構成されており,12～15セッションで行われる.厚生労働省の推奨マニュアルに示されているセラピーの流れを示す（表1）[3].

① 心理教育：うつ病の認知行動モデルや治療枠組みについて学ぶ
② セルフ・モニタリング：認知・行動・気分の悪循環の記録と自己理解
③ ケース・フォーミュレーション：悪循環の定式化と目標設定
④ 活動スケジュール：段階的目標設定と行動活性化
⑤ 認知再構成法：自動思考の検証とスキーマの修正
⑥ 問題解決技法の習得と行動実験
⑦ 再発予防

2 行動活性化

　行動活性化は，うつ病患者の生活において悪循環となっている回避・逃避行動を減少させるとともに，ポジティブな体験（正の強化）が得られる可能性が高い活動を促進していく治療法である．具体的には，行動分析に基づいて回避・逃避行動とそれが生じる状況，およびその結果の悪循環を分析し，回避・逃避行動が生じている状況で，その行動を選択するのではなく，自分が本来望んでいる結果につながるような行動を選択し，実行していく．

　正の強化を得られる行動を増やす過程は，以下の6つのステップで進めていく（頭文字をとってACTIONという）．

① assess：日常生活において自分が選択している行動が逃避や回避であるか，正の強化を得られる行動であるかを評価する．
② choose：行動を起こすときには，回避・逃避ではなく，本来望んでいる目標や価値に沿った行動を選択する．
③ try：選択した行動を実行する．
④ integrate：その新しい行動を毎日の生活習慣に取り入れる．
⑤ observe：行動の結果，どのような体験や状況の変化が生じたかを観察する．
⑥ never give up：この取り組みを継続していくためにあきらめずに粘り強く続ける．

　このようなステップを通して，目標に沿った行動レパートリーを増やし，日常生活のなかで正の強化を受ける機会が増えていくと，自分が望んでいる方向に進んでいる感覚や達成感などを感じることができ，結果として気分が改善され，自らの目的意識に沿った生活を送ることができるようになる．

D. 抑うつ障害へのその他の心理的アプローチ

　臨床研究によってエビデンスが示されているその他の治療法としては，対人関係療法，認知行動システム精神療法（CBASP），アクセプタンス＆コミットメント・セラピー（ACT），マインドフルネス認知療法などが挙げられる．

■ 引用文献

1) 日本精神神経学会（日本語版用語監修），髙橋三郎，大野 裕（監訳）：DSM-5 精神疾患の診断・統計マニュアル．p155, 医学書院，2014
2) Beck AT, Rush AJ, Shaw BF, et al：Cognitive therapy of depression. Guilford Press, New York, 1979
3) 厚生労働省：うつ病の認知療法・認知行動療法 治療者用マニュアル http://www.mhlw.go.jp/bunya/shougaihoken/kokoro/dl/01.pdf

■ further reading

- 熊野宏昭，鈴木伸一（監訳）：うつ病の行動活性化療法―新世代の認知行動療法によるブレイクスルー．日本評論社，2011〔Martell CR, Addis ME, Jacobson NS：Depression in context：Strategies for guided action. Norton & Company, New York, 2001〕
行動モデルについての詳細はこちらを参照．
- 水島広子（訳）：対人関係療法総合ガイド．岩崎学術出版社，2009〔Weissman MM, Markowitz JC, Klerman GL：Comprehensive Guide to Interpersonal Psychotherapy. Basic Books, New York, 2000〕
対人関係理論についての詳細はこちらを参照．
- 丹野義彦：エビデンス臨床心理学．日本評論社，2001
その他の理論についての詳細はこちらを参照．

〔鈴木伸一〕

うつ病

この項目で学ぶべきこと・理解すべきこと
- うつ病への心理的アプローチを理解する
- うつ病患者に認知行動療法を実施する際のポイントを理解する
- うつ病患者に接する際の留意点を学ぶ

A．うつ病とは

うつ病とは，「抑うつ気分の持続」と「興味または喜びの喪失」を主な症状とした気分の障害である．そのほかにも，食欲低下や体重の減少，睡眠障害などの身体面の症状や，集中力・決断力の低下，無価値感や罪責感，希死念慮など，症状は多岐にわたることもある．

うつ病患者には特有の考え方（認知）があり，そのような認知がさらに気分の落ち込みを維持・悪化させる．また，うつ病は，これまでに得られていた快気分や達成感，社会的評価といった報酬が得られなくなり，報酬に結びつくような行動が極端に減少することによって適切で十分な報酬を得ることが難しくなり，さらに抑うつ的な状態に陥ることが考えられている．

B．心理的アプローチのプロトコル

うつ病への心理的アプローチとして，対人関係療法，家族療法，精神分析的心理療法などさまざまな介入方法が用いられているが，認知行動療法（CBT）は最も実証的効果が確認された心理療法である[1]．うつ病に対するCBTは，うつ病を維持している認知や行動の悪循環を断ち切り，適切な認知や行動を獲得できるように，行動的・認知的技法を組み合わせた支援を行っていくことが多い．

以下にその代表的な技法を紹介する．

1 うつ病のアセスメントと心理教育

うつ病の症状や重症度を把握する．また症状がどのように維持・悪化しているのかについて，認知，気分，行動の側面から理解する．

心理教育では，うつ病という疾患について理解を深める．またうつ病に特徴的な認知・行動パターンや，それらによる抑うつ気分・症状との悪循環を説明することで，認知・行動面の変容に対する動機づけを図る[2]．

2 セルフ・モニタリング

自分の気分，行動，思考などを観察，記録して評価する方法である．日々の活動や気分，思考を記録することで，自分自身の思考・行動パターンに気づくきっかけにもなる．また，それらがどのように抑うつ気分に影響しているのかを理解することに役立つ．

3 行動活性化

うつ病患者の多くは，抑うつ症状によって引きこもりがちになったり，受動的・回避的な行動が増え，報酬（快気分や社会的強化など）を得られる機会が限られてしまう．その結果，抑うつ症状が維持・悪化するという悪循環が生じている．行動活性化では，報酬に結びつくような行動を計画させ，悪循環を断ち切ることを目指す[2]．

4 認知再構成法

治療者との対話（ソクラテス的式対話）や非機能的思考記録表（dysfunctional thoughts record）を通して，不快気分を強めるような認知（自動思考）を分析・検討する．自動思考の妥当性を検討し，もしそれらが非現実的で非機能的なものであった場合は，より現実的で合理的な思考を案出する．これらの作業を通して，思考の柔軟性を身につけ，それによって気分や行動をコントロールできるようになることを目指す[2]．

5 問題解決技法

「問題の特定」「解決方法の考案」「選択と実行」「その有効性の確認」といった一連の問題解決過程を学習することで，さまざまな問題への対処行動を柔軟に見つけていくスキルの獲得を目指す．

C．プロトコルの実際

症例提示

40歳，女性，医療職（休職中）．
診断：大うつ病性障害（現在の大うつ病エピソード）
現病歴：X−5年，自宅を購入した頃，仕事と家事が忙しくなり，Ménière病，十二指腸潰瘍，胃腸炎などが出現．X−2年1月に，義父が亡くなり，葬式の準備と仕事の忙しさが重なった．その後，何かがポキッと折れたかのように気分が落ち込み，食欲不振，自殺念慮などの症状が強まり，Aクリニックを受診．うつ病と診断され投薬治療が開始された．4か月ほど休職したのち，X−2年6月に仕事復帰．しかし，「休んで周りに迷惑をかけた分，働かないといけない」と考えて，残業を繰り返し，復帰後2か月で再び休職となる．その後，投薬治療を続けたが，症状の改善があまりみられず，書籍にて認知行動療法を知り，X年8月に当院受診．本人の希望により認知行動療法の導入となった．
家族構成：夫（43歳，会社員），長男（12歳，小学校6年生），次男（9歳，小学校3年生）

臨床での心理的アプローチ

■うつ病のアセスメント

心理検査得点：Beck抑うつ尺度（BDI）33点，Hamiltonうつ病評価尺度（HRSD）15点，全体的機能評価（GAF）尺度60点．重症度は中等症以上であり，社会機能も低下している．

現在困っていること つらいときに家族に理解してもらえない，子どもが言うことを聞かずイライラする，復職後に家事と仕事を両立できるかどうか不安．
気分面 憂うつ，イライラ，不安．
認知面 仕事や家事が十分できない自分に対して，「だめな妻，だめな母親」と自責的になる．
行動面 日中は横になって過ごすことが多い．家事を夫や子どもに頼めない．

■ケース・フォーミュレーションと治療目標

初回面接（#1）では，家族が抑うつ症状を理解してくれず，家事を頼めないという場面を用いて，その場面における気分（憂うつ），認知（「だめな妻」），行動（夫に家事を頼めない）を挙げてもらい，気分，認知，行動との悪循環を説明した．また認知行動療法では，それらの悪循環を断ち切るために，適切な行動と認知を身につけていくことを目指すことを説明した．

さらに面接での目標について話し合ったところ，復職を目指すが，まずは家事ができるようになること，特に，夕飯の支度ができるようになることを治療目標とした．

■治療的介入とその効果

●行動活性化（#2, 3）

生活状況の聞き取りから，日中横になって過ごす時間が多く，夜にアイロンがけなどの家事を行うため，就寝時間が遅くなっていた．そこで，あらかじめ活動する計画を立てて，それを実行することとした．その結果，午前にアイロンがけを，午後以降は家族よりも早く寝るという活動計画を立て，週の半分以上は達成できた．「目標は小さいが，達成できてうれしい」「すべての手綱を引くのは無理なので少し手放してもいい」という感想を述べ，肯定的気分も体験できるようになった．

●思考と気分のセルフ・モニタリング（#3, 4）

憂うつ気分になったときの「状況」「気分とその強さ（%）」「頭に浮かんだ考え（自動思考）」を観察し，記録してもらった．その記録をふり返るなかで，家事や子育てについて「仕事を休んでいるので，もっと多くのことをしなければいけない」という自動思考が憂うつな気分に影響していることを確認した．そしてそのような考えが強くなると，元気なときと同じようにがんばるがすぐに疲弊し，「だめな妻，だめな母親」と責めるパターンがあることがわかった．

●認知再構成法（#5, 6）

「すぐに疲れてしまう自分はだめな妻，だめな母親」という自動思考に対して，認知再構成法を行った．まずは，自動思考が正しいという根拠と，間

違っているという事実や証拠を尋ねていった．次にそれらを見比べることによって，自動思考の妥当性について検討した．その結果，「仕事を休んでいて時間的に余裕があるが，今は体調を戻すことが大切である」「夕飯の支度はスムーズにできていないが，洗濯やアイロンがけなどできていることもある」というように別の考え方を見つけることができた．

また，このような認知再構成の作業を通して，「自動思考が浮かんできたらリフレーム（中心から外して考えてみる）」「自分を責めるばかりでなく，優しい声かけもする」「できていることにも注目する」という認知的対処を身につけ，日常生活のなかでも，憂うつな気分の悪化を食い止めることができるようになっていった．

● 問題解決技法（#7, 8）

「子どもが言うことを聞かずイライラする」という問題について，問題解決技法を用いて解決策の検討を行った．その結果，「一呼吸おいて，簡潔に指示を出す」「言うことを聞かないことも子育てであると思って楽しむ」「夫から注意をしてもらう」などの解決策を案出することができ，そのなかで，「一呼吸おいてから簡潔に指示を出す」という解決策を実行し，その効果を確認することができた．「夫に家事を頼みづらい」といった問題についても，同様に問題解決技法を用いて，適切な解決策を探し，それらを日常生活のなかで実行することで，気持ちに余裕ができてきたことが報告された．

● 再燃・再発予防と面接のふり返り（#9, 10）

上司の声かけにより，職場の懇親会に参加できたことや，家族との会話でも笑いが増え，夕飯の支度もできるようになってきたことが報告された．BDIも20点以下に減少した（図1）ことから，終結となった．

終結するにあたり，再燃・再発を予防するため，これまで落ち込み気分がエスカレートしやすかった場面とそのときの自動思考や行動のパターンをふり返り，それに対して面接で身につけた認知・行動的対処を整理した．

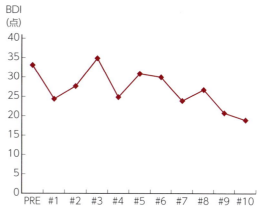

図1 抑うつ症状の得点（BDI）の推移

本症例のまとめ

本症例は，仕事や家事の要求水準が高く，それらが達成されないと自責的になることを繰り返していたが，認知行動療法を行い，適切な水準に目標設定できるようになるとともに，認知の変容を組み合わせることで，肯定的な気分が増加した．また，家族への適切な振る舞い方を獲得することで，家庭と仕事の両立にも自信を取り戻し，抑うつ症状の軽減につながったと考えられる．

うつ病の認知行動療法は，患者自身が悪循環に気づき，段階的にそれらを断ち切っていけるように，行動・認知的技法を組み合わせていくことが重要である．そのために導入のタイミングは，精神活動性がある程度回復し，セルフ・モニタリングが可能な状態であることなどが目安となる[1]．また症状は一進一退することもあり，患者の肯定的な変化を見逃さずにこまめにフィードバックしていくことも，患者の治療意欲を維持するためには重要である．

■ 引用文献

1) Guidi J, Tomba E, Fava GA：The sequential integration of pharmacotherapy and psychotherapy in the treatment of major depressive disorder. Am J Psychiatry 173：128-137, 2015
2) 鈴木伸一，岡本泰昌，松永美希（編）：うつ病の集団認知行動療法実践マニュアル．日本評論社，2010

（松永美希）

第18章

統合失調症スペクトラム障害

総論

> **この項目で学ぶべきこと・理解すべきこと**
> - 統合失調症の症状について，その心理的メカニズムの概要を理解する
> - 陽性症状，陰性症状のそれぞれに対する心理的介入法の概要を理解する

A. 統合失調症スペクトラム障害とは

統合失調症スペクトラム障害には統合失調症，統合失調症様障害，短期精神病性障害，妄想性障害，統合失調症型パーソナリティ障害，統合失調感情障害などが含まれるが，本項では中核的な病態である統合失調症に関して解説する．

統合失調症の症状は，便宜的に陽性症状と陰性症状の2つに分類することが多い．陽性症状には妄想，幻覚，興奮などが含まれる．陰性症状には，他の人との交わりを極端に嫌う「非社交性（自閉性）」や感情の動きが乏しくなる「感情の平板化」などが含まれる（p.55）．ただし，これらの症状のすべてが出現するわけではなく，人によって症状の組み合わせは異なり，しかも人によって各症状の重症度もさまざまである．

精神分析的な立場から行われた統合失調症に関する研究と臨床は，第二次世界大戦前後で主に米国において盛んであった．そのなかには，Sullivanの治療論，Kleinの妄想分裂ポジション，Bionのパーソナリティ論など，現在でも重要な学説や臨床実践が多数含まれる．しかし，これらは統合失調症全体を単一の心理的メカニズムで説明しようとするために，この障害がもつ多様性を理解することが難しく，心理的介入への精神分析的理論の応用も困難であった．

このような理由と，統合失調症の根本的な生物学的異常が明確になっていない現状では，統合失調症を単一の原因をもつ単一の障害というよりも症候群として捉え，症状を標的としたほうが心理的介入を考えるためには適切かつ有益だとする考え方が世界中で採用されるようになった．したがって，本項でも，統合失調症を単一の障害として対象とするのではなく，各症状に関する心理的メカニズムを中心に解説する．具体的な心理社会的介入法については次の項で詳述する．

自分の状態が病的なものだとは考えない「病識の乏しさ」は，陽性症状にも陰性症状にも分類されていないが，多くの当事者とその関係者にとって大きな問題になる．病識が乏しければ医学的な治療への拒否や中断につながりやすく，心理的介入の必要性も認めず，問題解決への意欲も乏しいままになることもある．発症から未治療の状態（精神病未治療期間：DUP）が長くなるほど予後が悪いことがわかっており，病識を早期に獲得することが治療上のポイントになる．長期的にみると，病識は「あるかないか」という二分法的なものではないと考えられている．全く病識がないと思われた人も，時と状況によって，「自分には何らかの問題があるのではないか」と考える場合もある．逆に，他の症状が改善して，客観的にはかなり回復したようにみえる人でも病識が乏しい場合もあるので，支援者は注意しなければならない．

一方，慢性的で重篤な病気にかかったり重症のけがを負ったりすると，重畳する障害が生じる（図1）．統合失調症のような重篤な精神障害でも同じである．したがって，統合失調症の心理的側面を検討する際には一次的障害としての症状だけでなく，日常生活（二次的障害）や社会活動（三次的障害）もアセスメントして，当事者のニーズに合わせて支援しなければならない．

B．陽性症状にかかわる心理的メカニズム

　陽性症状とは健康な状態では出現しない特異な体験のことで，特に幻覚（なかでも幻聴）と妄想が統合失調症に特徴的だと考えられている．ただし，症状があまりに重いと心理検査も体系的な心理療法も不可能なので，心理師は軽度から中等度の症状を抱える当事者を担当する場合が多いと考えられる．

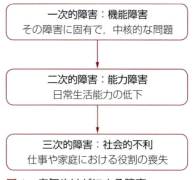

図1　病気やけがによる障害

1　幻聴

　幻覚とは，存在しないものを存在していると確信的に知覚する異常体験のことをいう．幻視，幻聴，幻味，幻触など，幻覚はすべての感覚モダリティに出現するが，統合失調症では実際には生じていない音や声を聞こえているように知覚する幻聴が問題になることが多い．この診断上の重要性は，Schneiderの一級症状にさまざまな幻聴が含まれていることからもわかる．解離状態や物質依存などで生じる幻聴とは異なり，自分の行動や思考に口を出したり，命令したりする「幻声」が頻繁に出現し，その声と対話できると信じている場合も多い．これらは非常に煩わしく，当事者が心理的に巻き込まれてしまうため，妄想と結びついたり，自他にとって危険な行動を誘発したりする．

　幻声が発生してくる心理的メカニズムはまだよくわかっていないが，幻声の長期的持続や幻声に対する反応としての気分・行動に大きく影響するのは，「聞こえてくる幻声をどのように解釈するか」だと考えられている．例えば，臨床的に問題となりやすい命令幻声への服従行動には，その幻声の主（誰の声か），意図（何のために言ってくるのか），全能性（声は自分のことを何でも知っているし，自分に対して強い影響力をもっている）などに関する信念が大きく影響する．なかでもとりわけ，全能性の信念が強いと幻声の命令に服従してしまう可能性が高くなる．また，「幻声 対 自分」の関係には，現実の人間関係における（他者および自分に対する）評価が影響していると考えられている[1]．幻聴に特化した心理アセスメント法は数多く開発されている．

2　妄想

　妄想とは，訂正不能で，常識的に理解不能な誤った内容であり，非常に強く確信されている信念だと定義できる．例えば，周囲の人の誰も彼もが自分をスパイしている敵だと確信する被害妄想，自分には特殊な能力があり世界を操れると確信する誇大妄想，通常ならば自分とは全く関係のない出来事が自分に深くかかわっていると信じる関係妄想，などがよく知られている．かつてのドイツ精神医学で自我障害とよばれていた「させられ体験」「考想奪取」「考想伝播」などの体験は，DSMでは「奇異な妄想」として妄想に分類されている．

　妄想の心理学的理論はFreud以来いくつも提案されてきたが，近年では，精神分析理論と認知行動理論を統合して，投映的帰属バイアス，自己標的バイアス，結論への飛躍バイアスの3つの認知的特徴が，少なくとも妄想の持続には影響していると考えられるようになった．

　投映的帰属バイアスの投影とは，自分の感情や欲求を，外界の対象に移し替えることを指す．例えば，自分の怒りを自分では認めたくないとき，他の人にそれを投映して，その人が自分に怒っていると考えることが被害妄想形成の一部に関与する．このバイ

アスは，ネガティブな出来事の原因を自分ではなく他者に投映的に帰属させることで，自分が守られるようにも働く．自己標的バイアスとは，自分が他者から注目されている（標的になっている）と認知しやすい傾向である．このバイアスが強いと，偶然通りかかった人たちが笑っていたら，自分が笑われているのではないかと考えやすい．結論への飛躍バイアスとは，少ない情報で結論に至ってしまう傾向である．大切な出来事について判断を下さなければならないとき，拙速に結論に至ってしまうと，大きな問題につながりかねない．統合失調症か否かにかかわらず妄想を抱きやすい人は，妄想と無関係の単純な心理課題でもこの傾向が顕著だといわれている[2]．

また，抑うつや不安といったネガティブな気分，敵意や孤独感とその背景にある信念，過去の被虐待体験あるいはいじめられた体験，精神障害に対するスティグマ意識なども妄想に強く影響すると考えられている[3]．

C. 陰性症状にかかわる心理的メカニズム

通常は保持されていなければならない心理的機能である感情，意欲，思考，注意など，幅広い認知機能が減弱していることが陰性症状の原因となる．症状，あるいは病的状態としては，感情の平板化，意欲の減退，思考の貧困，快感消失，非社交性などとよばれている．これらは主として脳の生理学的機能低下が原因と考えられている．脳の神経細胞の変性や脱落が原因になっている場合は生理学的に不可逆であるため，心理的介入は症状の重症化を阻止することを目標として行われる場合が多い．

上述したように陰性症状は認知機能障害が背景にあるため，症状と神経心理学検査との相関が高い．近年では統合失調症認知機能簡易評価尺度日本語版（BACS-J）がアセスメントに用いられることが多い．

一方で，長期にわたり生活を制限されたり，自主性・自発性を損なう環境下におかれたりすると，陰性症状に類似した「施設症」とよばれる状態に誰でもなりうる．この点からも長期入院は避けなければならない．なお，うつ病でも陰性症状に類似した症状や状態がみられることがあるため注意を要する．

D. 統合失調症に対する代表的な心理的介入法

英国国立医療技術評価機構（NICE）が，統合失調症のどの時期においても実施することを推奨している心理社会的介入法は，認知行動療法，家族介入，芸術療法である．認知行動療法は特に陽性症状に対して用いられることが多いが，これについては次項で詳述する．

家族介入は単家族，あるいは家族グループに対して，特定の支持的，教育的，治療的機能を発揮しつつ，問題解決や危機管理について話し合う技法である．統合失調症は，同居家族からの批判や敵意のようなネガティブな感情表出（EE）が多いと，再発しやすいことがわかっている．家族への介入は症状の改善だけでなく，再発予防の意味でも重要である．

NICEでは，効果が限定的，あるいは効果のエビデンスは乏しいが実践されうるものとして，認知リハビリテーション，カウンセリングと支持的精神療法，心理教育，ソーシャルスキル・トレーニング（SST），力動的精神分析療法などを挙げている．認知機能リハビリテーションは陰性症状の改善，あるいは重症化の防止のために用いられる．SSTは学習理論に基づいたグループ介入を基本とし，わが国でも多くの施設で導入されている．

以上の心理的介入法は，統合失調症の治療過程のなかで，急性期というよりも回復期，あるいは安定期に実施されることが多い．入院病棟や外来診療で行われるだけでなく，デイケアや地域医療のなかで実施されることもある．また，薬物療法をはじめとする身体的治療法，生活支援や援助つき雇用などの福祉サービスと協働することで効果がさらに高まるので，担当する心理師は多職種チーム（MDT）の一員として働くことが多い．

■ 引用文献

1) チャドウィック P, バーチウッド M, トローワー P（著），古村 健，石垣琢麿（共訳）：妄想・幻声・パラノイアへの認知行動療法．星和書店，2012
2) ガレティ P, ヘムズレイ D（著），丹野義彦（監訳）：妄想はどのようにして立ち上がるか．ミネルヴァ書房，2006
3) ファウラー D, ガレティ P, カイパース L（著），石垣琢

磨，丹野義彦（監訳）：統合失調症を理解し支援するための認知行動療法．金剛出版，2011

（石垣琢麿）

統合失調症

この項目で学ぶべきこと・理解すべきこと
- 統合失調症に対する認知行動アプローチ（陽性症状，陰性症状，再発予防）の概要を理解する
- 妄想・幻聴に対する認知行動療法の流れを理解する

A. 統合失調症に対する認知行動アプローチ

英国では統合失調症スペクトラム障害（あるいはpsychosis）に対する認知行動療法（CBTp）が盛んに研究，実践されている．CBTpの標的は妄想や幻聴のような陽性症状の場合がほとんどだが，陰性症状に対しては，認知リハビリテーションがいくつか開発されている．統合失調症に特徴的な認知の偏りに注目し，それを訓練によって修正するための心理教育的介入プログラムも開発されている．ノーマライゼーションを含む心理教育，認知行動的トレーニング，ホームワークという構造化された方法で実施される．

再発を防ぐことも重要課題の1つであり，いくつかの段階から構成される「再発モニタリング法」が開発されている[1]．

B. 妄想・幻聴に対する認知行動療法のプロトコル

ロンドン大学のグループは，外来患者を対象として，週1回1時間，20回（6か月）を標準とするCBTpを開発した[2]．この認知行動療法の目的は症状を消去することではなく，症状によって引き起こされる患者の苦痛を減らすことにある．介入は6つ

表1 ロンドン大学グループのCBTpの手法

段階	内容
第1段階	治療関係の形成とアセスメントの段階．治療的協力関係を確立し，治療に対するモチベーションを高める．また，現在の症状と問題点をアセスメントする．
第2段階	症状に対する自己コントロールを確立する．妄想や幻聴といった症状を特定し，それによる苦痛や抑うつを和らげる対処法を身につける．
第3段階	ケース・フォーミュレーションを行う．症状発生のメカニズムについて，当事者ごとにモデル化を行い，症状に対する理解を深める．
第4段階	妄想や幻聴に関する信念を支持する証拠はあるのか，信念に反する証拠はないのか，などを明らかにしていく．
第5段階	「スキーマ」の変容を目指す．スキーマとは，例えば「自分は価値のない人間だ」「他の人は信用できない」というような妄想を発生させる基本的な（中核的な）信念である．スキーマの修正のために，自尊心や他者への信頼感の向上が必要となる．
第6段階	再発予防のための戦略を考える．

〔ファウラー D，ガレティ P，カイパース L（著），石垣琢麿，丹野義彦（監訳）：統合失調症を理解し支援するための認知行動療法．金剛出版，2011 より〕

の段階に分かれる（表1）．

バーミンガム大学のグループは，幻声を直接扱うのではなく，幻声に関する信念，特に幻声が全能であるという信念を修正することによって，幻声からの影響を弱める介入法が開発され，効果を上げている[3]．

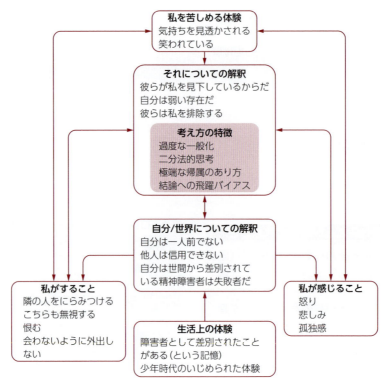

図1 面接に用いたケース・フォーミュレーション・シート（一部改変）
（「気持ちを見透かされる」ことに関して）

C．プロトコルの実際

症例提示

40歳代，男性．筆者との緊密な治療関係はすでに2年に及んでいたので，X年にCBTpを導入することになったときも，治療関係を新たに構築する必要はなかった（第1段階）．半年前から生活全般と服薬に関する自己コントロールを確立するために，セルフチェックシートを用いた認知行動療法的アプローチを行っていた（第2段階）．CBTp導入時の主な問題点は，些細なことで容易に再燃する被害妄想的思考と自我障害症状，および抑うつ感であった．

臨床での心理的アプローチ

面接記録から引用 ＜　＞内は筆者の発言.

隣の人に挨拶に行っても無視するんです．あの人たちは，道で会っても目を背ける．こういう仕打ちをするのは，私が精神障害者で病院に通っているのを知ってるからです．＜彼らにそう言ったんですか？＞いいえ．でも，知ってるんです．それに，私の気持ちも見通して家族で笑っています．＜そんな素振りがあるんですか？＞そう思います．精神障害者に対する差別はなくならないと新聞にも書いてありましたよ．だから，あの家からも差別されて馬鹿にされているんです．

面接経過 CBTpとしての面接は週1回計30回実施した．各回は約30分であった．

まず，「無視された」状況を明確にしていく作業を行い（#1〜3），相互に誤解があったことが理解できた．次に，いくつかある心理的問題を「症例にとっての重要度」に基づいてランクづけした（#4, 5）．その結果，「気分が沈むこと」と「気持ちを見透かされていること」の2点を介入対象として焦点化し，まずは分離して検討することにした．さらに，おのおのに関係する自動思考と認知的偏りを同定する作業を通じて，ケース・フォーミュレーション・シートを徐々に作成し（図1），このシートを見ながら面接を継続した（第3段階）．

図中の「考え方の特徴」は認知的偏りを指す．「考え方の特徴」について，症例とともに問題に即して

考えた（#6〜13）．その結果，「過度な一般化」「二分法的思考」「結論への飛躍バイアス」「極端な帰属のあり方」が関与している可能性を面接者から指摘した（第4段階）．さらに，抑うつ的な「推論の偏り」が影響しているのではないかということになった（#7〜15）．#6からは「行動実験」も行った．認知的偏りもスキーマも「つまりは極端がいけないということですね」と総括し，「思いつめることが病気の原因なんだということに気づきました．中庸が私の目標です」と語るようになった頃（#25前後）が大きな転換点であった（第5段階）．

本症例のまとめ

統合失調症患者が抱える問題は根深いため，妄想的思考にいきなり迫る方針をとらないほうがよい場合も多い．本症例の「否定的自己スキーマ」とは，生育歴あるいは病歴の過程において形成された「自分は一人前ではない」という否定的な自己観であり，ここからネガティブな感情価を伴う「見下されている」という否定的自動思考が発生する図式が理解できた．CBTpでは，このような「発達的アセスメント」は欠かせない．また，被害妄想的思考と抑うつ，あるいはスティグマの問題は明らかに関連していた．統合失調症の症状には多くの心理的要因が関与しているので，修正を加えながらアセスメントとフォーミュレーションを丁寧に行うことと，介入の展開は患者のニーズやペースに合わせるべきだということを忘れてはならない．

■ 引用文献

1) バーチウッド M, ジャクソン C（著），丹野義彦，石垣琢麿（共訳）：統合失調症—基礎から臨床への架け橋．東京大学出版会，pp136-142, 2006
2) ファウラー D, ガレティ P, カイパース L（著），石垣琢麿，丹野義彦（監訳）：統合失調症を理解し支援するための認知行動療法．金剛出版，2011
3) チャドウィック P, バーチウッド M, トロワー P（著），古村 健，石垣琢磨（共訳）：妄想・幻声・パラノイアへの認知行動療法．星和書店，2012

（石垣琢麿）

第19章

発達障害

総論

> **この項目で学ぶべきこと・理解すべきこと**
> - 発達障害の定義を理解する
> - 発達障害の疫学と原因を理解する
> - 発達障害への治療的アプローチを理解する
> - 医療・福祉・教育などの連携を理解する

A. 発達障害とは

　現在，わが国で一般的に用いられる「発達障害」の定義は，2004（平成16）年に制定された発達障害者支援法によるものである．法第2条では「自閉症，アスペルガー症候群その他の広汎性発達障害，学習障害，注意欠陥多動性障害その他これに類する脳機能の障害であってその症状が通常低年齢において発現するものとして政令で定めるものをいう」とされている．その後2005（平成17）年の文部科学事務次官・厚生労働事務次官通知（17文科初第16号厚生労働省発障第0401008号）によって「脳機能の障害であってその症状が通常低年齢において発現するもののうち，ICD-10（疾病及び関連保健問題の国際統計分類）における『心理的発達の障害（F80-F89）』及び『小児＜児童＞期及び青年期に通常発症する行動及び情緒の障害（F90-F98）』に含まれる障害であること．なお，てんかんなどの中枢神経系の疾患，脳外傷や脳血管障害の後遺症が，上記の障害を伴うものである場合においても，法の対象とするものである．（法第2条関係）」とされた．

　なお「発達障害」という用語は，諸外国によってもその範囲や定義が異なり，わが国においても発達障害者支援法以前では知的障害を含む概念として使用されてきた経緯もあり，注意が必要である．

　また，特別支援教育に基づいて教育現場で行われる定義（「今後の特別支援教育の在り方について（最終報告）」）と，医師が医学的診断に用いる「診断基準」〔米国精神医学会（APA）の精神疾患の診断分類，改訂第5版：DSM-5〕との間にも違いがある．

　DSM-5では，発達障害は「神経発達障害」とされ，学習障害は限局性学習障害へと変更されている．広汎性発達障害は自閉スペクトラム症/自閉症スペクトラム障害（以下，ASD）とされ，① 社会的コミュニケーションおよび相互的関係性における持続的障害，② 興味関心の限定および反復的なこだわり行動・常同行動，の2つの行動領域の異常の有無や重症度によって評価される方向へと変わり，3歳以前から特徴がみられるという限定が外された．また注意欠如・多動症（以下，ADHD）も神経発達障害の概念に入りASDとの併存が認められた．

　発達障害者支援法が準拠しているICD-10の関連項目も，DSM-5の影響を受けつつICD-11へ向けての改定作業が進められている．

B. 原因と疫学

　発達障害の要因は，単なる育て方や努力不足ではなく，脳を含む中枢神経系の機能の障害である．近年の研究からは，遺伝的要因も徐々に明らかになってきているが，症状形成には環境的要因との相互作用が影響することが示されており，早期発見と支援，教育の重要性が指摘されている．

　子どもを対象とした最近の疫学研究からはASD

が2％程度[1]，ADHD 3〜5％[2]，学習障害5％程度[3]，などばらつきはあるが，研究報告は近年増加傾向にあり[4]，互いの症状の合併の割合も高いことが示されている．また男性の割合が多いことも知られている．

2012（平成24）年に文部科学省が行った「通常の学級に在籍する発達障害の可能性のある特別な教育的支援を必要とする児童生徒に関する調査」によると，通常学級在籍の児童生徒のうち，知的発達に遅れはないものの学習面や行動面いずれかで著しい困難を示す児童生徒が約6.5％程度（学習面で著しい困難を示す児童生徒4.5％，行動面3.6％，学習面と行動面の両方1.6％）という数値が示された．調査内容は，学習面（「聞く」「話す」「読む」「書く」「計算する」「推論する」），行動面（「不注意」「多動性-衝動性」「対人関係やこだわり等」）から構成され，各質問項目は学習障害に関するチェックリスト〔LD判断のための調査票（LDI-R）〕，ADHDに関するチェックリスト〔ADHD評価スケール（ADHD-RS）〕，高機能自閉症に関するスクリーニング質問紙（ASSQ）を参考に作成されたものであった．この数値は学習障害やADHD，ASDなどの診断を受けた子どもの在籍率を示すものではないが，スクリーニング尺度得点のカットオフ値を超えた人数割合であり，通常学級の教師が「何らかの特別な教育的支援を必要とする」と認識する児童生徒の割合は非常に高いことがうかがえる．

C．アセスメントと治療的アプローチ

発達障害者支援法では，早期発見や発達支援に対する国および地方公共団体の責務を明らかにし，家族支援，学校教育における支援や就労の支援などの必要性を明示している．

近年，各自治体ごとに乳幼児健康診査で発達障害をスクリーニングするための問診項目の見直しが行われてきているが，自治体によって要フォローとしてチェックアップされる割合の差が大きいのが実情である．行動観察やチェックリストの適切な使用に加えて，より信頼性の高いツールの開発や専門家の育成が望まれる．また診断についても標準的なプロトコルとして，ASDに関しては自閉症診断面接改訂版（ADI-R）や自閉症診断観察検査（ADOS）の日本語版が開発されているが，普及が今後の課題となる．

多くの治療的アプローチに関する研究においては，薬物療法と心理社会的アプローチの有効性が示されている．心理社会的アプローチについては，早期療育はもちろん，ペアレント・トレーニングなどの家族支援，学校での合理的配慮に基づく教育的支援，就労支援，自立生活支援など，教育・医療・福祉の各機関と家庭との連携のもと，ライフステージに沿って途切れなく行っていくことが重要である．

学齢期の特別支援教育のシステムとして，通常学級在籍児童生徒については，個人の特別なニーズに基づいて行われる合理的配慮や通級指導教室での支援がある．また特別支援学級や特別支援学校では，より個別のニーズに沿った指導がなされる．特別支援教育については，実態把握の実施，校内委員会の整備，特別支援教育コーディネーターの設置，個別の指導計画および個別の教育支援計画の策定，巡回相談や専門家チームの活用，教員研修などが推進されている．

一方，発達障害は児童期以降の不安障害や気分障害などの精神疾患の併存率の高さが指摘されている．SteenselらはASDのある若者の39.6％は，少なくとも1つの併存症としての不安障害をもっており，強迫性障害（17.4％），社会不安障害（16.6％），特定の恐怖症（29.8％）であることを示している[5]．ADHDにおいても年齢が上がるにつれ不安障害とうつの併存リスクが上昇すること[6]が示されてきている．わが国でも，不登校児童生徒における発達障害の割合の高さが複数の研究で指摘されており，児童期以降の適切な教育環境や予防が必要である．

児童期以降にみられる不安障害などの併存精神疾患に対しては，エクスポージャーや不安管理訓練，認知再構成法などの認知行動療法の治療効果について多くの研究がなされ，エビデンスが示されてきている[7]．しかしASDのない患者とASDのある患者では，認知行動療法の効果に差があるという研究結果もある．併存精神疾患の認知行動療法においては，既存の第一選択肢としての技法をそのまま用いるのではなく，個々の対象者の特性や状況を評価

し，それに合わせた療法導入前の環境調整や心理教育，技法の選択の工夫や複合化が必要であると考えられる．

成人期については，不安障害や気分障害などの併存の高さから，他の精神疾患を疑う事例においてもその背景に発達障害の存在がないかを確認する必要がある．現在の症状だけでは発達障害と他精神疾患との鑑別は困難であり，自記式のチェックリストにおいても本人の主観が入るため，成育歴の確認が必要となる．しかし，親が来談できなかったり，記憶があいまいであったりすることも多く，主訴に関連して発達障害特性の有無を慎重に聞き取り，必要な心理アセスメントを行うべきである．

D．医療・福祉・教育などとの連携

発達障害はライフステージを通じてその支援ニーズが変化することから，他機関連携による長期の一貫した支援計画が必要となる．

個別の支援計画は，「障害者総合支援法に基づく指定障害福祉サービスの事業等の人員，設備及び運営に関する基準」（厚生労働省令第171号，2006）によって法的に定義されており，「乳幼児期から学校卒業後までの長期的な視点に立って，医療，保健，福祉，教育，労働等の関係機関が連携して，障害のある子ども一人一人のニーズに対応した支援を効果的に実施するための計画」（文部科学省）とされている[8]．その内容は，障害のある子どものニーズ，支援目標や内容，支援を行う者や機関の役割分担，支援の内容や効果の評価方法などであり，各機関で共有され活用されることが推奨されている．

心理師は，医療，福祉，教育，労働，司法などそれぞれの職域でアセスメントや心理相談などを行いながら他分野とかかわることになる．医療においては，主として小児科・児童精神科領域での診断に関する心理アセスメントやその後の早期療育，ペアレント・トレーニングなどの家族支援，思春期以降では併存疾患への心理療法などである．福祉領域では，乳児院，養護施設，その他児童福祉施設などでの心理アセスメントや療育指導，乳幼児健康診査での発達評価や子育て相談，保育所などの巡回相談，家族支援などである．教育においてはスクールカウンセリングなどの本人支援や，巡回相談，学校コンサルテーションなどがその中心となり，支援者支援としての教員への支援も含まれる．労働関係では，職業相談やアセスメント，職業訓練や職場へのコンサルテーションなどが考えられる．

医療との連携は，併存疾患の多さや診断・投薬などの関係から，連携システムの要となる．障害者手帳の交付や福祉的サービスや支援の活用などに際して，医学的診断は重要である．また診断後は主治医をもつことによって必要に応じ，薬物療法や併存症の診断・治療，養育不安の高い親に対する精神疾患の診断やケアなども行うことが可能となる．連携にあたっては，本人や子どもの場合は保護者に対して，連携のメリットや，どの機関とどのような情報について共有するのか，また守秘義務の順守などに関して，十分な説明と同意に基づいて情報共有を行っていく必要がある．

■引用文献

1) Kim YS, Leventhal BL, Koh YJ, et al : The prevalence of Autism Spectrum Disorder in a total population sample. Am J Psychiatry 168 : 904-912, 2011
2) Planczyk G, de Lima MS, Horta BL, et al : The worldwide prevalence of ADHD : a systematic review and metaregression analysis. Am J Psychiatry 164 : 942-948, 2007
3) Cortiella C, Horowitz SH : The state of learning disabilities : Facts, trends and emerging issues. National Center for Learning Disabilities, New York, 2014
4) Baio J : Prevalence of Autism Spectrum Disorders : Autism and Developmental Disabilities Monitoring Network, 14 Sites, United States, 2008. Morbidity and Mortality Weekly Report. Surveillance Summaries. Centers for Disease Control and Prevention 61（3）, 2012
5) Steensel FJA, Bogels SM : Anxiety disorders in children and adolescents with autistic spectrum disorders : A meta-analysis. Clinical Child and Family Psychology Review 14 : 302-317, 2011
6) Michielsen M, Comijs HC, Semeijn EJ, et al : The comorbidity of anxiety and depressive symptoms in older adults with attention-deficit/hyperactivity disorder : A longitudinal study. J Affect Disord 148 : 220-227, 2013
7) Lang R, Regester A, Lauderdale S, et al : A Treatment of anxiety in autism spectrum disorders using cognitive behaviour therapy : A systematic review. Developmental Neurorehabilitation 13 : 53-63, 2010
8) 関係機関の連携による支援のための計画（「個別の支援計画」）の策定 http://www.mext.go.jp/a_menu/shotou/tokubetu/material/021/009.htm

（井上雅彦）

自閉スペクトラム症

この項目で学ぶべきこと・理解すべきこと
- 自閉スペクトラム症の症状と診断基準について説明できるようになる
- 自閉スペクトラム症の支援が包括的なものであることを具体に説明できるようになる

A. 自閉スペクトラム症とは

1 主要症状と診断基準

自閉スペクトラム症（ASD）の診断は次のA～Eの基準に照らして行われる[1]．
A. 複数の状況での社会的コミュニケーションと対人的相互作用の持続的な障害があること．
B. 行動，興味，または活動が限定された反復的な様式をとること．
C. 症状が発達早期に存在していること．
D. 症状が社会的，職業的，あるいは他の重要な領域で臨床的に重要な機能面での障害を引き起こしていること．
E. これらの障害が，知的能力障害ないしは全般的な発達遅延ではうまく説明されないこと．

ASDの重篤度は，社会的コミュニケーションの障害（A）と限局された反復的な行動（B）の領域を3段階（「支援を要する」「十分な支援を要する」「非常に十分な支援を要する」）で区別することで示すことになった．

B. 心理的アプローチのプロトコル

介入についてのエビデンスベースに基づく実践（EBP）は行動論的な理論を基礎にした方法に多くの実証的なデータがあることを示している．Wongらのレポートでは26の技法がEBPの基準に合致する技法としてリストに挙げられている[2]．そのうちの半数以上の技法〔離散試行型訓練（DTT），機能的行動アセスメント，機能的コミュニケーショントレーニング，モデリング，親介在療法，正の強化，機軸行動発達支援法（PRT）など〕が行動論的な理論に基づくものである．支援は，単に行動問題を改善することだけでなく，周囲の環境（人を含めて）の再構築を通して対象児・者や家族のQOLの向上やライフスタイルの変化，支援者の働きかけの変化を目指す方向へ変化してきている．この取り組みには積極的行動支援（PBS）や本人中心計画作成（person-centered planning）などが含まれる．

1 積極的行動支援

積極的行動支援では機能的アセスメントを中心にしながら対象児を取り巻く環境を評価して，QOLの向上を目指す支援計画を立案する．積極的行動支援には，個人を中心とした援助プラン，機能的アセスメント，正の強化による介入，包括的な介入，環境変数の操作，などの要素が含まれる[3]．ASDの支援においては，ASD児・者への直接的な支援だけでなく，家族への支援，社会的資源の利用を含めた包括的な支援計画に基づいた支援が重要である[4]．

2 直接的支援

言語や認知機能に関する介入ではDTTとよばれる訓練が効果を上げている．DTTのプログラムでは，学習した行動が日常場面で般化しにくいという点が課題であった．そのため機会利用型指導法（incidental teaching）とよばれる指導法を追加して実施することが一般的である．機会利用型指導法は，その行動が用いられる日常場面で日常的な（機能的な）強化子を用いて訓練がなされる．

3 家族支援

親への支援はASD児・者とその家族がQOLの高い生活を目指す目的で実施され，決して親がASDの原因となっているという考えからではない．親への支援では，子どもへの対し方（適切な行動を子ど

もに教えるスキルや行動問題に対処するスキル）を教えることが行われてきた（行動的ペアレント・トレーニング）．親のメンタルヘルスの課題（不安や抑うつなど）の改善を目的とした研究では，CBT や ACT が用いられている．

C．プロトコルの実際

症例提示

9歳，男子，通常学校の支援学級に通っている．2～3語文を使った要求を中心とするコミュニケーションが中心で，教師や母親の指示が本児に適切に伝わらないこと，本児の要求が周囲にうまく伝わらないことが多く，かんしゃく，他害行動を起こすことが多い．不快な出来事（爪切り，散髪，歯磨きなど）に対する拒否が強い．そのため，歯磨きや爪切り，散髪などは両親が押さえ込んで強制的に行っていた．学校では，本児の嫌がることは極力しない方針で対応していたが，だんだんと本児が拒否する場面が増えてきた．移動支援，デイサービスなどの利用は，「迷惑をかけるかもしれない」「スタッフが本児に適切に対応ができないかもしれない」という考えから最低限にとどまっていた．これらから，本児の重篤度はレベル3であると考えられた．

臨床での心理的アプローチ

■ 支援の戦略

本児の行動問題（パニック，他害）は回避行動であると考えられる．この回避行動は家族や教師によって維持されている．家族は，本児の嫌がることをしなければいけない場面では，強制的に押さえ込むことで対応していた．段階的，継続的に本児の回避行動に対応することは実施していなかった．例えば，散髪は髪の毛が著しく伸びるまで放置し，伸び過ぎてきた際には押さえ込んで髪を切っていた．セラピストは現実的脱感作法を実施し，家庭での実施を求めたが継続されなかった．段階的，継続的に取り組む動機づけが両親に十分ではないことが関与していると考えられた．そのため，まず両親の「子育て」の動機づけを高める介入を行い，家庭での段階的，継続的な子どもへのかかわりを増大していくことを目標とした．

■ 治療的介入とその効果

「子育ての価値の明確化」を目的として，ACT に基づくエクササイズを実施した．エクササイズを通して，両親は「地域のなかで他者の支援を受けながら楽しく生活していくことができるように子どもを育てる」という子育ての価値を明確化した．そして，この価値に沿う行動として，爪切り，歯磨き，散髪の練習を正の強化を用いながら毎日実施することにコミットすることができた．心理面接の場面では，コミットされた行動が継続されているかを確認し，両親を強化して行った．両親は，コミットされた行動を継続し，本児は歯磨きや爪切り，散髪を拒否することはなくなっていった．両親は担任にもこれらのやり方を伝え，毎日少しずつ本児を褒めながら苦手な行動を続けることの重要性を説明し，協力を求めた．その結果，本児は他児と一緒に運動会や学習発表会に参加し，演技することができるようになった．同様に，デイサービス機関にも本児への対応の仕方と協力を求め，デイサービスの利用を増加させていった．

本症例のまとめ

重篤なレベルのASDの子どもに，両親が継続的，持続的な対応をすることで，子どもと家族の正の強化で維持される関係が増大した．両親が「子育ての価値の明確化」をすることが重要であった．両親が対応方法を学習することで，学校やデイサービス機関に働きかけ，対象児のQOLは向上していった．

■ 引用文献

1) 日本精神神経学会（日本語版用語監修），髙橋三郎，大野裕（監訳）：DSM-5 精神疾患の診断・統計マニュアル．pp49-57，医学書院，2014
2) Wong C, Odom SL, Hume K, et al：Evidence-Based Practices for Children, Youth, and Young Adults with Autism Spectrum Disorder. Chapel Hill, NC：University of North Carolina, Frank Porter Graham Child Development Institute, Autism Evidence Based Practice Review Group, 2014
3) 下山真衣，園山繁樹：行動障害に対する行動論的アプローチの発展と今後の課題―行動障害の低減から生活全般の改善へ．特殊教育学研究 43：9-20，2005
4) 谷 晋二：はじめはみんな話せない．金剛出版，2012

（谷 晋二）

注意欠如・多動症

> **この項目で学ぶべきこと・理解すべきこと**
> - 注意欠如・多動症（ADHD）の特徴および併存障害について理解する
> - ADHDの子どもが心理社会的不適応を示すようになるプロセスと，その治療教育のポイントを理解する
> - 主要な支援技法であるソーシャルスキル・トレーニングの進め方，適用のポイントを学ぶ

A．注意欠如・多動症とは

注意欠如・多動症（ADHD）は，年齢や発達水準に不釣り合いな不注意および／または多動性・衝動性を特徴とする行動の障害で，このような行動特徴が顕著であるために，社会的活動や学業などに支障をきたす．これらの症状は12歳以前から認められる．また，不注意と多動性・衝動性の両方が認められる混合型，不注意が顕著な不注意優勢型，多動性・衝動性が顕著な多動・衝動優勢型という3つのタイプに類型化することができる[1]．

臨床場面においては，しばしば反抗挑発症や素行症，限局性学習症，自閉スペクトラム症などの障害が併存障害として診断される．

B．ADHDと心理社会的不適応

1 二次障害としての心理社会的不適応

ADHDの子どもは，幼い頃から落ち着きがない，場にそぐわないといった不適切行動を示すことが多い．親は子どもがそういった行動を示すたびに注意したり，叱責したりするが，行動改善がみられなかったり，子どもが反抗的な態度を示したりするため，より強い叱責をしてしまう．時には虐待に発展してしまうこともある．

幼稚園や学校においても，集団行動がとれなかったり，教師の指示に従うことができなかったりする．いったんは不適切行動が治まっても，衝動性や気の散りやすさのために，また同じような行動をとってしまう．教師は，そういった様子を身勝手と捉えてしまい，さらに強い注意が繰り返される．友人と一緒に活動をしていても，順番を守れなかったりするため，しばしばトラブルを起こし，良好な人間関係を築くことができない．このような親や教師，友人とのまずい相互作用が繰り返され，学級内で孤立したり排斥されてしまったりする．

ADHDの子ども自身も，自分が周囲から認められていないと感じたり，叱責される経験を積み重ねたりすることで，自己評価や自尊感情が低下し，学校不適応に陥ったり，他の精神疾患が発症したりといった二次障害に発展する．したがってADHDへの治療教育では，彼らの主症状を理解するだけでなく二次障害への対応の検討も必要であるといえる．

2 治療教育で用いられる主要な支援技法

ADHDの治療教育に関して，米国児童思春期精神医学会（AACAP）は，薬物療法と認知行動療法（CBT）を推奨しており，CBTの技法として，随伴性マネジメントのほかに，ペアレント・トレーニングやソーシャルスキル・トレーニング（SST）を挙げている[2]．

SSTは，良好な人間関係の営みに必要なソーシャルスキルの獲得と表出を促すCBTの技法であり，基本的に①教示，②モデリング，③リハーサル，④フィードバック，⑤定着化・般化という5つの要素で構成されている．子どもへのSSTは，①すべての子どもの社会性の発達促進（発達的視点），②ソーシャルスキルが未熟な子どもの将来の不適応の予防（予防的視点），③深刻なソーシャルスキル欠如や心理社会的不適応が顕著な子どもの治療（治療的視点）という3つの視点から適用され，ADHDのSSTでも，これらの3つの視点から実践がなされる必要がある．また，不適切行動の軽減を目的とし

たアプローチを適用する際に，代替行動となる適応行動の獲得を促すためにSSTを併用することも多い．

人間関係上の不適応の改善や適切行動の獲得を必要とするADHD児に対して広く用いられている技法ではあるが，スキルの維持や般化に課題があることも指摘されており，SSTの適用にあたっては，治療教育場面での指導の工夫だけでなく，日常生活場面において学習したスキルを使用した際の強化随伴についての工夫を講じることも必要である．

C．治療教育の実際

症例提示

年長，女児．児童養護施設の職員や他の子どもを叩く，横取りをする，暴言を吐くといった身体的・言語的攻撃行動が顕著である．知的発達に遅れはないが，ADHD評価スケール（ADHD-RS）によると「不注意」「多動性-衝動性」の問題が著しい．

治療教育のアプローチ

■身体的・言語的攻撃行動と妨害行動のアセスメント

設定遊び場面での身体的・言語的攻撃行動と妨害行動を観察したところ，15分間で13回の身体的攻撃行動，2回の言語的攻撃行動，6回の妨害行動が観察された．また，子どもの行動チェックリスト（CBCL）の結果から，非行的行動得点と攻撃的行動得点が臨床域，引きこもり得点，社会性の問題得点が境界域と，深刻な問題行動が顕在化していることが確認された．

■指導方針とターゲット行動

アセスメントの結果，対象児は攻撃的行動や妨害行動が顕著なだけでなく，社会性の問題も有していることがわかった．年齢が幼いことや養護施設入所の経緯を考え合わせると，対象児の不適切行動は，ソーシャルスキルの未学習や不適切行動の誤学習によるという結論に至った．そこで，適切行動としてのソーシャルスキルの獲得を促進することで不適切行動の消去を目指す方針で治療教育に取り組むこととした．ターゲット行動は，担当保育士との話し合いの結果，①約束事やルールを守る，②人に優しく話しかける，③優しく頼みごとをする，とした．

■治療教育とその効果

治療教育は，施設の年長男児と小学1年生女児の協力児を加えた3人のグループで行った．どちらの協力児も年齢が近く，日頃から対象児と一緒に活動したり，遊んだりしている．また，人に優しく穏やかな性格であることから適切行動のモデルとしての機能が期待された．セッションは，15分間のSSTのあと，学んだスキルを使用する15分間の遊び活動という構成で全9回行った．

治療教育開始時に，セッション中に適切行動が観察されるとシールがもらえ，それが貯まるとご褒美と交換できることを説明したが，対象児は，そのことに関心を示さなかった．しかし，SSTには熱心に参加し，トレーナーから褒められたり，シールをもらったりした際には，うれしそうな様子をみせた．指導開始後，攻撃的行動は減少し始めたが，妨害行動はなかなか減少しなかったことから，セッション4からはレスポンスコストを導入した．それ以降は妨害行動が大きく減少し，攻撃的行動はほぼ消失した．臨床域だったCBCLの非行的行動得点と攻撃的行動得点も正常域に達した．SST終了後も攻撃的・妨害行動はほとんどみられなくなり，担当保育士からは，日常生活場面でも攻撃的行動はみられず，「貸して」や「怒らないよ」という発言がみられるようになったとの報告を受けた．

本症例のまとめ

攻撃的行動を示す対象児に対してSSTを導入した事例である．対象児に合ったターゲットスキルを選択し，トークンエコノミーとレスポンスコストを併用しながら，SST直後の遊び活動で表出・般化を促したことが高い介入効果を得た主な理由である．対象児と年齢の近い，日頃から一緒に遊ぶ仲間を加えたことも効果的であったと考えられる．

■引用文献
1) 日本精神神経学会（日本語版用語監修），髙橋三郎，大野裕（監訳）：DSM-5 精神疾患の診断・統計マニュアル．

2) American Academy of Child and Adolescent Psychiatry : Practice Parameters for Assessment and Treatment of Children, Adolescents, and Adult with ADHD. J Am Acad Child Adolesc Psychiatry 36：85S-121S, 1997

（戸ヶ﨑泰子）

限局性学習症

この項目で学ぶべきこと・理解すべきこと
- 限局性学習症の診断基準を理解するとともに，教育界と医学界における定義の共通点と相違点について理解する
- 限局性学習症の子どもの学習困難や心理社会的不適応について学ぶ
- 限局性学習症の子どもが示す学習面のつまずきに対する治療教育のポイントを学ぶ

A．限局性学習症とは

限局性学習症（specific learning disorder：LD）とは，学習や学業的技能の使用に困難があり，その困難に対する指導や支援が提供されているにもかかわらず，読字，書字表出，算数において著しい困難がみられる状態のことを指す．また，学業的技能が年齢から期待されるよりも著しく低いため，学業や職業遂行，日常生活活動に支障が及ぶ[1]．

限極性学習症と類似する概念には，教育用語としての学習障害（Learning Disabilities）があり，わが国では「学習障害とは，基本的には全般的な知的発達に遅れはないが，聞く，話す，読む，書く，計算する又は推論する能力のうち特定の習得と使用に著しい困難を示す様々な状態を指すものである」と定義づけられている[2]．すなわち，医学界と教育界でのLDの理解や定義には多少の違いがあり，教育界のLDの定義のほうが広義であるといえる．

B．LD児のさまざまなつまずき

1 学習困難

LDの子どもは，読字や書字，算数において著しい困難を有しているため，しばしば学校での学習活動においてつまずきを示す．

そのつまずきの背景には，認知処理能力のアンバランスがあり，例えば，読字や書字に著しい困難がある子どもの中には，視覚的情報処理能力に弱さがあるために，類似した文字の識別ができずに読み誤ったり，書字の誤りを起こしたりする子どもがいる．また，音韻処理能力に弱さがあるために，文字と音の変換がうまくできずに，読み誤りや書字の誤りを引き起こしてしまう，あるいは文字と音の変換に時間がかかってしまうために，逐次読みになってしまい，文章の意味理解に支障をきたすこともある．ほかにも聴覚的情報処理能力の弱さがあるために，授業中の教師の指示や説明が聞き取れなかったり，聞き間違いをしたりして，聞き取ったことを書き留める際に書き間違ってしまう子どももいる．計算に著しいつまずきを示す子どもの中には，ワーキングメモリの弱さが影響して，計算が暗算のレベルに到達しにくく，指を使って計算したり，頻繁に計算間違いをしたりする子どもがいる．

このように，認知的処理能力の一部の弱さが影響して，LD児は基礎的学力の習得と使用に著しい困難を抱え，さまざまな学習困難が生じる．

2 学習困難が引き起こす心理社会的不適応

LD児の基礎的学力の習得の著しい困難は，学習困難を引き起こすだけでなく，さまざまな心理社会的不適応の引き金にもなる．LD児は，全般的な知的発達に遅れがなく，同年代の子どもと同じような力を発揮することができる領域もあるために，頻繁な誤答や課題達成に時間を要することに対して，やる気のなさや努力不足による失敗であると誤解さ

表1 指導前と指導後のひらがな書字の変容

字	支援開始	支援21回目	字	支援開始	支援21回目
な	文字の一部が左右に反転	な	ま	左右・上下に反転	ま
は	文字の一部が左右に反転	は	と	左右に反転	と
ひ	上下に反転	ひ	や	上下に反転	や
う	左右に反転	う	り	左右に反転	り

れ，叱責を受けたり，過剰な期待をかけられたりすることがある．また，課題が思うように達成できずに周囲の子どもからばかにされたり，否定的な反応を受けたりすることもある．こうした誤解や無理解による不適切な対応が，学習意欲の低下を引き起こし，学習困難がよりいっそう強まる．そして，このような悪循環は，LD児自身の自己評価や自尊感情の低下をもたらし，学校不適応や内在化行動問題，外在化行動問題などの二次障害をも引き起こす．

したがって，LD児への指導と支援は，学習支援のみならず，心理社会的不適応や二次障害に対する対応も必要であるといえる．そのためには，多面的で詳細な実態把握と1人ひとりの認知処理能力の特徴を踏まえた指導・支援の工夫が不可欠である．

C. 治療教育の実際

症例提示

6歳，女児．知的発達に遅れはないが，読み書きにつまずきが認められる．読字はひらがな清音や撥音の読みは可能であるが，似た文字の読み間違いがあったり，特殊音節の読みが未習得であったりした．書字については，ほとんどのひらがなの書字が未習得で，対象児自身も書字の困難を自覚しているために，書字に対して拒否的であった．

治療教育のアプローチ

■書字の状態に関するアセスメント

読字が可能なひらがな文字の書字の状態について確認したところ，左右反転や上下反転の文字が多く認められた（表1）．なお，鉛筆の操作や筆圧に関しては目立った問題はみられなかった．

■症例の見立てと指導方針

知能検査の結果や指導開始時の書字の実態から，対象児は視知覚認知能力に弱さがあると判断された．そこで，書字の獲得に必要な「視知覚認知の能力」「目と手の協応を含む微細運動能力」の向上に焦点を当てた指導を行うことにした．各セッションでは，対象児のセッション中の状態に合わせて，課題量や難度を調節した．

■治療教育とその効果

視知覚認知の向上を目的とした「シールはり」「模写」「同じ絵（形）探し」「文字探し」「文字カルタ」などの課題を用いて継続的に指導を行った．なかでも上下・左右の位置関係の把握に関連する「シールはり」は，毎回のセッションで行い，達成状況に合わせて難度を次第に上げた．その結果，徐々に正解率が向上し，課題の難度が上がっても戸惑うことなく課題に取り組むことができるようになった．

書字に関しては，指導開始時は，手本を見ながら書いた文字でも，上下・左右の反転がみられたため，誤りのある文字に関しては，「シールはり」の支援と同様に，手本の文字の枠の四隅に目印をつけて，上下左右の位置をわかりやすくした．セッションを重ねるごとに視知覚認知能力が向上し，それに伴って反転文字の誤りも減少した（表1）．また，指導開始時にみられていた，書字に対する強い拒否もみられなくなり，正しく書けるようになった文字を楽しみながら書く姿がみられるようになった．

本症例のまとめ

視知覚認知能力に弱さがあるために，書字の著しいつまずきが認められる対象児に対する書字指導の症例である．①対象児の視知覚認知の特徴を踏まえた課題を用いたこと，②視知覚認知課題と共通する支援を書字課題に取り入れたこと，③課題の難度を段階的に上げて成功体験を重ねることができるようにしたことが，ひらがなの書字の達成と書字に対する自信に結びついたと考えられる．

■ 引用文献
1) 日本精神神経学会（日本語版用語監修），髙橋三郎，大野裕（監訳）：DSM-5 精神疾患の診断・統計マニュアル．pp65-73, 医学書院，2014
2) 学習障害及びこれに類似する学習上の困難を有する児童生徒の指導方法に関する調査研究協力者会議：学習障害児に対する指導について（報告）．1999. http://www.mext.go.jp/a_menu/shotou/tokubetu/material/002.htm

（戸ヶ﨑泰子）

第20章

心身症
摂食障害群および睡眠覚醒障害を含む

総論

> **この項目で学ぶべきこと・理解すべきこと**
> - 心身症の定義と，心身症と見なされることが多い身体疾患の種類や特徴を整理する
> - ストレスと心身症の関連について，生理，行動，情動の3つのルートに分けて理解する
> - 心身症への代表的な心理的アプローチを，3つのルートに沿って学ぶ

A. 心身症とは

1 定義

　心身症とは身体疾患のなかで，その発症や経過に心理社会的因子が密接に関与し，器質的ないし機能的障害が認められる病態をいう．ただし神経症やうつ病など，他の精神障害に伴う身体症状は除外する[1]．この定義のなかで最も重要なのは，「身体疾患」という部分であり，身体の構造に異常が生じている器質的身体疾患，働きの異常にとどまっている機能的身体疾患の別を問わず，発症や経過にストレス性要因がかかわっている身体疾患を指している．

2 心身症の範囲

　心身症と見なされることが多い身体疾患には，消化性潰瘍，過敏性腸症候群，潰瘍性大腸炎，気管支喘息，狭心症，心筋梗塞，高血圧症，蕁麻疹，緊張型頭痛，片頭痛，書痙，痙性斜頸，糖尿病などがある．ただし，これらの診断がついた患者のすべてが心身症であるというのではなく，このような病気の患者に心身症としての病態（病気の状態）を示す人が多いということである点に留意が必要である．

　なお，睡眠障害は精神疾患，摂食障害は行動異常と見なされることが多いが，どちらも不適応な習慣を身につけることの影響が大きく，その習慣のなかに多くの身体反応（身体症状）も含まれるために，広義の心身症とされることも少なくない．

B. 心身症の形成と維持の心理的メカニズム

1 ストレス反応としての身体症状

　ストレス性要因がかかわる身体疾患であることを前提にすると，まずはストレスと身体症状との関連を理解する必要がある．われわれは日常的に，ストレスがたまると胃が痛くなったり，肩こりや頭痛がひどくなったりすることを経験するが，これは一過性のストレス反応としての身体症状である．しかし，この状態を繰り返すことで身体疾患の発症にまで至るかというと，時間経過が全く明らかではないし，日常生活で経験しないさまざまな症状を伴う身体疾患の発症が説明できない．

2 身体疾患の発症に至るメカニズム

　長い時間経過で身体疾患の発症に至るためには，3つのルートがかかわると考えられる（図1）．ストレス反応としての身体症状が積み重なることに相当するのは2つ目の生理的なルートであるが，ここでは自律神経・内分泌・免疫系などの生体機能調節系が変調をきたすことで，それによってコントロールされているさまざまな臓器に異常が及ぶものと考えられ，通常ストレスと身体症状の間に象徴的な結び

つきは認められない．また，行動的なルートでは，生活習慣病としての心身症が生じることになり，高血圧や糖尿病などがその代表例になる．情動的なルートとしては，疫学的研究でうつ病や不安症患者に肥満や糖尿病が多いことが示されており[2]，それがさらに多くの身体疾患発症のリスクを高める．

C．心身症への代表的な心理的アプローチ

上述の通り，心身症の発症や増悪には，生理的，行動的，情動的なルートが関係していると想定されることから，そのそれぞれに対応した心理的アプローチが用いられ，効果を上げている．

1 ケース・フォーミュレーション

心理的アプローチを行うためには，最初にアセスメントを行いケース・フォーミュレーションを進める必要がある．心身症の場合であれば，3つのルートのどれが主体になって発症に至ったのかを推定するとともに，病的状態が持続しているのは（発症とは別のルートが働くことも多い）どのルートによるのかのアセスメントが必要である．

2 リラクセーション

不安症や抑うつ障害などのよくみられる精神疾患と比較して，心身症の大きな特徴と考えられるのは，上記の生理的ルートが病気の発症にも持続にも大きく関連している点である．それはストレスの蓄積が，慢性の緊張状態を引き起こし，それが交感神経系の過剰な興奮やストレスホルモンの分泌増加をもたらし，生体機能調節系の変調の直接的な原因になるからである．その結果，高血圧，頭痛，糖尿病などの悪化が容易にもたらされる．また生体機能調節系にはホメオスタシスを維持する働きがあるために，慢性の緊張状態を緩和しようとして副交感神経系が過剰に働く状態が続くと，下痢や気管支喘息などの症状悪化につながる．

このようなメカニズムに介入するためには，漸進的筋弛緩法や自律訓練法などのリラクセーションが非常に役に立つ．ここで重要なのは，ストレスの影響やそれが身体疾患の発症につながるには長い時間が必要なように，リラクセーションの効果発現のた

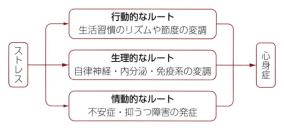

図1　ストレスと心身症を結ぶルート

めにも，毎日時間を決めての持続的な実習が必要である点である．

3 認知行動療法

生活習慣の不規則さが大きく影響をしていると考えられる場合には，日々の行動パターン自体の変容を目的とする行動療法の有効性が高い．行動療法では，行動分析とよばれる個体と環境との相互作用を踏まえた行動連鎖のアセスメントを行うため，具体的な行動の測定結果に基づいて，客観的な介入を実施しやすい利点がある．また，特に成人の場合には，行動をセルフコントロールする際の思考（認知）の役割も大きくなるため，思考パターンも含めて介入を図る認知行動療法が用いられ，情動的ルートの中核をなす不安症や抑うつ障害も含めて効果を上げることが可能である．

4 マインドフルネス

心身症患者は，重症になるほど，自らの感情や身体感覚に気づきにくいアレキシサイミア（失感情症），アレキシソミア（失体感症）というパーソナリティ特徴が存在することが知られており，それが内省を必要とする心理療法に対する反応性を下げていると考えられてきた．こういった面に対して，近年，自らの身体，感情，思考などに距離をおいてパノラマ的な（フォーカスを最大限に広げた）気づきを向けるマインドフルネスという心の使い方の有効性が示されるようになってきた[3]．

この技法は，心身医学の領域で，以前より「気づきとセルフコントロール」という観点が重視されてきたことと重なるが，むしろ気づいたことをなるべくコントロールしないでそのままにしておくこと

（アクセプタンス）が，必要条件とされていることに留意が必要である．リラクセーションなどと併せて心身症全般に効果を示すとともに，不安症や抑うつ障害などにも有効であるというエビデンスが増えてきている．

D．心身症に用いられるその他の技法

事例の特徴（ケース・フォーミュレーションの結果）によっては，精神分析的アプローチや家族療法なども用いられている．

■ 引用文献
1) 日本心身医学会教育研修委員会（編）：心身医学の新しい診療指針．心身医学 31：537-573，1991
2) 熊野宏昭：生活習慣病．下田和孝（編）：脳とこころのプライマリケア1 うつと不安．pp294-300，シナジー，2010
3) 熊野宏昭：マインドフルネスそしてACTへ．星和書店，2011

（熊野宏昭）

神経性やせ症

この項目で学ぶべきこと・理解すべきこと
- 神経性やせ症の心理的特徴に基づいて治療関係を形成する重要性を理解する
- 肥満恐怖に対する主要な技法であるオペラント条件づけ療法の流れを理解する
- 神経性やせ症の背景となっていることが多い対人関係の問題を扱う技法を理解する

A．神経性やせ症とは

神経性やせ症とは，①カロリー摂取制限，②体重増加への強い恐怖または体重増加を阻害する行動，③体重および体型に関する自己認識の障害の結果，非常に体重が低い状態が続く障害である[1]．神経性やせ症には不食を徹底する「制限型」と，むちゃ食いを排出行為で代償しながら低体重を維持している「むちゃ食い/排出型」があるが[2]，いずれの場合においても病理の中核にあるのは肥満恐怖である[3]．

神経性やせ症の患者は抑うつや不安を伴うことが多く，食事，体型や体重を厳格にコントロールするために型にはまった考え方と行動をとる[4]．また，体重が極端に減少しているにもかかわらず太ることへの強い恐怖に支配されている．

多くの症例でダイエットがきっかけとなって発症している．ダイエットを開始して，体重が減少していくとき，患者は充実感や高揚感を味わうことができるため，「やせ追求」が自分の価値を高めてくれると確信するようになる[3]．

B．心理的アプローチのプロトコル

1 心理的アプローチを行うための前提条件

心理的アプローチの効果を上げるには，ある程度の体重回復が必要である[2]．低体重が持続していることで脳機能が低下しているからである．また，飢餓状態の程度や自殺のリスクの評価を適切に行い，入院設備のある専門の医療機関での治療の必要性を的確に判断することも必須である．

2 治療同盟の形成

患者はやせ続けることに価値を見いだしているため，治療関係の形成が困難である．心理的アプローチは，このような患者の心理的特性をよく理解したうえで介入を開始することが重要である．

3 オペラント条件づけ療法

神経性やせ症になりやすい傾向の人は，摂食行動異常を日常生活のストレスを回避する手段として学習し，他者から注意を向けられることで強化されていると考えられる．この仮説から，オペラント条件づけ技法が最もよく用いられている[5]．通常，入院治療として行われることが多く，患者の治療意欲や

強化子の強化価を高めることを目的として，テレビや電話などを禁止することから開始する．これは動因操作法として重要な手続きである[6]．

患者の摂食に対する心理的抵抗や恐怖を徐々に解除していくことを狙って，治療開始時の食事量は1日800 kcal程度にする．体重増加があれば，禁止していたものを段階的に許可したり，全量摂取したときには社会的称賛といった強化を与えていく[6]．

4 行動論的カウンセリング

神経性やせ症の背景となっている認知，感情や欲求に対する気づきを促し，適切に対処できるように援助する．具体的には，食行動を中心としたセルフモニタリング法が用いられることが多い．

5 ソーシャルスキル・トレーニングやアサーション・トレーニング

家族とのコミュニケーションが症状に影響していることが多いため，ソーシャルスキルを向上させたり，アサーションを身につけるための取り組みを行うことがある．

C．プロトコルの実際

症例提示

16歳，女性．両親と妹の4人暮らし．幼少時から成績優秀で手のかからない子どもであった．小学校高学年からバレエダンスを習い始めた．高校生になった頃，バレエ教室で「最近太ったね」と友人に指摘されたことを契機にダイエットを開始した．同時期に妹の中学受験があり母親の関心が妹に集中し始めていたことも重なり，母親が異常に気がついたときには，身長が154 cm，体重が38 kg，BMIが16になっていた．その後，体重は34 kg（BMIが14.3）まで減少し，月経も止まった．この頃から学校に行かず自室に引きこもるようになったため，心配した母親が受診を勧めて来院，入院治療が開始された．

臨床での心理的アプローチ

■ ケース・フォーミュレーションと治療目標の設定

食べることへの恐怖から食卓に嫌悪感があること，気分が落ち込みがちになっていることを共有した．主治医とともに食べることへの恐怖心を減少させるためにオペラント条件づけ療法を行うこと，心理師とは肥満恐怖の背景にあるストレスについて話し合うことが提案され了解された．栄養士になりたいという患者の夢を掲げながら，まずは再び登校ができるようにすることを治療目的とした．

■ 治療的介入とその効果

● 主治医と心理師が合同で心理教育を行いながら，治療同盟を形成する

低体重が持続することが心身に及ぼす影響について心理教育を行いつつ，体重増加のみが治療の目的ではないことを説明．心理教育直後に行われた心理面接では「食べなくてはいけないことはわかっているけど，怖い」と訴えたが，心理師とともに自分の考えや感情を探索することに前向きであった．

● 摂食行動と感情の関係についてセルフモニタリングを行うことで，肥満恐怖の背景となっている心理社会的要因を理解する

オペラント条件づけ療法の開始と同時に，摂食行動にまつわる患者の考えや感情のモニタリングを始めた．オペラント条件づけ療法では，院内散歩，電話などが禁止され，週1回の体重測定で0.5 kg以上体重増加があれば，1つずつ解除されていった．

2週間で800～1000 kcalの食事を不安なく完食できており，院内散歩が許可された．心理面接では，母親の言動の端々から天真爛漫で明るい妹のほうが自分よりもかわいいというメッセージを受け取って，悲しさを感じていたことが語られた．セルフ・モニタリングを続けるうちに，幼少期からしっかり者と褒められ続けていたため，甘えることができなくなった孤立感が語られた．そこで心理師を相手にロールプレイ形式で，母親に対して今まで抑えてきた感情を伝える練習を行った．食事量が段階的に増えることに関する不安は述べられず，1600 kcalまで順調に完食できたため，外泊訓練の許可が下りた．母親と話をすることができたと笑顔で話をし，退院することになった．

本症例のまとめ

神経性やせ症になった患者に対して摂食行動の増加を目的としたオペラント条件づけ療法，母親との関係にまつわる考えや感情のセルフモニタリングを行った．神経性やせ症の治療においては，治療同盟を築き，摂食障害の背景となっている心理社会的要因にアプローチすることが重要である．

■ 引用文献
1) 日本精神神経学会（日本語版用語監修），髙橋三郎，大野 裕（監訳）: DSM-5 精神疾患の診断・統計マニュアル. pp204-207，医学書院，2014
2) 厚生労働省：知ることからはじめよう みんなのメンタルヘルス総合サイト—こころの健康や病気，支援やサービスに関するウェブサイト：摂食障害. http://www.mhlw.go.jp/kokoro/know/disease_eat.html
3) 井上洋一：摂食障害治療ガイダンス．（鍋田泰孝編）：摂食障害の最新治療—どのように理解しどのように治療すべきか. pp21-35，金剛出版，2013
4) 沼田法子，中里道子：摂食障害の認知機能. 精神科治療学 30：pp1507-1513，2015
5) 切池信夫：精神療法，行動療法，認知行動療法. 切池信夫：摂食障害—食べない，食べられない，食べたら止まらない，第2版. pp168-192，医学書院，2009
6) 成尾鉄朗：臨床精神医学講座 S4 巻—摂食障害・性障害. pp200-207，中山書店，2000

（筒井順子）

神経性過食症

この項目で学ぶべきこと・理解すべきこと
- 神経性過食症への心理的アプローチの流れを理解する
- 主要な技法である CBT-BN を実施する際のポイントとアセスメント法を理解する

A．神経性過食症とは

1 神経性過食症/神経性大食症

神経性過食症/神経性大食症（BN）は摂食障害の1つで，過食のエピソード，嘔吐などの不適切な排出の繰り返し，低い自己評価とそれらに起因した社会適応上の困難を抱える難治性の疾患である．若年性女子の1年有病率は1.5％以下であり，男女比は1：10である．痩身を理想とする社会の影響や対人関係などのストレス，心理的要因が影響していると考えられているが決定的な原因は不明である．BN は DSM-5 により以下の症状によって診断学的に定義されている[1]．

A. 反復する過食エピソード（通常量よりも明らかに多い食物を食べ，また，抑制できないという感覚）．
B. 体重の増加を防ぐための自己誘発性嘔吐や下剤の乱用など．
C. 過食と不適切な代償行動がともに，平均して3か月間にわたって少なくとも週1回は生じる．
D. 自己評価が体型および体重の影響を過度に受けている．
E. 神経性やせ症との区別．

B．心理的アプローチのプロトコル

Cochrane Library に報告された神経性過食症の治療技法に関するレビューによれば，認知行動療法と神経性過食症に対する認知行動療法（CBT-BN）の治療効果が顕著で，次に対人関係療法（IPT），さらにはセルフヘルプ技法も有効であると推奨されている．その他の心理療法の効果は認められていない[2]．

1 BN の認知行動モデル

BN 患者は，これまでに痩身に対する社会の価値観や人間関係のトラブルなどの影響を被害的に受けてきた可能性が高く，また，体重や体型に固執した低い自己評価と，それを結果的に維持してしまう認知行動システムを有していると仮定されるため，

BNに固有にみられる認知行動モデルを図1のように設定する．すなわち，BN患者は，低い自尊心を克服するために体型と体重に関する極端な思考を行い，極端なダイエットに走る．その後の嫌悪感などから，むちゃ食い，さらには自己誘発性の嘔吐など何らかの排出行動を行う．ダイエットの一時的な成功は自尊心を向上させるが，むちゃ食いと自己誘発性嘔吐は自尊心を低下させ，短期間に生じる自尊心の乱高下は情動を不安定にさせるとともに，二次被害をもたらす．そして，抑うつや不安などのネガティブな感情が慢性化して社会的な障害に至る．

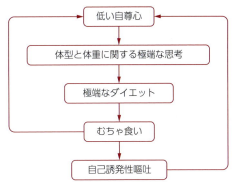

図1　BNの認知行動モデル

2　BNのアセスメント

アセスメントは診断のみならず，治療同盟の確立と患者の理解度や意欲を高めるうえでも有益であるため，以下の情報を収集する．①治療に関する期待や不安，②食行動パターン，③現在の症状，④体重と体型に関する考え方，⑤症状の文脈上の機能，⑥症状の個人史，⑦現在の生活環境，⑧除外診断に役に立つ医学的情報，⑨その他の心理特性，⑩対人関係を含む社会適応上の環境情報，⑪依存やトラウマなどの病歴，⑫発達歴，⑬家族歴など．

なお，次の尺度は症状の数量化に役立つ．

- 大食症質問票（BITE）[3]

症状尺度は20点以上が異常．重症度尺度は5点以上で臨床的意義があると判断し，10点以上が重症．

- 摂食障害調査票（EDI）[4]

摂食障害の心理的機制を明らかにするために作成され，やせ願望，内界への気づき，大食，自己像不満，無力感，成熟への恐怖，完全主義，対人不信の8項目から構成されている．神経性やせ症との心理面の鑑別に有用である．

C．プロトコルの実際

症例提示

20歳，女性，大学生．中学時代に顔がぽっちゃりしていることをからかわれて以来，体型を気にするようになった．週に1～2回，お菓子を過食し，自己誘発性嘔吐をする．罪悪感，自尊心の低下，抑うつ感がある．母親は愛情豊かだが過干渉で支配的である．

臨床での心理的アプローチ

■ CBT-BNのステップ

CBT-BNは1993年にFairburnが作成した神経性過食症に特化した認知行動療法であり，改良されて今日に至っている[5]．一般的な認知行動療法と比較しても治療効果の発現が早く，治療コストが最も低いなど，明確な推奨理由がある．ただし，十分に改善するのは30～50％であり，研究で報告されている治療改善の統計的有意差と実際の臨床的意義に乖離があるなど，いわゆる特効薬ではない．

CBT-BNの第1フェーズは治療同盟を結び，治療を軌道に乗せる段階である．この段階に費やす時間は4～8セッションで，週1回のペースで進行した．症例は治療抵抗が強いため，とりあえず過食症状を避けて一般的なストレスの対処方法を学びつつ，人間行動の認知行動論的理解を深めることを優先した．確かな治療同盟ができたことを確認したうえで，継続的な治療構造の決定と治療ゴール（これ以上悪化させず，学業を継続すること）の設定，さらには日記形式によるセルフ・モニタリングを開始した．過食や排出行動の機能分析が進み，生活ストレスと症状との関連が明確になった．

第2フェーズでは，セルフ・モニタリングの成果に基づいたケース・フォーミュレーションが行われ，母親による卒業後の進路の干渉とその際の刺激的な言動，症例本人の過度の一般化などの認知のゆがみが過食トリガーであることを発見できた．認知変容技法を用いて過食行動に関連する思考を取り扱った．

第3フェーズでは，認知行動変容の効果の確認と維持のあり方を中心的な話題にした．治療の一時的

な中断が生じた場合の対処方法を話し合った．最後に，BITE が健常域になり，過食症状が月に 1 回程度にまで減少し，学習意欲や日常の活動性が増大したことをもってオープンエンドとした．

本症例のまとめ

生活全体のストレスの緩和と適応状態の改善に配慮しつつ，CBT-BN のプロトコルに沿った治療を行った．認知修正技法の習得よりも，セルフモニタリングの継続のほうが本療法のキーストーンであるといえる．食事行動，時間，状況，関連した思考，感情の記録が継続的にできないと治療が深まらない．また，BN 患者本人に対する治療だけではなく，家族や社会生活上のかかわりをもつ人々へのサポートを提供することは治療脱落を防ぐ効果を高める．自助グループや，親の会，またはインターネットを活用した低強度型の認知行動療法も患者およびその周囲の人々への知識提供などに役立つであろう．

■ 引用文献

1) 日本精神神経学会（日本語版用語監修），髙橋三郎，大野裕（監訳）：DSM-5 精神疾患の診断・統計マニュアル．pp338-343, 医学書院, 2014
2) Hay PPJ, Bacaltchuk J, Stefano S, et al：Psychological treatments for bulimia nervosa and binging (Review). Cochrane Database of Systematic Reviews. DOI：10.1002/14651858. CD000562. pub3, 2009
3) 中井義勝，濱垣誠司，髙木隆郎：大食症質問表 Bulimic Investigatory Test, Edinburgh (BITE) の有用性と神経性大食症の実態調査．精神医学 40：711-716, 1998
4) 中井義勝：Eating Disorder Inventory (EDI) を用いた摂食障害患者の心理特性の検討．精神医学 39：47-50, 1997
5) Fairburn CG, Marcus MD, Wilson GT：Cognitive-behavioral therapy for binge eating and bulimia nervosa：a comprehensive treatment manual. In：Fairburn CG, Wilson GT (eds)：Binge Eating：Nature, assessment and treatment. pp361-404, Guilford Press, New York, 1993

〈富家直明〉

不眠障害

この項目で学ぶべきこと・理解すべきこと

- 不眠障害の特徴について理解する
- 不眠障害に対する心理的アプローチの基本構成要素を理解する
- 症例を通して，心理的アプローチの実践方法を理解する

A．不眠障害とは

① 夜間の睡眠問題と ② それによる日中機能の支障が認められる障害である．夜間の睡眠問題には，寝つきの問題（入眠困難），夜中に何度も目が覚めたり再入眠に時間がかかってしまう問題（睡眠維持困難），希望より早い時間に目が覚めてしまい再入眠できない問題（早朝覚醒）がある．日中機能の支障としては，疲労感，注意力・集中力・記憶力の低下，社会活動のパフォーマンス・モチベーションの低下，イライラ感，落ち込みなどがある（詳細は p.93）．睡眠障害と同一視されることが多いが，睡眠障害の 1 つである．ただし，その発症と維持には心理的な要素が強くかかわっている．

B．心理的アプローチのプロトコル

不眠障害への心理的アプローチとして，十分なエビデンスが示されているのは認知行動療法（CBT-I）である．CBT-I は構造化されたプログラム（通常 4～6 回程度のセッション，1 回 60 分程度）で，プログラムの主要な構成要素としては，① 不眠のアセスメント，② 睡眠スケジュール法，③ リラクセーション，④ 睡眠衛生，⑤ 認知再構成法などである[1,2]．

1 不眠のアセスメント

不眠症状と関連する行動，認知，気分，身体反応を明らかにし，不眠の維持プロセスについてのケース・フォーミュレーションを行う．また，睡眠日誌[2]

を用いて，患者は毎日の睡眠状態を記録していく（セルフ・モニタリング）．面接では，睡眠日誌の記録を通して，睡眠状態の変化と行動・認知変容の効果を確認していく．

2 睡眠スケジュール法

刺激制御療法と睡眠制限療法を組み合わせた治療法であり，① 不眠の形成に関与している条件づけを解除すること，② 断眠作用を利用し，睡眠欲求を増大させること（睡眠覚醒リズムの安定化）を目的としている．睡眠日誌の記録から，臥床時間を，1週間の平均睡眠時間＋30分程度に設定し，睡眠効率（睡眠時間／臥床時間×100）85％以上を目指す．CBT-Iのなかで最もエビデンスの高い技法であり，睡眠の質の改善，寝つきや中途覚醒後の再入眠時間の短縮に対して有効である．

3 リラクセーション

不眠障害患者は1日を通して過覚醒状態にあり，その状態を鎮静化するために実施される．さまざまなリラクセーションが実施されているが，なかでも漸進的筋弛緩法がよく用いられる．エビデンスの高い技法であり，睡眠の質の改善，寝つきの改善や総睡眠時間の延長に対して有効である．

4 睡眠衛生

アルコールやカフェイン，運動や光が睡眠に及ぼす影響についての一般的な知識教育である．そのほかにも，睡眠の基礎知識として，睡眠のホメオスタシスと概日リズム（睡眠覚醒リズム），一晩の睡眠段階（ノンレム睡眠とレム睡眠の変動）とその年齢変化，深部体温と睡眠の関係などについても説明することがある．不眠障害に対しては，睡眠衛生単独では十分な効果が得られないとされている．

5 認知再構成法

コラム表を用いて，睡眠に対する考え方と気分の関係性について検討していく．単独での効果は明らかにされていないが，臥床中の回避行動（例：時間確認）の変容も含めた認知的介入は，寝つきや中途覚醒時の再入眠時間の短縮に対して有効である．

C．プロトコルの実際

症例提示

67歳，女性，主婦．7年前に仕事を辞めてから不眠感を訴え，以後，ブロチゾラム（0.25 mg）を1錠／日服用している．しかし，最近は30分以上経っても眠れない日が4日／週あり，夜中に2〜3回目が覚め，再入眠できない場合はブロチゾラムを追加で1〜2錠服用してしまう．眠れない日は翌朝から頭痛があり，やる気も低下してしまう．また，1日を通して疲労感が強く，22時には就床している．このまま睡眠薬を飲み続けていくことに対する不安と服用量の増加に対する懸念から，週1回50分のCBT-Iを開始した．

臨床での心理的アプローチ

■ 不眠のアセスメント

眠れないことによる日中の支障と認知症発症への恐怖によって，早めの就床，中途覚醒時の頻繁な時計の確認と睡眠薬の追加服用といった行動が出現していた．また，夜間の追加服用は，眠りにつながる行動レパートリーの少なさが要因と考えられた．

睡眠（1週間平均） 22時就床〜6時起床〔臥床時間（8時間），寝つきにかかる時間（60分前後），中途覚醒時間（60分前後），実質睡眠時間（6時間），睡眠効率（75％）〕

恐怖からの回避行動 早い時刻に寝床に入る，夜間の時間確認と追加服用．

■ 治療的介入とその効果

● 睡眠スケジュール法による臥床時間の再設定

睡眠効率が低い（＜80％）ことから，睡眠スケジュール法を実施した．次の1週間は，臥床時間を6時間（前週の実質睡眠時間と同じ）とし，23時就床〜5時起床とした．また，睡眠環境からの時計排除（時間確認による覚醒を制限するため）と朝の日光浴（睡眠覚醒リズムを安定させるため）をホームワークとして追加した．そうしたところ，睡眠効率が88％まで上昇し，寝つきにかかる時間（平均40分），中途覚醒時間（平均30分）の減少が報告された．本人の希望により，6時間を維持することとした．

● リラクセーションの実施

入眠前の緊張感の高さと考えごとが寝つきの悪化要因となっていたため，漸進的筋弛緩法を実施した．自宅で実施する際は，身体感覚に十分に意識を向けて行うよう説明を加えた．すると，実施後に頭がぼーっとして考えごとが浮かばなくなり，寝つきまでに30分もかからない日が多くなった．

● 認知的アプローチ

「睡眠薬を服用すれば眠れる」というルールが夜間の睡眠薬の追加服用を引き起こしていると考えられたため，追加服用と日中の支障度との関係を睡眠日誌の記録から検討した．すると，追加服用しても寝つけない日があること，追加服用すると日中の支障度が高いことに気づいた様子であった．そこで，中途覚醒後は漸進的筋弛緩法を実施し，それでも眠れなかった場合に追加服用することをホームワークとしたところ，中途覚醒時間は減少し（平均20分），追加服用は認められなくなった．

睡眠状態と頭痛，疲労感が改善したため，カウンセリングを終結した．半年後のフォローアップでは，服薬中止を達成したとのことであった．

本症例のまとめ

本症例は睡眠覚醒リズムの乱れと，寝るためのさまざまな努力（回避行動）が不眠症状の維持要因となっていた．睡眠スケジュール法とリラクセーションを中心にすえながら回避行動をやめたり，睡眠日誌を見ながらルールとは異なる事実を確認していったことが改善につながったと考えられる．このようにCBT-Iは，睡眠覚醒リズムの安定化を図るアプローチを主軸において，回避行動の減少とルールの変容を目指すことが重要である．

■ 引用文献
1) 岡島 義, 福田一彦（監訳）：睡眠障害に対する認知行動療法. 風間書房, 2015
2) 岡島 義：4週間でぐっすり眠れる本. pp 90-91, さくら舎, 2015

（岡島 義）

過敏性腸症候群

この項目で学ぶべきこと・理解すべきこと
- 過敏性腸症候群への心理的アプローチと介入の流れを理解する
- 過敏性腸症候群に関連した腹部症状とそれ以外の腹部症状を鑑別することの重要性を知る

A．過敏性腸症候群とは

過敏性腸症候群（IBS）とは，通常の検査では腸に器質的な問題が見つからないにもかかわらず，腹部の痛みや不快感が生じ，同時に下痢や便秘などの便通異常を繰り返す疾患で，不安やストレスの影響で症状が悪化する代表的な心身症の1つである．パニック症と同様，身体症状を繰り返し経験することで再び症状が起こることへの不安や最悪の結果（便失禁など）に対する心配が続き，これにより腹部症状が悪化するという悪循環を呈する．広場恐怖の併存が多いこともパニック症と類似している．脳と腸には自律神経による相互作用のほか，脳腸相関とよばれる関係性があり，不安やストレスと腹部症状が直接的に関連している[1]．

B．心理的アプローチのプロトコル

IBSに対する心理的アプローチとして古来用いられてきたのは催眠療法であるが，近年は認知行動療法（CBT）に注目が集まり，エビデンスが示されている[1]．IBSに対する個人CBTは10～16回程度のセッションで行われる．

1 CBTモデルによる症状の整理と心理教育

IBSの心理教育でまず強調すべき点は，患者の経

験している腹痛や違和感といった症状が気のせいではなく，現実に存在する症状であることを保証することである．そのうえで，不安やストレスといった心理的な要因が腹部症状を維持・悪化させる仕組みについてのCBTモデルを共有し，クライエントの場合どのように当てはまるかを話し合う．

2 認知再構成法

恐れている症状やそれが引き起こす結果に対する破局的な思考を再検討し，より現実的な認知への変容を促す．

3 現実エクスポージャー

クライエントが恐れている現実の状況（バスや電車，映画，会議への出席など）にあえて接することにより，恐れている状況への認知を修正していく．

4 内部感覚エクスポージャー

クライエントが恐れている身体的な感覚（腹部膨満感や圧迫感，痛み，めまいなど）を自ら意図的に生起させる．恐れている身体感覚が必ずしもIBSに由来するわけではないことを実感することで身体感覚に対する過敏性，恐怖感が低減する．

5 リラクセーション

不安や緊張，ストレスにより自律神経系の反応が高まると，脳腸相関の作用により腹部症状が悪化する悪循環に陥ってしまう．緊張を和らげ，リラックスする方法を学ぶことで症状を緩和するとともに，身体反応をコントロールする経験によって腹部症状に対する恐怖感を低減する．

6 注意のコントロール

IBSでは腹部症状にとらわれ，過度に注意を向けることにより，普段であれば気づかないような些細な感覚にも気づくように（過敏に）なる．注意をコントロールする方法を学ぶことで身体感覚への過敏さを低減し，腹部症状への恐怖感を和らげる．

C．プロトコルの実際

症例提示

26歳，女性，会社員．幼少期よりお腹が弱かったが，これまで大きな問題はなかった．1年ほど前，電車通勤中に急な強い腹痛を感じ，急いで下車してトイレに駆け込み，下痢をした．これ以降，通勤中にまたお腹を下すのではないかとの懸念が生じ，便を出し切ってから家を出ようと，毎朝1時間ほどかけて何度もトイレに行くなどしたが，次第に不安は強まった．下痢の心配から食事の誘いを断るようになり，友人との付き合いも減っていった．引きこもりがちになり，憂うつな気分が続くようになった．心配した友人に促され，心療内科を受診した．重篤な身体疾患を除外するための大腸内視鏡や血液検査に加え，乳糖不耐症などのスクリーニングを行ったが異常はなかった．薬物療法で思うような改善がみられず，認知行動療法が導入されることになった．

臨床での心理的アプローチ

■アセスメント

●身体的側面

食事のスピードや咀嚼に問題はなかった．喫煙習慣はなく，機会飲酒はあるが大量ではない．香辛料や油分の多い食事は好物であったが，IBS症状が強くなってからは避けている．

●心理的側面

腹部症状への不安を背景とした回避行動や安全行動が，かえって腹部症状への不安を強める悪循環が推察された．

■治療的介入とその効果

IBSのCBTモデル（図1）を用いて腹部症状と心理的要因の関係について心理教育をし，彼女の症状にはどのように当てはまるかを話し合った．次に心身の不安・緊張を和らげるため，リラクセーション技法として呼吸法の練習を行った．また呼吸を手がかりに注意を意識的にコントロールする練習をした．

当初より曝露に対して非常に強い不安感を訴えており，曝露への取り組みを後押しするため破局的な思考についての認知再構成法を行った．これにより曝露への抵抗感が和らいだ．

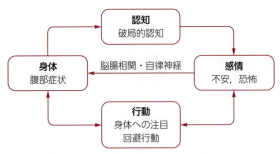

図1 IBSのCBTで特に強調される関係

現実エクスポージャーとして友人と食事に行った結果，おしゃべりに夢中になってお腹には気が向かなかったこと，トイレにも行かずに済んだことが報告された．

内部感覚エクスポージャーとして，避けていた食物を食べた際は腹部に多少の違和感を経験したが下痢などは生じなかった．続けて挑戦するなかで実際に下痢を経験することがあったが，治療者と検討するうち「IBSでなくても下痢は起こる．以前は少しの違和感でも取り乱していたが，今は慌てず感覚を観察できるし，IBSと関係ない下痢なら落ち込む必要もない」と語られ，IBS症状に対する認知の変容が確認できた．

腹部症状は残存していたが，当初に比べ大きく改善しており，生活上支障が生じることもなくなってきたため，面接は終了となった．

本症例のまとめ

本症例では下痢による失敗体験を契機に腹部症状への不安が生じ，安心感を得ようとする行動によりかえって腹部症状へのとらわれや懸念が強まり，IBS症状の悪循環が形成されていた．

IBSの症状である便通異常や腹痛は健康な人でも時折生じる正常な身体反応である．正常な身体反応としての腹部感覚とIBSによる腹部症状を見分けられるようになること，そして腹部症状への過度な不安感を和らげ，腹部症状にうまく対処する方法を身につけることが重要である．

■ 引用文献
1) ラックナー JM（著），佐々木大輔（監訳）：IBS克服10のステップ 過敏性腸症候群で悩む人＆専門家へ．星和書店，2012

（大江悠樹）

緊張型頭痛

この項目で学ぶべきこと・理解すべきこと
- 緊張型頭痛への心理的アプローチの流れを理解する
- 主要な技法であるバイオフィードバック，リラクセーション，認知行動療法のポイントを理解する

A. 緊張型頭痛とは

従来，頭痛は血管性頭痛（片頭痛など），筋緊張性頭痛，混合性頭痛，その他（炎症性，牽引性，精神病・心因性，耳鼻・眼・口腔疾患，その他の疾患によるもの）に分類されていたが，2013年に国際頭痛学会が示した新分類では従来血管性頭痛として挙げられていた片頭痛や群発性頭痛を独立させ，筋収縮性頭痛，緊張性頭痛として区別していたものを緊張型頭痛に統合している[1]．

1 症状

緊張型頭痛の性状は，両側性，非拍動性の持続的な絞扼痛で，数分から数日持続する．歩行や階段の昇降時などの日常的動作により悪化せず，悪心・嘔吐を伴わず（食欲不振程度はある），光過敏や音過敏はあってもどちらか一方という特徴を有する．また，筋緊張だけでなく，心理的にも緊張しやすい傾

向にあることが指摘されている．その発症や維持にストレスなど，心理・社会的要因が深く関係する代表的な神経・筋肉系の心身症の1つである．

B．心理的アプローチのプロトコル

身体側面の症状軽減が目的の治療としては筋弛緩薬，抗不安薬，抗うつ薬などの薬物療法が有効と考えられるが，症状による日常生活への影響が強い場合，薬物療法のみでは不十分である．社会的・精神的側面の支障度を軽減し，生活のQOL向上を目指すには薬物療法以外の予防的治療も期待されている．

1 バイオフィードバック

普段意識されていない自己の生体現象を意識的に感知できる信号に変えて提示し，それを生体が知覚し，自己制御を試みる手続きを繰り返すことにより，自律系反応の変容をオペラント条件づけに基づいて目指す治療法である．前頭部の筋緊張を低下させるための筋電図バイオフィードバック法が用いられている．

2 リラクセーション

リラクセーションは単にストレスのない状態，ゆったりとした状態ということではなく，リラクセーションをつくり出すための特別な方法によって生み出される固有の状態，特徴的な状態である[2]．リラクセーションがもたらす効果は，不安や緊張と拮抗する筋肉の弛緩だけではなく，全身性の交感神経活動と副交感神経活動のバランスの回復，ストレスホルモンの低下，免疫能の増強などが知られている．具体的な技法としては，漸進的筋弛緩法，自律訓練法，ヨガ，呼吸法などが多く用いられている．

3 認知行動療法

認知行動療法（CBT）の有効性の検証が欧米を中心に行われ，多くの無作為比較試験で有用性が指摘されている[3]．痛みの維持・悪化や痛みとストレスに関する心理教育，セルフ・モニタリング，認知再構成法（認知再体制化），エクスポージャー，アクセプタンス＆コミットメントセラピー（ACT）などが用いられている．

C．プロトコルの実際

症例提示

33歳，女性，システムエンジニア．大学卒業後，3度の転職を繰り返して現在の会社に就職．大手企業のシステムの設計や開発を手がけ，充実した毎日を送っていたが，数年前より両側の後頭部から首筋にかけて，はちまきでしめつけられるような痛みや頭重感に悩まされるようになり，市販薬を服用して何とか仕事をしていた．ある日，仕事上のミスが発覚して大問題となり，普段以上に仕事量が増した．何とかその問題は解決したものの，「また頭痛がひどくなったらどうしよう」と痛みのことばかりを考えるようになり，仕事にも消極的となった．疲れていても眠れない日が続き，家族の心配もあり，心療内科受診となった．そこで医師から薬物療法とCBTが提案され，自分の行動や考え，生活を見直したいという患者の希望により，CBTが導入された．

臨床での心理的アプローチ

■アセスメント

1日の活動記録表（セルフ・モニタリング）や心理検査の結果から，以下の問題が明らかになった．

生活・環境面　毎日の就寝時間が定まっていない．1日のほとんどの時間，パソコンやスマートフォンを操作している（同じ姿勢を保ち，運動不足）．

性格　もともと緊張しやすい．

身体面　肩がこりやすい．

痛みが生じやすい状況　仕事が忙しく，睡眠不足になったときに強くなる．

対応　市販薬は短時間しか効果がなく，喫煙をして気を紛らわすが，夜眠りにくくなる．不安が高まると「頭痛が始まったら，自分ではどうしようもない」と考え続けてしまう（反芻や心配）．

■ケース・フォーミュレーションと治療目標の設定

緊張型頭痛のメカニズムと頭痛を維持している要因について，アセスメントの内容を踏まえて心理教育を実施し，まずは生活習慣や緊張しやすい傾向を改善する必要があること，反芻や心配はさらに不安を高めてしまうことを共有した．具体的な目標とし

ては，最低限の睡眠時間を確保すること，リラクセーション法を習得すること，反芻や心配への対処法を身につけることを治療目標とした．

■ 治療的介入とその効果
● 生活習慣の改善（睡眠時間の確保）
　食事の時間も不規則で，通常22時の帰宅後にだらだらと済ませていたことから，夕食は18時から19時の帰宅前に済ませること，帰宅後はすぐに入浴し，最低5時間の睡眠時間を確保することとした．

● リラクセーションの習得（筋緊張の緩和）
　もともと緊張しやすいうえ，長時間同じ姿勢でパソコンを見ることが眼精疲労や肩こりにつながっていると考えられたため，心身の緊張レベルを低減させることを目的として漸進的筋弛緩法の練習を行い，朝，昼，夜に実施することとした．

● マインドフルネスの習得（反芻や心配への対処）
　不安が高まり，頭痛について考え始めたことに気づいたら，その考えのあとに「〜と考えた」と付け足すこと（それは「自分が考えているだけなのだ」と気づく），そして「今，この瞬間」に注意を向けるという課題を実施した〔例：昼飯時にふと「午後からのクライエントとの打ち合わせの際に頭痛が出たらどうしよう」と考え始めた場合，「（中略）どうしよう」「と考えた」と付け加え，口の中でかみつぶしている食物を味わうことに注意を向ける〕．

（本症例のまとめ）
　緊張型頭痛の症例に対して上記の介入を実施したところ，頭痛の頻度が減り今までは無自覚であった首筋から肩の筋緊張への気づきが得られるようになり，早めの対処が可能になった．そして反芻や心配も改善し仕事の能率・効率も上がった．生活への支障度の軽減だけではなく，患者のセルフコントロールや自己効力感を高めることも重要である．

■ 引用文献
1) Headache Classification Commitee of the International Headache Society：The International Classification of Headache Disorders：3rd edition (beta version). Cephalagia 33：629-808, 2013
2) 熊野宏昭：ストレスに負けない生活．ちくま新書，2007
3) Holroyd KA, Nash JM, Pingel JD, et al：A comparison of pharmacological (amitriptyline HCL) and nonpharmacological (cognitive-behavioral) therapies for chronic tension headaches. Consult Clin Psychol 59：387-393, 1991

〔大塚明子〕

第21章

物質関連障害および嗜癖性障害
その他の嗜癖関連障害を含む

総論

> **この項目で学ぶべきこと・理解すべきこと**
> - 精神作用物質の依存性を理解し，身体依存と精神依存の相違を整理する
> - 使用障害，中毒，離脱の概念を正しく理解する
> - 物質使用障害と嗜癖性障害の共通点と相違点を整理する

A．精神作用物質の依存性

1 精神作用物質とは

　精神作用物質とは，体内に摂取することで，中枢神経系に何らかの影響を及ぼし，その結果，意識や感情の状態に何らかの自覚できる変化を引き起こす物質のことをいう．精神作用物質には多くの種類があり，覚せい剤（メタンフェタミン）のような違法薬物，睡眠薬や抗不安薬などの医薬品，アルコールやカフェインなどの日常嗜好品までが含まれる．

　精神作用物質は薬理効果によって数種に大別される．例えば覚せい剤やコカイン，カフェインは，中枢神経系に促進的に作用し中枢刺激薬（精神刺激薬）とよばれる．一方，アルコールや睡眠薬・抗不安薬などは中枢神経系に抑制的に作用し，中枢抑制薬とよばれる．また，LSDやMDMAなど，知覚変容を主たる効果とする薬物は幻覚薬に分類される．

2 身体依存

　精神作用物質の反復使用により中枢神経系はその物質を摂取した状態に適応する．その結果，当初と同じ効果を得るためには物質の摂取量を増やしたり，摂取頻度を高めなければならなくなり（耐性），突然物質摂取を中止すると，中枢神経系の均衡が崩れて反跳性現象が出現する（離脱）．このような状態を呈することを身体的依存という．

3 精神依存

　精神依存とは，薬物に対する渇望，欲求，「摂取したい」「使いたい」という欲求のことを指す．精神依存の形成には，中脳被蓋部から前頭前野に向けて投射しているドパミン作動性の神経系（A10神経）が関係していると考えられている．

B．物質使用障害

1 依存・乱用から使用障害へ

　これまで米国精神医学会の診断分類では，DSM-Ⅲ以降，使用障害の下位には「依存」と「乱用」という相互排除的な2つの診断カテゴリーが設定されていた．依存とは，物質使用のコントロールを喪失した状態を意味し，一方，乱用とは，依存の水準には達しないが，物質使用が健康被害を引き起こすおそれがある，もしくは，社会的逸脱であることを知りながら，物質使用を続ける状態を意味する．

　しかし，実際の臨床では依存と乱用を区別するのはしばしば難しく，また，依存は医学概念であるのに対し，乱用は社会学的概念であり，医学的診断基準として妥当ではないという批判があった．これを受けて，2013年に公表されたDSM-5では依存と乱用という下位カテゴリーは廃止され，使用障害に一本化されることとなった[1]．

2 使用障害の診断基準

DSM-5の使用障害の診断基準を示す(**表1**)[1]．表に示した11項目のうち2つ以上に該当した場合に「使用障害」と診断することとされている．この11項目の大半は，従来の診断基準DSM-Ⅳ-TRの依存と乱用を引き継いだ項目であるが，1つだけ今回から新規に追加された項目がある．それが，基準4「物質使用への渇望・強い欲求」(＝精神依存)である．

この精神依存を重視した考え方こそが，DSM-5物質使用障害の特徴である．実際，医薬品のなかには治療量でも身体依存を呈するものも少なくない．例えば，ステロイドや降圧薬，麻薬性鎮痛薬がそうである．これらの薬剤はいずれも耐性を形成し，急激な中止で離脱を生じうるが，だからといってそのような状態を呈する患者を依存症専門治療の対象とすることはない．要するに，重要なのは，耐性・離脱といった生理学的変化ではなく，渇望や，それに基づく薬物探索行動なのである．

C．他の物質関連障害

1 中毒

中毒とは，文字通り「毒が体の中にある」状態である．つまり，精神作用物質が体内に存在し，物質の直接的な薬理効果によって中枢神経系に何らかの影響が生じている状態を意味する．アルコールであれば酩酊状態を，覚せい剤による中毒では気分の高揚や興奮を呈し，こうした中毒症状は物質が代謝・排泄されて体内からなくなれば消退する．

なお，かつて中毒という言葉が依存症と同義に使われた時代があったが，現在はそのような用い方はしない．中毒とは，物質を解毒すれば症状は消失するという点で物質の直接的な作用によって引き起こされるものであるが，依存症の場合には物質使用をやめて何日，何週を経過しても渇望が持続するのが通常であり，これは長期にわたる物質使用の結果，個体に何らかの体質変化が生じたことを意味する．

2 離脱

離脱とは，身体依存が形成された者が急激に物質を中断した際に生じる反跳現象である．例えば，アルコールのような中枢抑制薬を中断すると一過性に

表1 DSM-5における「他の（または不明の）物質使用障害」

項目	関係	内容
1	依存	当初の思惑よりも，摂取量が増えたり，長期間使用する
2	依存	やめようとしたり，制限しようとする努力や，その失敗がある
3	依存	物質に関係した事象（入手，使用，影響からの回復）に多くの時間を費やす
4	新規	物質使用への渇望や強い欲求がある
5	乱用	物質使用の結果，社会的役割をはたせない
6	乱用	社会・対人関係の問題が生じたり，悪化しているにもかかわらず，使用を続ける
7	依存	物質使用のために，重要な社会的，娯楽活動を放棄または縮小する
8	乱用	身体的に危険な状況下で反復使用する
9	依存	心身に問題が生じたり悪化することを知っていながら，使用を続ける
10	依存	反復使用による効果の減弱，または，使用量の増加
11	依存	中止や減量による離脱症状の出現，または，その回避のために再使用

11項目中2項目以上．同じ12か月以内のどこかで起こる．なお，「関係」の列はDSM-Ⅳ-TR依存・乱用の基準との関係を示す．
〔日本精神神経学会（日本語版用語監修），髙橋三郎，大野 裕（監訳）：DSM-5 精神疾患の診断・統計マニュアル．pp570-571，医学書院，2014より〕

発汗，手指振戦，血圧上昇が生じ，重篤な場合にはけいれん発作を生じる．いずれも物質によって抑制されていた中枢神経系が呈する反跳性興奮である．なお，中枢刺激薬の場合にも反跳性の虚脱状態を呈するが，中枢抑制薬のような自律神経系を巻き込んだ激しい反跳現象はみられない．

D．嗜癖性障害

1 習慣なのか，行動の依存症なのか

DSM-Ⅳ-TRをはじめとする従来の診断基準が，依存症の診断に際して身体依存を重視してきた背景には，「依存症的な問題行動」を依存症カテゴリーから排除する目的があった．ギャンブルや買い物に関する嗜癖性行動では，その主観的なコントロール喪失感やこの行動に対する強い衝動に精神依存の特徴が認められる．自助グループなど物質使用障害と同

様の援助モデルになじむ点も共通している．その一方で，精神作用物質とは異なり，ギャンブルや買い物といった行動は，どんな人でもそれにのめり込んでしまうような依存性があるわけではなく，その点が，それ自体に依存性をもつ精神作用物質とは根本的に異なっている．

しかし，精神依存を重視するDSM-5では，渇望やコントロール障害という点で物質使用障害と共通点をもつ嗜癖性行動を物質使用障害と同じカテゴリーに分類できる可能性が示されている．

2 ギャンブル障害

現在までのところ，DSM-5で物質使用障害と同じ「物質関連障害および嗜癖性障害群」というカテゴリーに採用されたのは，さまざまある嗜癖性行動のなかでギャンブル障害だけである．それは，ギャンブル障害に関しては，すでに多数の臨床実践と研究成果が存在したことが無視できないからであろう．

3 その他の嗜癖性障害

正式な診断名として採用されなかったが，DSM-5の付録の章に，今後の研究課題として「インターネットゲーム障害」が挙げられており，今後の研究知見が集積するなかで，将来，正式に採用される可能性は高いと考えられる．

また，最終的にはDSM-5のなかで明記されなかったものの，セックス嗜癖や買い物嗜癖なども議論の俎上に載った．しかし，現状ではこれらを精神医学的治療の対象とすることの根拠が不十分であり，今回は見送られた経緯がある．嗜癖性障害が今後どのような広がりを示していくのか，慎重に見守っていく必要があるだろう．

■ 引用文献
1) 日本精神神経学会（日本語版用語監修），髙橋三郎，大野裕（監訳）：DSM-5 精神疾患の診断・統計マニュアル，pp570-574，医学書院，2014

（松本俊彦）

アルコール関連障害

この項目で学ぶべきこと・理解すべきこと
- アルコール関連障害の心理的特徴を理解する
- 反映的傾聴によって患者の価値観を引き出し，抵抗や否認を避けて治療動機を構築する動機づけ面接法の要点を学ぶ
- 社会復帰におけるAAや断酒会の機能を理解し，回復を促進する心理師の役割を学ぶ

A．アルコール関連障害とは

アルコール関連障害とは，大量飲酒による疾患や問題を抱える状態のことをさす．記銘力障害と思考力，判断力の低下がしばしば観察される．依存症になれば睡眠障害，食欲不振，高血圧，頭痛，動悸，発汗，指のふるえやてんかんなどの離脱症状に悩まされる．

大量飲酒者は感情が暴走しやすく，易怒的で時に暴力的となる．被害的・猜疑的な思考に陥りやすく，家族の愛情を曲解し，恨みに囚われて孤立する．

離脱期の記銘力障害や飲酒によるブラックアウトなどの脳機能障害により，患者は現実認識に多大な困難を抱える．彼らの記憶は島状に分断されており，現実を正しく認識せずに思考し判断するため，失敗を繰り返すにつれて自己評価が低下する．家族や友人からは，嘘つき，自分勝手などの非難を受けるが，現実を認識できないので，問題を矮小化したり，逆に些細な非難にも圧倒されたりする．

患者は，飲酒によって即座に気分が安定し，思考も行動も可能になるので，他の問題も簡単に解決できると思い込む．じっくり待って，少しずつの成功を積み重ね，大きな成果を手に入れるという経験ができず，待てない人になり，待たされると怒る．心理的な他の特徴としては，完全主義，白黒思考，勝

ち負け思考，過度な一般化，コントロール欲求，自己中心的，自己憐憫などが知られている[1]．

B．心理的アプローチのプロトコル

依存症では，断酒によって問題が解決または低減する．しかし，患者は断酒が難しいことを経験しており，しばしば断酒の継続と有効性に懐疑的である．このような患者の心理に配慮した情報提供と，短期でも断酒の成功体験を積み重ねることによって，疾病の受容と断酒の決意に誘導する．節酒で軽快する軽症の患者にも，疾患の治癒までは断酒するよう提案する．

本項では，患者の心理に配慮した技法の要点と，動機を構築する手順について概説する．

1 乱用と依存症の鑑別

飲酒関連の問題が生じているのみであれば，断酒ではなく問題解決を目標とする．渇望や飲酒の統制困難があれば依存症が疑われ，離脱症状があれば依存症であるから，断酒の動機を構築する．

2 変化の段階のアセスメント

患者が飲酒行動を変えるには，以下の5段階を通過する．①前熟考期（問題を知らないか，問題と飲酒の関連を理解しない段階），②熟考期（問題と飲酒の関連を考える段階），③決断期（断酒や節酒を決意する段階），④実行期（飲酒行動を変える段階），⑤維持期．再度飲酒することを再燃（スリップ）という．段階ごとに断酒の動機は徐々に形成されるので，段階に合わせて援助法を変える．

3 動機づけ面接法によるアプローチの要点

動機づけ面接法は，従来の対決技法（直面化技法）に代わる，新しい介入技法である．アルコール関連障害の患者は，他者の意見を聴く機能が衰えており，正論をもって説得しようとすれば，負けてなるものかという見当違いの反抗心により，治療関係が悪化する．反映的傾聴によって彼らの主張や気持ちを聞き取り，価値観を引き出す．心理師は，価値の実現に協力する立場を打ち出して，治療同盟を形成する．価値に対する障害物を同定する過程で，飲酒行動を検討し断酒の決断に誘導する[2]．

4 前熟考期と熟考期のアプローチ

この段階の患者は，問題の理解が不十分なので飲酒の継続を望む．飲酒と断酒の間で迷っており，価値が実現するのでなければ，断酒を選択しない．心理師は，価値の実現にとって飲酒は得策か否かと考えるよう誘導する．価値としては，健康，職業，愛情が挙げられる．患者の価値観を引き出し，抵抗や否認を避けて誘導し，断酒の選択に導く．疾病の受容や断酒の決意を言語化することにこだわらず，短期の断酒を経験させて現実の認識を深化させる．

5 決断期，実行期，維持期のアプローチ

患者が断酒に興味を示したら，入院，通院，アルコホーリクス・アノニマス（AA），断酒会などを紹介する．これらは断酒のための行動的枠組みであり，決意が不十分でも断酒を経験できる．患者は回復を実感し，現実認識を改めて徐々に断酒の決意を固める．実行期は，断酒の継続とAAや断酒会の参加を確認する．維持期には，社会復帰に向けて援助法を変える．

C．プロトコルの実際

症例提示

53歳，男性，管理職会社員．大学時代から大量飲酒．就職後も仕事で大量に飲んできた．5年前から肝機能障害を指摘され，飲酒量を減らしている．現在1日にビールを1000 mL，酎ハイ3杯，ウイスキーをダブルで2杯飲む．健康診断で，肝機能障害の悪化と耐糖能障害を指摘されたため，相談に訪れた．

臨床での心理的アプローチ

① 変化の段階をアセスメントする：疾病と飲酒の関連に対する理解が不十分な熟考期にある．断酒の動機はないので，構築しなくてはならない．

② 動機づけ面接により治療同盟を形成する：断酒のためではなく，健康や幸せを取り戻すには飲酒をどうすればよいか，一緒に検討するために面接すると説明し，患者の発言を引き出して傾聴した．

③ 患者の価値観を引き出す：反映的傾聴により，価

値観について尋ね，職業的成功を維持して，責任ある仕事をしたいという希望を引き出した．

④ 障害物について話し合う：障害物を同定する話し合いで，睡眠障害のため未明に飲酒したところ，翌朝会社で酒臭いと叱責された，もの忘れが増えて重要な会議に遅刻した，食欲がなくて体力が落ちているという3つの懸念が示された．

⑤ 障害物と飲酒を関連づける：睡眠障害，記憶障害，体力の低下は大量飲酒の結果であり，断酒によって回復することを説明．患者は，職業上の失敗を避けるために断酒したいが，飲酒しないと眠れない，不眠が怖くて飲んでいると述べた．

⑥ 障害物を排除する：離脱管理の処方薬を服用すれば不眠は避けられると提案し，断酒の行動的枠組みとして，入院，通院，AA，断酒会，専門作業所について情報を提供した．患者は，通院を選択し，毎日デイケアに通うことにした．AAや断酒会で他者の話を聴けば，回復について見聞でき，前頭前野の機能が改善すること，発言すれば思考が深化して回復が促進されることを説明した．

⑦ 断酒とAA，断酒会の参加について確認する：数日後の面接では，眠れるので断酒している，食欲が出て体が軽くなったと報告した．AAや断酒会では，飲酒しなくても楽しく幸せに生きることができるし，働けるようになって家族や友人の信頼を取り戻せると聞き，希望を感じると語った．

本症例のまとめ

飲酒と疾病の関連について理解が不十分な熟考期の症例である．反映的傾聴により，職業的成功を重んじる価値観と，もの忘れ，体力の低下，不眠についての懸念を引き出した．飲酒を価値の障害物として捉え直し，患者が断酒を選択した．行動的枠組みの選択肢を与え，AAや断酒会の意義と参加を確認した．

■ 引用文献
1) Twerski AJ：Addictive Thinking：Understanding Self-deception. Hazelden Foundation, Minnesota, 1997
2) 後藤 恵：心理社会的治療—アルコール依存．福居顯二（責任編集）：専門医のための精神科臨床リュミエール26 依存症・衝動制御障害の治療．pp85-97，中山書店，2011

（後藤 恵）

薬物関連障害

この項目で学ぶべきこと・理解すべきこと
- わが国における主要な乱用薬物の特徴と臨床的課題を理解する
- 治療のための医療的および非医療的資源に関する情報を整理する
- 家族支援の重要性を理解する

A．わが国における主要な乱用薬物

1 全体の傾向

筆者らは1987年以降，ほぼ隔年で国内約1600施設の精神科病院を対象として，薬物関連障害の実態に関する悉皆的調査を行っている．本項執筆時点で最新の2014年に実施した同調査によれば，国内の精神科病院で治療を受けた薬物関連障害患者の主乱用薬物の比率は，覚せい剤42.2％，危険ドラッグ23.7％，睡眠薬・抗不安薬13.1％となっており，これらが近年における三大乱用薬物となっている．

2 主要な薬物に関連する臨床的課題

● 覚せい剤

覚せい剤（アンフェタミンやメタンフェタミン）は中枢刺激薬に分類される精神作用物質であり，覚せい剤取締法で規制される違法薬物である．覚せい剤は第二次大戦後以降，一貫してわが国で最も懸案の乱用薬物である．そのなかで1990年代半ばに，従来の静脈注射に代わって，加熱吸煙法（通称「アブリ」）

という心理的抵抗感の乏しい経気道的摂取法が登場したことによって，乱用層はいっそう広がりをみせてきた．

覚せい剤が引き起こす精神症状は，幻覚・妄想という精神病症状であり，しばしば統合失調症との鑑別が問題となる．しかし覚せい剤精神病の場合，幻視を伴う頻度が高いこと，違法薬物を使うことの罪悪感を反映した，追跡妄想や包囲攻撃妄想を呈しやすいこと，さらに，陰性症状が目立たない，ないしは「当意即妙」の接触感があることなどを手がかりにして，統合失調症との鑑別は可能な場合が多い．

● 危険ドラッグ

危険ドラッグとは，違法薬物の化学構造に微細な改変を加えて「別の物質」にすることで，違法薬物と同様の薬理作用をもちながらも，法の網の目をかいくぐった物質である．製品の形状には，植物片に合成化学物質を混ぜ込んだ「ハーブ系」，液体状の「リキッド系」，粉末状の「パウダー系」がある．

内容成分が不明であるが，精神病惹起危険性と依存性という点において，危険ドラッグは覚せい剤に勝るとも劣らない製品が多い．また，意識障害やけいれんなどの神経症状発現率が高く，横紋筋融解症などの深刻な医学的障害を呈し，致死的な結果を呈する場合もある．

● 睡眠薬，抗不安薬

これは，ベンゾジアゼピン系およびその近縁薬剤であり，中枢抑制薬に分類される．睡眠薬・抗不安薬は，一方で「依存症」の原因薬物として依存症専門医療機関で問題となっているが，他方で過量服薬など「自殺企図」の手段として救急医療機関でも問題となっている．

乱用者の大半は，そもそもは不眠や不安，抑うつ気分などを主訴として精神科医療機関を受診し，その「処方」という合法的な手続きで乱用薬物を入手している．乱用者の多くはさまざまな併存精神障害を抱えている．そして，その症状をコントロールする必要から，乱用薬物の完全断薬ではなく，「適切な使用」を治療目標とせざるを得ないことも少なくない．

B．治療

薬物によって誘発された精神病や気分障害様の症状に対する治療法は，一般精神科医療機関における統合失調症や気分障害の治療と変わらない．問題は，薬物関連障害に対する治療である．多くの場合，薬物使用障害の治療は医療機関の治療プログラムに加え，自助グループや民間リハビリ施設といった地域の非医療的な社会資源を組み合わせて行っていく．

1 医療機関の治療プログラム

わが国では，薬物関連障害に対応する精神科医療機関は少なく，また，薬物によって誘発された精神病に対応する精神科医療機関はあっても，その基底にある使用障害に対する治療プログラムをもっていない施設はきわめて少ないのが現状である．

そうしたなかで，新しい動きもある．2006年より，米国で広く実施されている，覚せい剤使用障害に対する統合的外来再発防止プログラム Matrix model を参考にした，せりがや覚せい剤依存再発防止プログラム（SMARPP）[1]が少しずつ広がっており，2016（平成28）年度の診療報酬改定では，「依存症集団療法」として診療報酬の算定対象の医療技術として認められた．

2 自助グループ

依存症領域の社会資源として，当事者による自助グループがはたす役割は大きい．薬物使用障害に特化した自助グループとしては，ナルコティクス・アノニマス（NA）があり，アルコール使用障害におけるAAと同様，12ステップ・プログラムという独自の回復プログラムに準拠して援助を行っている．通常，夜間に実施しており，仕事をしている者でも参加しやすく，希望者が個人の判断で献金する以外には費用は不要である．

3 民間リハビリ施設

わが国ではダルク（DARC）が有名であり，施設の職員も薬物使用障害の当事者である．多くは入所して共同生活を送りながら（一部施設で通所もあり），薬物を使わない生活習慣を確立し，NAのプロ

グラムが理解できるような基礎を習得する場所である．全国に 70 か所以上存在する．

4 家族支援

物質使用障害という病気の特徴は，「本人が困るより先に周囲が困る」という点にあり，それゆえに，治療はしばしば家族の相談から始まる．また，使用障害患者の治療意欲は移ろいやすく，ようやく治療につながっても容易に治療中断となってしまうが，それに比べると家族のほうが治療意欲の持続性は高い．その意味で，家族に対する支援・介入は本人の回復に有用である．

全国の精神保健福祉センターでは，薬物使用障害の家族相談や家族教室を実施している．また，民間の社会資源としては，薬物使用障害者家族の自助グループであるナラノン（Nar-Anon），全国薬物依存症者家族連合会（通称「やっかれん」）がある．また，近年では家族向けプログラムとして海外で広く実践されているコミュニティ強化と家族トレーニング（CRAFT）[2]も国内に紹介されている．

C．プロトコルの実際

症例提示

32 歳，男性，建設業自営．

高校時代に不良仲間と交遊していた時期があり，仲間とともにシンナーや大麻を数回使用した経験がある．高校卒業後は知人の建設会社に就職し，熱心な仕事ぶりで上司からの評価は高かった．この時期に週末のみ遊び仲間と覚せい剤を加熱吸煙で使用したことがあるが，常用には至らず，周囲に知られることはなかった．23 歳時に高校時代の同級生と結婚し，子どもをもうけた．25 歳で独立し，建設会社を起こした．

28 歳頃より経営者としての業務にストレスを感じるようになったが，本人はもともとアルコールに弱く，他の多くの同業者のように酒席でストレスの解消ができなかった．そのようななかで，かつての仲間と再会し，再び覚せい剤を使用したところ，気分がすっきりし，ストレスが解消できた感覚があった．以後，大きな仕事が一段落するたびに，ストレス解消を兼ねて覚せい剤を使用するようになったが，30 歳を過ぎる頃には，これまでストレスと感じなかったことに対してもストレスと感じるようになり，覚せい剤の使用頻度が高まっていた．また，この頃より加熱吸煙による使用では物足らなくなり，静脈注射で覚せい剤を使用するようになった．

31 歳頃には，覚せい剤を使用すると，効果が切れたあとに翌日の夕方まで昏々と寝続けてしまう状態となり，仕事への支障が明らかになるとともに，家族も本人の覚せい剤使用を知ることとなった．妻は本人に専門病院への受診を何度となく促したが，「興味本位でちょっと使っただけだ．依存症なんかではない．もう二度と使わないから病院に行く必要がない」と受診を拒んだ．しかしその後も再使用がみられたため，激怒した妻から，「今度使ったら離婚する」と脅されて，しぶしぶ専門外来を受診した．

臨床での心理的アプローチ

■薬物依存症の重症度アセスメントと治療方針
●重症度評価

症例は，20 歳頃に覚せい剤の機会使用の経験があり，28 歳以降は習慣的使用を呈し，職業的機能に深刻な影響が生じている．加熱吸煙使用から静脈注射への使用法の変化は耐性獲得を示唆し，断薬や減薬の決意をしては渇望に屈して失敗することを繰り返していることから，薬物使用のコントロールを喪失していると判断できる．アンフェタミン類（覚せい剤）に関して DSM-5「使用障害」の診断基準を満たしており，ICD-10「依存症候群」の水準である．

●治療方針の決定

本人は嫌々ながらの受診であった．覚せい剤による急性中毒性精神病もなく，一家の経済的支柱であることを考えれば，入院や民間リハビリ施設入寮は，現時点では現実的な提案ではない．ひとまずは治療関係の継続を最重要課題と考えるべきである．

■治療的介入とその効果
●初期介入

本人の来談をねぎらい，たとえ失敗したとしても自分なりに断薬を試みていることを称賛した．また，本人が薬物に対する渇望や再使用を正直に話せるように，治療のなかでは守秘義務が優先されることを保証した．そのうえで，状況の正直な報告のために週 1 回通院し，SMARPP に参加することを指示した．

● 家族介入

家庭内で本人と家族との間でコミュニケーションの悪循環が生じていた．妻は本人に対する不信感を強め，声を荒らげる場面が多くなり，そのストレスが本人に覚せい剤を使う口実を与えていた．妻に地域の精神保健福祉センターで実施されている依存症家族教室への参加を提案した．

● 治療の展開

本人は継続的にSMARPPに参加し，少しずつ薬物を使わない日が増えたものの，それでもまだ断続的な覚せい剤使用は続いた．しかし再使用を責めずに，治療継続と正直な申告を称賛した．同時に，再発状況の分析を行ったところ，覚せい剤の渇望を紛らわせようと，飲めない酒を無理して飲むことがかえって渇望を刺激していることがわかった．

そこで，仕事が終わったあとの夜の時間帯，飲酒せずに過ごす方法としてNAへの参加を提案した．当初は嫌々ながらの参加であったが，結果的に本人はNAの雰囲気が気に入り，その後，SMARPPとは別に週1回は参加するようになった．その後，少しずつ再使用の間隔が延びていき，治療開始から半年の時点で2か月の断薬を継続していた．家族教室に参加を継続している妻も，本人に感情をぶつけることはなくなり，家庭内の状況も治療開始前よりも穏やかなものとなった．

■ 本症例のまとめ

本症例は，覚せい剤による精神病症状や他の精神障害の併存のない，典型的な覚せい剤依存症の一例である．依存症独特の「否認」を打破しようと対決的にならず，安全な治療関係を継続することで，本人が治療密度を高める段階的な提案を受け入れやすい状況を作り，治療導入に成功した．

■ 引用文献

1) 松本俊彦：よくわかるSMARPP—あなたにもできる薬物依存者支援．金剛出版，2016
2) 松本俊彦，吉田精次（監訳），渋谷繭子（訳）：CRAFT依存症者や家族のための対応ハンドブック．金剛出版，2013〔Meyers RJ, Wolfe BL：Get Your Loved One Sober. Hazelden Foundation, Center City, 2004〕

（松本俊彦）

ギャンブル障害

この項目で学ぶべきこと・理解すべきこと
- ギャンブル障害（ギャンブル依存，病的ギャンブリング）の典型的な症状や特徴を学ぶ
- ギャンブル障害に多い併存症，関連する問題や悪化のリスク，治療上の問題などを理解する
- GAなど自助グループの役割，および各種認知行動療法，集団療法の進め方について知る

A．ギャンブル障害とは

1 用語の整理

ギャンブルに過剰にのめり込み，本人はもとより，家族にまで深刻な困難をもたらす障害．ギャンブル行為への強い渇望が常にあり，衝動のコントロールが困難となる．普段から，ギャンブルに必要なお金の調達や時間確保で頭が占められ，うつ病や自殺企図，暴力や触法行為などの問題を引き起こす．

2 臨床的特徴

ギャンブル障害も他の嗜癖性障害と同じく「否認の病」である．受診・来談のきっかけの大半は，経済的破綻や使い込みの発覚で，多くは身内に連れられ「しぶしぶ」である．動機づけは常に問題となる．

精神的な不安定さや，お金や大切な人間関係についての正常な価値判断が難しくなり，繰り返し嘘をつく．これらの行動特徴はもともとの性格特性ではなく，深刻なのめり込みの結果である．社会経済的状況，職業身分学歴などについても偏りはない．男性に多いのは生物学的特性由来ではなく，自由にな

るお金と時間を確保しやすいからと説明される.

家族や周囲も，社会全体も「意志の問題」「自己責任の問題」と捉えがちであるが，意志や心がけ，周囲の説得による自然な回復は期待できない．当然，家族の支援は重要となる．イネイブリング（依存継続へつながる周囲の働きかけ．典型的な例は借金の肩代わり）は問題視されがちであるが，多くは，恫喝や暴力，高額な金利負担，自己破産や使い込みを警戒してのやむを得ない選択であると理解したい．

3 診断基準

DSM-5 による診断基準のポイントは以下となる[1]．「賭ける額が増えていく」「中断すると落ち着かない」「減らす・やめるのに失敗した」「賭け事関連で頭が占められる」「苦痛から逃れる手段になっている」「負けをすぐ取り戻そうとする」「のめり込みを隠すために嘘をつく」「大切な人間関係，教育や仕事の機会を失った」「借金を頼もうとした」以上 9 項目のうち，4〜5 項目で軽度，6〜7 項目で中等度，8 以上で重度．

4 諸外国およびわが国の状況

ギャンブルは，国によってシステムや規制の状況が異なる．社会制度，文化的背景，許容の度合いの影響を大いに受ける．ギャンブル障害の生涯有病率は，諸外国では高くとも 2.0％未満に収まる．

わが国のギャンブル障害の生涯有病率について，成人男性で 8.7％，成人女性で 1.8％という報告がなされた[2]．海外のどの国と比べてもずば抜けて高い背景には，わが国に固有のギャンブル事情があり，その中核にはパチンコ・スロット産業（法的には風俗扱い）の浸透がある．社会的に寛容で，圧倒的なアクセスしやすさがある．

5 自助グループと薬物療法

現在あるいはかつて当事者であった者同士で互いの経験を語り合い，ともに回復を目指し続ける動機づけと生活態度，生き方の工夫を共有し合うことはとても有効で，ギャンブラーズ・アノニマス（GA）が各地で組織されている．当事者の家族や友人のための相互援助のグループがギャマノン（GAM-ANON）である．

薬物療法については，嗜癖の問題そのものに特異的に効果をもつ，決定打となる薬物治療は存在しない．うつ病など併存症を効果的に改善させるという意味での薬物療法は広く行われている．

B. 心理的アプローチのプロトコル

ギャンブル障害においても他の精神障害と同様，認知行動療法は，最も豊富な実証研究が報告されつつある．基本としては，ギャンブルに「はまっている」つまり高い頻度で通ってしまう行動の機能分析，あるいはケース・フォーミュレーションに基づき，いくつかの認知行動療法を組み合わせ提供することになる．神村は，パチンコ・スロットへの過度な依存的な行動について，「金銭得失による興奮」「勝ちへのこだわり」「ゲーム機依存」「没頭という回避」という 4 つの典型的機能（排他的ではなく重複する）を報告している[3]．

1 継続的評価と心理教育

認知行動療法では特に，継続的なアセスメントが求められる．ギャンブル障害では上述の DSM 診断基準をもとにした評定のほか，South Oaks ギャンブリング尺度（SOGS）などが用いられる．ほかに，通う頻度や過ごす時間，賭けた金額，衝動の強さや「お金の調達や監視をかわすこと」で頭が占められている割合や程度，関連する問題行動などの継続的な記録を求める（虚偽の報告に注意が必要）．

2 介入

介入では，① ギャンブル行動の強化価を高める事前の確立操作としての諸要素（俗に「たまり感」，つまりストレス，回避したい状態や状況など），② ギャンブル行動を直接的に刺激する先行刺激（俗に「ひきがね」，自由になるお金や時間，広告，誘いや挑発，経済的ひっ迫など），③ 自分で自分の抑制を外すような自動思考（俗に「言い訳」，つまり「今日だけは特別だ」「今回は勝てる」「他の娯楽はしていない」といった想起）などへの自覚（洞察）を高め，かつそれらが日常生活，ギャンブルへのリスクがある状況にあっても抑止につながる形で想起されるよ

うな具体的工夫を考案することが基本となる．現金の持ち歩きを制限する，帰宅経路を変え家族との連絡を密にするといった習慣変容も有効で，生活上の制限のなかで体験する渇望感への対処スキルの向上が成果を左右する．ギャンブルの代替となる活動は，上述の4機能に沿って考案される必要がある．

加えて，リラクセーションやマインドフルネス訓練，ソーシャルスキルやコミュニケーションの訓練，刺激性制御（環境調整）なども含まれる．

3 動機づけと再発予防

他の嗜癖の問題と同様，動機づけ面接など，治療努力の継続を支える支援は不可欠である．介入後半では，「再発する日はどんな日か」を詳細かつ具体的に想起させ，身につけた対処がスムーズに発動するようシミュレーションする．誘発刺激にあえてさらすなど，再発を防ぐための積極的な訓練も必要となる．

C．プロトコルの実際

症例提示

32歳，男性，会社員．大学生時代からスロットに夢中になり6年かけて大学を卒業．アルバイト先で社交的でエネルギッシュなところが評価され就職，25歳で結婚，1児をもったが競馬にはまり消費者金融で多額の借金．妻と実両親に返済してもらってもやまず，離婚調停中も繰り返し，会社のわずかなお金に手をつけかけ，雇用主に連れられ来談．

臨床での心理的アプローチ・本症例のまとめ

集団認知行動療法の参加をきっかけに動機づけが高まり，個別介入を継続した．実両親にお金と時間の管理をゆだね，「自分にはギャンブルの才があり『正しく』やれば勝てるはず」「自分の精神的安定はほかでは得られない」という言い訳などへの洞察が深まった．息子のスポーツチームの保護者コーチが代替活動となり，完全な離脱に成功した．

■ 引用文献

1) 日本精神神経学会（日本語版用語監修），髙橋三郎，大野裕（監訳）：DSM-5 精神疾患の診断・統計マニュアル．pp578-582，医学書院，2014
2) 樋口進（研究代表者）：WHO世界戦略を踏まえたアルコールの有害使用対策に関する総合的研究 厚生労働科学研究費補助金 循環器疾患・糖尿病等生活習慣病対策総合研究事業 平成25年度 研究総括報告書．pp19-28，2014
3) 神村栄一：ギャンブル（特にパチンコ）依存のタイプと認知行動療法による支援．Stress & Health Care 215：1-4，2014

■ further reading

- 原田隆之（監訳）：ギャンブル依存のための認知行動療法ワークブック．金剛出版，2015〔Raylu N, Oei TP：A Cognitive Behavioural Therapy Program for Problem Gambling：Therapist Manual. Routledge, 2010〕

〈神村栄一〉

第22章

触法精神医療における心理的アプローチ

総論

> **この項目で学ぶべきこと・理解すべきこと**
> - 犯罪行動の呼称について理解する
> - 犯罪行動に対する心理学的アプローチにおいて代表的な2つのモデルについて理解する
> - 犯罪行動に対する介入を計画する際に、2つのモデルを当てはめて考えることができるようになる

A. 犯罪行動とは

　犯罪行動とは、法によって禁じられ、違反した場合には刑罰が科される行為を指す。刑罰の対象となった犯罪行動を指標犯罪（index offense）とよぶ。このうち、日本においては、精神障害のために心神喪失または心神耗弱の状態で、未遂を含む、殺人、放火、強盗、強姦、強制わいせつ、傷害（軽微なものは除く）を行った場合には、心神喪失等の状態で重大な他害行為を行った者の医療及び観察等に関する法律（p.162）が適用されるため、その原因となった行為については、指標犯罪とはよばず、「対象行為」とよび、再犯については、「再他害行為」とよぶのが慣例である。精神障害をもち、法に抵触する行為を行った者は、触法精神障害者（mentally disordered offender）とよばれることもある。このような呼称の違いはあるが、便宜上、以下では、犯罪行動をとった者を総称して犯罪者と記載する。

B. 再犯防止のための心理学的アプローチ

1 背景

　欧米においては、1974年にRobert Martinsonが再犯防止プログラムの効果研究のレビューを行い、報告書のなかで、犯罪者のリハビリテーションは「何をやっても効果はない（nothing works）」と結論づけた[1]ことがきっかけとなり、その後20年間は、刑務所収容などの罰則が強調されることになったといわれている。しかし、実証研究を統計的に統合するためのメタ分析が使われるようになると、犯罪者処遇プログラムが再犯低減に有効であることが明らかになり、再犯防止アプローチにも、実証的根拠が求められるようになってきた。

　現在のところ、犯罪行動に対する心理学的アプローチの主流は、RNRモデル（Risk-Need-Responsivity model）[2]であるが、このモデルでは十分ではないとして、より包括的な、よい人生モデル（Good Lives Model）[3]が提唱されている。

2 RNRモデル

　Andrewsらによって提唱されたRNRモデルは、犯罪行為の心理学および心理統計学から導き出された有効な処遇のための枠組みである。RNRモデルは、3つの原則により構成される。

- リスク原則（risk principle）

　処遇密度は、犯罪者の再犯リスクの高さに合わせる。再犯リスクの高い犯罪者に高密度処遇を行ったときの効果が最も高い。再犯リスクの低い者に高密度処遇を行った場合には再犯が増加したとの複数の報告がある。なお、再犯リスクの判断のためには、信頼性・妥当性の確認されたリスクアセスメントツールを使用する必要がある。

● ニード原則（need principle）

犯罪誘発要因に的を絞って介入する．中心的な8つの犯罪誘発要因（犯罪促進的態度，反社会的人格パターン，犯罪促進的な者との交流，仕事・学校の状況，家族・婚姻の状況，薬物乱用，余暇・娯楽の状況，有罪宣告歴）のうち介入可能なのは，有罪宣告歴を除く7つの動的犯罪誘発要因である．非犯罪誘発要因（自尊心の低さなど）に介入しても，未来の犯罪行動の低減にはつながらない．

● 応答性原則（responsivity principle）

プログラムの学習効果を最大化する介入法を用いる．具体的には認知行動療法を実施し，犯罪者のストレングス，学習能力，動機づけなどに応じて，介入の個別化を行う．

メタ分析の結果，再犯低減効果が最も高いのは，RNRモデルの3原則すべてに従った場合であり，いずれにも従わない場合には，逆に犯罪を誘発する結果になったことが報告されている[2]．

3 よい人生モデル（GLM）

Wardらが提唱した，ストレングスを基盤とした，犯罪者の社会復帰支援のアプローチである[3]．

従来のRNR原則によるリスク管理アプローチでは，犯罪者の動機づけを高めにくく，回避型の目標（〜をしないでいることを目指す）であることから，犯罪者と治療者との協働的関係を築きにくいなどの弱点があるとして，これを克服する，より包括的な更正の枠組みを提供しようとするものである．

よい人生モデルの目的は，犯罪者自身が積極的に確保したい個人的，社会的な基本財（primary goods）を獲得するのに必要な能力を向上させる援助をすることにある．

11種類の基本財とは，①生活（健康な生活と機能など），②知識（自分にとって重要な事柄についてどのくらい情報を得られたと感じるか），③遊びにおける卓越性（趣味や娯楽の追求），④仕事における卓越性（達成経験など），⑤主体性における卓越性（自律性，パワー，自己決定），⑥心の平穏（精神的動揺やストレスがないこと），⑦人とのつながり（親密な関係，恋愛関係，家族関係など），⑧コミュニティ（より広く，社会のなかの人々とつながっていること），⑨スピリチュアリティ（広い意味で人生の意味や目的を見いだすこと），⑩喜び（今，ここでよい気分でいること），⑪創造性（別のかたちで自分を表現すること），である．

副次財（secondary goods）とは，基本財を獲得するための具体的手段を提供するものである．例えば，教会に通うようになることで，コミュニティやスピリチュアルな基本財が満たされる可能性がある．

犯罪行動は，社会的に容認されない，しばしば葛藤に満ちたやり方によって基本財を獲得しようとする試みであると見なされる．基本財自体が問題なのではなく，向社会的な獲得戦略がとれなかったことが問題なのである．犯罪者が個人的に価値を見いだすことのできる向社会的活動をとることが，間接的に犯罪誘発要因を低減させると期待される．

これまでのところ，GLMの提唱する基本財についての仮説検証研究がいくつか行われており，常習犯罪においては副次財の存在が再犯を防ぐのに効いていることや，性犯罪受刑者においては，犯行当時，心の平穏を軽視し，主体性や人とのつながりといった基本財を追求するための手段に問題があることが示唆されている．

一方，GLMアプローチの効果検証については，予備的段階にとどまっている．性犯罪者に対する従来のリスク管理アプローチにGLM原則を導入した結果，脱落率低下，釈放後の社会への再参入に関連した肯定的経験と基本財の獲得増加には関連があるという報告がある．

C. 本項のまとめ

RNRモデルとGLMは，互いに排他的なモデルではなく，影響を与え合いながら改訂が続けられている．日本においても，現在では，矯正・保護の分野，および医療観察法医療において，RNRモデルに基づく認知行動療法プログラムが導入され，実施効果についての検証作業が進められている．

■ 引用文献

1) Martinson R : What Works?—Questions and Answers about Prison Reform. The Public Interest 10, 1974

2) Andrews DA, Bonta J：The Psychology of Criminal Conduct, 4th edition. pp 73-74, Anderson Publishing, 2006
3) Ward T, Mann RE, Gannon TA：The good lives model of offender rehabilitation：Clinical implications. Aggression and Violent Behavior 12：87-107, 2007

（菊池安希子）

触法行為を伴った精神疾患

この項目で学ぶべきこと・理解すべきこと
- 触法行為を伴った精神疾患に多い診断を理解する
- 重大な他害行為の再発を防止するためには，症状へのアプローチだけでなく，他害行為につながる認知や内省への介入が重要であることを理解する
- 複数の課題への異なる介入法を統合するための多職種アプローチの重要性を理解する

A．触法行為を伴った精神疾患とは

精神疾患を患いつつ，触法行為に至った者の処遇は，刑務所や保護観察など多様な臨床現場で行われているが，本項では治療処遇と社会復帰を制度の趣旨としている心神喪失等の状態で重大な他害行為を行った者の医療及び観察等に関する法律（以下，医療観察法）における処遇を念頭に概説する．

医療観察法（p.162）の対象者とは，心神喪失または心神耗弱の状態で重大な他害行為（未遂を含む，殺人，傷害，放火，強姦，強盗，強制わいせつ）を行った者たちである．最も多い診断名（ICD-10）が「F20-F29 統合失調症，統合失調型障害および妄想性障害」で約8割を占め，これに「F30-F39 気分（感情）障害」と「F10-F19 精神作用物質使用による精神および行動の障害」をあわせて，例年，9割以上を占めている[1]．対象行為別に見ると，制度開始以来，2016年現在まで，殺人・傷害・放火で全体の9割以上を占めている．

B．心理的アプローチのプロトコル

医療観察法対象者の大多数を占める統合失調症をもつ者に対して，最もエビデンスが示されているのが精神病性障害の認知行動療法（CBTp）である．CBTpは構造化されたプログラムであり，通常半年から9か月間程度のセッションで行われる．当初は週1回で実施され，後半になるに従い，間隔をあけることが多い．

しかしながら，触法精神障害者の再他害行為防止のためには，精神疾患の症状への介入だけでは不十分とされている．そのため，精神科治療に加えて，対象行為（または犯罪）誘発要因を標的にした介入を行う必要がある．つまり，精神科治療を統合したかたちで，リスク・ニード・応答性原則（RNR原則）（p.305）に沿った介入が必要となる．

介入法については，対象者毎に個別に組み立てられ，多職種チーム・アプローチがとられる．比較的標準的に含まれる心理的介入は，心理教育，精神病性障害に対する認知行動療法，対象行為（罪種）プログラム，内省へのアプローチ，そしてクライシスプランの作成である．

1 アセスメント

他害行為がどのような状況で生じたかについて，生育歴，病状，犯罪誘発要因の点から明らかにする．そのため，精神科において通常実施されているテストバッテリーに加えて，リスクアセスメントを実施し，対象者のリスクレベルおよび，標的とする動的要因（介入によって可変な要因．例：服薬アドヒアランス）を同定する．リカバリーゴールに合意したうえで，他害行為や病状悪化の引き金，その時の認知，その結果引き起こされる気分状態や身体反応を明らかにして，治療計画を作成する．

2 心理教育

統合失調症，気分障害，物質使用障害など，対象者の障害に応じて実施する．症状，治療法，再発予防などをカバーする．家族に実施することもある．

3 精神病性障害の認知行動療法（CBTp）

精神病性障害の治療には薬物療法に加えて，認知行動療法を組み合わせることが症状低減に有効である．しかしながら，精神病性障害，特に統合失調症に対する認知行動療法（p.269）においては，開始時の病識レベルが多様であるため，治療同盟を確立するためにも，症状に限らず，本人の困っていることに焦点をあてた介入から始める．

4 対象行為（罪種）別プログラム

物質使用障害プログラム（p.300）や暴力防止プログラム，性犯罪者プログラム（p.311），DVプログラムなどの対象行為別（罪種別）のプログラムを指す．罪種にかかわらず，問題行動全般に対する認知スキルを向上させるための他害防止プログラム[2]も活用されている．いずれも，対象行為特有の認知の偏りや行動パターンを自ら修正していくための認知行動療法で構成されている．

特に，物質使用障害の併存が精神病性障害をもつ者の他害行為傾向を高めることは多くの先行研究で確認されているため，該当者はプログラムに継続的に参加することが有効である．

5 内省へのアプローチ

対象行為に対する内省へのアプローチに定型的な方法論があるわけではないが，医療観察法においては，他害行為へと収斂していった人生全体をふり返り，被害者に対する共感を促すとともに再他害行為防止策を立てていくための集団プログラム「内省プログラム」[3]が提供されており，これに個別療法を組み合わせるアプローチがとられている．なお，内省することが難しいくらい対象行為に対する反応が大きい（PTSD様反応など）場合は，適宜，眼球運動による脱感作と再処理法（EMDR）を実施したりする．

6 クライシスプランの作成

再発予防に向け病状悪化までの流れをいくつかの段階に分けて作成する．段階ごとに注意サイン（自覚サイン，他覚サイン），自己対処，関係者による対処，関係者の連絡先をまとめる．対象者と援助職との協働で作成し，対処法のリハーサルをしておく．

C．プロトコルの実際

症例提示

30歳代，男性．診断名：妄想型統合失調症．対象行為：殺人未遂．同胞4人の第3子，長男．幼少期より，アルコール症の父親に暴力をふるわれ，中学生以降は殴り返すようになった（暴力親和性）．16歳時に母親が他のきょうだいを連れて失踪し，間もなくして父親に刃物で追われ家を出た．仕事を転々としていたが，19歳で交通事故に遭い，借金を重ねるようになった頃から借金取りの声（多くは幻聴），縊死した人間の幻視が始まり入院して統合失調症の診断を受けた．その後，再会した母親と同居するも，「母親は偽物（妄想）」との確信から暴力をふるうため母親が出て行き，本人も入退院を繰り返した．借金をしながら職を転々としているうちに，勤務先の知人が「昔，自分を誘拐して監禁した男」であることに気づき（妄想），鉄棒で頭を殴りつけたことをきっかけとして，司法精神科において治療を受けることとなった．

臨床での心理的アプローチ

■入院時のアセスメント

入院時の多職種面接では事件に対する反省を述べ，幻覚・妄想はよくなったと回答していた．しかし，個別心理面接におけるアセスメントでは，病識はなく，薬物療法によっても妄想は持続していた．薬物乱用歴はなし．衝動性が高く，鑑定入院中にも拳が紫色にはれ上がる強さで他患者を殴りつけていた．

HCR-20ver2[4]によれば，「そのまま地域にて生活した場合に1年以内に対人暴力に至るリスク」は，この時点では，低・中・高の「高」に相当した．

- 妄想内容
  - 被害者は高校時代に自分を誘拐し，監禁した（事件時も入院時も確信度100％）
  - 家のすぐ外に借金取りがいて捕まれば暴力をふる

われる．殺されるかもしれない．（事件時の確信100％．入院中は安全と考えていた）
・母親は偽物である（確信度50〜80％．ゆらぐ）．
● その他の症状
　事件時には，借金取りや母親の声が頻繁に聞こえていた．入院中は，自分の悪口を言う声が時々聞こえるほか，病棟にいる数人の他の患者と昔会ったことがあるという既視感（デジャヴュ）が報告された．

■ 治療目標の設定
　本人の目標は「早く退院すること」であった．心理面接の目標としては，「病気について知る」「病気について得た知識を使って対象行為がなぜ起こったかを理解する」「どうしたら同じことが起こらないで済むかを，対象行為の理解に基づいて計画し，対処法を練習する」ことを共有した．
　本人のリスクレベルが高いため，介入は個別・集団の両方，かつ，内省型，スキル獲得型を組み合わせること，借金や母親との関係調整などの生活上の問題解決を図ることが計画された[5]．

■ 心理的な治療的介入とその効果
● 統合失調症に対する心理教育
　統合失調症についての心理教育に参加した．内容は，統合失調症の疫学（例：100人に1人の生涯有病率），症状（陽性症状，陰性症状，認知機能障害），治療（例：薬物療法，服薬中断時の再発率，各種心理社会的介入），再発予防（例：注意サインの同定）などである．心理教育を聞いて，すぐに病識がつく者はむしろ少ないが，あらかじめ情報を得ることが，併行している認知行動療法のためにも有用である．症例も，「用語が難しい」といいつつも，「薬を中断したせいで眠れなくなったのがよくなかった」という部分的な理解に至った．

● 統合失調症に対する認知行動療法
　個別面接では，人生グラフを描きながら，発症のきっかけとなった出来事（交通事故，不眠，孤独，不安，過労）を同定し，コーピングのまずさ（借金，暴力を問題解決に使う傾向，自己主張や相談するのでなく殺そうとしたこと）が事件につながったことを確認した．同時に，働こうと努力してきたことなど，友達を大事にすることなど，向社会的な強みについても共有した．
　統合失調症の（集団）心理教育の次には，「CBT入門」プログラム（症状についてのノーマライジングを行い，認知行動モデルに馴染んでもらうための認知行動療法導入プログラム）[6]に参加してもらった．このことで，体験を「状況」「認知（思考）」「結果（感情，行動）」に分けて考える方法や，感情を整えるために思考を変える（認知再構成法）ことが有効であることを学んだ．
　まずは，日常生活上の問題に認知再構成法を用いた．借金の原因は金銭管理のまずさにあるため，看護師と練習している家計管理に伴う不適応的な自動思考「収入が入ってくれば大丈夫」を同定し，「手持ちで買えないものは買わない」に修正した．また，「自分でなんとかする」を「相談して解決する」に修正して，相談するための個別ソーシャルスキル・トレーニング（SST）を実施した．その結果，精神保健福祉士に相談して入院中に借金整理をすることができた．
　次に，「母親が偽物である（確信度50％）」妄想に取り組むため，「支持する根拠・支持しない根拠」をまとめる作業に着手した．「根拠：自分だけをおいて消えたから」「反証：男だから大丈夫と思った」など，他の解釈を考えたり，自分で戸籍をとりよせたりして情報収集を行った．その結果，実母らしいと考えるようになり，「母親が偽物である」の確信は2％に下がった．
　その後，対象行為の検証作業に入った．ここでも「支持する根拠・支持しない根拠」のまとめ作業を行った．時には支離滅裂な言動に至りながらも，鮮明に保持されている「誘拐された記憶」の検証を行った結果，子ども時代に一人で部屋においていかれた記憶や，アルバイトで運転したトラックの運転席の光景などが記憶に混じり込んでいることがわかった．子供時代の誘拐犯の顔が，自分が殺そうとした人物と同じであることは，15年以上の時間経過を考えると変であることに気がついたことの影響が大きく，確信度が100％から4％に下がり，伴う感情も怒りから「よくわからない気分（洞察による軽い混乱）」に変化した．

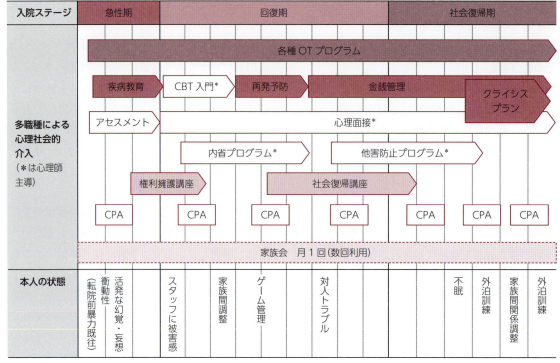

図1　症例の入院処遇中の心理社会的介入一覧
CPA：Care Programme Approach の略．退院予定先の地域援助機関とのケア調整会議．本人も参加．
入院ステージ：急性期（3か月），回復期（9か月），社会復帰期（6か月）が目安とされている．

● 内省への取り組み

　認知行動療法によって対象行為のふり返りを個別でできるようになったため，次の段階として集団の内省プログラム（全16回の集団プログラム）に参加してもらった．過去に受けた暴力や行った暴力をふり返ったり，被害者の視点を考えるワークを集団で行ったり，償いについて考えることを通して，事件に至った経緯の理解を深めた．事件に至るサイクルと対処法についてまとめ，これをCPA会議（退院予定先地域援助機関とのケア調整会議）にて発表した．併行する個別面接では，被害を受けた人々（例：被害者や職場の上司など）に対する謝罪の手紙を書いたりした．

● 問題解決スキルの強化

　これまで学んだ対処スキルの維持・強化のために，他害防止プログラム[2]に参加した．これは，「問題解決法」「感情マネジメント」「社会的推論」「コミュニケーションスキル」の4モジュールから構成される認知行動療法プログラムである．ホームワークでは，外出訓練中に「自分の悪口を言う声が聞こえてきた（幻聴）」ときに，「結論への飛躍（統合失調症にみられる認知バイアス）」をせずに，問題解決法で学んだ「立ち止まって考える（深呼吸して自己教示）」を行い，近づいて確認（＝情報収集）したところ，中年男性が若者と全く関係ない世間話をしていることがわかって驚いたことが報告された．

● クライシスプラン

　退院に向け，多職種と一緒にクライシスプランを作成した．「普段の自分」「少し調子の悪いときの自分」「入院したほうがよいくらい調子の悪い自分」に分けて引き金，注意サイン，自己対処，周囲が行う援助を記入した．クライシスプランはCPA会議の場で発表するだけでなく，援助者への電話かけなども練習した．

● 本症例のまとめ

　暴力への親和性，不安定な愛着関係を背景とした生育歴に統合失調症を発症し，借金による生活困窮

ストレスと服薬中断により悪化した被害妄想が影響して事件に至った事例に対し，心理的アプローチとしては，事件への内省と，症状対処スキルを高めるための一連の認知行動療法を主軸とした介入が行われた．その結果，退院時点のHCR-20ver2による今後1年間の地域処遇における再暴力リスクレベルは「低」となった．本症例に提供された各種アプローチについては表1に示した．

精神疾患を抱えて触法行為を行う患者の援助のためには，多職種協働を基盤とした心理的アプローチが重要だと考えられる．

■ 引用文献
1) 菊池安希子，長沼洋一，安藤久美子，他：医療観察法の運用状況．Schizophrenia Frontier 12：155-160，2011
2) 菊池安希子，岩崎さやか，美濃由紀子：暴力という問題解決をやめるための介入『思考スキル強化プログラム』．精神看護 14：28-36，2011
3) 今村扶美，松本俊彦，藤岡淳子，他：重大な他害行為に及んだ精神障害者に対する「内省プログラム」の開発と効果測定．司法精神医学 5：2-15，2010
4) 吉川和男（監訳），岡田幸之，安藤久美子，菊池安希子（訳），HCR-20，第2版-暴力のリスク．アセスメント．星和書店，2007
5) 菊池安希子，岩崎さやか，朝波千尋，他：統合失調症患者の再他害行為防止のための心理学的介入—医療観察法指定入院医療機関における介入構造．臨床精神医学 36：1107-1114，2007
6) 菊池安希子，美濃由紀子：幻覚・妄想の認知行動療法．精神看護 13：44-51，2010

（菊池安希子）

性犯罪者の再犯防止

この項目で学ぶべきこと・理解すべきこと
- 行動科学的観点から，性犯罪者の犯罪行動を理解する
- 性犯罪者の再犯防止に有効であるとされる（集団）認知行動療法の具体的な技法や有効な治療形態の活用方法を理解する

A．性犯罪とは

1 性犯罪とRNR原則

性加害行為は，相手の同意なく行われるすべての性的行為であり，そのうち法律によって禁止され，有罪であるとされる行為が性犯罪であるとされている[1]．具体的には，強姦，強制わいせつ，性器露出，のぞき・盗撮，色情盗，児童ポルノなどが含まれる．また，関連する精神疾患として，DSM-5では，パラフィリア障害群（窃触障害，性的サディズム障害，小児性愛障害など）として分類されている[2]．

一般に，犯罪行為は厳罰化がその抑止に結びつくと考えられがちであるが，それを支持するエビデンスは限られており，むしろ厳罰化は再犯率を高めてしまう知見が多くみられる[3]．そこで，実証研究に基づき，加害者の再犯リスクに見合った密度の処遇（リスク原則）を，再犯リスクを低下させるために有効なニードに的を絞って（ニード原則），加害者に浸透しやすい方法で（応答性原則）提供するというRNR原則が世界的に支持されるに至っている[4]．

2 性犯罪者再犯防止処遇プログラム

わが国においては，2004年に奈良県で発生した女児誘拐殺害事件の犯人が同様の性犯罪の前歴を有していたことが明らかになったことを契機に，性犯罪者の再犯防止に関する社会的関心が急速に高まった．そのようななか，2005年に法務省が性犯罪者の再犯防止を目的とした認知行動療法に基づく性犯罪者処遇プログラムの導入を決定した[5]．これは，ゆがんだパーソナリティの矯正を中心にすえた伝統的処遇から，行動科学的観点を踏まえた適応的行動の再学習を目指した処遇への転換が試みられ始めた捉えることもできる．

なお，現在のところ，法務省矯正局のプログラム

が最も体系化されており，その効果のエビデンスも蓄積されている[6]．

B．心理的アプローチのプロトコル

1 処遇プログラムの内容と実施形態

現行の法務省矯正局のプログラム（プログラム自体は非公表）は，性犯罪を抑止するためのスキルを獲得させることを目的としており，大きく5科に大別されている[5]．第1科は自己統制であり，プログラム受講の心構えを養い参加の動機づけを高めさせる，事件につながった要因について幅広く検討し特定させる，当該の要因が再発することを防ぐための介入計画（セルフマネジメントプラン）を作成させる，効果的な介入に必要なスキルを獲得させることを行う．第2科は認知のゆがみと改善方法であり，認知が行動に与える影響について理解させる，ゆがんだ認知の変容を図り適応的な思考スタイルを身につけさせる，認知再構成（認知再体制化）の過程をセルフマネジメントプランに組み込ませることを行う．

第3科は対人関係と社会的機能であり，望ましい対人関係について理解させる，対人関係にかかる本人の問題性と性犯罪との関係に気づかせる，望ましい対人関係を築くために必要なスキルを獲得させることを行う．第4科は感情統制であり，感情が行動に与える影響性について理解させる，感情統制の機制を理解させ必要なスキルを獲得させることを行う．第5科は共感と被害者理解であり，他者への共感性を出現させ，高めさせることを行う．

当該プログラムは，100分間，週1～2セッション行うことが標準とされている．そして，RNR原則に従って，対象者を高～低密度の8名程度のグループに割り当て，3～8か月間実施している（高密度は約70回のセッション数）．また，知的な制約がある者に対する調整プログラム，刑期が短い者に対する集中プログラムがそれぞれ開発されている．これに2名程度の指導者が加わり，集団認知行動療法として処遇が実施されている．

2 認知行動療法の技法

実際には，当該のプログラムのような介入の実施条件が整うことは困難であると考えられるが，対象者の適切なケース・フォーミュレーションに基づいた介入を行うという基本は変わることがない．すなわち，最も肝要なことは，性犯罪に分類される行動の手口（型）ではなく，行動の機能を同定することである．そして，三項随伴性の考え方に基づく代替行動分化強化の適用を原則としながら，セルフ・モニタリング，認知再構成法（認知再体制化），ソーシャルスキル・トレーニング，リラクセーション訓練，メタ認知の育成などを行っていく必要がある．

このような動向を踏まえ，行刑施設以外の公的施設や民間医療施設などにおける性犯罪（性非行）加害者に対する支援も，エビデンスの蓄積のある認知行動療法的観点のアプローチに変化しつつある．

C．プロトコルの実際

症例提示

39歳，男性，元会社員，未婚．大学生時代の満員電車の中で女性と身体が密着した際に強い性的興奮を覚えて以来，電車内の痴漢行為がやめられなくなった．これまで2回検挙されたが，いずれも罰金刑であった．自らもいずれやめなくてはいけないと考えてはいるが，事件の発覚によって失職したこともあり，特に目的もなく電車に乗って時間をつぶしている．次に検挙されると刑事施設に収監される可能性が高く，何とか克服したいということで民間施設の集団認知行動療法に参加することになった．

臨床での心理的アプローチ

集団では当初，自発的な発言が全くみられなかったが，痴漢行為を主訴とする他の参加者の発言と比較するなかから，自らの痴漢行為が直接的な性的な満足を得るというよりは，むしろ直前に感じていたストレスの解消の機能（負の強化）が大きいことを理解するようになった．また，「このタイプの女は痴漢をしても騒がない」という認知のゆがみの存在や，女性に対してどのように接したらよいかわからないという社会的スキルの欠如が確認された．そこで，ストレスを感じた際には趣味のサッカーなどでストレス解消を図ること，どのような女性であっても不快を感じれば通報する可能性があると考えること，

対人関係において（女性を含む場合も）社会的な会話を続ける練習をすること，乗り物内で加害しそうな女性に遭遇したらすぐに降りることに加え，電車を極力使わない職業に就くことを目指した．

> 本症例のまとめ

セッションのなかで，他の参加者とともに繰り返し行ったセルフ・モニタリングによって，自らの痴漢行為のきっかけや機能に関して俯瞰的な理解（メタ認知）ができるようになり，痴漢行為の持続要因に対して，それぞれ具体的に働きかけることが可能になった症例である．一般に集団認知行動療法は，参加者同士の相互作用が治療的に活用できる一方で，十分な効果が発揮されるような個別化が図りにくいという側面もある．すなわち，既存の集団療法と同様に，集団凝集性の高さを治療の目的にしてしまったり，集団プロセスのみに主眼がおかれ，個別のケース・フォーミュレーションが十分に活用されなかったりすることも多いため，十分な留意が必要である．

■ 引用文献
1) 朝比奈牧子：性犯罪．藤岡淳子（編）：犯罪・非行の心理学．p19, 有斐閣ブックス，2007
2) 日本精神神経学会（日本語版用語監修），髙橋三郎，大野裕（監訳）：DSM-5 精神疾患の診断・統計マニュアル．pp677-699, 医学書院，2014
3) Andrews DA, Bonta J：The Psychology of Criminal Conduct, Second Edition. Anderson, Cincinnati, OH, 1998
4) 朝比奈牧子：加害者の再犯抑止―アセスメントと介入の枠組み．田口真二，平 伸二，池田 稔，他（編）：性犯罪の行動科学．pp152-168, 北大路書房，2010
5) 性犯罪者処遇プログラム研究会：性犯罪者処遇プログラム研究会報告書．法務省矯正局・保護局，2006
6) 法務省法務総合研究所（編）：犯罪白書―性犯罪者の実態と再犯防止．日経印刷，2015

〔嶋田洋徳〕

第23章

身体疾患に伴う心理的問題

総論

> **この項目で学ぶべきこと・理解すべきこと**
> - 身体疾患に伴って生じる心理的問題の特徴について理解する
> - 身体疾患への心理的アプローチの基本構成要素を学ぶ
> - 身体疾患に対してのチーム医療における心理師の役割を学ぶ

A. 身体疾患に伴う心理的問題とは

　わが国における病気による死亡理由の主なものは，がん，心臓病，脳血管疾患となっており，時代の変遷とともに感染症などの急性疾患から，生活習慣病をはじめとする慢性疾患へと変遷してきている．慢性疾患は，長期的な療養を必要とするものが多く，患者の心理社会的負担は大きくなっている．また，医療の発展は生命予後を飛躍的に改善したが，その一方で患者の身体的・精神的負担はむしろ増える傾向にあり，患者のQOLは必ずしも改善していない．このような現状を背景として，身体疾患患者の抑うつ状態や不安などの精神的問題が指摘されるようになっており，がん患者では5〜7%[1]，心疾患では5〜8%[2]，糖尿病では9%[3]の患者が何らかの精神的問題を抱えているという結果が示されている．

　また，身体疾患患者が精神的問題を抱えることによって，治療アドヒアランスが低下することが指摘されており，身体疾患の治療の観点からも，患者のメンタルケアの充実が重要であると指摘されるようになっている[4]．

　身体疾患患者が抱える心理的問題は多様であるが，鈴木[4]は，主要なものとして以下の4つを挙げている．

●病気に伴う問題

　病気の診断や経過に伴う不安や心配，検査や治療に伴う苦痛やストレス，さらにはそれらが長期化することによって生じるうつ状態などが挙げられる．

●生活上の問題

　病気に伴う負担や身体機能の低下，あるいは通院や入院に伴う仕事や家庭生活の制限などが挙げられる．また，服薬や食事制限などのセルフケア行動の継続的な実施なども患者の大きな負担となる．

●人間関係やコミュニケーションの問題

　医療者とのコミュケーションにおける遠慮やためらい，情報収集や意思決定における混乱などが挙げられる．病状の悪化や長期入院などを背景とした家族内葛藤やコミュニケーション不良などの問題もある．

●人生や自己の存在価値に関する問題

　病気に伴って生じる人生の大きな変化への戸惑いや喪失感，病状の悪化に伴う絶望感や悲哀，自分の「いのち」や「死」への向き合い方の問題などが挙げられる．

B. 身体疾患患者への心理的アプローチ

　身体疾患患者の心理的問題は，患者の社会的背景や病状，あるいは治療内容などによって実に多様である．また，身体科の病棟や外来といった物理的な制約もあり，精神医療で一般的に行われるような，

個別の継続的な面接を前提とした支援計画が立てられないケースも少なくない．したがって，心理的アプローチを行う際には，「患者の苦痛を維持している日常的な悪循環は何か」という発想に重点をおき，具体的でかつ実行可能なワンポイントアドバイスを心がける必要がある．また，患者自身が行える症状緩和のためのセルフコントロール法を指導していくことも重要である．さらに，チーム医療という観点から，心理師がすべての支援を実施するのではなく，患者の状態像とケアの方針を周囲の医療スタッフと共有し，病棟や外来での継続的な支援を想定した戦略的でかつ実践的な方針を検討することが重要である．

身体疾患患者の心理的アプローチで活用される主な技法は次の通りである．

● 包括的アセスメント

患者の苦痛の背景となりうる問題を「身体的問題」「精神医学的問題」「社会経済的問題」「心理的問題」「実存的問題」に分類し，各要素について，チーム医療の各専門職でどのような役割分担と連携を行っていくべきかを検討する．

● 不安や抑うつ，およびストレス症状の緩和のためのセルフコントロール力の向上

身体的・心理的苦痛の緩和のためのリラクセーションの練習や，生活上の問題を整理し，有効な対処法を検討するための問題解決テクニックや不安・ストレスのセルフコントロールに関する心理教育などを行う．

● セルフケア行動の形成・維持のための支援

食事，運動，休養などにかかわる生活習慣の改善方法のアドバイスや，服薬や病態管理のために必要なセルフケア行動を生活に定着させるための行動医学的支援などを行う．

● 病気の受容や社会復帰・適応のための支援

治療を終えて退院した患者の職場復帰や復学の支援，および復帰後に生じる新たな問題へのサポート，あるいは治療に伴って生じた後遺症や身体的苦痛，活動制限などへの代替方略の提案や障害受容などへのサポートを行う．

● 家族のケア

患者の家族は患者とともにさまざまな心理社会的苦痛を抱えることになる．家族のメンタルケアやストレスマネジメント，さらには身体的休息のための支援などを行う．また，患者へのかかわり方などに関するアドバイスや家族内葛藤への支援的関与なども併せて行う．

C．チーム医療における心理師の役割

上述の身体疾患患者への心理的アプローチは，身体疾患の治療を担うチーム医療の一員としての役割分担と連携のうえで行うことで初めて有効な支援となる．

鈴木[5]は，チーム医療における心理師の役割を以下の3つからまとめている．

● 心理専門職としての役割

患者との面接や心理検査の結果などを踏まえて，患者の状態を心理学的に評価する（心理学的評価）とともに，心の仕組みについて解説したり，不安やイライラなどへの対応方法について患者や家族，あるいは医療スタッフに解説する（心理教育）．また，患者が抱えるストレスや不安などを受け止め，その緩和のためのケアを行うこと（メンタルケア）が挙げられる．

● 媒介者としての役割

病状の説明や治療方針などについて担当医と患者が面談を行った後など，患者が少し落ち着いた頃を見計らって心理師が面談を行い，どのような説明があったか（理解度の確認）や，不安なことや疑問点はないかを確認する．また，医療者の態度や言い回しなどで不快に思ったことはないかなどを確認し，必要に応じて医療者側の意図を説明・補足する．さらには，患者の理解度や疑問点，要望や不安なことなどを医療チームにフィードバックするとともに今後の対応などについて話し合うなどの点が挙げられる．

● コンサルタントとしての役割

状態が不安定な患者への対応や特段の配慮が必要とされる患者への対応，あるいは病棟などで生じるさまざまな人間関係上の問題（例えば，医療者と患者間でのトラブルなど）などについて，心理師が客観的な視点から状況を見極め，アドバイザー役としてスタッフの役割分担と対応方法をコンサルテー

ションしていくことで，医療スタッフへの大きなサポートになることができる．

■ 引用文献
1) 国立がん研究センター東病院臨床開発センター精神腫瘍学開発分野の資料：http://www.ncc.go.jp/jp/ncce/clinic/psychiatry.html
2) 志賀 剛，鈴木 豪，西村勝治，他：多施設循環器内科外来患者におけるうつ状態の有病率調査．厚生労働科学研究費補助金 障害者対策総合研究事業（精神障害分野）身体疾患を合併する精神疾患患者の診療の質の向上に資する研究（H24-精神一般-001：研究代表者 伊藤弘人）平成24-26年度総合研究報告書．pp75-80，2015
3) 野田光彦，峯山智佳，本田律子，他：身体疾患を合併する精神疾患患者の診療の質の向上に資する研究．厚生労働科学研究費補助金 障害者対策総合研究事業（精神障害分野）身体疾患を合併する精神疾患患者の診療の質の向上に資する研究（H24-精神一般-001：研究代表者 伊藤弘人）平成24-26年度総合研究報告書．pp21-43，2015
4) 鈴木伸一（編）：からだの病気のこころのケア．北大路書房，2016
5) 鈴木伸一（編）：医療心理学の新展開—チーム医療に活かす心理学の最前線．北大路書房，2008

（鈴木伸一）

がん

この項目で学ぶべきこと・理解すべきこと
- がんに対する通常の心理反応を理解する
- 心理的問題に限らず，身体症状や精神症状，社会的問題，実存的問題など包括的なアセスメントを行う
- 支持的介入を基本とし，状況に応じてさまざまな心理的アプローチを柔軟に使い分ける

A．がんとは

1 がんの疫学

がん罹患者数は年々増加の一途をたどり，現在は年間約85万人が新たにがんと診断されている．おおよそ2人に1人が生涯一度はがんに罹患する時代となった．近年，治療方法の飛躍的な向上に伴い，5年生存率の改善がみられているが，一方で年間約36万人ががんで亡くなっており，生命を脅かしうる重大な病気であることには変わりない．

2 がんの臨床経過に伴った心理反応

がん患者は，診断，告知，治療といった臨床経過のなかでさまざまな出来事を経験し，そのたびにさまざまな心理反応を呈する[1]．臨床経過に伴った通常の心理反応を想定しておくことは，適切な心理支援の方法を検討するのに役立つだけではなく，がん治療そのものを円滑に遂行することも助ける．

まず，身体症状の出現や健康診断でがんが疑われる状況となったとき，誰もが不安を感じ「自分に限ってがんになるわけがない」と否認しようとする．検査を進めるなかで，大丈夫だという思いと，最悪の事態を恐れる気持ちとの間で大きく揺れ動き，医療者の一挙手一投足に敏感に反応する．がん告知は患者の将来への見通しを根底から変えてしまうほどの悪い知らせであるため，衝撃を受け，恐怖，無力感，絶望感，怒りといったさまざまな感情を抱く．

がん治療中には，手術による身体的機能の障害，抗がん剤による脱毛など外見上の変化に伴い，自尊心が低下し，社会的活動の減少が生じる．副作用のなかでも，悪心・嘔吐は条件づけされやすく，「点滴を見るだけで気持ち悪くなる」といった事態がもたらされる場合がある．また，働き盛りの世代では，治療と仕事をどう両立させていくか，未成年の子どもを抱えている場合には子どもにどう伝え，どうかかわるかといった問題が起こる．治療が終了し経過観察となった時期では，しばらくは些細な身体症状に敏感になり，再発不安に襲われる．時が経つにつれ，不安の波は徐々に穏やかとなり，病気を自分の一部として取り入れ，価値観の整理を行いながら人生の再設計・再統合を図っていく．

一方，診断の時点で根治不能である場合や，治療後再発した場合には，死がより現実的なものとして迫るため，死や生とどう向き合うかが課題となり，実存的な苦痛が生じやすくなる．終末期を迎え，複数の身体症状出現に伴い，せん妄といった脳機能障害も生じる．他者の手を借りることが増え，自律性を失ったり，愛する人との関係を失うことなどさまざまな喪失を体験する．

上記のような出来事は日々刻々と訪れ，目まぐるしく変化していくものである．患者の状況や状態を適切に理解するためには，心理的問題だけではなく，身体症状，精神症状，社会的問題，実存的問題を包括的に評価し，他職種と協働していく視点をもっておくことが大切である．また，がん領域で代表的な精神医学的問題としては適応障害，うつ病，せん妄が挙げられるが，これらは見過ごされることも多いため，特に注意して評価を行う必要がある．

B．心理的アプローチのプロトコル

がんに伴う心理的問題に対し，さまざまな心理療法やアプローチが行われている[2]．代表的なものを以下に示すが，状況やニーズに応じて技法や治療構造など柔軟に対応する姿勢が求められる．また，対象の多くが日々身体的に悪化していく患者であり，心理師自身が無力感などの逆転移感情に圧倒されることがあるため，十分注意を払う必要がある．

1 支持的介入

支持的介入は，傾聴，支持，肯定，保証，共感，受容などを中心とした心理療法であり，最も基本的な治療技法である．患者に関心を寄せながら感情表出を促し，非審判的な態度で一貫して支持を続け，その人なりに病気を理解し適応していくことを支援する．否認や退行は，がん患者によくみられる心理的防衛機制であるが，がん治療においては危機的な状況から患者の精神状態を守るための緩衝材として機能している場合があるため，重大な支障が生じていない限りは必ずしも直面化を必要としない．不安や怒りは医療従事者に投影され，医療チームが機能不全に陥ることもあるため，医療者に対しても支持的にかかわっていく必要がある．

2 心理教育的介入

心理教育的介入は，がんに関する正しい知識や情報を提供しながら，不確実な情報や知識の欠如に起因して生じる不安感などを軽減し，誤解なく医療を受けられることを目標とする．医療用麻薬の使用や気持ちのもち方，食事を含めた生活の過ごし方，民間療法の利用などが話題として挙げられる．

3 認知行動療法

認知行動療法は，がん患者の不眠，不安，抑うつといった精神症状だけではなく，疼痛や呼吸困難，悪心・嘔吐，倦怠感といった身体症状緩和にも有効である．認知再構成法，問題解決療法，リラクセーションなどが用いられるが，なかでもリラクセーションは無作為化比較試験において抗不安薬と同等の効果が確認されており，習得が望ましい．

4 集団心理療法

集団心理療法は，同様な状況におかれた者同士の相互支持の場として機能し，グループ内で生じるお互いの精神的援助や日常生活における情報交換を通じて，より適応的な対処方法を身につけていく治療技法である[1]．がんに関する心理教育，ストレスマネジメント，リラクセーションなどが扱われることが多い．

C．プロトコルの実際

症例提示

43歳，女性．副鼻腔原発の悪性リンパ腫で入院となった．根治的な放射線治療が開始されたが，初回治療の際，突然動悸，発汗，窒息感，気の遠くなる感覚が生じたため，治療が中断された．治療に対する不安感が強くなり，心理師にコンサルトとなった．

臨床での心理的アプローチ

パニック症の既往はなく，パニック発作は放射線治療という限局的な場面で生じていたが，背景に「治療で何か後遺症が残るのでは」といった不安や，治療を行わなければ治らない，といった医療者の言葉にプレッシャーを感じていたことが明らかとなった．治療を完遂するという目標を共有したうえで，

不安と回避行動の悪循環を心理教育し，対処法としてリラクセーションを提示した．また，他の医療者にアセスメントを伝え，対応法について話し合った．

その後，リラクセーションを導入し，抗不安薬を適宜使用できるよう準備が行われた．また治療中は放射線技師が見通しをもてるような声かけを行った．回を重ねるうちに「何となく構えるけど，流れがわかったので慣れてきた」と話し，当初の予定通り治療を完遂することができた．

本症例のまとめ

放射線治療に伴う不安に対し，心理教育や対処法を提示し，医療者間で連携しがん治療が遂行できるよう支援を行った．また，背景にあるさまざまな不安を積極的に傾聴し，支持的なかかわりを行った．

■ 引用文献
1) 内富庸介，小川朝生（編）：精神腫瘍学．医学書院，2011
2) 内富庸介，大西秀樹，藤澤大介（監訳）：がん患者心理療法ハンドブック．医学書院，2013

（堂谷知香子）

循環器疾患

この項目で学ぶべきこと・理解すべきこと
- 循環器疾患にメンタルヘルスが与える影響，メンタルヘルス向上の重要性を知る
- 循環器疾患に伴う心理的問題をアセスメントする際に，留意するべき事柄について理解する
- 循環器疾患に伴う心理的問題を扱ううえで，ほかの職種との連携や協働の必要性を理解する

A．循環器疾患とは

循環器疾患には，虚血性心疾患，不整脈，心不全，心筋症など，心臓と循環器系のさまざまな疾患が含まれる．突然死の可能性も含め，症状の急性増悪や軽減を繰り返し，合併症を伴いながら生涯にわたる．急性増悪期には入院治療を要するほか，生活習慣が病状に大きく影響するため，安定期にも通院や検査，服薬，生活上のさまざまな自己管理が求められる．また，先進医療の対象となる疾患群である．例えば，不整脈にはペースメーカーによる脈の調律や，除細動器による致死性不整脈の電気的停止など，体内植込み型の機器の使用が必要となる．重症心不全では，心臓移植や補助人工心臓以外では救命できない．こうした疾患特性は心理学的・精神医学的側面とも密接にかかわる．

報告により有病率には差があるが，うつは循環器疾患の再燃や再入院，死亡のリスクとも関連する[1]．不安も疾患の経過や予後に影響することが示唆されている[2]．循環器疾患におけるメンタルヘルスの管理は，身体的予後の良否にかかわる重要な課題である．

B．心理的アプローチのプロトコル

1 心理的アプローチの有効性

例えば，虚血性心疾患への心理的介入において，認知行動療法や問題解決療法は，うつ病や抑うつを改善する可能性[3]が示され，自己管理促進の有効性も示唆されている[4]．しかし，プログラム化された研究の効果レベルは小さい．臨床においては，循環器疾患の特性・病状とそれに関連して生じている心理的な問題に対して，個別性に合わせた心理学的アセスメントと介入の立案・遂行が求められる．

2 活用可能な心理的アプローチ

循環器疾患をもつ人に対する心理的支援においても，不安障害や気分障害などへの心理的アプローチとして有効性の示されている技法を，アセスメントに基づいて適切に活用することが可能である．

3 アセスメントの留意点

クライエントの考えや解釈，問題への対処の仕方，周囲からのサポートのあり方，身体症状と身体機能などを丁寧にアセスメントし，問題が維持されている要因を明らかにする．社会・経済的側面や，疾患と治療に関する医療者との関係性についてもアセスメントする．病状や治療の見通しについて，循環器医との情報共有がなされることが望ましい．薬物療法の適応についても注意深く評価し，必要に応じて精神科医との連携を行う．

● 行動的側面（身体機能の評価を含む）

循環器疾患においては，病状のために活動が制限されていることも，リハビリテーションのために運動が促進されていることもある．医学的な指示や制限とは別に，クライエントの不安に対する回避的対処のために，可能な活動量よりも大きく活動が制限されている場合もある．身体的に可能な運動や活動と現在クライエントの遂行できている活動に大きな解離がある場合には，その解消がクライエントの生活の質の向上にもつながる場合が多い．

活動を制限している事象（例えば，予期不安，自己効力感の低さ，疾患に対する理解不足）をアセスメントし，適切な心理教育と段階的で安全な行動拡大を計画し，成功経験を重ねることが有用である．

● 認知的側面

循環器疾患において，「また心臓が悪くなるのではないか」「不整脈発作が再発するのではないか」という考えは，決して誤ったものではない．一方，病状を極端に軽視して，自己管理を怠ることは病状の悪化につながることにも留意する必要がある．

症状増悪に対する強い予期不安によって生活に支障が生じている場合や，疾患による役割喪失への悲嘆や家族に対する罪責感などがクライエントの気分や周囲との関係に大きく影響しているような場合は，心理的介入の対象として扱い得る．

● 自己管理に関する側面

薬物療法，運動療法，栄養，嗜好品摂取などさまざまな自己管理の良否が疾患の予後にも影響するため，心理的介入によって自己管理が向上することへの期待は大きい．

医療上どのような管理が求められ，どの程度遂行できているか．遂行が妨げられている要因は何かをアセスメントする必要がある．一般に自己管理遂行に影響する因子には，医療者−患者関係，治療内容の複雑さ，経済的要因，精神疾患などがある．

4 心理教育と目標共有

アセスメントに基づき，問題がなぜ維持されているのか，クライエントからも理解しやすいように整理して提示する．どの程度の生活が可能か，本人の心配はどの程度妥当かは，循環器疾患の主治医との協力関係において明らかにし，適切な疾患の自己管理も含めた心理教育が行えることが望ましい．この心理的介入が何を目標とし，どのように解決に向かうのかについてもクライエントと共有する．

C. プロトコルの実際

症例提示

40歳，男性，会社員．3年前の健康診断をきっかけに致死性不整脈と診断され，突然死予防目的に植込み型除細動器（ICD）を使用．植込み型除細動器は致死性不整脈を感知して自動的に電気放電を行うことで，不整脈を停止させ，救命を行う機器である．

自覚症状なく経過していたが，入浴時に動悸を感じ，床にしゃがんだところで，ICDの電気的作動が生じた．このときの作動は，「雷に打たれたような」激しい痛みを伴うものであった．抗不整脈薬の調整によって，それ以降，不整脈発作は起こらなかった．しかし，本人は入浴時には強い不安と，脈の乱れを自覚するようになり，たびたび主治医に不整脈再発の不安を訴えるようになった．

臨床での心理的アプローチ

まず，不安を感じるきっかけとその後の経過について情報収集を行った．入浴だけでなく，電車など室温や湿度の高くなる状況でも，「不整脈が起こって，ひどい痛み（ICDの作動）が生じるのではないか」という予期不安が喚起され，活動をやめて脈をとって異常がないか確認し，脈が乱れそうな状況は避けるといった安全確保行動，回避行動が生じていた．

主治医からの「生活上の制限はない」という説明と，植込み型除細動器の機能（「ICDの作動は救命

のためである」）を確認し，不安が維持されているメカニズムについて，認知行動モデルに基づいて心理教育を行った．不要な制限のない生活（電車に乗れ，入浴ができる）を目標とした．注意すべき脈の乱れについては，本人から主治医に質問する計画を立て，適切な疾患知識を得るとともに，主治医に相談するスキルの習得を行った．予期不安に対する対処としてリラクセーションを習得し，段階的エクスポージャーを経て，行動を拡大し，日常生活を回復した．

本症例のまとめ

初めての致死性不整脈発作とICDの電気的作動により，重篤な疾患であることに直面し，作動への不安から生活が大きく制限された症例であった．回避行動に対し，心理教育と段階的エクスポージャーが有用であった．また循環器疾患治療の意義の再確認や循環器主治医への相談スキルを扱うことにより，継続する心臓疾患治療への動機づけを高めた．

■ 引用文献

1) Sokoreli I, de Vries JJ, Pauws SC, et al：Depression and anxiety as predictors of mortality among heart failure patients：systematic review and meta-analysis. Heart Fail Rev 21：49-63, 2016
2) Celano CM, Millstein RA, Bedoya CA, et al：Association between anxiety and mortality in patients with coronary artery disease：A meta-analysis. Am Heart J 170：1105-1115, 2015
3) Dickens C, Cherrington A, Adeyemi I, et al：Characteristics of psychological interventions that improve depression in people with coronary heart disease：a systematic review and meta-regression. Psychosom Med 75：211-221, 2013
4) Panagioti M, Richardson G, Small N, et al：Self-management support interventions to reduce health care utilisation without compromising outcomes：a systematic review and meta-analysis. BMC Health Serv Res 14：356, 2014

（小林清香）

高次脳機能障害のリハビリテーション

この項目で学ぶべきこと・理解すべきこと
- 高次脳機能障害について学ぶ
- リハビリテーション領域における心理師の役割について理解する
- 高次脳機能障害者を支援する際に必要な知識や技術について理解する

A．高次脳機能障害とは

外傷性脳損傷，脳血管障害などによる器質的脳病変により生じた後遺症のなかで，失行，失認，失語，記憶障害，注意障害，遂行機能障害，社会的行動障害などの認知障害は，高次脳機能障害とよばれる．2001（平成13）年度から始まった厚生労働省による高次脳機能障害支援モデル事業においては，特に記憶障害，注意障害，遂行機能障害，社会的行動障害などの認知障害を主たる要因として，日常生活および社会生活への適応に困難を有する一群が存在するとされ，これらに対する診断，リハビリテーション，生活支援などの手法を確立するための取り組みが行われている[1]．

B．心理的アプローチのプロトコル

高次脳機能障害者に対するリハビリテーションは，認知リハビリテーション（以下，認知リハ）として実践されている（p.212）．認知リハとは，回復的アプローチと補償的アプローチを用いることで，高次脳機能障害全般の機能回復および能力回復を目指し，かつ障害を適切に管理できるようにし，患者個人および患者を取り巻く環境に対しアプローチすることで，患者の社会参加を目指す過程である．

認知リハの主な構成要素は，①神経心理学検査を用いたアセスメント，②回復的アプローチ，③補償的アプローチ，④環境調整などである．

1 神経心理学検査

認知リハを計画する際に最も重要なことは，患者の障害された能力と残存している能力を明らかにすることである．高次脳機能障害のさまざまな症状のなかで，ある症状が単独で現れるということはきわめてまれで，重複して現れることが一般的である．

高次脳機能障害者に対して，神経心理学検査を組み合わせて実施していくことで，その障害像を明らかにし，認知リハの指針とすることができる．心理師は，患者の主訴，脳の損傷部位，日常生活場面の観察，以前に実施した検査結果などに基づいて，多くの検査のなかから必要なものを組み合わせて実施しなければならない．また，当然ながら，神経心理学検査のみで，高次脳機能障害者のもつ困難さのすべてを把握することはできない．日常生活場面での観察，家族や他のコメディカルスタッフからの情報収集が必要であり，また，発症前の生活状況をも考慮に入れながら，総合的に障害像を明らかにしていかなくてはならない．

2 回復的アプローチ

回復的アプローチは，反復訓練によって失われた機能を回復させることを目的とし，特定の認知機能の改善に焦点を当てる．

3 補償的アプローチ

補償的アプローチは，障害にとっての内的代替，あるいは外的な補助を発展させることを目的とし，認知障害の存在に適応することに焦点を当てる．

4 環境調整

家族に対して　患者のみならず家族に対しても高次脳機能障害に関する心理教育が必要である．患者の認知機能の変化についての知識や対応方法などの心理教育はもちろんだが，患者の家族には，家族内の役割変化に対する心理的混乱や負担感，将来への不安感などの心理的ストレスも大きいことが明らかとなっている．これらの心理的ストレスの低減に対して心理師がはたす役割は大きい．

社会に対して　社会復帰に際して，患者を取り巻く環境へのアプローチは，認知リハの重要な役割である．患者の安定した社会参加のためには，復帰先への情報提供や継続的な情報交換が欠かせない．そのために患者が戻る環境のアセスメントと支援方法に関する知識や技術が必要である．加えて，患者が活用できる病院以外の社会的な資源，社会福祉制度についての知識があれば望ましい．

C．プロトコルの実際

症例提示

30歳代，男性，会社員，外傷性脳損傷．3年前にバイク乗車中に車と接触し受傷．意識障害は1週間程度続いたが，急性期病院入院中に歩行可能となり自宅に退院した．退院後，速やかに元の職場に復職したものの，与えられた仕事をため込み期限を過ぎても提出できない，重要な書類を紛失してしまうなどの問題が多発した．上司が本人に指摘するもあたかも指示を出した上司の責任のように言い訳を繰り返し改善がみられなかった．同時に本人の心理的ストレスも高まり適応障害と診断され休職に至った．家族が地域の相談窓口に行ったところ，高次脳機能障害が疑われたため，当院を紹介された．

臨床での心理的アプローチ

■ 神経心理学検査

MRIより右前頭葉の脳挫傷が確認された．神経心理学検査より，知的機能は受傷前と同様に保たれていると推測されたが，軽度の注意，記憶障害，重度の遂行機能障害が残存していることが明らかとなった．

■ 回復的アプローチ

主に，注意障害に対して机上のプリントを使用し反復訓練を行った．その結果，当院入院中の3か月間で特に情報処理速度の改善が示された．

■ 補償的アプローチ

記憶障害と遂行機能障害を代償するために，幕張版メモリーノートを導入した．このメモリーノートは1日の予定，その日のうちにやるべきこと，期限付きのやるべきことなどを記載できる構成となっている．メモリーノートを用い，予定や抱えている課題の把握，相談や報告のスキルについて練習した．

■ 環境調整

当院入院中に，職場の上司や産業医と顔を合わせ，残存している高次脳機能障害の特徴とその対応方法についての情報提供を行った．また職場の状況を聞き取り，可能な仕事の切り出しを行った．その結果，配置換えが検討され，復職に至った．

本症例のまとめ

交通事故後に身体機能が良好に回復し，高次脳機能障害が発見されないまま職場復帰したものの，さまざまな認知機能障害が阻害となり，社会参加が継続困難であった症例に対し，認知リハを実施した．このケースから示唆されるように，急性期から高次脳機能障害についてケアしておくことが重要であるし，また本人の認知機能障害の特徴を把握し，それらに対して神経心理学や認知心理学などの理論的背景に基づいた認知リハを展開していくことが必要である．

■ 引用文献

1) 中島八十一：高次脳機能障害の現状と診断基準．中島八十一，寺島彰（編）：高次脳機能障害ハンドブック―診断・評価から自立支援まで．pp1-20，医学書院，2006

（澤田 梢）

生活習慣病の行動管理
糖尿病

この項目で学ぶべきこと・理解すべきこと

- 主体的に生活習慣を変え保つために，行動を変える動機や準備性に応じた介入が必要であることを理解する
- 行動の機能を分析し，適した変容技法を選択的に使う
- なぜ行動変容するのか個人の価値観を理解する

A. 糖尿病療養の心理的課題

糖尿病はインスリン作用不足による慢性の高血糖状態を主徴とする代謝疾患であり，成因により1型/2型，病態によりインスリン依存/非依存状態に分類される．主に自己免疫性の1型は通常，インスリン絶対的欠乏のため生命維持にはインスリン治療を要し，一方，2型はその発症要因にインスリン分泌低下，インスリン抵抗性の素因に加え，過食，運動不足，肥満など生活習慣の環境要因が関与しており，インスリン治療を必ずしも必要としないが，高血糖是正のため導入される場合もある．

いずれの病型も高血糖状態が慢性的に続くことで網膜症，腎症，神経障害，動脈硬化性疾患などの合併症に進展していくリスクが高く，寿命やQOLを著しく損なうおそれがあるため，患者は血糖値を良好な値にコントロールすることが求められる．日常生活でのセルフケア行動（食事療法，運動療法，血糖自己測定，内服およびインスリン自己注射など）を継続していくことで血糖コントロールを保つが，とりわけ食事・運動といった生活習慣を患者自らが改善するという主体性が求められ，また完治のない慢性疾患ゆえ，この自己管理を絶えず維持することに困難や負担が生じやすい．介入の焦点を3群に分別する[1]．

① 罹患に伴う心理的動揺，疾病受容の課題
② 生活習慣（食事・運動）の行動変容支援
③ 糖尿病と精神科的疾患・問題の併存症例

B. 心理的アプローチのプロトコル

1 行動変容の準備性のアセスメント，動機づけ

病識や療養への認識を把握する．自覚症状がないため血糖高値であっても危機感がもてないことや，糖尿病への拒絶感などがアドヒアランスを低下させ得る．食事・運動療法の重要性と自己効力感を主観

評定してもらい，動機づけるか行動変容を促すか介入の糸口を判断する．また，多理論統合モデル（transtheoretical model）に準拠し行動変容の準備性を5つの変化ステージ（前熟考期，熟考期，準備期，実行期，維持期）で評価する．例えば変容をためらう熟考期や，療養の重要性の評定が低値の患者には，即座に行動変容を促すよりもまず先に生活習慣を変えることのメリット，デメリットを検討することが行動変容への準備，動機づけとなる〔損益分析（意思決定バランス）〕．

2 機能分析に基づく行動変容

●セルフ・モニタリング（自己観察記録）

観察記録をつけ問題点を自己客観視して気づく．食事内容，飲酒量などターゲットにする観察項目のみにとどまらず，問題となる行動が生じる先行刺激，行動に後続する事象も記録することでそれらと行動との随伴性を明らかにでき，適した変容技法の選択へとつながる．また，治療者とともに患者自身が記録から発見していく協同的な関係に，治療に対する患者の主体性が育まれていく素地がある．

●確立操作（強化子の効力を変える環境・生理状態を操作する）

空腹は食べ物の強化力を高め，食べ物を求める行動が生じる可能性を高める．例えば空腹時を避けて買い物に行くことで食べ物の買い過ぎを防ぐ．

●刺激統制（行動を生じさせる手がかりを増減する）

食べたくなるきっかけを減らす（お菓子の買い置きをしない，誘惑を遠ざける）．環境を整える（大袋でなく小分け包装の食材利用，小さめの器を使う）．

●代替行動の形成

飲食（間食，飲酒）に頼って陰性感情や心身の疲労を緩和している場合，同じ機能をはたすストレス対処行動を見つける，身につける．

●アサーション・トレーニング

会食場面でセルフケア行動を遂行するため，外食・間食の誘い，飲酒の勧め，食前のインスリン注射に際し，周囲に病状を伝え理解協力を得る．「断る」「要望を伝える」「相手に〜してもらうようお願いする」などのソーシャルスキル強化が課題となる．

3 明確化した価値に則して生きる

糖尿病への受け入れがたい思考感情をそのまま認め，自身が価値をおく生き方をするためにセルフケア行動をする．アクセプタンス＆コミットメントセラピーの単回心理教育（アクセプタンス，マインドフルネス・スキル，価値の明確化）により，通常教育群と比べセルフケア実行度やHbA1cコントロールが良好となるエビデンスが示されている[2]．

C．プロトコルの実際

症例提示

40歳代，男性，会社員．2型糖尿病で，妻と2人暮らし．8年前に発症．教育入院で糖尿病療養の基本を身につけて以来7年間，経口薬内服と食事療法，運動療法のセルフケアに取り組み，合併症なくおおむねHbA1c 6%台前半を維持していた．1年前，異動により業務多忙となり，心身が疲労し朝昼食をほとんどとれなくなった．夕食を食べ過ぎるなど食事量も1食に偏り，また就寝前に間食することが増えた．そして継続していたウォーキングも余力がなくなり途絶え，HbA1c 8%台と血糖値も悪化した．内科定期受診と並行し心理療法を希望して来談となった．

臨床での心理的アプローチ

職場適応のあり方によって食事運動のセルフケア行動が阻まれることを視野に入れ，職場適応に向けて問題解決スキルを強化し，また心身両面からストレスマネジメントができるよう援助した．以下は間食への介入部分である．

「ストレスを感じると食べてしまう」と自覚しているが「どうしたらいいかわからない」と述べ，職場での不適応感から自己評価が低下し，食べることで気晴らししても糖尿病をセルフケアできていない罪悪感でさらに自己評価を低めてしまう．そして，過食で体調（血糖値）が悪化すると業務のはかどりもより悪化していく悪循環がうかがえた．

間食状況を詳しく聞くと2つの間食パターンが判明した．①出勤日は「仕事から帰宅して夕食後，1人寝室のベッドの上で，インターネット動画を見ながら菓子パンを食べると，よりリラックスできる」として，職場での精神的緊張・疲労からの解放感を

得ている．② 休日晩には「明朝から職場で上司にどんな非難をされるのだろうか」と不安になり，空腹でなくても間食することで気を紛らわし，明日の職場が思い浮かび不安になるのを避けている．これら間食の2つの機能について理解を共有し，次に，① 飲食という手段に頼らずリラックス効果を高める過ごし方，② 不安緊張を受け入れたり和らげる対処法を検討，練習した．また，仕事帰りにコンビニに寄って菓子パン，アイスクリームを毎日買っていたが，日常の練習課題として，コンビニに寄らず帰宅してみる（刺激統制），間食記録としてコンビニの買い物レシートを持参して報告する（簡易なセルフモニタリング）ことに取り組んだ．そうしたところ，連日の買い食いが月に数日のみに減少し，HbA1c 6％台への改善が確かめられた．

本症例のまとめ

セルフケアの知識と重要性は理解しているが，心理社会的ストレスから心身の不調をきたしセルフケア行動の維持が難しくなった症例について，飲食行動を機能面から理解できるよう丹念に聴き，同じ機能をもつ行動に置き換えて対処スキルを養うことで，患者はセルフケアへのコントロール感，自己効力感を取り戻すことにつながった．

■ 引用文献
1) 巣黒慎太郎：糖尿病へのケア．鈴木伸一（編）：からだの病気のこころのケア．北大路書房，2016
2) Gregg JA, Callaghan GM, Hayes SC, et al：Improving diabetes self-management through acceptance, mindfulness, and values：A randomized controlled trial. J Consult Clin Psychol 75：336-343, 2007

（巣黒慎太郎）

小児疾患

この項目で学ぶべきこと・理解すべきこと
- 小児の身体疾患においてみられる心理社会的問題について理解する
- 子どもの発達段階やライフステージを考慮した支援や多職種連携の重要性について学ぶ

A．小児疾患とは

小児医療の著しい発展により，以前は生命予後が悪かった疾患の長期生存が可能となり，慢性疾患が増加・多様化している．わが国では，14疾患群704病病が小児慢性特定疾病として認定されており，その患者数は約14.8万人に及ぶと試算されている[1]．代表的な疾患として，悪性新生物（白血病，脳腫瘍など），腎疾患（ネフローゼ症候群，IgA腎症など），呼吸器疾患（慢性肺疾患，気管支喘息など），心疾患（先天性心疾患，不整脈など），内分泌疾患（成長ホルモン分泌不全性低身長症，Basedow病など），糖尿病，神経・筋疾患（West症候群，筋ジストロフィーなど）などがある．

B．心理的アプローチのプロトコル

成長・発達途上にある小児期に身体疾患に罹患し治療を行うことは，患児や家族にさまざまな影響を及ぼす．本項では，小児慢性疾患に共通する心理社会的問題と，支援の際に重要となる点について整理する．

1 苦痛のマネジメント

多くの検査や治療には痛みや恐怖，不安などの苦痛が伴う．小児の痛みに適切に対応しないと，次の検査や治療への嫌悪感が増し，さらなる痛みや苦痛，予期不安の条件づけへとつながる．その結果，治療への不参加，不安，抑うつやPTSDなど情緒的問題を引き起こすことになる．

治療に伴う痛みには，医療的・薬理学的介入だけでなく，認知行動的アプローチの有効性も示されている．具体的には，処置前のプレパレーション，モデリング，リラクセーション，強化などがある．

2 アドヒアランスの向上

慢性疾患児は長期にわたり療養行動が必要となるが，外見や仲間関係を気にして不適切な療養行動を行ったり，生活環境や習慣の変化，疾患の慢性化や治療の複雑化，親の関与度の変化などによって，アドヒアランスが低下することも多い．

アドヒアランスの向上には，病気や治療に関する教育的アプローチ，モデリングや行動リハーサルを用いたスキルの学習，セルフモニタリングによる自己管理行動の把握，学習理論に基づいた介入（視覚的手がかりの提示や強化の随伴）が有効である[2]．また，小児の病気の管理には，親がはたす役割も大きい．子どもの成長発達段階に応じて，本人が責任をもつ部分と親が担う部分を検討し，病気の管理について適切な役割分担を行うことが重要である．

3 学校・社会適応の促進

慢性疾患児の健全な発育や社会的自立を促すために，学校や社会への適応を促すことは非常に重要な課題である．長期療養による学習の遅れ，仲間からの疎外感，集団行動や対人コミュニケーションの苦手さなどは，学校や社会への適応を妨げ，患児の強い劣等感や自尊感情の低下につながりうる．

復学支援では，家庭・病院・学校の連携体制を整え，入院中から退院後まで継続した支援を行うことが重要である．関係者間で復学への不安や要望を共有し，学校生活における配慮，学習の遅れに対する支援，他の児童生徒や保護者への対応などを話し合う．患児に対してストレスマネジメントやソーシャルスキル・トレーニングを実施し，適応力や対人スキルの向上を促していくことも大切である．

4 病気に関する説明・捉え方

子どもの精神状態を心配したり，親自身の不安や罪悪感から，子どもへの病気の説明に戸惑う親は少なくない．子どもに説明することは子どもの不安や苦痛の軽減，誤解や疑問の解消，感情表出の促進につながる．医療者は，子どもに伝える内容や伝えた後の対応について親と丁寧に検討し，子どもの年齢や理解度に応じた説明やケアを行う必要がある．

また，子どもの成長発達やライフステージの変化に伴い，絶望，否認，諦観，前向きな姿勢など病気の捉え方も変化する．これらはアドヒアランスや心理社会的適応に影響を及ぼすため，患児の病気の捉え方を把握し，状況に応じた病気との付き合い方を支援することが重要である．

5 家族に対する支援

慢性疾患児の親は，罪悪感，抑うつ，経済的問題，社会生活の制限，育児不安などの問題を抱えやすい．また，きょうだいも寂しさや孤独感を感じており，学校不適応や心身症などを呈することがある．

親に対しては，問題解決スキル訓練，認知行動療法や家族療法などが実施されており，抑うつやPTSD症状の改善などの効果が示されている．きょうだいに対しては，病気に関する説明や病院見学などを通して不安や疎外感を和らげたり，きょうだいが親と過ごすための時間や場所を作る，ピアサポートの機会を提供するなどの取り組みが望まれる．

C. プロトコルの実際

症例提示

13歳，男子．4歳で重症筋無力症を発症し，年に2，3回の入院治療と月1回の外来治療を継続．中学校入学後，体調不良を理由に頻繁に学校を休むようになった．医学的検査で明らかな症状増悪を認めなかったため，親は「怠けずに学校へ行きなさい！」と毎朝叱責していた．服薬を拒否したり，反抗的な態度をとるようになったため，カウンセリングを導入．

臨床での心理的アプローチ

● 心理行動アセスメントと機能分析

疾患や治療による身体状態，家庭・学校環境や周囲のかかわり方，患児の考え方や発達特性など多面的に情報を収集し，機能分析を行った．

入院治療による欠席で授業がわからなくなったこと，体調不良で保健室に行くことを先生や友人に「さぼり」といわれたことから，登校に対する不安が高まり，欠席が増加．親からの叱責も多く，「好きで病気になったわけじゃない．いろいろ努力しているのに誰もわかってくれない」と無力感や孤独感が強まり，服薬も拒否するようになったと考えられた．

● 学校との情報共有，協力体制を整える

養護教諭や担任だけでなく，教科担任にも患児の病状説明を行い，患児への声かけや体調不良時の対応方法について共通理解を図った．また，学習の遅れを補うために学習面のサポートを依頼した．さらに，できる限り学校を休まず入院や通院ができるように，医師と診療日程や治療の調整を行った．

● 不安場面での対処法を検討し，行動を強化する

病気に対する想いを傾聴し，気持ちの整理を行った．また，不安と回避行動の心理教育を行い，段階的に授業参加を増やすこととした．さらに，体調不良時の対応や周囲への伝え方について話し合い，行動実験を行った．親に対しては，患児の行動メカニズムへの理解を図り，患児が取り組めたことに対して肯定的な声かけを増やすよう促した．

その結果，出席が増え，周囲とのコミュニケーションも改善した．親とのポジティブなかかわりも増え，病気や治療にも前向きに取り組めるようになった．

本症例のまとめ

病気をきっかけに不登校になった症例について，機能分析に基づき多職種で連携して介入を行った．小児医療では，患児家族が病気と上手に付き合いながら充実した社会生活を送ることが目標となる．そのため，多職種・多機関が連携し，患児の病気の経過と成長発達を考慮した統合的な支援を行うことが重要である．

■ 引用文献
1) 福田亮介：新しい小児慢性特定疾病対策について．小児科 56：1969-1975，2015
2) ロバーツ MC（編），奥山眞紀子，丸 光恵（監訳）：小児医療心理学．pp107-127，エルゼビア・ジャパン，2007

（栁井優子）

第24章

プロトコルの適用が困難な事例への対応

プロトコルによる対応が困難に陥った際の心得

この項目で学ぶべきこと・理解すべきこと
- プロトコルの意義と限界を知ることを通して，臨床場面ではプロトコルによる対応が困難な事例が多い事実を知る
- プロトコルによる対応が困難な場合の対処法について，いくつかのパターンを学ぶ

A．改めて「プロトコル」とは

　本項のテーマ「プロトコルによる対応が困難に陥った際の心得」を論じるためには，まずはなじみの薄い外来語，プロトコルの意味するところを考える必要があるだろう．近年，一般的な場で最も頻用される protocol の訳語は（おそらく）「議定書」であり，身体医学においては「診断や治療の手順～指針を，簡潔・明確で具体的に示した細則」くらいの意味内容で用いられる．しからば心理療法におけるプロトコルも，身体医学に倣って「診断や治療の手順～指針を具体的に示した細則」となるだろうか．私見では，なかなか簡単にはいかない．

　この「そうは問屋が卸さない」事情を具体的に示すため，癌のプロトコルを例に挙げてみよう．癌の診断プロトコルの大まかな内容は「病理所見，癌の進展・転移の有無を基にしたステージ分類による診断決定」，治療プロトコルは「診断内容に基づく，エビデンスに裏づけられた具体的な治療方針」となる．ここからわかるのは，身体医学の癌の分野でプロトコルが成り立っている背景に，次の2つの条件が存在する事情である．
① 病理所見やステージ分類を可能にする客観的な診断の材料があり，それを明らかにする方法論も確立されている．
② 診断内容に基づく治療成績のエビデンスが，十分蓄積されている．

　現在の心理療法～精神医学においては，いまだこの条件は十分には整っていない．こうした現状を踏まえて筆者は，「心理介入プロトコル＝大雑把で一般的な方針」程度にならざるを得ないと考えている．この場合のプロトコルの位置づけは，囲碁・将棋における定石，スポーツや自動車運転の指南書くらいの位置づけになろうか．以降，この認識に基づいて論を進める．

B．プロトコルの意義：定石・指南書を基に考えてみる

　心理介入プロトコルの存在意義を，囲碁・将棋における定石，スポーツや自動車運転の指南書を基に考えてみよう．

　定石や指南書の長所・存在意義は，何といっても「基本ルールの概要を把握するのに便利な点」にある．ある領域の初心者が手ほどきを受ける場合，定石・指南書の類いがあるとオリエンテーションが格段につけやすくなる．

　逆にいえば，初心者が定石を知らず指南書がない状態で暗中模索すると，試行錯誤に莫大な時間とエネルギーをとられて学習効率が悪くなりがちだ．お手本がないなか，無手勝流の実践を続けるとおかしな型や危険なスタイルが身についてしまい，その後の進歩に支障が生じてしまうおそれが大きい．

加えて初心の域を脱した中堅者も，定石や指南書を参照する機会があるはずだ．例えば，何らかの問題や壁にぶつかった際に「基本」を再確認する作業を行う場合．さらには，ベテランが異なる意図をもって定石や指南書をひもとくチャンスもあるだろう．一例を挙げれば，自らの経験を基に従来の定石や指南書の内容を改変する必要性を感じるとき．このように定石・指南書にはさまざまな役割～利用法があるが，やはり一番の勘所は初心者が「基本ルールの概要を把握するのに便利な点」にある．

私見では，以上述べてきた事情は心理介入プロトコルにも，そのまま当てはまる．つまり，心理介入プロトコルは初心者-中堅-ベテランがいろいろな目的～思惑をもって参照できるが，一番のもち味は「初心者が基本ルールの概要を把握するのに便利」～「ルール違反をして，患者/クライエントに迷惑をかける事態を防ぐ（少なくする）のに役立つ」となる．

特に心理療法には，①介入にまつわる複雑さと困難が，囲碁・将棋やスポーツ～自動車運転の比ではない，②介入の失敗による悪影響が，すこぶる甚大になってしまう（例：患者/クライエントの病態の悪化，苦しみの増加）という特徴がある．この事実を踏まえると，「心理介入プロトコルの存在意義は，囲碁・将棋の定石，スポーツ～自動車運転の指南書よりも格段に大きい」と述べることができるだろう．

C．プロトコルの限界①：定石・指南書は，どのように不十分か？

本項のテーマ「プロトコルによる対応が困難に陥った際の心得」を考えるためには，プロトコルの限界について考察する必要がある．まずはここでも，定石・指南書を基に考えてみよう．本項の表題「プロトコルによる対応が困難に陥った際の心得」を，「囲碁・将棋の定石」「スポーツや自動車運転の指南書」に当てはめてみると，次のような表現になるだろうか．

・囲碁・将棋の「定石」を知って，実戦での対応が困難に陥った際の心得
・スポーツや自動車運転の「指南書」を読んでから実際にやってみて，何らかの困難に陥った際の対応のコツ

この2フレーズを読んだ読者諸賢のご感想は，いかがであろうか．おそらくは，次のような内容になるのではないか．

「それはいわば"畳の上の水練"で，当たり前のこと．囲碁・将棋の定石を知っただけ，あるいはスポーツや自動車運転の指南書を読んだのみで，実際に囲碁・将棋～スポーツ・自動車運転ができるわけがない．定石・指南書の内容は，あくまで基本的で大まかな型の教示にすぎない．あとは実地練習を積み重ねて，慣れ親しんでいくプロセスが必須」

囲碁・将棋やスポーツ～自動車運転にしても，定石・指南書にはすでにこうした大きな限界が認められる．ましてや，心理介入プロトコルが対象とするのは「ある精神障害を抱えている，きわめて多様な個別性を有する患者/クライエント」である．この事実をふまえると，「心理介入プロトコルの限界は，定石・指南書の場合以上に大きい」ことがわかるだろう．

ここまで述べてきた内容を改めて記すと，「心理介入プロトコルの意義と限界は，定石・指南書の場合以上に大きい」ということになる．心理介入プロトコルを学ぶ際には，プロトコルがもつこの二重の意味合いをよくふまえる必要がある．

D．プロトコルの限界②：その諸相と乗り越え方

ここまで述べてきたように，心理介入プロトコルには大きな限界がある．ここからその具体的な内容を検討していくが，まず初めに指摘できるのが「すべての病態に，プロトコルが用意されているわけではない」ことだ．

例えば本書の問題別心理介入プロトコルには，解離/転換性障害や身体表現性障害～心気症の項目が入っていないようである．これは編者の先生方が，「これらの病態では，まだ心理介入プロトコルを具体的に記すのが難しい」と判断した事情を反映しているのではないか，と憶測することが可能かもしれない．

この推測の当否は別にして，「すべての病態にプロトコルが用意されているわけではない」という事実があり，これは「そこに，今後の公認心理師の課

題が具現している」ことを意味しているだろう．

加えて，「プロトコルに基づいた介入を行っても，どうにも治療がうまく進まない」という形でプロトコルの限界が具現するケースは，臨床現場でいくらでも存在するに違いない．思いつくまま，その内実〜背景事情を箇条書きで記してみよう．

① そもそも，心理介入の成果〜治療の進展を早急に求めすぎてはいないか？
② プロトコル実践の前提条件である「安定した治療関係を築いて，受容〜共感的な対応を行う」作業を，十分実施できているか？
③ プロトコルの内容を本当に実行できているか？〔例：曝露〜エクスポージャーを適切に行えているか？〕
④ 診断はどうだろうか？（例：うつ病ではなく，双極性障害？　うつ病の背景にあるアルコール依存の問題を扱う必要は？）
⑤ ある病態が維持されている背景事情をさらに詳しく把握して，そこへの介入を工夫する必要がある場合（例：難治性のパニック障害で，背景にある生活の窮屈さを扱う必要がある症例）

実際の臨床場面で，こうした見直しを絶えず繰り返し行うのが私たちの仕事の実態であり，その試行錯誤を通して臨床研究が進んでいく．

以降で，上記③〜⑤の実例を供覧する．

E．実例①：プロトコルの内容を本当に実行できているかどうか，再検討を要する場合

プロトコルの内容を実行できているかどうかの検討を要した一例として，認知行動療法（CBT）が奏効していなかった強迫性障害の症例を供覧する．

症例　20歳代，女性，強迫性障害[1]
現病歴　X年（10歳代後半），確認強迫（カギ，火の元，忘れ物の確認）と性に関する強迫が出現．いくつかの精神科を受診して薬物療法を受け，さらにCBTも行った．その結果，確認強迫はかなり改善して日常生活での支障はなくなったが，性に関する強迫は変わらなかった．例えば，性的な意味にとりうる言葉（例：席を立つ，成功する，世紀の発見，懐かしく感じる）を聞いたり口にする際に強く緊張・動揺してしまい，他人からおかしくみられるのではないか，とひどく心配する．そして，相手からどう思われたかを反すうして考えたり，「大丈夫」と家族に保証を求める状態が続いた．そこでX+5年，筆者のクリニックを紹介受診した．

初診時の対応　初診時に，今まで行われてきたCBT（1回50分，計30回）で，性の強迫がどのように扱われてきたかを尋ねた．すると，①性的な強迫観念のルーツが「誰もが体験する侵入思考」であることを思い出しながら，気にかけないで放置する練習，②自分の緊張や混乱が他人に伝わるとは限らない（実際には，ほとんど伝わらない）と認識する練習（認知再構成法），が主な内容だったという．

そこで筆者は，「その治療方針は適切ですね．それでも改善がみられていないということは，従来の治療のどこかに不十分な点があったためだと思います．例えば今まで，"わざと性的な言葉を書いて繰り返し読む"というような，嫌な言葉に積極的に繰り返し接して曝露する練習を，どれくらいやってきましたか？」と尋ねた．すると患者は，「そういう治療はやってこなかった．性的な連想を生む言葉は嫌なので，できるだけ避けてきた」と返答した．

ここで従来の治療の問題点の実態，つまり「性的な連想をもたらす刺激語を回避し続けており，曝露が不十分だったため治療が進展しなかった」という仮説が生まれた．そこで，「刺激語を用いた文章をいくつか書いて，それを朝晩繰り返し読む．そしてその文章を読んでも平気になったら，さらに別の文章を作って読む練習を続ける」という課題を課して，経過をみることにした．

その後の経過　患者は，例えば「ホテルで行われた世紀の発見についての講演会は，成功裏に終わった．満足を感じた参加者は，席を立って拍手した」という文章を繰り返し読む練習を重ねた．この作業に慣れてから，刺激語を使って性にまつわる露骨な文章を書いて読む練習も実施した．その結果，半年で性に関する強迫症状が消退して治療終結となった．

コメント　強迫性障害の治療で，薬物療法とCBTによって確認強迫は改善したが，性に関する強迫症状が残存していた症例である．従来のCBTの内実を聴取して，「刺激語を忌避し回避していたため，曝露

が十分行われていなかった」という問題が判明した．そこで，この点を踏まえたCBTを追加して実施したところ，比較的短期間で改善がみられた．治療がいきづまっている場合，「従来の治療法のどこかに，問題がないだろうか」と検討する必要があることは，改めて記すまでもない当然至極の内容ではあるが，やはり時折思い返してチェックすべき事柄である．

F．実例②：診断の見直しを要する場合

心理介入プロトコルによる治療がいきづまった状態から抜け出すのに，診断の再考がきっかけとなることも多い．ここでは，あるパニック障害の症例を通して「治療がいきづまっている際の診断再考の意義」について考えてみる．

症例 20歳代，女性，パニック障害[1]

現病歴 10歳代後半，パニック発作，予期不安，広場恐怖が出現．各種薬物療法と精神療法が奏効せず，いくつかの病院で入院を含む治療を受けた．発症10年後にある大学病院精神科で入院治療を受け，そのまま，当時筆者が勤務していた病院に転院となり入院治療が継続された．頻繁にパニック発作を起こす患者は院内で有名となり，筆者もその様子を聞き及んでいた．

筆者がかかわった経緯 あるとき，病棟の自室でパニック発作を起こしたが主治医が不在であった．そのため，たまたま医局に居合わせた筆者が代わりに診察することになった．看護師とともに部屋を訪れたところ，患者は顔面蒼白で全身が脱力した状態であり，手首の脈はほとんど触れない．血圧を測定すると，収縮期血圧が60 mmHg程度とプレショック状態と判明．急いで心電図をとったところ，心室頻拍（VT）が持続しており大変危険な状態とわかった．

すぐに近くの総合病院の循環器科と連絡をとり，救急搬送して転院となった．その後，諸検査を行って先天性の不整脈疾患であるWPW症候群の診断がついて，その治療が行われた．

コメント 年余にわたってパニック障害の診断で治療が行われてきたが，背景にWPW症候群が存在した症例である．主治医でなかったこともあり，WPW症候群の治療によってパニック障害の症状が

どうなったかについて筆者は知らない．しかしながらWPW症候群が先天性の疾患であり，幼少時から臨床症状が顕在化する場合が少なくないことをふまえると，パニック障害発症の当初からWPW症候群も（少なくとも病態の一部に）関与していた可能性は否定できないと考えている．筆者が本症例と遭遇したのは20年以上前であるが，このときの臨床経験は鮮明に記憶に残っており，「治療がいきづまった際には，診断を再考する必要もある」という教訓になり続けてきた．

ちなみに，「パニック障害と診断されていて治療がいきづまっていたが，診断の見直しによってほかの病態が見いだされ打開できた」症例には，ほかに「甲状腺機能亢進症，褐色細胞腫（筆者が経験したのは，まれな副腎外性タイプであった），薬剤性（テオフィリン，抗がん剤など）」がある．

G．実例③：病態が維持されている背景事情をさらに詳しく把握して，そこへの介入を工夫する必要がある場合

私見ではプロトコルが奏効しない場合，当該の病態が維持されている背景事情をさらに詳しく把握して，そこへの介入を工夫する必要がある症例が少なくない．ここでは，多くの難治性のパニック障害の背景に存在する「生活の窮屈さ」[2]を扱う必要性を例に挙げてみよう．

現在までに，パニック障害の治療はかなり定式化されているといえるだろう[2]．具体的には，①選択的セロトニン再取り込み阻害薬（SSRI）を中心とする薬物療法，②CBTによる精神療法の有用性が示されており，③難治性の症例の場合には，抗うつ薬による薬物療法とCBTの併用療法が「明白なエビデンスが足りないことを考慮したとしても，…必ず検討されるべきである」と述べられている．

このうち，パニック障害のCBTの内容は，①心理教育（パニック障害の病態や治療に関するわかりやすい情報提供），②認知再構成法（身体感覚に対する破局的で誤った解釈の修正作業），③in vivoエクスポージャー（現実の恐怖状況で，おそれている身体感覚を故意に誘発して，回避状況から抜けるのを援助する行動療法），④内部感覚エクスポー

ジャー（患者がおそれている身体感覚に，繰り返し系統的に曝露することで恐怖を減らす行動療法），⑤呼吸再訓練法（横隔膜呼吸を助ける治療）からなる[2]．実際，こうした標準的な治療で改善する症例がかなり存在する．しかるに，こうした現行の治療法で十分改善しない症例が少なくないことも，また事実である．

筆者は難治性のパニック障害患者に対して，次のように伝えてみることが多い[2]．

「精神科の病気は『脳の生活習慣病』[3]とよばれることがありますが，パニック障害も例外ではありません．日常生活がおおむね平穏に回っていて"脳の生活習慣"にそう無理がかかっていない場合に，パニックが生じることはほとんどないのです．

生活していくうえで何らかの窮屈さ～厄介なストレスがあって，解決の方向性が見えにくいなかでパニックが起きる場合が多いのですね．そうした際に治療をうまく進めるためには，症状が出てきた背景にある生活の窮屈さ～ストレスを視野に入れて，その解決法を考えていくと，症状が消えていくのに役立つことがあります．あなたの場合，こうした内容に思い当たることはありますか？」

この導入を基にして，パニック症状の背景にある生活の窮屈さ～ストレスの検討を一緒に行う．そしてその生活の窮屈さ～ストレスを扱う際に，必要に応じてさらにCBTを適応する場合がある．

こうした経緯をたどった症例を供覧する．

症例 40歳代，女性，パニック障害[2]

現病歴 X年（30歳代後半），パニック障害（広場恐怖を伴う）を発症．X+1年にある病院の精神科を受診して，SSRIとベンゾジアゼピン系抗不安薬による薬物療法が開始された．パニック発作の頻度は減ったが完全には消退せず，予期不安・広場恐怖が残存して支障をきたす状態が続いた．そのためX+5年，CBT目的で筆者のクリニックを紹介受診した．

治療経過 初診時にパニック障害の心理教育を行い，標準的なCBTの導入を行った．その結果徐々に症状が改善したが，時折パニック発作がみられた．そこで「生活の窮屈さ」に関する検討を並行して行ったところ，①実家の母親との軋轢（支配的で過干渉な母親と接するごとに調子を崩しがち），②健康面の心配（高血圧，高脂血症を過剰に懸念していた），③夫との葛藤（職場のストレスで不安定な夫に，何かと振り回されがちであった）が挙げられた．それぞれのテーマについて，適宜CBT的なアプローチも利用して葛藤の処理が上手になるにつれ，残っていた症状がみられなくなった．現在（X+8年），処方内容を漸減しているところである．

コメント 標準的な薬物療法とCBTの治療では症状が十分消退しなかったが，「生活の窮屈さ」へのアプローチを併用して改善した症例である．このケースで特に印象的であったのは，「母親との軋轢」や「健康面での心配」を処理する際に身につけたスキル（特に「葛藤状況の認知再構成」と「行動活性化」）を，夫も習得できるよう患者自らアプローチしたことである．この介入によって夫の状態が落ち着いて，そのことがさらに本人の改善につながる好循環が生まれた．

H. 本項のまとめ

本項では，プロトコルによる対応が困難に陥った際の心得について述べた．そのなかで，心理介入プロトコルが囲碁・将棋にとっての定石，スポーツ～自動車運転における指南書と近い役割をもつことを指摘した．さらに心理師の仕事の内容から，心理介入プロトコルの意義と限界は，定石・指南書の場合以上に大きいことを記した．そのうえで，プロトコルによる対応が困難に陥った際の対処のコツを述べ，具体例を提示した．心理介入プロトコルについて読者諸賢が考えるうえで，本項のなかに参考になる点があれば幸いである．

■ 引用文献

1) 原田誠一：気分障害と不安障害の治療において．こころの科学 178：58-66，2014
2) 原田誠一：標準的な治療で改善しにくいパニック障害へのアプローチ—「生活の窮屈さ」への着目と接近法．原田誠一，森山成彬（編集）：外来精神科診療シリーズ—メンタルクリニックでの主要な疾患への対応2．中山書店，2016
3) 神田橋條治：「現場からの治療論」という物語．岩崎学術出版社，2006

（原田誠一）

付録 脳の構造

外側面

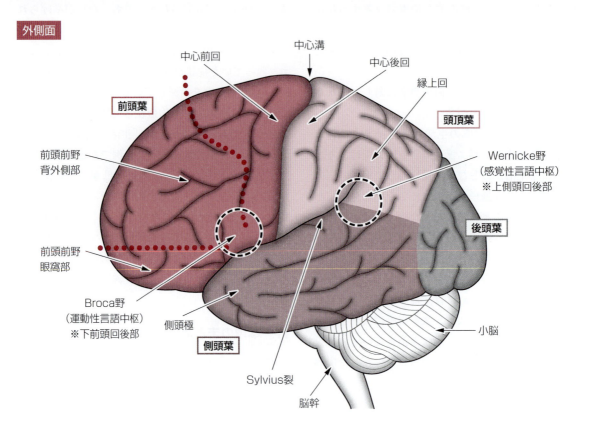

内側面

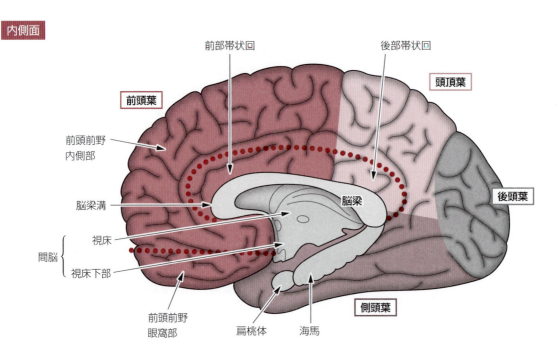

水平断

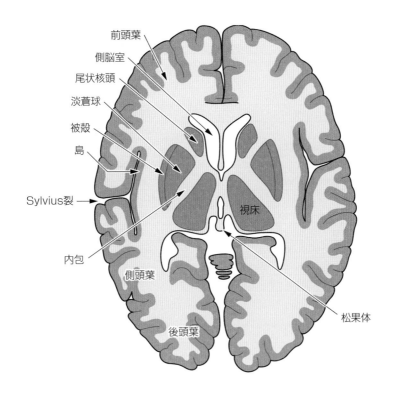

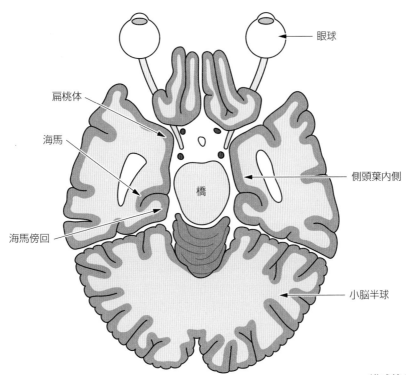

(作成協力:中嶋義文)

付録　略語集

略語	欧文表記	和文表記
AA	Alcoholics Anonymous	アルコホーリクス・アノニマス
AACAP	American Academy of Child and Adolescent Psychiatry	米国児童思春期精神医学会
ABA	Applied Behavior Analysis	応用行動分析学
ACT	Acceptance and Commitment Therapy	アクセプタンス＆コミットメント・セラピー
ACT	Assertive Community Treatment	包括型地域生活支援
AD	Alzheimer's Disease	Alzheimer 病
ADAS	Alzheimer's Disease Assessment Scale	Alzheimer 病評価尺度
ADAS-cog	Alzheimer's Disease Assessment Scale-cognitive subscale	Alzheimer 病評価尺度の認知サブスケール
ADHD	Attention-Deficit/Hyperactivity Disorder	注意欠如・多動症
ADHD-RS	ADHD Rating Scale	ADHD 評価スケール
ADI-R	Autism Diagnostic Interview-Revised	自閉症診断面接改訂版
ADL	Activities of Daily Living	日常生活動作
ADOS	Autism Diagnostic Observation Schedule	自閉症診断観察検査
AMSTAR	Assessment of Multiple Systematic Reviews	AMSTAR
APA	American Psychiatric Association	米国精神医学会
AQ	Autism-Spectrum Quotient	自閉症スペクトラム指数
ARS	Anger Rumination Scale	怒り反芻尺度
ASD	Autism Spectrum Disorder	自閉スペクトラム症
ASI	Addiction Severity Index	嗜癖重症度指標
ASRS v1.1	Adult ADHD Self-Report Scale-v1.1	ASRS v1.1
ASSQ	Autism Spectrum Screening Questionnaire	高機能自閉症に関するスクリーニング質問紙
AUDIT	Alcohol Use Disorders Identification Test	アルコール使用障害同定テスト
AVLT	Auditory Verbal Learning Test	聴覚性単語学習検査
BACS-J	Brief Assessment of Cognition in Schizophrenia, Japanese version	統合失調症認知機能簡易評価尺度日本語版
BADS	Behavioral Assessment of the Dysexecutive Syndrome	遂行機能障害症候群の行動評価
BDI	Beck Depression Inventory	Beck 抑うつ尺度（BDI）
BIT	Behavioral Inattention Test	行動性無視検査
BITE	Bulimic Investigatory Test, Edinburgh	大食症質問票
BMI	Body Mass Index	体格指数
BN	Bulimia Nervosa	神経性過食症/神経性大食症
BPS	Bio-Psycho-Social model	生物-心理-社会モデル
BPSD	Behavioral and Psychological Symptoms of Dementia	認知症に伴う行動・心理症状
BZD	benzodiazepine	ベンゾジアゼピン
CAADID	Conners' Adult ADHD Diagnostic Interview for DSM-IV	CAADID
CAARS	Conners' Adult ADHD Rating Scale	CAARS
CAGE	Cut down, Annoyed, Guilty, Eye-opener	CAGE
CAM	Confusion Assessment Method	CAM
CAPS	Child Abuse Prevention System	子ども虐待予防のための組織
CAPS	Clinician-Administered PTSD Scale	PTSD 臨床診断面接尺度
CARS	Childhood Autism Rating Scale	小児自閉症評価尺度
CAS	Clinical Anxiety Scale	不安測定検査
CAT	Clinical Assessment for Attention	標準注意検査法
CBCL	Child Behavior Checklist	子どもの行動チェックリスト（CBCL）
CBT	Cognitive Behavior Therapy	認知行動療法

（つづく）

付録　（つづき）

略語	欧文表記	和文表記
CDR	Clinical Dementia Rating	臨床認知症評価法
CDT	Clock Drawing Test	時計描画テスト
CENTRAL	Cochrane Central Register of Controlled Trials	CENTRAL
CES-D	Center for Epidemiologic Studies Depression Scale	うつ病（抑うつ状態）自己評価尺度（CES-D/セスディ）
CF	Case Formulation	ケース・フォーミュレーション
CLOX	Executive Clock Drawing Task	実行時計描画課題
CLP	Consultation-Liaison Psychiatry	コンサルテーション・リエゾン精神医学
CMHTs	Community Mental Health Teams	地域精神保健チーム
CMI	Cornell Medical Index	CMI健康調査票
COGNISTAT	Neurobehavioral Cognitive Status Examination	神経行動認知状態検査
CONSORT	Consolidated Standards of Reporting Trial	臨床試験報告に関する統合基準（コンソート）
CPAP	Continuous Positive Airway Pressure	持続陽圧呼吸療法
CPT	Continuous Performance Test	連続遂行課題
CRAFT	Community Reinforcement and Family Training	コミュニティ強化と家族トレーニング
CRT	Cognitive Remediation Therapy	認知機能改善療法
CT	Computed Tomography	コンピュータ断層撮影
CTS-R	Cognitive Therapy Scale-Revised	認知療法尺度改訂版
CY-BOCS	Children's Yale-Brown Obsessive Compulsive Scale	小児版 Yale-Brown 強迫観念・強迫行為尺度（CY-BOCS/サイボックス）
DARC	Drug Addiction Rehabilitation Center	ダルク
DBD	Disruptive Behavior Disorder	破壊的行動障害
DBT	Dialectical Behavior Therapy	弁証法的行動療法
DISCO	Diagnostic Interview for Social and Communication Disorders	自閉症スペクトラムの半構造化面接（DISCO）
DN-CAS	Das-Naglieri Cognitive Assessment System	Das-Naglieri認知評価システム
DPA	Dopamine Partial Agonist	ドパミン受容体部分作動薬
DTT	Discrete Trial Training	離散試行型訓練
DUP	Duration of Untreated Psychosis	精神病未治療期間
EBP	Evidence-Based Practice	エビデンスに基づく実践
ECBI	Eyberg Children Behavior Inventory	Eyberg子どもの行動評価票
ECT	Electroconvulsive Therapy	電気けいれん療法
EDI	Eating Disorder Inventory	摂食障害調査票
EE	Expressed Emotion	感情表出
EEG	Electroencephalogram	脳波
EHR	Electronic Health Record	電子医療記録
EMDR	Eye Movement Desensitization and Reprocessing	眼球運動による脱感作と再処理法
EPP	Eysenck Personality Profiler	EPP
EPQ-R	Eysenck Personality Questionnaire-Revised	Eysenck性格検査改訂版
ERP	Exposure and Response (Ritual) Prevention	曝露反応（儀式）妨害法
FAB	Frontal Assessment Battery	前頭葉機能検査
FNE	Fear of Negative Evaluation Scale	FNE
FTM	Female-to-Male	FTM
GA	Gamblers Anonymous	ギャンブラーズ・アノニマス
GABA	γ-aminobutyric acid	γ-アミノ酪酸
GAD	Generalized Anxiety Disorder	全般不安症
GAF	Global Assessment of Functioning	全体的機能評価（GAF/ギャフ）
GDS	Geriatric Depression Scale	高齢者用うつ尺度

（つづく）

付録　略語集（つづき）

略語	欧文表記	和文表記
GHQ	General Health Questionnaire	精神的健康調査票（GHQ）
HDS-R	Hasegawa Dementia Scale-Revised	改訂長谷川式簡易知能評価スケール
HIV	Human Immunodeficiency Virus	ヒト免疫不全ウイルス
HRSD	Hamilton Rating Scale for Depression	Hamilton うつ病評価尺度
HTP	House Tree Person Test	家-樹木-人物描写テスト
IBS	Irritable Bowel Syndrome	過敏性腸症候群
ICD	Implantable Cardioverter Defibrillator	植込み型除細動器
ICSD-3	International Classification of Sleep Disorders, 3rd ed	睡眠障害国際分類第3版
ICT	Information and Communication Technology	情報通信技術
IES-R	Impact of Event Scale-Revised	出来事インパクト尺度改訂版
IPT	Interpersonal Psychotherapy	対人関係療法
IQ	Intelligence Quotient	知能指数
K-ABC	Kaufman Assessment Battery for Children	Kaufman 式児童用アセスメント・バッテリー
KAST	Kurihama Alcoholism Screening Test	久里浜式アルコール症スクリーニングテスト
LD	Learning Disorders	学習障害
LSAS	Liebowitz Social Anxiety Scale	Liebowitz 社交不安尺度
LSD	lysergic acid diethylamide	リゼルグ酸ジエチルアミド
MADRS	Montgomery Asberg Depression Rating Scale	Montgomery Asberg うつ病評価尺度
MARTA	Multi-Acting Receptor Targeted Antipsychotic	多元受容体標的抗精神病薬
MAS	Manifest Anxiety Scale	MAS 不安尺度
MBCT	Mindfulness-Based Cognitive Therapy	マインドフルネス認知療法
MBSR	Mindfulness-Based Stress Reduction	マインドフルネスストレス低減法
MCI	Mild Cognitive Impairment	軽度認知障害
MDMA	3,4-methylenedioxymethamphetamine	3,4-メチレンジオキシメタンフェタミン（MDMA）
MDT	Multidisciplinary Team	多職種チーム
m-ECT	modified Electroconvulsive Therapy	修正型電気けいれん療法
MEG	Magnetoencephalography	脳磁図
MI	Motivational Interviewing	動機づけ面接
MMPI	Minnesota Multiphasic Personality Inventory	Minnesota 多面人格目録
MMSE	Mini-Mental State Examination	ミニ・メンタル・ステート・テスト（MMSE）
MoCA	Montreal Cognitive Assessment	Montreal 認知アセスメント
MOCI	Maudsley Obsessive Compulsive Inventory	Maudsley 強迫尺度
MRI	Magnetic Resonance Imaging	磁気共鳴画像
MRSA	Methicillin-resistant *Staphylococcus aureus*	メチシリン耐性黄色ブドウ球菌
MSLT	Multiple Sleep Latency Test	反復睡眠潜時検査
MTF	Male-to-Female	MTF
NA	Narcotics Anonymous	ナルコティクス・アノニマス
NaSSA	Noradrenergic and Specific Serotonergic Antidepressants	ノルアドレナリン作動性・特異的セロトニン作動性抗うつ薬
NCD	Neurocognitive Disorder	神経認知障害
NEAR	The Neuropsychological Educational Approach to Remediation	NEAR
NEO-FFI	NEO-Five-Factor Inventory	NEO-FFI 人格検査
NEO-PI-R	Revised NEO Personality Inventory	NEO-PI-R 人格検査
NICE	National Institute for Health and Care Excellence	英国国立医療技術評価機構
NIRS	Near-Infrared Spectroscopy	近赤外線スペクトロスコピー（光トポグラフィー）
NPI	Neuropsychiatric Inventory	NPI

(つづく)

付録 (つづき)

略語	欧文表記	和文表記
NST	Nutrition Support Team	栄養サポートチーム
OCD	Obsessive-Compulsive Disorder	強迫症/強迫性障害
PARS-TR	Pervasive Developmental Disorders Autism Spectrum Disorders Rating Scale-Text Revision	PARSテキスト改訂版
PASAT	Paced Auditory Serial Addition Task	定速聴覚連続加算検査
PBRS	Positive Beliefs about Rumination Scale	PBRS
PBS	Positive Behavior Support	積極的行動支援
PDI	Peritraumatic Distress Inventory	周トラウマ期の苦痛に関する質問紙 (PDI)
PDS	Posttraumatic Diagnostic Scale	外傷後ストレス診断面接尺度
PDSS	Panic Disorder Severity Scale	パニック障害重症度評価尺度 (PDSS)
PE	Prolonged Exposure	持続エクスポージャー療法
PECS	Picture Exchange Communication System	絵カード交換式コミュニケーションシステム
PET	Positron Emission Tomography	陽電子放射断層撮影
PFC	Prefrontal Cortex	前頭前野
PHQ	Patient Health Questionnaire	PHQ
PIL	Purpose in Life	PILテスト (生きがいテスト)
POMR	Problem Oriented Medical Record	問題志向型診療記録
POMS	Profile of Mood States	感情プロフィール検査 (POMS)
POS	Problem Oriented System	問題志向型システム
PRISMA	Preferred Reporting Items for Systematic Reviews	PRISMA
PRT	Pivotal Response Training	機軸行動発達支援法
PSI	Parenting Stress Index	育児ストレスインデックス
PSWQ	Penn State Worry Questionnaire	PSWQ
PT	Parent Training	ペアレント・トレーニング
PTSD	Posttraumatic Stress Disorder	心的外傷後ストレス障害
PTSS-10	Posttraumatic Stress Syndrome 10-Question Inventory	PTSS-10
QIDS-J	Quick Inventory of Depressive Symptomatology	簡易抑うつ症状尺度
QOL	Quality of Life	生活の質
RBANS	Repeatable Battery for the Assessment of Neuropsychological Status	RBANS
RBMT	Rivermead behavioral memory test	Rivermead行動記憶検査
RCT	Randomized Controlled Trial	ランダム化比較試験
REM	Rapid Eye Movement	急速眼球運動
R-TEP	Recent-Traumatic Episode Protocol	直近トラウマエピソード・プロトコル
SAS	Sleep Apnea Syndrome	睡眠時無呼吸症候群
SDA	Serotonin-Dopamine Antagonist	セロトニン・ドパミン遮断薬
SDQ	Strengths and Difficulties Questionnaire	子どもの強さと困難さアンケート
SDS	Zung Self-rating Depression Scale	Zungうつ性自己評価尺度 (SDS)
SLTA	Standard Language Test of Aphasia	標準失語症検査
SMARPP	Serigaya Methamphetamine Relapse Prevention Program	せりがや覚せい剤依存再発防止プログラム (SMARPP/スマープ)
SMQ	Short Memory Questionnaire	Short Memory Questionnaire日本語版
SNRI	Serotonin-Noradrenaline Reuptake Inhibitor	セロトニン・ノルアドレナリン再取り込み阻害薬
SOGS	South Oaks Gambling Screen	South Oaksギャンブリング尺度
SOREM	Sleep-Onset REM	入眠時レム睡眠期
SPECT	Single Photon Emission Computed Tomography	単一光子放射断層撮影 (SPECT/スペクト)
SPTA-Ⅱ	Standard Performance Test for Apraxia-Ⅱ	標準高次動作性検査第2版

(つづく)

付録　略語集（つづき）

略語	欧文表記	和文表記
SRQ-D	Self-Rating Questionnair For Depression	東邦大式抑うつ尺度
SSRI	Selective Serotonin Reuptake Inhibitor	選択的セロトニン再取り込み阻害薬
SST	Social Skills Training	ソーシャルスキル・トレーニング（社会的技能訓練）
STAI	State-Trait Anxiety Inventory	状態-特性不安検査
SUD/SUDs	Subjective Unit of Disturbance/Subjective Unit of Discomfort score	自覚的障害単位（SUDs/サッズ）
TAT	Thematic Apperception Test	絵画統覚検査
TCA	Tricyclic Antidepressants	三環系抗うつ薬
TEACCH	Treatment and Education of Autistic and Related Communication Handicapped Children	TEACCH
TEG	Tokyo University Egogram	東大式エゴグラム（TEG/テグ）
TMS	Transcranial Magnetic Stimulation	経頭蓋磁気刺激
TMT	Trail Making Test	トレイルメイキングテスト
TPI	Todai Personality Inventory	東大版総合人格目録
UGDS	Utrecht Gender Dysphoria Scale	UGDS（性別違和尺度）
UGRS	Utrecht Grief Rumination Scale	UGRS（苦悩に特化した反芻尺度）
VOC	Validity of Cognition	認知の妥当性尺度
VPTA	Visual Perception Test for Agnosia	標準高次視知覚検査
VT	Ventricular Tachycardia	心室頻拍
WAB	Western Aphasia Battery	WAB 失語症検査
WAIS-Ⅲ	Wechsler Adult Intelligence Scale Third Edition	Wechsler 式知能検査（成人版）第3版（WAIS/ウェイス）
WCST	Wisconsin Card Sorting Test	Wisconsin カード分類課題
WISC-Ⅳ	Wechsler Intelligence Scale for Children Fourth Edition	Wechsler 式知能検査（児童版）第4版（WISC/ウィスク）
WMS-R	Wechsler Memory Scale-Revised	Wechsler 記憶検査改訂版
WPPSI-Ⅲ	Wechsler Preschool and Primary Scale of Intelligence Third Edition	Wechsler 式知能検査（幼児版）第3版
WPW 症候群	Wolff-Parkinson-White syndrome	Wolff-Parkinson-White 症候群
WURS	Wender Utah ADHD Rating Scale	Wender Utah 評価尺度
Y-BOCS	Yale-Brown Obsessive Compulsive Scale	Yale-Brown 強迫観念・強迫行為尺度（Y-BOCS/ワイボックス）

（作成協力：中野美奈）

索引

※色数字は主要説明頁を示す.

和文索引

あ

アウトリーチ　142, 231
アクシデント　9
アクセプタンス＆コミットメント・セラピー（ACT）　211
アスペルガー障害→51, 275（自閉スペクトラム症も見よ）
アセスメント　171, 175
　——, 患者家族への　220
アパシー　37
アルコール依存症の自助グループ　145
アルコール関連障害　102, 297
アルコール使用障害, PTSDとの併存　80
アルコホーリクス・アノニマス（AA）　145
アレキシサイミア　37
アンヘドニア　37

い

怒り反芻尺度　192
育成医療　157
意識障害　38
医師の特性　18
移植医療領域における心理師の役割　31
依存性, 精神作用物質の　295
一過性全健忘, 解離症との鑑別　85
一般医療における心理的支援　30
居場所型デイケア　149
医療　2
医療安全　8
医療化　17
医療観察法　162
医療事故　2
医療保護入院　116, 155
医療倫理　14
インシデント　9
陰性症状　55, 268
院内感染　11
インフォームド・コンセント　3

う

うつ病　65, 263
　——, PTSDとの併存　80
　——, 入院が必要と判断される　115
　——との鑑別, 双極I型障害と　60
うつ病エピソード　59

え

エクスポージャー　239
　——, 全般不安症に対する　249
　——, 分離不安症に対する　258
エビデンスベースド・アプローチ　181
エビデンスベースド・メディスン　4
遠城寺式乳幼児分析的発達検査　198

お

応急入院　116, 155
応用行動分析　207
オープン就労　151
オペラント条件づけ療法　284

か

外因性　47
絵画統覚検査　202
介護給付　157
介護保険サービス　151, 166
介護保険法　166
介護老人福祉施設　152
介護老人保健施設　152
外傷後ストレス診断面接尺度（PDS）　192
外傷性脳損傷患者　29
改訂長谷川式簡易知能評価スケール（HDS-R）　195, 201
介入　171, 175
　——, 家族への　220
快楽消失　37
解離症群　84
解離性昏迷　84
解離性同一症　84
学習障害　279
覚せい剤　299
覚せい剤取締法　165
隔離　116, 155
過食症状　90
家族介入, 統合失調症の　268
家族支援　148
　——, 患者の　219
　——, 自閉スペクトラム症児・者の　275
　——, 統合失調症の　58
　——, 薬物使用障害の　301
家族に対する心理的支援　29
家族療法　218
課題志向　22
カタプレキシー　97
カップル療法　218
過敏性腸症候群（IBS）　290
加齢の影響, 精神症状に対する　120
がん　316
簡易抑うつ症状尺度（QIDS-J）　190
寛解　67
関係性志向　22
関係妄想　42, 267
間欠爆発症　99
看護師の役割　20
患者確認　9
感情失禁　37
感情障害　36
感情鈍麻　37
感情プロフィール検査（POMS）　192
感染対策　10
観念運動失行　44, 197
観念失行　44, 197
間脳性健忘　41
鑑別不能型身体表現性障害　86
管理栄養士の役割　21
緩和ケアチームにおける心理師の役割　31

き

奇異な妄想　43
記憶障害　40
危機介入　229
危機介入アウトリーチ　232
危険ドラッグ　300

危険予知トレーニング　9
機能分析　176, 207
気分安定薬　63, 134
気分循環性障害　62
気分障害　36
気分変調症　68
虐待におけるアウトリーチ　232
逆転学習課題　197
ギャンブラーズ・アノニマス（GA）　303
ギャンブル障害　297, 302
救急医療スタッフへの心理的支援　29
救急医療における心理的支援　28
教育活動　27
教育における支援　148
協働　21
共同的意思決定　69
強迫症/強迫性障害　76, 238, 250
──の評定尺度　191
恐怖　36
虚偽性障害　86
虚無妄想　43
緊急措置入院　155
緊張型頭痛　292

く

空気感染　11
苦悩に特化した反芻尺度　192
グラウンディング　85
グループホーム　152
クローズ就労　151
訓練等給付　158

け

ケアプラン　151
警察官職務執行法　165
軽躁病エピソード　62
経頭蓋磁気刺激療法　121
軽度認知障害　104
ケース・フォーミュレーション　48, 171, 178
──，心身症に対する　283
ケースマネジメント技能　171
血管性認知症　107
幻覚　41, 267
幻覚妄想，統合失調症の　55
研究活動　27
限局性学習症　279
限局性恐怖症　238
健康教育　7
幻視　42
現実エクスポージャー　291
幻聴　42, 267
現病歴の聴取　188
健忘症候群　40

こ

抗うつ薬　128
高機能自閉症に関するスクリーニング質問紙（ASSQ）　191
拘禁反応　84
高次脳機能障害　29, 43, 320
公衆衛生　6
抗酒薬　103
高照度光刺激療法　121
更生医療　157
構成失行　44
抗精神病薬　132
光線調整療法　64
考想化声　42
好訴妄想　43
公的医療保険制度　5
公的扶助　143
行動医学　211
行動活性化　262, 263
行動活性化療法　260
行動観察　189
行動制限　116
行動性無視検査（BIT）　197
行動分析　190
抗認知症薬　134
広汎性発達障害→51, 275（自閉スペクトラム症も見よ）
抗不安薬　130, 300
高齢者に対する精神保健福祉サービス　151
高齢者領域における心理師の役割　31
心の理論　45
誇大妄想　43, 267
個別就労支援プログラム　124
コミュニケーション技能　170
コミュニティ・ミーティング　27
コモンセンス・ペアレンティング　221
コンサルテーション　228
コンサルテーション・リエゾン　230

さ

罪業妄想　66
サイコロジカル・ファーストエイド　234
再他害行為　305
在宅医療　142
再発予防，統合失調症の　57
作業療法士の役割　21
作為症　86
作為体験　43
錯覚　41
サポートグループ　145
サポートネットワーク　233
三項随伴性　190

し

ジェンダーの評定尺度　192
視覚失認　44
自殺　117
自殺念慮　66
自殺未遂患者への心理的支援　29
支持的介入，がん患者に対する　317
支持的精神療法　83
自助グループ　145
システム・オーガニゼーション技能　171
肢節運動失行　44, 197
施設症　268
持続エクスポージャー療法（PE）　252
持続性抑うつ障害　68
市町村地域生活支援事業　157
失感情症　37
失語　44
失行　44, 197
実行機能　196
実行機能障害　44
嫉妬妄想　42
失認　44
自動思考　260, 263
児童思春期精神保健サービス　147
児童相談所　144, 161
死の受容過程　24
自発的入院　116
指標犯罪　305
自閉スペクトラム症（ASD）　51, 275
──の評定尺度　191
嗜癖性障害　296
司法精神医学　162
社会的手抜き　22
社会的比較理論　22
社会認知障害　45
社会保険制度　143
社会リズム療法　63
社交恐怖　36
社交不安症/社交不安障害（社交恐怖）　70, 238, 243
射精遅延　98
醜形恐怖症　76
周産期領域における心理師の役割　31
集団極性化　22
集団心理療法，がん患者に対する　317
集団精神療法　27
集団認知行動療法　223
集団療法　223
周トラウマ期の苦痛に関する質問紙　80
周辺症状，認知症の　107
就労支援　150
就労支援プログラム　124

循環気質　62
循環器疾患　318
障害児支援　158
障害者委託訓練　151
障害者総合支援法　156
障害年金　167
小規模多機能型居宅介護　152
状態−特性不安検査（STAI）　191
状態像診断　47
小児科領域における心理師の役割　31
小児疾患　324
小児に対する精神保健福祉サービス　147
情報開示　13
ショートステイ　152
初回面接　187
職員メンタルヘルス支援　27
職業性ストレス簡易調査票　192
職業倫理　172
食行動異常および摂食障害群　88
触法行為を伴った精神疾患　307
触法精神障害者　305
食物嗜癖　90
初診　114
女性オルガズム障害　98
女性の性的関心・興奮障害　98
自立支援医療費　157
自立支援給付　157
自律尊重原則　15
事例研究　181
心因性　47
心気妄想　66
神経行動認知状態検査（COGNISTAT）　195
神経心理学　43
神経心理学検査　195, 321
神経心理症状　43
神経心理評価，MCIの　105
神経性過食症/神経性大食症　90, 286
神経性やせ症　88, 284
神経認知障害群　104
神経発達症群　49
診察，精神科救急での　126
心身症　282
心神喪失者等医療観察法　162
身体依存　295
身体化障害　86
身体拘束　117, 155
身体疾患　282
―― に伴う心理的問題　314
―― に伴う抑うつ　66
―― の影響，精神症状に対する　120
身体症状症　86
身体表現性障害　86
身体療法　121

診断　46
心的外傷およびストレス因関連障害群　79
心的外傷後ストレス障害（PTSD）　79, 238, 252
―― の評定尺度　80, 192
新版 K 式発達検査　199
心理，病をもつ患者の　24
心理アセスメント　203
心理教育　226
―― ，全般不安症の　75, 248
―― ，統合失調症の　309
心理教育的介入，がん患者に対する　317
心理検査結果の報告書　184
心理師の役割　30
―― ，救急医療施設における　29
―― ，精神科医療における　26
―― ，チーム医療と　17
―― ，統合失調症の経過と　57
心理的応急処置　234
心理的支援
―― ，一般医療における　30
―― ，家族に対する　29
―― ，救急医療スタッフへの　29
―― ，救急医療における　28
―― ，スタッフの　32
―― ，精神科医療における　26
心理的デブリーフィング　234
心理評定尺度　190
診療報酬　4
診療録などの書き方　12, 185
心理療法
―― ，気分変調症に対する　69
―― ，境界性パーソナリティ障害に対する　110
―― ，社交不安症に対する　71

す

遂行機能　196
遂行機能障害　44
錐体外路症状　132
睡眠維持困難　93
睡眠衛生　289
睡眠衛生指導　93, 96
睡眠−覚醒障害群　92
睡眠時随伴症群　94
睡眠時無呼吸症候群　96
睡眠障害国際分類第 3 版　93, 97
睡眠スケジュール法　289
睡眠発作　97
睡眠麻痺　97
睡眠薬　130, 300
スーパードクター症候群　18
スキーマ　260
スタッフの心理的支援　32

スタンダードプレコーション　10
ストループ課題　197
ストレス　82
―― ，医療スタッフが直面する　32

せ

生育歴の聴取　188
性格傾向の評定尺度　192
生活習慣病の行動管理　322
生活保護　143, 167
正義原則　15
性器−骨盤痛・挿入障害　98
性機能不全群・性別違和　98
精神依存　295
精神医療審査会　154
精神運動発作，解離症との鑑別　84
精神科医師の役割　20
精神科医療における心理的支援　26
精神科救急　28, 125
精神科診断　46
精神科診療所　141
精神科病院　138
精神科リエゾンチーム加算　6
精神科リエゾンチームにおける心理師の役割　31
精神科リハビリテーション　27, 123
成人期の発達障害　274
精神作用物質　295
精神刺激薬　134
精神刺激薬使用障害　101
精神刺激薬誘発性障害　101
精神疾患，触法行為を伴った　307
精神障害者保健福祉手帳　155
精神症状　36
―― に影響を及ぼす諸要因　119
精神遅滞　49
精神通院医療　157
成人に対する精神保健福祉サービス　149
精神病質人格　108
精神分析　216
精神保健指定医　154
精神保健に関する統計　7
精神保健福祉サービス
―― ，高齢者に対する　151
―― ，小児に対する　147
―― ，成人に対する　149
精神保健福祉士の役割　20
精神保健福祉法　154
性的な多重関係　174
成年後見制度　163
性の評定尺度　192
性犯罪　311
性犯罪者再犯防止処遇プログラム　311
生物−心理−社会モデル　119, 175, 187

性別違和尺度　192
接触感染　11
摂食障害　88
　　──，入院が必要と判断される　116
摂食障害調査票（EDI）　287
窃盗症　100
善行原則　15
選択性緘黙　238, 255
前頭葉機能検査（FAB）　196
前脳基底部健忘　41
全般不安症/全般性不安障害
　　74, 238, 248
せん妄　38

そ

躁　37
双極Ⅰ型障害　59
双極Ⅱ型障害　62
双極性障害
　　──，入院が必要と判断される　115
　　──の不安定仮説　63
双極性障害および関連障害群　59
総合病院精神科　139
操作的診断　47
巣症状　43
相談支援事業所　144
早朝覚醒　93
躁病エピソード　59
相貌失認　44
早漏　98
ソーシャルスキル・トレーニング（SST）　224
　　──，ADHDに対する　277
側頭葉性健忘　41
素行症　99
措置入院　116, 155

た

退院制限，任意入院患者の　155
退院促進　138
大うつ病性障害→うつ病を見よ
体感幻覚　42
第3世代認知行動療法　210
対象行為　305
代償行動　90
大食症質問票（BITE）　287
対人関係・社会リズム療法　63
対人関係療法（IPT）　63, 213, 260
　　──，神経性過食症に対する　91
対人恐怖症　243
対人不安傾向尺度　191
耐性　295
大麻取締法　165
対話形式の幻聴　42
多軸診断システム　148
多重関係　174

多職種協働　17
多発外傷患者への心理的支援　29
ためこみ症　78
ダルク（DARC）　300
短期精神病性障害　56
短期入所生活介護　152
断酒会　146
男性の性欲低下障害　98
断眠療法　121

ち

地域援助活動　27
地域就労支援センター　151
地域生活支援　149
地域生活支援事業　157
地域包括ケア　17
地域包括支援センター　144
チーム　21
チームアプローチ　124
チーム医療　10
　　──と心理師の役割　17
　　──を構成する専門職　19
秩序破壊的・衝動制御・素行症群　99
知的障害者更生相談所　161
知的障害者福祉法　161
知的能力障害　49
知能検査　193
着衣失行　44
注意欠如・多動症（ADHD）　53, 277
　　──の評定尺度　191
注意シフト・トレーニング　244
注意障害　44
中核症状，認知症の　106
中核信念　260
注察妄想　42
注釈幻聴　42
中枢神経感染症　107
中途覚醒　93
中毒　296
超皮質性運動失語　44
超皮質性感覚失語　44
治療　113

つ

通過型デイケア　149
通所介護　152
通所リハビリテーション　152
通信・面会制限　116, 155
津守・稲毛式乳幼児精神発達検査　199

て

手洗いの方法　11
定期巡回・随時対応型訪問介護看護　152
デイケア　149, 152, 234

デイサービス　152
適応障害　82
出来事インパクト尺度改訂版（IES-R）　80, 192
手続き的正義　14
転換性障害　86
電気けいれん療法　121
伝導失語　44
転倒・転落の防止　10
伝統的診断分類　47

と

投映法　202
動機づけ面接（MI）　205, 298
統計，精神保健に関する　7
統合失調感情障害　56
統合失調症　55
　　──，解離症との鑑別　84
　　──，入院が必要と判断される　115
　　──に対する認知行動アプローチ　269
統合失調症スペクトラム障害　266
統合失調症スペクトラム障害および他の精神病性障害群　55
統合失調症様障害　56
当事者会，双極性障害の　61
当事者研究　58
疼痛性障害　86
糖尿病　322
動物幻視　42
道路交通法　165
特別支援教育　273
特別養護老人ホーム　152
時計描画テスト　202
都道府県地域生活支援事業　158
トラウマ　80
トラウマ焦点認知行動療法　252

な

内因性　47
内因性うつ病　37
内観療法　216
内部感覚エクスポージャー　241, 291
ナルコティックス・アノニマス（NA）　300
ナルコレプシー　97

に

入院，精神科での　115
入眠困難　93
入眠時幻覚　97
任意後見制度　163
任意入院　116
任意入院患者の退院制限　155
認知行動療法　208, 212
　　──，IBSに対する　290

――,うつ病に対する 263
――,がん患者に対する 317
――,強迫症に対する 78
――,緊張型頭痛に対する 293
――,神経性過食症に対する 91, 286
――,心身症に対する 283
――,性犯罪者に対する 312
――,全般不安症に対する 75, 248
――,統合失調症スペクトラム障害に対する 269
――,統合失調症に対する 309
――,不安症に対する 239
――,不眠障害に対する 288
――,不眠に対する 94
――,抑うつ障害に対する 261
―― における心理教育 227
―― のケース・フォーミュレーション 179
認知再構成法 241
――,IBSに対する 291
――,うつ病に対する 263
――,全般不安症に対する 248
――,不眠障害に対する 289
――,分離不安症に対する 258
認知症 106
――,入院が必要と判断される 116
―― に伴う行動・心理症状 107
認知障害 40
認知症疾患医療センターにおける心理師の役割 31
認知症対応型共同生活介護 152
認知リハビリテーション 212, 320
認知療法尺度改訂版(CTS-R) 245

の

脳画像検査 197
ノーバディーズ・パーフェクト 221
ノンレム・パラソムニア 94

は

パーソナリティインベントリー 192
パーソナリティ障害 108
バイオフィードバック 212, 293
排出行動 90
バウム・テスト 203
曝露反応(儀礼)妨害法 77
発達検査 198
発達障害 272
発達障害者支援センター 160
発達障害者支援法 159
発達評価 148
抜毛症 76
パニック 36
パニック症/パニック障害 72, 238, 240
パラソムニア 94

パラフィリア 111
ハローワーク 151
反抗挑発症 99
犯罪行動 305
反芻傾向の評定尺度 192
半側空間無視 45, 197
反応性うつ病 37

ひ

被愛妄想 42
被害妄想 42, 267
光トポグラフィー 198
非自発的入院 116
微小妄想 43
否定妄想 43
ビデオ・フィードバック 244
被毒妄想 42
皮膚寄生虫妄想 42
飛沫感染 11
肥満恐怖 91
秘密保持 173
病気不安症 86
標準高次視知覚検査(VPTA) 197
標準高次動作性検査第2版(SPTA-Ⅱ) 197
標準失語症検査(SLTA) 195
標準注意検査法(CAT) 195
標準予防策 10
標的行動 177
開かれた医療 14
広場恐怖 36
広場恐怖症 72, 238, 240
貧困妄想 66

ふ

不安 36
―― の評定尺度 191
不安症 238
不安症群 70
不安測定検査(CAS) 191
複雑部分発作,解離症との鑑別 84
副作用
――,抗うつ薬の 128
――,抗精神病薬の 132
――,抗不安薬・睡眠薬の 130
――,薬物の 120
福祉事務所 161
福祉ホーム 149
婦人科領域における心理師の役割 31
物質・医薬品誘発性性機能不全 98
物質関連障害および嗜癖性障害群 101
物質使用障害 295
物質乱用・依存関連法規 164
不眠障害 92, 288
プライバシー保護 14

プロトコル 327
文章完成法 203
分離不安症/分離不安障害 238, 257

へ

ペアレント・トレーニング 221
変換症 86
弁証法的行動療法(DBT) 210
変性疾患 107
ベンゾジアゼピン受容体作動薬 130

ほ

放火症 100
報告書の作成 183
法定後見制度 163
訪問介護 151
訪問看護 152
ホームヘルプ 151
保険医療制度 4
保健師の役割 20
補装具費 157
勃起障害 98

ま

マインドフルネス 210, 212
――,心身症に対する 283
マインドフルネスストレス低減法(MBSR) 210
マインドフルネス認知療法(MBCT) 210
まさにぴったり感 77
麻薬及び向精神薬取締法 165
慢性疾患領域における心理師の役割 31

み・む

身だしなみ,感染対策の 12
無感情 37
無危害原則 15

め

酩酊者規制法 164
メタ分析 182
メンタルクリニック 141
メンタルヘルス
――,医療スタッフの 32
――,医療における 24

も

妄想 42, 66, 267
森田療法 215
問題解決技法 264
問題志向型システム 13

や

薬剤師の役割 20

薬物関連障害　101, 299
薬物療法　128
　──, ADHD に対する　53
　──, 気分変調症に対する　69
　──, 社交不安症に対する　71
　──, 精神科救急における　126
　──, パニック症に対する　73
　──, 不眠に対する　94
病をもつ患者の心理　24

よ

よい人生モデル（GLM）　306
要介護認定　166
陽性症状　55, 267
予期不安　240
抑うつ　37
　──, 身体疾患に伴う　66
　── の評定尺度　190
抑うつエピソード　62
抑うつ障害　260
抑うつ障害群　65
予診　113
予防的アプローチ, せん妄の　39

ら

ラポール形成　187
ランダム化比較試験（RCT）　181

り

リーダーシップ　23
リエゾン　230
リカバリー　57
離人感・現実感消失症　84
離脱　296
リハビリテーション領域における心理師の役割　31
療育手帳　161
リラクセーション　212
　──, IBS に対する　291
　──, 緊張型頭痛に対する　293

　──, 心身症に対する　283
　──, 不安症に対する　240
　──, 不眠障害に対する　289
リワーク　125
臨床心理アセスメント　26
臨床心理学の中核技能　171
臨床心理技術者の記載がある診療報酬　6
臨床心理面接　27
臨床描画法　202
倫理, 心理師の　172

れ・ろ

レム睡眠行動障害, 解離症との鑑別　84
レム・パラソムニア　94
恋愛（被愛）妄想　42
連携　21
ロールシャッハ・テスト　202

欧文索引

数字

5S 活動　9

A

AA　145
ACT　211
ACTION-J のケース・マネジメント　29
ADHD　53, 277
Alzheimer 型認知症　107
ARS　192
ASD　51, 275
ASSQ　191

B

Baumtest　203
Bayley-Ⅲ乳幼児発達検査　200
Beck うつ病自己評価尺度（BDI）　190
behavioral medicine　211
Binet 式知能検査　193
bio-psycho-social model　119, 175, 187
BIT　197
BITE　287
BPSD　107
Broca 失語　44
BZD 受容体作動薬　130

C

CAADID　191
CAARS　191

CAM におけるせん妄　39
CAPS　80, 192
CAS　191
CAT　195
CBT　208, 212（認知行動療法も見よ）
CBT-BN　286
CBT-I　288
CDT　202
CMI 健康調査票　192
COGNISTAT　195
cognitive remediation　213
collaboration　21
Conners 3　191
cooperation　21
Cotard 症候群　43
CT　197
CTS-R　245
CY-BOCS　191

D

DARC　300
DBT　210
delusion　42, 66, 267
drill and practice　213
DSM-5　47, 148
　── におけるせん妄　39
dysthymia　68

E

EBM　4
ECT　121
EDI　287

EEG　198
EMDR　253
evidence-based approach　181
exposure and ritual prevention（ERP）　78, 250

F

FAB　196
functional analysis　176
functional MRI　198

G

GA　303
GAD　74, 238, 248
Ganser 症候群　84
GHQ 精神的健康調査票　192
GLM　306
grounding　85
guide discovery　244

H

hallucination　41
HDS-R　195, 201
hoarding disorder　77
HTP 法　203

I

IBS　290
ICD-10　47, 148
ICSD-3　93, 97
IES-R　80, 192
illusion　41

in vivo エクスポージャー　241
index offense　305
Instability Hypothesis　63
Iowa ギャンブリング課題　197
IPS　124
IPT　63, 91, 213, 260

J

Jonsen の四分割表　15
just right feeling　78

K

K6・K10　191
KYT　9

L

Learning Disabilities　279
Lewy 小体型認知症　107
Liebowitz 社交不安尺度（LSAS）　71
Liebowitz 社交不安尺度日本語版（LSAS-J）　191
Long-term Care Insurance Law　166

M

major neurocognitive disorder　106
MAS 不安尺度　191
Maudsley 性格検査（MPI）　192
Maudsley 強迫尺度（MOCI）邦訳版　191
MBCT　210
MBSR　210
MCI　104
MEG　198
melancholia　65
mentally disordered offender　305
meta-analysis　182
MI　205, 298
mild neurocognitive disorder　105
Minnesota 多面人格目録（MMPI）　192
MMSE　195, 201
MRI　197

N

N95 マスク　11
NA　300

NEO-PI-R　192
NIRS　198

O

OARS, 動機づけ面接の　206
OCD　76, 238, 250

P

pain disorder　86
paraphilia　111
Parkinson 症状　132
PBRS　192
PDI　80
PDS　192
PE　252
PET　198
PFC　196
PHQ-9　191
PIL テスト　192
POMR　13
POMS　192
POS　13
psychopathic personalities　108
PTSD　79, 238, 252
PTSD 臨床診断面接尺度（CAPS）　80, 192
PTSS-10　192

Q・R

QIDS-J　191
RBANS　195
RCT　181
relation　21
Rivermead 行動記憶検査（RBMT）　195
RNR 原則　311
RNR モデル　305

S

SAS　96
SCT　203
shared decision making　69
SLTA　195
SOAP 方式　13
social anxiety disorder　79, 238, 243
social loafing　22

somatic symptom disorder　86
somatization disorder　86
somatoform disorders　86
specific learning disorder（LD）　279
SPECT　198
SPTA-Ⅱ　197
SST　224
STAI　191
strategy coaching　213

T

Tarasoff 原則　173
TAT　202
TMS　121
TPI　192

U

UGDS　192
UGRS　192
undifferentiated somatoform disorder　86

V

Vineland-Ⅱ適応行動尺度　50
VPTA　197

W

WAB 失語症検査　195
Wechsler 記憶検査改訂版（WMS-R）　195
Wechsler 式知能検査　193
Wechsler 式知能検査（成人版）第3版（WAIS-Ⅲ）　195
Wernicke 失語　44
Wernicke-Korsakoff 症候群　102
WHO QOL26　192
WHO-5　192
Wisconsin カード分類検査（WCST）　197

Y

Yale-Brown 強迫観念・強迫行為尺度（Y-BOCS）　191
Y-G（矢田部ギルフォード）性格検査　192